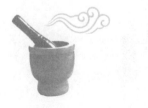

『会用中药祛百病』

学用中药养生治病

一本通

小枝 / 编著

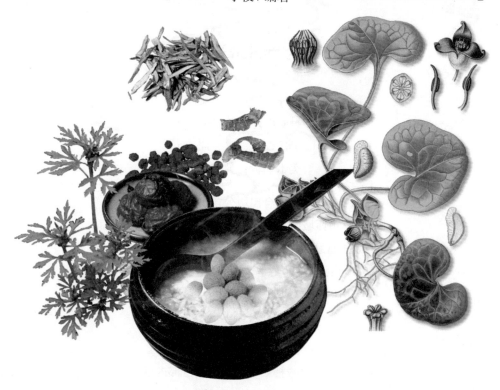

北京联合出版公司
Beijing United Publishing Co.,Ltd.

图书在版编目（CIP）数据

学用中药养生治病一本通 / 小枝编著 . — 北京：北京联合出版公司 , 2016.9

ISBN 978-7-5502-8577-4

Ⅰ . ①学… Ⅱ . ①小… Ⅲ . ①中草药—养生（中医）Ⅳ . ① R212 ② R243

中国版本图书馆 CIP 数据核字（2016）第 224702 号

学用中药养生治病一本通

编　著：小　枝

责任编辑：孙志文

封面设计：韩立强

责任校对：史　翔

美术编辑：吴秀侠

北京联合出版公司出版

（北京市西城区德外大街83号楼9层　100088）

北京德富泰印务有限公司印刷　新华书店经销

字数470千字　　720毫米×1020毫米　　1/16　24印张

2016年9月第1版　2016年9月第1次印刷

ISBN 978-7-5502-8577-4

定价：59.00元

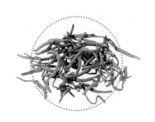

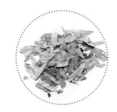

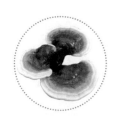

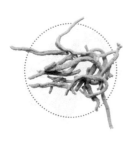

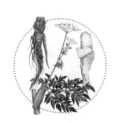

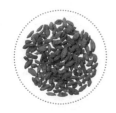

前言

　　中药是中国传统医学的重要组成部分，历经数千年的应用而不朽。随着现代临床医学的发展，中药的各种效用越来越多地被证实，人们对中药的认识和关注度也在大大提高，中药逐渐深入普通百姓的日常生活，除了被用于对症治病，还常被用到餐桌上，煲汤、煮粥、泡茶、泡酒……

　　无论是养生，还是治病，选用中药最关键的一点是要辨证施治，只有用对中药，才能增强体质、提高免疫力、改善亚健康，起到防治疾病和养生保健的功效。那么，怎样才能辨证用药呢？这就需要我们掌握药物的四气五味、归经、升降浮沉、配伍、禁忌，懂得常见中药的功能、主治，懂得如何对症选择中药，懂得如何将中药加入药膳、药粥中去治疗一些小病小痛，增强体质，提高身体免疫力。

　　生活中学一点中医，懂一些中药药理和基本常识，并不难。《学用中药养生治病一本通》将生活中常见的数百种中药药材按照各自不同的功效分为补气中药、补血中药、补阳中药、滋阴中药、解表发散中药、清热药、活血化瘀中药、理气行气药、止血中药、收涩中药、安神中药、利水消肿中药、化痰止咳中药、消食化积中药、祛暑中药、泻下中药、平肝熄风中药、祛风寒湿中药、驱虫中药等，用通俗易懂的语言深入浅出地介绍了每味中药的性味归经、功效主治、用法用量、保健药膳、现代研究、选购要点、贮藏方法等，还介绍了中药的起源、性能、配伍、炮制、禁忌，不同体质和不同时节中药养生宜忌等。

　　懂得随季节变化用中药调剂饮食，能够运用药膳为家人治疗或预防常见病和较轻的外科创伤，这些对于普通百姓来说，是至关重要的。生活中，多识得一些中草药，认识中药的功效和用法，不仅在生病的时候能灵活运用中草药治病疗疾，在平常还可以起到良好的保健作用，远离疾病的干扰。

本书图文并茂，深入浅出地讲解了中药知识和运用，每个读者都可以一看就懂，一学就会，一用就灵。深奥中医简单学，学以致用，帮助读者从生活细节开始，治病防病，延年益寿。

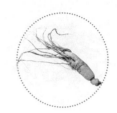
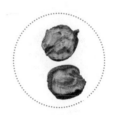
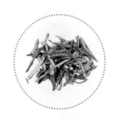
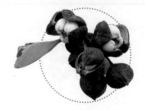
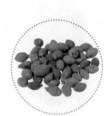
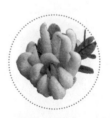
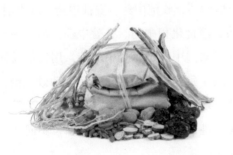

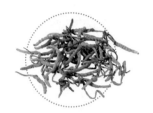
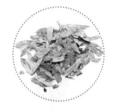
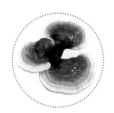

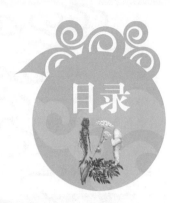

目录

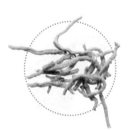
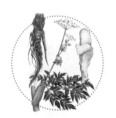
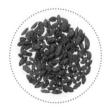

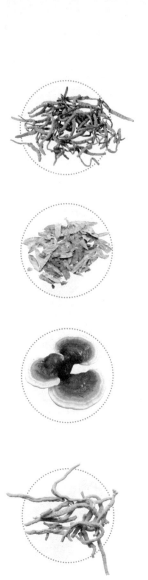

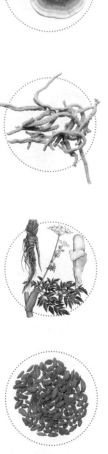

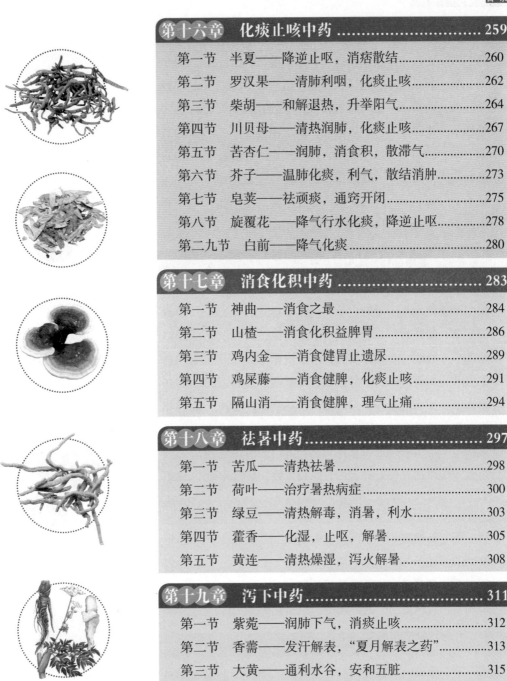

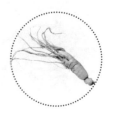

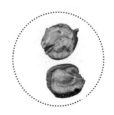

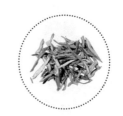

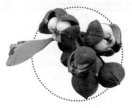

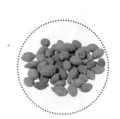

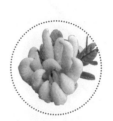

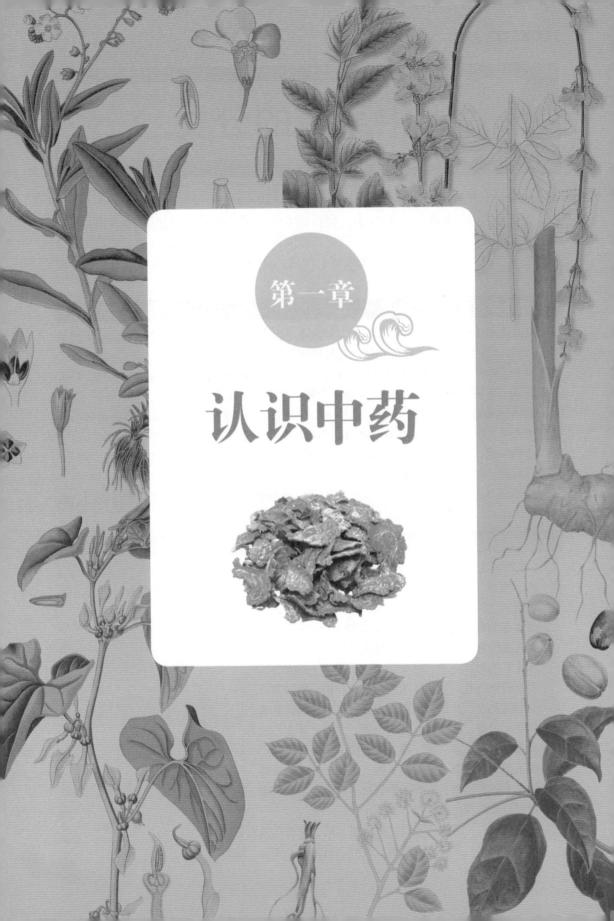

第一章

认识中药

<table>
<tr><td>第
一
节</td><td># 中草药的分类</td></tr>
</table>

中药材不仅品种繁多，而且来源广泛，性状功效各异。从《神农本草经》的365种，至现代《中华本草》的9551种（包括备考药），中药的种类增加了20多倍。汉代郑玄注"五药，草、木、虫、石、谷也"，可以认为是最早的药物分类法。随着本草学的产生和发展，中药的分类亦不断充实、改进，日臻完善，逐渐形成了以下几种分类方法。

三品分类法

这是本草学中最早的中药分类法，《神农本草经》载，"上药养命，中药养性，下药治病"，此分类法主要依据药物的作用和毒性进行分类。

有补益作用、无毒性、具有补虚养命功效，可以久服的120种药物被列为上品。如人参、甘草、地黄、山茱萸、芒硝、牛黄、黄芪、肉苁蓉、阿胶、石斛等。

能治病补虚，有毒或无毒，具有补虚治病功效，当斟酌使用的120种药物被列为中品。如苦参、槟榔、干姜、雄黄、麻黄、当归、芍药、吴茱萸、厚朴、鳖甲等。

祛病治病，多有毒性，不可久服的125种药物被列为下品。如苦杏仁、连翘、附子、半夏、大黄、钩藤、甘遂、狼毒、巴豆、蜈蚣等。

这种分类法有助于区别药物功效、毒性的一般特性，但过于粗略，既不便于查阅，也不符合临床实际需要，故后世不用此法。

自然属性分类法

《本草纲目》在三品分类法的基础上又将中草药分为水、火、土、金石、草、谷、菜、果、木、服器、虫、鳞、介、禽、兽、人等16部62类，16部为纲，62类为目，其分部类的原则为"从微至巨，从贱至贵"。

属水部的有：泉水、露水、夏冰等。

属火部的有：炭火、艾火、针火等。

属土部的有：白垩、黄土、胡燕巢土、土蜂窝等。

属金石部的有：银、自然铜、铜青、铅、粉锡等。

属草部的有：甘草、黄芪、人参、桔梗、肉苁蓉等。

属谷类的有：胡麻、大麻、小麦、大麦、荞麦、粱等。

属菜类的有：韭、葱、薤、蒜、葫、莱菔等。

属果类的有：李、杏、梅、桃、吴芋、梨、木瓜等。

属木类的有：柏、丁香、松、杉、桂、木兰、辛夷、樟等。

属服器类的有：帛、布、绵等。

属虫类的有：蜜蜂、艺翁、虫白蜡、蚕、斑蝥、地胆等。

属鳞类的有：龙、吊、鳄鱼、鲮鲤、石龙子、守宫、蛤蚧等。

属介类的有：水龟、玳瑁、鳖、蟹、牡蛎、蚌、真珠等。

属禽类的有：鹤、鹅、凫、鸡、鸽、雉、雀、伏翼等。

属兽类的有：豕、狗、牛、阿胶、驼、牛黄、鲊答、鹿、麋等。

属人类的有：人中黄、人尿、乱发、溺白沂、秋石、人胞。

此种分类方法的优点是对药物来源、属性、药用部位等一目了然，调理清晰，便于查阅。但没有反映出药物之间功能主治的相关性，不便于临床应用者学习掌握。

功效分类法

功效分类法即依据药物的功效、应用进行分类的一种方法。《神农本草经》最早采用了功效分类法。目前全国高等医药院校教材将所列药物分为解表药、清热药、补虚药、化瘀药、泻下药、祛风湿药等 20 类。

功效分类法一目了然，根据药物功效主治、临床应用的特点，能直接指导临床用药。如麻黄、桂枝、紫苏、柴胡、防风、薄荷、柴胡等均属于解表药一类，具有疏散风邪的功效，主治外感风邪表证。这类药物又依辛温、辛凉之性分为两类，麻黄、桂枝、细辛、紫苏等属于辛温解表而治风寒表证，薄荷、牛蒡子、蝉蜕、柴胡、桑叶等属辛凉解表而治风热表证。

功效分类法也揭示了同类药物功效的共性及本质联系，有利于指导相须配伍和相互代用。如石膏、知母皆能清热泻火，用于治疗气分实热证，人们常将二药相须为用；人参、党参皆能补中益气，治疗一般气虚证可以用党参代人参。

这种分类方法还便于同类药物功用的学习理解和比较记忆。如川芎、红花均具活血化瘀、止痛的共性，以此为纲，对二者功效的不同点分别阐述更易于区别和掌握。然而，功效是客观的，归类是人为的，功效分类法也有不足。如多功效的药物只能归入某一类，这就容易导致对其他功效的忽视或遗忘；有一些药物究竟应归于哪一类目前尚有不同意见，等等。另外，此种方法亦不能反映出药物来源、药用部位等的相互联系，也不便于查检。

脏腑经络分类法

即依据药物作用于某脏腑或经络进行分类的一种方法。采用这种分类法的本草著作较少，《本草害利》采用脏腑经络分类法，分别列述了药物的利害与修治。现在有些中药书籍除了按功用分类外，还附有脏腑用药一章。此类分类法虽然不常见，但对临床用药具有一定的指导意义。

脏腑经络分类法突出反映了药物的作用部位和范围，可作为功效分类的补充，但不全面。

药理作用分类法

即依据中药的现代药理作用来分类的一种方法。此类分法是将中药分为解热、镇痛、抗风湿、麻醉、镇静催眠、抗惊厥、补益、利尿药，主要用于心血管、消化、呼吸、内分泌、血液及造血系统、子宫用药等共 18 种。

此种方法与西药分类方法相类似，便于西医学者掌握与应用。但是，目前中药现代药理作用的研究成果有限，结论尚不完全成熟，而且大多数常用中药的现代化药理作用均复杂而广泛，此种归类有待进一步提高。

化学成分分类法

即依据中药的主要化学成分或药效成分进行分类的一种方法。按此种方法分类的中药多见于现代中药化学成分分析、鉴定、制剂有关的书籍。此方法将中药按照含糖类、苷、木脂素、甾体、挥发油、脂类、生物碱、鞣质及多元酚、氨基酸（等）、有机酸、无机化合物、其他成分等共分成 12 类。

此种分类方法有利于进行中药化学成分分析、鉴定、提取、分离、纯化、制剂等现代化研究与新药开发，但需参考有关临床中药、中药药理等方面的内容才更加全面。

笔画分类法

即依据药名的笔画顺序进行排列分类的一种方法。一些工具书或带有工具书性质的中药学著作多采用此种分类方法，如《中药大辞典》《全国中草药汇编》《中华人民共和国药典》（一部）等，皆以笔画进行分类。

这种分类法与药物自身的属性、功效、作用、成分均无关，不便于临床用药的参考，只是以笔画多少为序，便于查阅。

第二节　中草药的产地

俗话说一方水土养育一方人，动植物的生长也是需要特定的自然条件，所以天然药材的分布与生长环境具有一定的地域性。我国幅员辽阔，自然地理条件又复杂多样，各地区的水土、气候、日照等生态环境差异很大，北方寒冷而无霜期短，南方炎热而夏季漫长，西部高原干燥少雨，东部沿海潮湿多雨，这些都决定着各地区植物的分布特征。植物类和动物类中药材的产地分布与其产量、质量有密切关系，即使是生长分布较广的药材，也由于自然条件的不同，各地所产的质和量也不一样。因此，自古以来医家非常重视中药的"道地药材"。

所谓道地药材，是指某一特定产区出产的质量优秀、疗效显著、历史悠久的药材。中药的处方名称中有许多前面加有产地的名称，如潞党参、怀地黄、川黄连、川贝母、广陈皮、辽细辛等，即是强调产地对药材质量的重要性。现将各地所产道地药材举例如下：

四川：川连、川芎、川乌、附子、川续断、川朴、川牛膝、川楝子、川贝母、杜仲等。

浙江：杭白芍、杭菊龙、象贝母、杭白芷、台乌药、于白术、延胡索、山茱萸等。

河南：怀地黄、怀牛膝、怀山药、怀菊花、禹白附、天南星等。

广东：砂仁、广陈皮、广藿香、高良姜、草豆蔻等。

东北：人参、细辛，五味子等。

其他如云南的三七、茯苓；山东的阿胶、北沙参；宁夏的枸杞；甘肃的当归；山西的党参等，历来就是道地药材。

中草药的四性五味

中草药的四性

四性，又称"四气"，是指药物效果所反映出来的寒、热、温、凉四种作用特性。

食物有酸、苦、甘、辛、咸五味，但也有寒热之性。同样，药物也有各自的性味，从而具有各自不同的治疗作用。所以，在使用药物之前，应先了解各种药材的性味，然后针对自己的体质来选择药材，这样才能使药材真正发挥作用，达到预期效果。

中医认为，四性的寒凉与温热，从阴阳来分，属于两类不同的性质，寒凉为阴，温热属阳，二者作用相反。而温与热，寒与凉之间具有共性；温次于热，凉次于寒，在本草著作中，对于某些药物，还标以大热、大寒、微温、微寒等，是为了区别药物在共性之中的程度差异。除了寒、热、温、凉外，还有一种"平性"药物。平性的含义是指药性平和，作用和缓，寒热之性不甚明显，或微有偏温、偏凉，平性也与大热、大寒等相同，都是属于"四性"中程度上的差异，故医家仍称"四性"而不称"五性"。

"四性"的寒、热、温、凉是从药物作用于机体后所发生的反应概括出来的，是与所治疾病的寒热性质相对而言：能够减轻或消除热证的药物，属于寒性或凉性，如对于发热、口渴、咽痛等热证有清解作用的连翘、黄芩、板蓝根就属于寒凉性。反之，能够减轻或消除寒证的药物，属于温性或热性，如对腹中冷痛、脉沉无力等寒证有温散作用的附子和干姜等，就属于温热性。具体分析如表格所示：

药性	作用	药品名称
温热性质	具有散寒、温里、化湿、行气、补阳等作用，主要用于寒证或功能减退的症候	肉苁蓉、杜仲、干姜、当归、何首乌、地黄、大枣、桂圆肉、鹿茸、海马
寒凉性质	具有清热、泻火、解毒、凉血、养阴或补阴等作用，主要用于热证或功能亢进的疾病	决明子、紫草、桑叶、葛根、金银花、绿豆、栀子、蒲公英、板蓝根
平性	多为滋补药，常用于体质衰弱或寒凉和温热性质中药所不适应者	冬虫夏草、党参、太子参、灵芝、蛤蚧、蜂蜜、阿胶、甘草、枸杞子

四性的临床意义

中医理论体系将疾病分为寒、热两大类别，药物亦相应分为寒、热二性，这样的分类有利于临床的使用。知晓中药寒、热、温、凉的特性，才能够具体应用到疾病所影响的人体阴阳盛衰或寒热变化。具体说来，温性和热性的药物一般具有发散风寒、温里散寒、补火助阳、温经通络、回阳救逆等作用；而寒性和凉性的药物则有疏散风热、清热泻火、凉血解毒等作用。

中药的四气，除了治疗作用之外，用之不当亦会产生不良反应，寒凉性易伤阳助寒.温热性易伤阴助火。在使用前应先对身体准确辨证，做到恰当使用。

四性的使用原则

《黄帝内经·素问·至真要大论》说："寒者热之，热者寒之。"《神农本草经·序例》说："疗寒以热药，疗热以寒药。"这是中医治疗疾病的基本法则，也是中药四气的使用原则，即根据病症的寒热性质，选用性质相反的药物。因此，运用中药前必须掌握寒、热、温、凉四性，才能针对病情的寒热阴阳准确地选用寒凉药或温热药进行治疗。反之，如果以热性药治热性病，寒性药治寒性病，势必会加重病情，造成不良后果。

临床上有些疾病表现为"真寒假热""真热假寒"证，当仔细辨证，避开"假寒""假热"之象，而针对其"真热""真寒"相应地采用寒药或热药治疗。即所谓"寒因寒用""热因热用"的反治法，这实际上也是"热者寒之，寒者热之"治疗原则的体现。

中草药的五味

常说的中草药的五味主要是指辛、甘、酸、苦、咸，是与五行、五脏相配属的主要药味。除此之外，还有淡味和涩味。本草著作中所记载的药味，其含义有二：一是反映了部分药物的真实滋味，是通过口尝而得来的感性认识，与实际滋味相符。如甘草的甘味、桃仁的苦味、五味子的酸味、鱼腥草的辛味、硝的咸味。二是代表着药物的某种作用，是在大量临床经验中发现某些药的功效不能用口尝之味来解释，为了便于学习与掌握，即以其实际功效反推其"味"。如葛根、石膏均能透热解肌，即云其辛，实际口尝并无辛味；罂粟壳、禹余粮均能涩肠止泻，即云其涩，口尝并无涩味。

由于药味有上述两种含义，所以药味与实际所尝味道往往并不完全相符。

五味的作用

《黄帝内经》最早归纳了五味的基本作用，辛散、酸收、甘缓、苦坚、咸软，同时还论述了过食、偏嗜五味对五脏系统的损害，故又提出了"五禁"等告诫。到清代汪昂《本草备要·药性总义》中概括为："凡药酸者能涩能收，苦者能下能软坚，淡者能利窍能渗泄，这些论述对于指导临床用药具有一定的实际意义。综合前人的论述和用药经验，后世对五味的作用作了进一步补充发挥，分述如下。"

辛：能散、能行，有发散、行气、行血等作用。

辛散，是指辛味有发散表邪的作用。表邪即指侵犯人体肌表的六淫之邪。《灵枢·五味论》把辛味药物解表的机制解释为"辛入而与汗皆出"，意为辛味发散表邪之性，主要由发汗的方式来完成。如枳实、木香、佛手、陈皮、香附等具有行气消滞，活血化瘀的作用。姜黄、桃仁、当归、丹参、红花等能消除脏腑经络气机壅滞、缓解气滞疼痛、涨满等病证。因辛味药多辛散燥烈、易耗气伤阴（津），故气虚、阴（津）亏，表虚多汗等不宜用。

甘：能补、能缓、能和，具有补益、缓急止痛、调和药性、和中的作用。

甘补，指甘味药具有补益作用，补益人体的气血阴阳，或扶助人体正气，振奋脏腑功能。治虚证多为选用甘味药物：如人参、黄芪、白术等甘温补气，当归、熟地、阿胶等甘温补血；鹿茸、杜仲、肉苁蓉、淫羊藿等甘温壮阳；枸杞、沙参、麦冬等甘寒养阴生津。

甘和，和，即"和中、调和诸药"。是指甘味药具有调和中焦，保护和增强脾胃消化功能的作用，以及调和药味，使药物之间功能协调，改善味道等作用。如甘草、大枣等。

甘缓，甘味具有缓解毒性、烈性，缓解痉挛、疼痛等作用。还有缓急止痛、缓和药性、解毒之功，如甘草、大枣、蜂蜜等。甘味也可以在复方中起缓和药性的作用。

甘润，即滋阴润燥的功效，多见于润肺化痰药、润肠通便药。如半夏、瓜蒌、川贝可润肺化痰；火麻仁、郁李仁、蜂蜜等可润肠通便。

因甘味性多腻滞，易助湿碍脾，古人有"中满忌甘"之说，即脾虚湿滞者不宜用甘味滋补之品。

酸：能收、能涩，即有收敛固涩作用。

酸味药具有收敛固涩的作用，具体体现为止泻、敛汗、涩精、缩尿、止带、止血、收敛等制止人体阴液滑脱的效果，以及敛肺气而止咳嗽、收敛心神而安神的作用。具有收敛止汗作用的如酸枣仁、五味子。具有收敛止血作用的如地榆。具有涩肠止泻作用的如诃子、乌梅、山茱萸、石榴皮。治正虚无邪之滑脱不禁可用金樱子、覆盆子等。敛心安神的有酸枣仁等。敛肺止咳的有如诃子、五味子。另外，酸味药乌梅、五味子具有生津作用，由于酸味能敛邪，固有实邪者勿用。

苦：能泄、能燥、能坚，有泄下、燥湿、坚阴的作用。

苦泄的含义有三，即通泄、降泄和清泄。善于治疗热结便秘之证，具有通泄功效，如番泻叶、芦荟、郁李仁、大黄等。能降泄肺气，止咳平喘，善治气逆喘咳之证为降泄，如杏仁、厚朴。具有清火除烦之功，善治热盛心烦之证为清泄，如栀子、金银花、石膏等。

苦燥。即燥除湿邪，治疗水湿之证。由于湿证有寒湿、湿热的不同，故苦味药亦相应地分为苦寒燥湿和苦温燥湿两类。前者如栀子、黄连用于湿热证，后者如苍术用于寒湿证。

苦坚。"苦坚"之说，出自《素问·藏气法时论》："肾欲坚，急食苦以坚之"。"苦坚"之药实际用于肾阴亏虚导致的相火亢盛之证。是通过苦味的清泻火热作用而达到保存阴液的目的。代表药如黄柏、知母、大黄、虎杖等。

需要注意的是，苦寒之药易伤及脾胃阳气，用量过大或服用过久，易致胆胃阳虚、食欲不振、大便稀溏，故脾虚者应慎用。

咸：能软、能下，有软坚散结和泻下作用。

咸下，即具有泻下作用，用于治疗大肠热结、大便秘结不通，代表药物有芒硝。

咸软，即具有软坚散结，用于治疗瘿瘤、瘰疬、痰核、疮痈、肿块等。代表药物有牡蛎、玄参、昆布、海藻等。

此外，咸味能够补肾、壮阳、益精，代表药物有蛤蚧、海马、海狗肾、蛤蟆油、肉苁蓉等。咸味还有清热凉血之功效，如水牛角、玄参等。

五味的现代研究

经过对 182 种辛味药的统计分析，得出其药理作用可分为以下几种：能够刺激汗腺分泌、扩张皮肤毛细血管、抗菌、抗病毒、抗炎症，代表药物有麻黄、桂枝、银花、连翘、柴胡等；调节胃肠平滑肌运动，缓解肠胃胀气（行气），代表药物有陈皮、木香、枳实、厚朴。另外，辛味药中的生物碱具有较强的镇痛、镇静作用，扩张脑、冠状、股动脉或外周血管、抗硬化、抗血栓形成，代表药物有郁金、川芎、当归、丹皮、赤芍、红花等。

经过对206种苦味药进行统计分析得出，苦味药以挥发油为主要成分，其药理作用为广谱抗菌、抗病毒、抗炎症（清泄火热），代表药物有黄连、黄芩、黄柏、连翘、白芍、丹皮。另外，苦味药能够抑制呼吸中枢，缓解咳嗽哮喘（降泄肺气），代表药物有杏仁、桃仁、桔梗、柴胡、川贝母。大黄、虎杖、芦荟、番泻叶、生首乌等苦味中药则具有通便作用。甘味的化学成分含有较多的糖类（尤其是多糖）、蛋白质、氨基酸以及性激素等。经实验表明，甘味药能促进或调节免疫力，参与物质合成代谢（补气、补血、补阴），代表药物有熟地黄、阿胶、白术、黄芪、当归、党参、人参、灵芝等。甘味药还有促进性功能（补阳）作用，代表药物有鹿茸、肉苁蓉、杜仲等。另外，甘味药还能解毒（缓和药性）、解痉镇痛（缓急止痛）、增强胃肠功能（和中），代表药为甘草。

酸味药物中含有较多的鞣质和有机酸，故有收敛固涩之功，如五倍子、五味子、乌梅等。诃子、五味子、乌梅、罂粟壳等具有镇咳（敛肺气止咳）作用。酸枣仁、五味子具有镇静安神（敛心安神）的作用。乌梅则有抑制蛔虫和肠壁局部麻醉作用（安蛔止痛）。

咸味药一部分为海产贝藻类，含有碘及无机盐类，能软化瘿瘤、瘰疬、痰核等，另一部分则含硫酸钠盐，具有治疗燥结便秘的作用，故谓之"润"。咸味药还能抗凝血、抗癌、抗结缔组织增生（软坚散结），代表药物有鳖甲、白花蛇、夏枯草、水蛭、蜣螂、穿山甲等。此外，不少咸味药能镇静、抗惊厥（熄风止痉），如水牛角、琥珀、僵蚕、牛黄、全蝎、地龙、蜈蚣等。

第四节　中草药的归经

何谓归经

"归"是指药物作用部位的归属，"经"是指人体的脏腑经络。所以归经就是指药物对于机体某部分的选择性作用，是把药物的作用与人体的脏腑经络联系起来。归经是药物作用部位的偏性，它表明任何药物的用途都是有限的，可能只对某一经或几经发生作用，而对其他经络作用较小，甚至没有作用。

在临床用药时，必须掌握药物的特定作用和适用范围，才能做到对症下药。如同属寒性药物，虽然都具有清热作用，但有的偏于清肺热，有的偏于清肝热，各有所专。又如同为补药，也有补肺、补脾、补肾等不同。正如清代名医徐大椿所说："不知经络而用药，其失也泛。"掌握了药物归经，有助于提高用药的准确性，从而提高疗效。

归经的方法

1. 按照药物特性归经

药物的特性分为形、色、气、味等，是药物归经的依据之一，其中尤以五味与归经关系密切，有"酸先入肝，苦先入心，甘先入脾，辛先入肺、咸先入肾"之论。不过，这种五味各入一脏的说法片面性较大，还有不少药物的归经难以用此理论解释。如甘草味甘，但并不入脾经而入肝、肺、肾经。五味的各自功能也不仅限于一味一经，如入脾的甘味或入肺的辛味亦可入肝，当归味甘，既入脾经又入肝经。如《黄帝内经·素问·脏气法时论》记载："肝苦急，急食甘以缓之。肝欲散，急食辛以散之。"

2. 按照药物疗效归经

药物归经的根本依据即是药物的疗效，如苏子、芥子能治疗咳喘，而咳喘为肺脏功能失调所致，故归肺经；酸枣仁、柏子仁能治疗心悸失眠，而心悸、失眠为心脏功能失调所致，故归心经；天蝎、天麻能制止抽搐，归肝经；鸡内金、隔山消能够消食健脾，归脾经；巴戟天、肉苁蓉能补肾壮阳，归肾经；大黄，苦寒善泻热通畅，归大肠经，等等。

3. 按照药物病机归经

指以药物与所致病证之病因相关的脏腑经络为其归经的标记。如"诸痛痒疮，皆属于心"，故将能治疗痈肿疮疡的药物归入心经。又如，中医认为"虫因湿生"，而"脾虚能生湿"，故以驱虫为主要作用的药物大多归脾经。

归经的意义

药物归经的目的是协助机体正气祛除病邪，但由于脏腑经络的病变是相互兼见或复杂多变的，所以在治病用药时，往往不是单纯使用一经的药物。如用寒性药物清热，也要先区分热证部位，如治肺热咳喘，即选归肺经而善清肺热的黄芩、桑白皮等；治肝热或肝火证，即选归肝经而善清肝火的龙胆草、夏枯草等。同为补药，也要分补肺、补肾、补脾。因此，对于人体各个不同部位发生的病变或所出现的症状，应该选择不同的药物来治疗。

第五节　中草药的升降沉浮

药性升降浮沉理论形成于金元时期。升降浮沉反映药物作用的趋向性，是说明药物作用性质的概念之一，也是对药物作用的另一种归纳。升是上升，降是下降，浮表示发散，沉表示收敛固藏和泄利二便，因而沉实际上包含着向内和向下两种作用趋向。升降沉浮是针对各种疾病在病机和证候的趋势而言，如机体向上症状多表现如呕吐、喘咳等，向下表现如泻利、崩漏、脱肛等。向外表现如自汗、盗汗，向内表现如表邪不解等病势趋向。

升降浮沉的临床意义与应用

一般而言，药性是升浮的（都能上行向外），具有升阳发表、祛风散寒、涌吐、开窍等功效。药性是沉降的（都能下行向内），具有泻下、清热、利水渗湿、重镇安神、潜阳熄风、消导积滞、降逆止呕、收敛固涩、止咳平喘等功效。如机体外感受风寒之表证，当用麻黄、紫苏等升浮药，以散风寒，而不能用麻黄根、浮小麦等收敛止汗药。若病势上逆者，宜降不宜升，如肝阳上亢而致的头痛头胀、头晕目眩，当用石决明、牡蛎、龙胆草、蒲公英等沉降药，以清热降火、平肝潜阳。病邪在下的宜沉降不宜升浮，如肠燥便闭的里实证，当用大黄、火麻仁、枳实等沉降药，以攻里通便，而不宜用肉豆蔻、诃子之类涩肠止泻药。若病势下陷者，而致脱肛、子宫下垂及内脏下垂等，当用党参、黄芪、炙甘草、柴胡等升浮药以补中益气，升举阳气。如果倒行逆施，往往导致不良后果。如肝阳上亢致头痛，若用升浮药治疗是肝阳升而无制，易引起痉厥之症。在实际应用中，有的药物升降浮沉的特性不明显，有的药物则存在双向性。如麻黄既能发汗解表，又能利水消肿；川芎既能上行巅顶，又能下行血海。无论是临床还是家庭养生用药，都要依病选药，选择与疾病的上、下、内、外趋势相反的药；如果依据病位选药，应选择与疾病的高、低、深、浅位置相同的药。在使用时正确掌握升降沉浮的药性，针对病位与病势，使药物作用直达病所，扭转病势或因势利导，将会取得较好疗效。

升降浮沉的确定依据

确定中药升降浮沉之性的主要依据，是药物的临床疗效。针对不同病情，改善或消除向下、向上、向内、向外等病势趋向的药物，就分别确定为具有升降浮沉的作用。升降浮沉的作用通常与药物本身的天然因素有关，并可以通过人为的手段使其转化。

《升降沉浮歌》可以概括本节的升降沉浮的确定依据。

质地轻虚浮而升，沉而降者体必重，寒凉无浮热无沉，酸苦咸降辛甘升，松原市中医院推拿按摩科赵东奇升浮属阳发肌表，沉降为阴泻里功，此为升降浮沉义，更参炮制配伍中。

1. 药物的性味

李时珍《本草纲目·序例·升降浮沉》中说："酸咸无升，辛甘无降，寒无浮，热无沉。"因此，药物的性味及其阴阳属性决定了药物的作用趋向。凡药性温热、药味辛甘的药物，其属性为阳，其作用趋向多升浮；凡药性寒凉、药味酸苦咸的药物，其属性为阴，其作用趋向多沉降。在《黄帝内经·素问·至真要大论》中也记录有："辛甘发散为阳，酸苦涌泄为阴，咸味涌泄为阴，淡味渗泄为阳。"

2. 药物气味的厚薄

所谓气味的厚薄，是指药物气质的醇厚浓烈、轻清淡薄而言。凡气味薄者多主升浮，如薄荷、桑叶、苏叶、银花；气味厚者多主沉降，如大黄、熟地。

3. 药物质地的轻重

一般来说，花叶及质轻的药物大多能升浮，如菊花、辛夷、荷叶、升麻等；相反，种子、果实等质重的药品多主沉降，如苏子、枳实、牡蛎、磁石等。上述情况也不是绝对的，如旋覆花不升浮而降气、降逆，槐花也为治疗肠风下血之品，不具升散之性。

4. 药物的效用

药物的临床疗效是确定其升降浮沉的主要依据。病势趋向：向上、向下、向外、向内。病位表现：在上、在下、在外、在里。能够针对病情及病证选择也具有向上、向下、向里、向外的不同作用趋向的药物。如白前能祛痰降气，善治肺实咳喘、痰多气逆，故性属沉降；桔梗能开提肺气、宣肺利咽，善治咳嗽痰多、咽痛音哑，故性属升浮。

一药之中，有气有味，气味又有厚薄的不同，质地也有轻重的差异，极为错综复杂，因此药物的升降浮沉便不能只取一途而论了。故在实际应用中要进行全面分析，才能得出正确的结论。

升降浮沉的转化条件

每一味药品物的升降浮沉既是绝对的，又是相对的，在一定条件下是可以转化的。比如生时为升，熟时为降。其转化的条件总结主要有两点，即炮制和配伍。

某些药物的升降浮沉之性可因炮制而改变，而在复方配伍中，少量性属升浮的药，在同较多的沉降药品配伍时，其升浮性可受到一定制约。

药性的升降浮沉，可以随炮制而改变。有的药物"生升熟降"，如生麻黄主发汗解表，而炙麻黄则主平喘。生首乌截疟解毒，润肠通便，制首乌补益精血、固肾乌须。也有些药物酒炒则升，姜汁炒则散，如大黄、黄连生为降，但酒制后上行头面，清上部之热的力量增强则变为升。杜仲、巴戟天、补骨脂等经盐水制后则改变为下行肝肾，小茴香、橘核、荔枝核等经盐制后可增强疗疝止痛功效。药性的升降浮沉，还可以随配伍而转化。茯苓性味甘平，利水渗湿，本性沉降，如与黄芪、当归、远志同用则具有补益气血的作用。黄芪性味甘温，益气升阳，本性升浮，如与白术、防己配伍应用则具有沉降利水、渗湿的作用。在复方中，个别升浮药在大队沉降药中，其升浮之性受到制约；个别沉降药在大队升浮药中，其沉降之性也会受到制约。故单一中药会受配伍药物的影响而改变或降低原有药性。

第六节 中药五味的宜忌

家庭养生中常根据《本草纲目》中的五味宜忌作为指导。根据书中的记载实际应用如下：

五欲：肝欲酸，心欲苦，脾欲甘，肺欲辛，肾欲咸，此五味合五脏之气也。

五宜：青色宜酸，青色对应五脏的肝，故调理肝病时宜食芝麻、狗肉、李子、韭菜。赤色即红色对应五脏的心，故患有心脏疾病宜食用小麦、羊肉、杏、莲蓬。黄色对应五脏的脾脏，故患有脾脏疾病宜食用粳米、牛肉、枣、葵花子。白色对应五脏中的肺，故有肺部疾病时可选用黄黍、鸡肉、桃子、大葱。黑色对应五脏中的肾，故在肾病期间宜选用大豆、黄豆、猪肉、栗子、藿香。

五禁：禁是指在疾病过程中禁止食用的中药成分，如肝病期间禁止食用辛味，宜食甘味食品。心病期间禁止食用咸味，宜食酸味食品。脾病时禁止食用酸味，宜食咸味食品。在肺病期禁食甘味，宜食用苦味。患肾病期间禁食甘味，宜食辛味。

五走：中医认为酸走筋，故筋病毋多食酸，多食令人癃。《本草纲目》记载：酸气涩收，胞得酸而缩卷，故水道不通也。苦走骨，故骨病毋多食苦，多食令人变呕。书中记录：苦入下脘，二焦皆闭，故变呕也。甘走肉，故肉病毋多食甘。因甘气柔润、黏腻，胃遇"柔"则使蠕动缓慢，多有腹部饱胀感。辛走气，故气病毋多食辛。因辛味走上焦，与气同行，具有发散作用，故有"久留心下"的描述，容易造成心气不足。咸走血，故血病时毋多食咸，多食令人渴。中医认为血与咸相得则凝，凝则胃汁注之。古时医者多认为血液凝聚、黏稠会使胃液分泌过多，故使人感觉口干咽燥。

五伤：酸伤筋，辛胜酸。苦伤气，咸胜苦。甘伤肉，酸胜甘。辛伤皮毛，苦胜辛。咸伤血，甘胜咸。

五过：《本草纲目》对五过的记载如下："味过于酸，肝气以津，脾气乃绝。味过于苦，脾气不濡，胃气乃厚，皮槁而毛拔。味过于甘，心气喘满，色黑，肾气不平，骨痛而发落。味过于辛，筋脉沮绝，精神乃失，筋急而爪枯。味过于咸，大骨气劳，短肌，心气抑，脉凝涩而变色。"综上所述，所谓"阳极则阴，阴极则阳"，任何食物无论甘、咸、苦，还是药性寒、凉、平，都不宜过多食用，尤其在家庭养生食用时，选用药材更要做到适量即可。

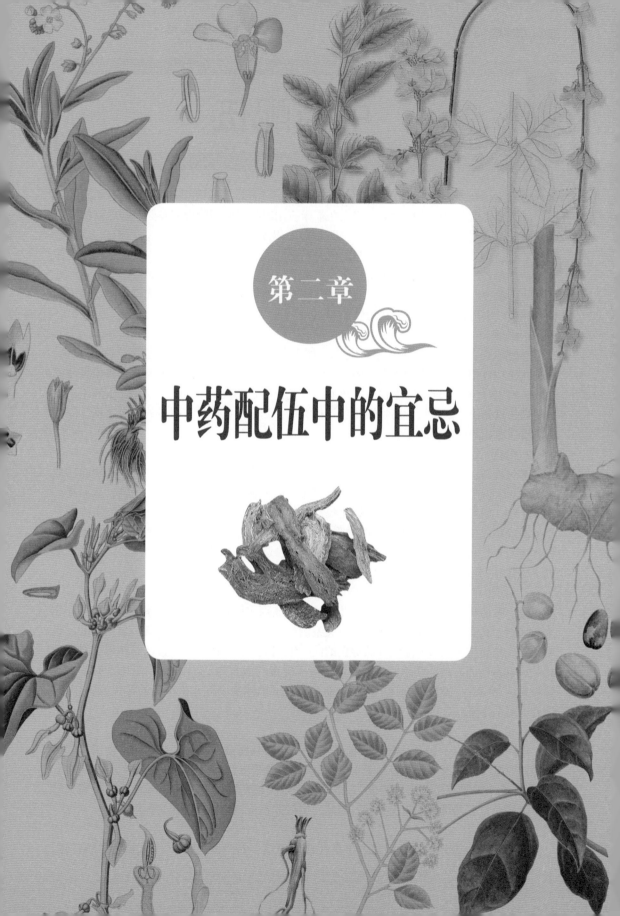

第二章

中药配伍中的宜忌

中药配伍

之所以中药要配伍应用，是因为药与药配伍合用后，能产生与原有药物不相同的功效，从而表现出不同的治疗效果。前人在临床应用时把单味药的应用及药与药之间的配伍关系总结为七种情况，称为"七情"，即单行、相须、相使、相畏、相杀、相恶、相反。七情虽然包括了全部配伍关系，但与配伍并不是同义词，不能混为一谈，其区别在于配伍不包括"单行"。单行，如李时珍所说："独行者，单方不用辅也。"其意为，不需其他药物辅助，单独即可发挥治疗作用，此种用药法有针对性强、简便易行的优点，主要用于病情单纯者。中药具体配伍方法和功效如下：

1. 相须

李时珍说："相须者，同类不可离也，如人参、甘草，黄柏、知母之类。"所谓相须，即将性能功效相类似的药物配合应用，配伍的目的是可以增强与原单味药共有或相类似的功效。如川芎与乌药同用可增强活血化瘀，行气止痛之功效；金银花与连翘配伍同用，增强清热解毒作用。因相须的药物性能功效相类似，配伍时彼此没有明显的主次关系，固能明显增强原相同或类似的疗效。

2. 相使

李时珍曰："相使者，我之佐使也。"相使即将性能功效方面有某些共性，或性能功效虽不相同，但是治疗目的一致的药物配合应用，以一种药为主，另一种药为辅，从而提高主药疗效。如半夏配昆布，半夏具有化痰散结的功效，而昆布咸能软坚，两药配伍提高了半夏消痰散结之功。相使配伍既能增强疗效，又能扩充疗效，加大治疗范围。相畏即一种药物的毒性反应或副作用能被另一种药物减轻或消除。李时珍说："相畏者，受彼之制也。"例如生半夏和生南星的毒性能被生姜减轻或消除，即半夏畏生姜。

3. 相杀

即一种药物能减轻或消除另一种药物的毒性或副作用。单从定义上不能分辨相畏与相杀的区别，其实相畏、相杀是同一配伍关系的两种提法，是针对药物间某一方而言的。也就是说，相畏与相杀为消除或降低毒性的同一组配伍药物的两种不同说法，相畏是有毒药相对于解毒药而言的，相杀则是解毒药相对于有毒药而言的。《本草纲目》中李时珍对其解释为："相杀者，制彼之毒也。"如生姜能减轻或消除生半夏和生南星的毒性或副作用，即云生姜杀半夏。

4. 相恶

即两药合用，一种药物的功效能被另一种药物减弱或消除。众所周知，食用人参时不能同时吃萝卜（莱菔子及萝卜子），就是因为两者相恶，莱菔子能削弱人参的补气作用。李时珍曰："相恶者，夺我之能也。"相恶的配伍会使药物的某些作用降低，甚至丧失疗效，但同时也有其可供利用的方面，因此，历代并不将该配伍全部视为配伍禁忌。

5. 相反

即两种药物合用，能增强和产生毒性或副作用。如"十八反""十九畏"中的甘遂、大戟、芫花反甘草。李时珍曰："相反者，两不相合也。"相反是药物在配伍前，单用无毒副作用，或毒副作用不明显，但合用后却能产生或增强原来的毒副作用。故在家庭养生食用中药材的过程中，有必要熟知中草药的"十八反""十九畏"。

第二节　君臣佐使，搭配有道

中药配伍的主要任务就是在实际应用前根据病情利用其中有益的关系，避开其中有害的关系，有选择性地将两种以上的药物配合起来运用。在中药应用中，方剂是药物配伍的发展，也是药物配伍应用的高级形式。从广义上说，"君、臣、佐、使"属于中药配伍的内容，也是各单味药在方剂中的地位和作用。对其解释如下：

君药：是针对主病或主证起主要治疗作用的药物，在方剂中不可缺少。

臣药：有两种，一是辅佐君药加强治疗主病或主证的药物；二是针对兼病或兼证起治疗作用的药物。

佐药：分为三种，一是佐助药，佐助臣药加强治疗作用；二是佐制药，是减缓或消除君药、臣药的毒性或烈性的药物；三是反佐药，是与君药药性相反，起相反相成作用的药物。

使药：是起调和作用的药或者引经药。

下面举一个例子来描述君臣佐使在方剂中的构成。

四君子汤

功效

主要用以治疗脾胃气虚而引起的饮食减少、腹胀、面色苍白或萎黄、语言低弱细微、四肢软弱无力、肌肉松软，大便溏稀、小便清长、脉细或沉细等证。

方剂组成：人参、白术、茯苓、甘草。

君臣佐使分配：

人参在四子汤中起君的作用，因其具有良好的补气、健脾、助阳作用，对于因脾胃气虚引起的食欲不佳、大便溏稀、面色苍白、四肢无力、脉细等诸多证候起到重要作用。

白术在方剂中为臣药，是因为其具有良好的温脾补脾作用，但效果不如人参，且补气力弱。

茯苓在方剂中为佐药，因为其具有渗湿利尿的作用，同时能健脾安神。中医认为，脾喜燥怕湿，而茯苓能渗湿利尿。因此，此方以茯苓为佐，目的在于增强健脾的作用。

甘草是四君子汤中的使药，因其能协君药人参、臣药白术、佐药茯苓的治疗作用，同时还可将诸药引导到所需治疗的脏腑和经络，使治疗更有针对性。

中药"十八反"

在复方配伍中，有些药物在一般情况下不宜相互配合使用。这些药物就是《神农本草经》所称的"相反""相恶"关系的药物。历代关于配伍禁忌药物的认识，反映在古代药书中，说法并不一致。至金元时期，把有关禁忌配伍的药物概括为"十八反"和"十九畏"（与《神农本草经》的"相畏"含义不同），并编成歌诀。

相反药不止十八味（或十九味），后世不断予以补充，如明朝《本草纲目·序例·相反诸药》列相反药已达36种，当代《草医药汇编》列76种。今日《中华人民共和国药典》已将十八反内容收入，1963年版有27种，1977年版有28种，1985年版有31种，具体药物一般认为应包括：

乌头（附子、草乌）反半夏、瓜蒌（全瓜蒌、瓜蒌皮、瓜蒌仁、天花粉）、贝母（川贝母、浙贝母）、白蔹、白及；甘草反海藻、京大戟、红大戟、甘遂、芫花；藜芦反人参、南沙参、丹参、玄参、苦参、细辛、芍药（赤芍、白芍）。

十八反歌："本草名言十八反，半蒌贝蔹及攻乌，藻戟遂芫遂战草，诸参辛芍叛黎芦。"

中药"十九畏"

十九畏是金元以后的医药家概括出的19种配伍禁忌药。十九畏中的药物并不是相畏的配伍关系，而主要是相恶和相反。相畏是毒性药的毒性被减弱，是应当利用的，十九畏则是要避免配伍的。

早期"相畏"的概念并不属配伍禁忌，而是阐述炮制法则的名词。《本草纲目·序例》注"相畏者，受彼之制也；相杀者，制彼之毒也"。最早记载"十九畏"歌诀的书籍是明代刘纯所撰的《医经小学》。其内容是："硫黄原是火中精，朴硝一见便相争；水银莫与砒霜见，狼毒最怕密陀僧；巴豆性烈最为上，偏与牵牛不顺情；丁香莫与郁金见，牙硝难合京三棱；川乌草乌不顺犀，人参最怕五灵脂；官桂善能调冷气，若逢石脂便相欺；大凡修合看顺逆，炮滥炙博莫相依。"

具体是：硫黄畏朴硝，砒霜畏水银，狼毒畏密陀僧，巴豆畏牵牛，丁香畏郁金，牙硝畏三棱，川乌、草乌畏犀角，人参畏五灵脂，官桂畏石脂。

值得注意的是：十八反和十九畏各组药对几乎全在传统方剂或者现代中成药处方中出现，并且都是用来治疗沉疴痼疾。历史的经验和现代研究提示，十八反、十九畏药的运用也许能给疑难重症的中药治疗带来突破和希望，但对于临床应用的各项实验研究尚处于初期阶段，至今还不能定论，有待进一步深入研究。在没有取得充分的根据和应用经验以前，不应盲目使用。

药方的组成变化

中成药处方，多数是历代医家通过长时期的临床实践总结出来的有效方剂，或者是这些方剂经过药物加减或剂型改变而成的。每一种成药的处方，都不是数味药物的偶然并列，也不是同类药效的药物笼统相加，而是有一定组成原则的。

方剂组合法

方剂组合，应用分明。选择用药，要有系统。

剂量轻重，分工要明。君为主药，主病主证。

针对病源，治疗有功。臣药辅药，助君协同。

加强治疗，兼病兼证。发挥主药，缓解毒性。

君臣佐使，应用于终。剂量多少，需要酌情。

体质强弱，气候不同。年龄大小，灵活应用。

地土各异，变化无穷。诸药配合，切合病情。

方剂按照一定结构组成后，在临床运用过程中还必须根据病症的不同阶段，病情的轻重缓急，患者的不同年龄、性别、职业，以及气候和地理环境做相应的加减化裁，方能达到切合病情、提高疗效的目的。方剂的加减变化包括药味加减、药量加减和剂型更换。药味加减变化是指方剂在君药、主证不变的情况下，随着兼证或次要症状的增减变化而相应地加减臣药和佐药，若因药味加减而引起君药和主证改变时，则属另行组方。药量加减变化是指由相同药物组成的方剂，加减其中某些药物的剂量而使方剂的功效和治疗范围有所扩大或缩小，若因药量的增减而使方剂的君药和主证完全改变时，也属重新组方。

例如：补益气血的"八珍丸"，是由党参、白术、茯苓、炙甘草（四君子）、当归、白芍、熟地黄、川芎（四物）所组成，主要治疗气血两虚的病证。方中以四君子治气虚，以四物治血虚，故本方为气血双补的成药。若本方加入黄芪、肉桂，名"十全大补丸"，用以治疗气血两虚，偏于阳虚有寒者。若在十全大补丸的原方基础上去川芎，加入陈皮、远志、五味子，名"人参养荣丸"，用以治疗气血两虚，兼有心悸不宁者。这说明，通过药物的加减，不仅处方原有作用有所改变，而且还可促进其疗效。

药方剂量的组成变化

剂量是指药物的用量。由于中药大都是配伍使用，或制成一定剂型来应用，因此，药物剂量的概念应包括三种含义：一般指汤剂处方中每一个单味药饮片（干品）成人内服一日用量；指方剂中各种药物相对剂量比例；指制剂的实际服用量。

为了使临床用药取得预期的治疗效果，并避免发生意外，必须给予适当的剂量。适当剂量的确定主要依据患者的年龄、体质、病情、药物的性质、功效应用以及环境条件等因素。具体依据如下：

年龄：老年人精血亏虚、脾胃虚弱，对药物的耐受力较差，药量应适当低于青壮年。而青壮年患者脾胃虚弱者，用量宜重。对于儿童，药量宜轻。通常 6 岁以上的儿童，可按成人用量减半，5 岁以下的可用成人量的四分之一，乳幼儿则应更少，新生儿可用成人药量的六分之一。

性别：女性用量宜略低于男性，尤其在特定的生理时期，某些药应慎用。如妇女在月经期、妊娠期时，使用活血化瘀药宜轻；在妊娠期、哺乳期必须使用有毒药时尤当少量。

体质：药物的用量与体质有关。不同体质的患者，对药物的耐受力不同，体强者，用量宜重，体虚弱者，用量宜轻。还应注意患者的个体差异，有的患者属过敏体质，对某种或某类药物特别敏感，可引起非治疗性反应，一般应予避免，若不得不用时宜从小剂量开始，以免导致严重的不良反应。此外也要考虑患者的生活习惯及职业等，如患者平素喜食辛辣热物，在应用辛热药疗其疾时，用量宜大，反之则宜小。

病程与病势：药物的剂量又取决于病程的久暂，病情的缓急。一般来说，新病正气不虚者，用量宜大；久病正气已虚者，用量宜小。病急、病重者，用量宜重；病缓、病轻者，用量宜轻；病势大实大虚之证，当药专量大，以免药力不及而贻误病机；久病虚甚不耐大补，初进补剂，用量宜轻。对于病程绵延需守方治疗的患者，药物的剂量应随病证发展的趋势、邪正的盛衰相应地增加或减少。

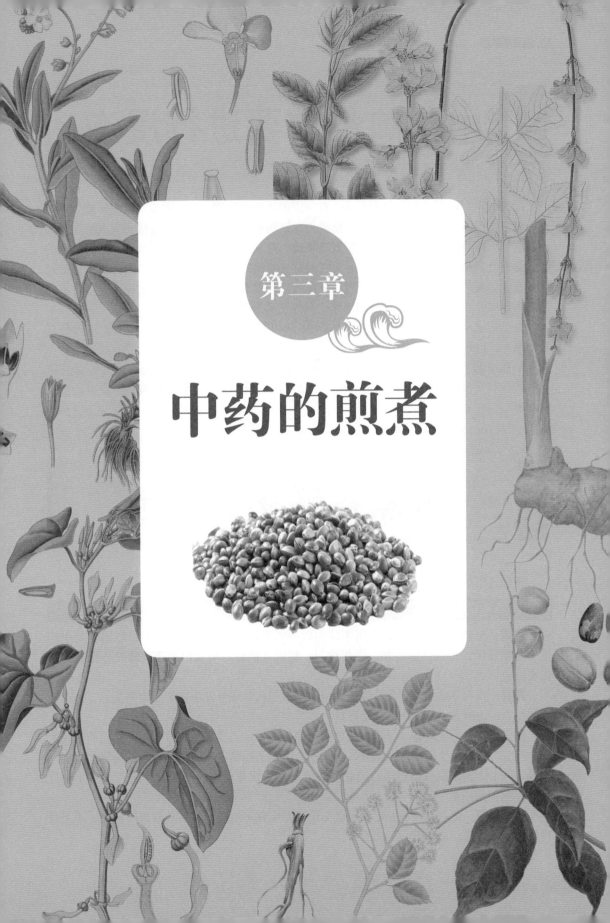

第三章

中药的煎煮

第一节

中药煎熬前要进行浸泡

因平时我们购买的药品多为干品，有一定的体积和厚度，若煎煮前不浸泡，或先用武火煎煮，会使药物表面蛋白凝固，淀粉糊化，妨碍有效成分的渗出。现代研究表面，煎药前浸泡，可使药物湿润变软，细胞膨胀或胀破，有利于有效成分溶解到水中。值得注意的是，夏天气温高，浸泡时间可短；冬天气温低，浸泡时间宜适当延长。一些需要特殊处理的药物，如麝香、阿胶等，不必浸泡，应按特定的要求处理。浸泡药材的用水，以常温或温水（25℃～50℃）为宜，切忌用沸水。具体泡药方法如下：

在煎煮之前，根据药物的性质及体积大小，应先用冷水把药材泡透，浸泡30分钟左右再煎煮，以利有效成分的析出。

一般情况下，以花、叶、草类为主的药材需浸泡20～30分钟；以茎、种子、果实类为主的药材需浸泡60分钟，宜用凉水，不宜用温水或加温，以防药物酶解。复方汤剂宜浸泡30～60分钟。

第二节

煎煮容器精挑细选

正确选用煎药用具，可避免中药变性，有利于药物有效成分的煎出。

适合煎煮的容器

砂锅：煎药的器具很多，但历来认为以砂锅为首选。在煎煮过程中，砂锅不与中药发生化学反应，传热性能缓和，受热均匀、保温性能好，煎煮出的药液能充分保证药物的性能。

陶瓷：具有导热均匀、化学性质稳定、不易与药物成分发生化学反应的优点，并有保暖的特点，为煎煮中药汤液的良好器具。

搪瓷器皿：若无陶器，可选用白色的搪瓷器皿。该类器皿性质稳定，不会同药物发生化学反应。但是由于传热快，水分易于蒸发，不利于药物成分的溶出及保证药物的浓度与用量。同时因搪瓷器皿怕碰击，搪瓷易脱落，若铁皮暴露，煎药时可与中药发生不良反应，影响中药质量。

玻璃器皿：优点是性质稳定，不会与中药发生化学反应，并易观察煎药情况。不足是传热快、散热快、怕碰击。

不宜使用的煎煮容器

切忌使用铜、铁、锡、铅等器具，因铜、铁、锡、铝本身也是中药类，用之恐与病情不合；再者，这些金属元素与药液中的药物成分发生化学反应，轻则降低疗效，重则产生毒副作用。

药材中所含多数生物碱必须和鞣质或其他有机酸结合生成盐，才能溶于水，如果使用铁器煎煮，铁和鞣质等发生了化学反应，造成了鞣质损失，就会影响生物碱的利用，降低药物有效成分的浸出和治疗效果，甚至改变药物性能，危害人体。另一方面，使用铁器煎煮出来的汤药颜色也会改变。如诃子、地榆等含酚羟基化合物，与铁结合后生成一种不溶于水的鞣酸铁及其他成分，使药液变成深紫色、黑绿色或紫黑色等。而且，汤药中还会有铁锈味，易使患者产生恶心、呕吐等不良反应。

此外，煎煮用具容积的大小应以既利于药物翻动，又能避免药液外溢为宜。煎煮时宜加盖，以防药物气味走散和水分蒸发过快。

第三节 煎药用水很关键

煎药用水，古代医家十分重视，历代方药书中记载了许多种煎药用水，如泉水、井水、河水、露水、雨水、雪水等。如今多用自来水或矿泉水、纯净水煎煮，应尽量避免使用含农药或重金属过高的水煎煮。经过反复煮沸或放置热水瓶中较久的水，也不能作为煎药用水。

水质

煎煮中药一般用生活饮用冷水即可，以洁净清澈，含矿物及杂质少的水为佳。如水质不好，可先煮沸放冷，使部分矿物质沉淀、气体排出后，再用来煎药。一般药材不用水洗，煎药忌用沸水。

水量

煎煮中药应加多少水，目前尚无统一规定。由于药材的组织各异，吸水性能不同，加之水分的不断蒸发失散，若加水量不当，会直接影响煎药的质量。因此，用水量应视药量、药物质地的吸水性及煎煮时间而定。为了方便家庭煎煮，确定合适加水量的方法有两种：第一煎加水至高过药物的 3 ~ 5 厘米处，第二煎加水至高过药物的 2 ~ 3 厘米处。按药物重量计算加水量，平均每克药加水约 10 毫升。一般将全部用水的 70% 加到第一煎中，余下 30% 留待第二煎用。

吸水性强、宜久煎的药物，水应多些，如果药物剂量大，而水不随之增加，会影响药物成分的继续渗出，从而影响疗效；芳香易挥发、不宜久煎的药物，用于水肿、昏迷病人和小儿的药物，宜少放水，使药液浓缩。每剂药常规煎煮 2 次，个别可煎 3 次。每次煎出的汤液量，计 150 ~ 200 毫升（小儿减半）。因此两煎后的总药量以成人 300 ~ 400 毫升，小儿 100 ～ 200 毫升为宜。煎药加水应以一次加足为宜，不可在煎药过程反复加水，更不能把药煎干再添水重煎。药物煎干、煎煳绝不能服用，以防止药物变性而发生药物不良反应。

第四节 煎煮的火候及时间

明代著名医药学家李时珍曾对中药的煎制方法有这样的论述："凡服汤药，虽品物专精，修治如法，而煎煮者卤莽造次，水火不良，火候不良，则药亦无功。"清代名医徐大椿说："煎药之法，最宜深讲，药之效与不效全在乎此。夫烹饪失调度，尚能损人，说药之治病，可不讲乎。"由此可见，煎药方法至关重要，稍有不慎便会影响药效。

煎煮的火候选择

火候，即指火力的大小与火势的急慢。火候的控制，主要取决于不同药物的性质和质地。煎一般药宜先武火后文火，即未沸前用大火，沸后用小火慢煮，这样既能防止药液溢出，又可减少水分蒸发，避免挥发成分的过多损耗和高温导致的有效成分的破坏。现代研究发现，药物表面有一层气膜包围着，浸出溶媒表面的张力愈大，愈不易破坏气膜，溶媒不易附着于药粒渗入内部，也就影响药物有效成分的渗出。对于发散药及其他芳香性药物，应避免久煎，应当用武火迅速煮沸数分钟后改用文火略煮即可，以避免久煎而致香气挥散，药性损失。补益滋腻药物则大多可以较久煎煮，使有效成分充分溶出，药力发挥完全。其他如贝壳、甲壳、化石及多数矿物药入汤更宜久煎。

煎煮的时间控制

根据药材性能及煎药要求酌定，要保证煎出的汤药质量好，药渣煎透。一般药物第一煎 20 ～ 30 分钟，第二煎 10 ～ 15 分钟。对特殊药物的煎煮有以下要求：

解表药及其他芳香类药物，一般先用武火迅速煮沸，后改用文火维持，一般第一煎 10 ～ 15 分钟，第二煎 10 分钟左右即可。因为此类药物有效成分容易煎出，避免久煎有效成分挥发，从而使药效降低。

有效成分不易煎出的矿物类、骨角类、贝壳类、甲壳类及某些补益药，一般宜文火久煎，第一煎 40 ～ 60 分钟，第二煎 30 分钟，使有效成分充分溶出。

有毒性的药物，应久煎 60 ～ 90 分钟，如此可减低毒性。

一般复方制剂，第一煎 20 ～ 30 分钟，第二煎 10 ～ 15 分钟，以利于有效成分的溶出。

此外，家庭煎药还要注意，在煎药过程应每隔 7 ～ 8 分钟搅拌 1 次，使煎出的药汁均匀一致，但不宜频频搅拌，以防挥发油耗损过多。若煎煮解表药时，宜在锅上冷敷多层湿布，使随蒸气挥发的有效成分冷凝在上，再随水珠滴落，重新回收到药液中，这样可以提高煎药质量与效果。

第五节 煎煮次数有窍门

由于中药含可溶性和难溶性成分，易煎出的成分有苷类、多糖类、挥发油等，这些成分在第一煎中出量较多，而难煎的苷元、树脂、树胶、脂肪油等，只能在第二煎中浸出较多。大量的实验也证实了一般药物经一、二煎后仅能煎出余下的20% ~ 30%。除特殊情况一剂药煎一次外，多采用一剂药两煎为宜，个别情况，如补益药，或不易煎出的药剂可行三煎，使药力尽出，充分发挥药效。

现代研究表面，煎药时，药物有效成分先溶解于进入药物组织内的水液中，再通过分子运动扩散到药物外部的水中。当药物内部和外部溶液的浓度达到平衡时（渗透压平衡），有效成分就不再溶解了。这时只有将药液滤出，重新煎煮，有效成分才能继续溶解，达到尽可能充分地将有效成分煎煮出来的目的。此外，药煎好后应立即去渣滤汁，不宜久置，一则防止时间过久水分丢失，二则防止药汁酸败。过滤药液时，最好加压过滤，防止药渣中残留药液，可以提高煎出率。

第六节 常用的入药方法

一般情况下，药物都是同时入煎，但很多时候药物因其性质、性能、临床用途及煎煮时间不同，入药方法有先煎、后下、包煎、另煎（另炖）、烊化（溶化）、冲服、泡服等煎煮要求。

先煎

是指为了增加药物的溶解度，降低药物毒性，充分发挥药物疗效，故将药物先煎的方法。如矿物、介类等，因其质地坚硬，有效成分不易煎出，在煎药前宜先打碎，煎20 ~ 30分钟后再下其他药。此类药有龙骨、牡蛎、石膏、磁石、寒水石、代赭石、赤石脂、海浮石、石决明、山羊角等。某些质地较轻、用量多的药物，还有泥沙多的药物，可先煎取汁澄清，然后以其药汁代水煎药，如竹茹、芦根、糯稻根等。有些药物应先煎30 ~ 40分钟，缓其毒性后再加其他药同煎，如商陆、天南星、乌头、附子等。某些植物类药物难溶于水，若不先煎则影响药物的疗效，如藏青果、火麻仁、天竺黄等。还有一些药物含有内脂类生物碱，只有久煎才会使水解产物发挥作用，如石斛。

后下

后下的目的是减少挥发油的消耗和有效成分的分解、破坏。如气味芳香的药物因其含有挥发油较多或因其气味清轻，有效成分煎煮时容易挥发影响药效，需在其他药物煎5～10分钟后再下。如薄荷、藿香、香薷、木香、丁香、青蒿、砂仁、钩藤、白豆蔻、大黄、番泻叶、沉香、佩兰、荆芥、茵陈等。

包煎

适用于颗粒较小的药物或某些粉末状、有黏性或绒毛类药物，因其经煎煮后，易浮于水面，药物的有效成分较难煎出，其药汁混浊难咽，或对喉咙产生刺激，或易于粘锅，或入锅加热易变成糊状或漂浮药液面上，不便于煎煮和服用。在入药时宜用纱布包裹入煎。如枇杷叶、浮小麦、车前子、葶苈子、蒲黄、海金沙、旋覆花、辛夷、赤石脂、北秫米、滑石等。

另煎（另炖）

适用于某些名贵药材，为避免有效成分被药渣吸附，造成浪费，可单味煎煮，服时再兑入汤内。如人参、西洋参、三七、鹿茸、麝香、羚羊角等。

烊化（溶化）

适用于一些胶质、黏性较大而且容易溶解的药物。煎煮容易黏附于药渣及锅底，既浪费药材，又容易熬焦，入药宜单独加温溶化后，置于去渣药液中趁热搅拌或微煮，溶化后趁热服下。如阿胶、鸡血藤、龟板胶、鹿角胶等。饴糖、蜂蜜类，可先单独加热溶化，然后冲入药液中服用。

冲服

适用于一些难溶于水的贵重药物。为节省材料，应研末冲服。如羚羊角粉、犀角粉等。某些芳香类药物适用此种入药方法，因为煎煮时有效成分会全部挥发散失，如肉桂、沉香。

泡服

适用于含有较多挥发油、用量又少的药物，可用刚煮沸的开水浸泡30分钟，或用煮好的一部分药液趁热浸泡，取汁服用。如藏红花、番泻叶、胖大海等。

第四章

补气中药

第一节 人参——补气第一圣药

人参为第三纪孑遗植物，也是珍贵的中药材，在我国药用历史悠久，距今至少有4000年的应用历史。人参不仅在中国，在朝鲜、日本也有千年的历史，可称为世界的名贵药材。

人参自古因其功能神奇，能"起死回生"，长如人形，一直被奉为"神草"。《素问》言："无阳则阴无以生，无阴则阳无以化。故补气须用人参，血虚者亦须用之。"人参也被称为补气第一"圣药"。长期以来，由于过度采挖，资源枯竭，目前常用的人参多为人工栽培称为"园参"，野生者又称"山参"。

【本草档案】

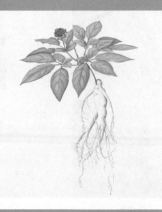

别名：黄参、血参、人衔、鬼盖、神草、土精、地精、海腴、皱面还丹。

性味归经：味甘、微苦，性平。归肺、脾经。

适用体质：气虚体质。大失血、大汗、大吐、大泻导致的面色苍白，神情淡漠，肢冷汗多者适用。

用法用量：入汤剂，5～10克；用于急重证，剂量可酌增为15～30克。宜文火另煎兑服。研末吞服，每次1.5～2克。

服用禁忌：一切实证、热证而正气不虚者禁服。

【现代研究】

成分：人参皂苷、挥发油、人参醇、人参酸、植物甾醇、各种氨基酸和肽类。人参还含有葡萄糖、果糖、麦芽糖、蔗糖等糖类；还含有维生素 B_1、维生素 B_2、烟酸、泛酸等；同时含有微量元素，如锶、钴、铜、锌、锰等。

药理：人参能调节中枢神经系统兴奋过程和抑制过程的平衡，对学习记忆的影响有双相性和成分依赖性。人参或其提取物对骨髓的造血功能也有刺激和保护作用，人参皂苷还具有抑制血小板聚集的作用。此外，人参尚有一定的促进性腺功能、促进蛋白质合成、抗肿瘤、抗氧化、抗衰老、抗肝损伤、抗胃溃疡、抗疲劳、抗应激、抗辐射、抗突变、止血等作用。

【配伍应用】

人参配茯苓：人参能大补元气，益心安神；茯苓能健脾补中，宁心安神。两药配伍应用，可增强补气益心、安神益智的作用，适用于心脾不足所致心悸气短、失眠多梦、食少乏力等。

人参配附子：人参甘温，长于大补元气，益气固脱；附子辛、大热，善于回阳救逆，

保健功效

大补元气

人参味甘，性平，善于大补元气，复脉固脱，对全身有良好的强壮作用，适用于因大汗、大泻、大失血或大病所致的元气虚极欲脱，气短神疲等重危证候。单用有效。与麦门冬、五味子同用，方如"生脉散"，能益气生津。

生津止渴

人参大补元气，气足则津液充盈，而口不渴，可与麦冬、天冬、花粉、黄芪、知母、甘草、荷叶配伍，方如"二冬汤"，治疗肺热伤津引起的烦渴多饮，小便频数之消渴症。

补脾益肺

人参甘温入脾，能"补中益气，和中健脾"，为补脾要药。亦可改善短气喘促、懒言声微等肺气虚衰症状。配白术、藿香、葛根，方如"七味白术散"，能治疗小儿脾虚泄泻。与黄芪、白术等补中益气之品配伍可治脾气虚弱。与五味子、苏子、桑白皮等配伍，能补益肺气，止咳平喘。

安神益智

人参大补元气，元气充则心气得养、心神得宁、心智得聪，而具有安神益智的功效。与茯苓、远志、石菖蒲配伍，方如定志丸，治疗心气不足引起的惊悸恍惚、夜寐不安、健忘等症。与酸枣仁、柏子仁等药配伍，如"天王补心丹"（《摄生秘剖》），治疗失眠多梦、健忘等症。

补火助阳。两药配伍，可增强回阳救逆，益气固脱的作用，适用于元气大脱或暴崩失血导致阳气暴脱，见大汗淋漓、气促喘急、肢冷脉微等。

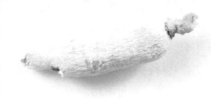

人参配熟地黄：人参长于益气补虚；熟地黄善于补阴养血。两药配伍，可增强益气养血的作用，适用于气血两亏诸证。

人参配胡桃肉：人参甘温，以大补元气见长，补脾益肺；胡桃肉甘温，善于补益肺肾，纳气定喘。两药合用，可增强温补肺肾、纳气定喘的作用，适用于肺肾两虚、摄纳无权、咳嗽虚喘等。

【选购与储存】

家用人参常选择生晒参。在挑选购买的时候主要从生晒参的形状、纹理、气味等几个方面辨别。生晒参常为圆形或类圆形薄片，片面平坦，白色或灰白色，显放射状裂隙，习称菊花纹，粉性，体轻，质脆，有特异香气，味微苦，甘。在量大需要储存时，要分地点、分季节储存。一般说来，储存前需要用纸盒或其他密闭材料装好，放在干燥处。夏季放入冰箱，以防霉蛀。

【家庭调理药膳】

人参粥

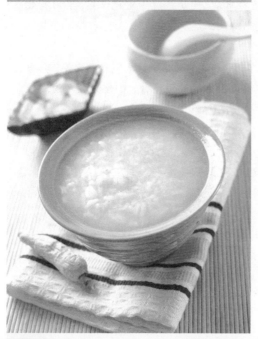

人参煮粥。③待粥将成时，加入生姜丝、药汁、食盐调味，稍煮1~2分钟后，即可食用。

功效

益气补虚、健脾和胃。主要用于气虚体弱、脾胃不足、倦怠乏力、面色苍白、食少便溏等症。

材料 人参粉3克，粳米100克，冰糖适量。

做法 ①先将粳米洗净，放入砂锅内，加水煮粥。②待粥将熟时，加入人参粉、冰糖，同煮成粥，即可服用。

功效

大补元气、补脾润肺、生津安神、抗衰老。主要用于年老体弱、五脏虚衰，久病体弱、劳伤亏损、食欲不振、慢性腹泻、心慌气短、失眠健忘、性功能减退等症。

人参茯苓粥

材料 人参5克，白茯苓15克，生姜3克，粳米100克，食盐少许。

做法 ①先将人参成薄片，生姜切成丝；茯苓捣碎，浸泡30分钟。放入砂锅内，煎取药汁待用。②粳米洗净，放入锅内，同

人参莲子汤

材料 人参10克，莲子10克，冰糖30克。

做法 ①先将人参切成薄片，莲子去心，放入碗内，加清水适量，浸泡30分钟。②再加入冰糖，然后把盛药的碗置于蒸气锅内，隔水炖1小时左右，即可饮用。

功效

补气健脾。主要用于病后体虚、脾虚气弱、食欲减退、自汗疲倦、大便溏薄等症。

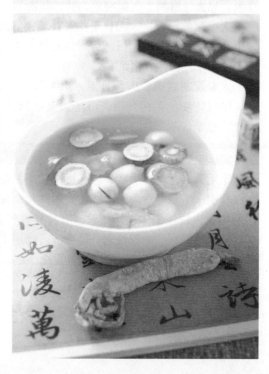

人参全鹿汤

材料 人参30克，鹿肉适量，黄芪30克，白术5克，杜仲6克，枸杞15克，芡实10克，茯苓12克，熟地黄12克，肉苁蓉10克，肉桂3克，白芍15克，益智仁10克，仙茅6克，补骨脂6克，枣仁10克，山药15克，泽泻6克，远志6克，当归6克，菟丝子15克，淫羊藿6克，怀牛膝6克，生姜100克，葱白250克，胡椒6克，食盐100克。

做法 ❶将鹿肉用清水洗净，剔下骨头，除去筋膜，放入沸水锅内氽一下捞出，切成长2厘米见方的小块，骨头打破。❷将党参、黄芪、白术等22味药物用洁净纱布袋装好扎口，用清水浸漂后，与鹿肉、鹿骨一起置锅中，加入清水适量，生姜、葱白拍破下锅；胡椒研粉和食盐调匀。先用武火将汤锅烧沸，再用文火煨炖2~3小时，到鹿肉烂时即可分装入碗内，用胡椒调味即成。

功效

祛寒暖肾、大补元气。适用于虚劳羸瘦、面色萎黄、四肢厥冷、腰膝酸痛、阳痿、遗精等症。

第二节

党参——补中益气养肝血

《本草纲目》中介绍党参时道："是党者根须颇纤长，根下垂，有得一尺余则，或十歧者。其价与银等，稍好难得。"党参之名始见于清代《本草从新》，谓："按古本草云：参须上党者佳。今真党参久已难得，肆中所卖党参，种类甚多，皆不堪用。唯防风党参，性味和平足贵，根有狮子盘头者真，硬纹者伪也。"

所谓"真党参"是指产于山西上党（今山西长治）的五加科人参。由于该地区的五加科人参逐渐减少乃至绝迹，后人遂用其他药材形态类似人参的植物伪充之，并沿用了"上党人参"的名称。至清代医家已清楚地认识到伪充品与人参的功用不尽相同，并逐渐将形似防风、根有狮子盘头的一类独立出来，作为新的药材品种处理，定名为党参。党参是传统的补气药，在大补元气上次于人参，药力较弱，故可常在药膳中代人参食用。具有补脾肺之气、益血生津的功效。

【本草档案】

别名：上党人参、防风党参、黄参、防党参、上党参、狮头参、中灵草、黄党。

性味归经：味甘、性平，归脾、肺经。

适用体质：气虚体质。

用法用量：煎汤每天6~15克为宜，大剂量每天可用至30克。

服用禁忌：气滞、实证、热证者忌服。

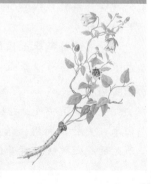

【现代研究】

成分：糖类包括果糖、菊糖、多糖和 4 种杂多糖。含生物碱和氮类。含挥发油。氨基酸类包括赖氨酸、苏氨酸、缬氨酸、蛋氨酸、异亮氨酸、亮氨酸、苯丙氨酸（以上 7 种氨基酸是人体必需的）、天冬氨酸、组氨酸、丝氨酸、谷氨酸、甘氨酸、丙氨酸、胱氨酸、酪氨酸、精氨酸、脯氨酸等 17 种。还含有甾醇及三萜类。无机元素包括铁、铜、钴、锰、锌、镍、锶、铝、钒、氟等。

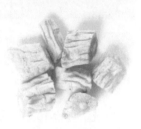

药理：党参多糖对中枢神经系统具有抑制作用。党参水煎醇沉剂对应激型、幽门结扎型、炎症和阿司匹林实验性胃溃疡均有明显的预防保护及促进溃疡愈合的作用。脑膜炎球菌对本品煎剂中度敏感。党参具有抑制血栓形成、增强免疫功能的作用，并间接促进机体抗寒能力。

【配伍应用】

党参配麦门冬：党参甘平，具有补益脾肺，生津养血的功效；麦门冬甘、微寒，能益胃生津、养阴润肺。两药配伍，可增强补气生津的作用，适用于热伤气阴、津液大耗、心虚脉微等。

党参配黄芪：党参善于健脾益气；黄芪善于益气升阳。两药合用，可增强补脾益肺的作用，适用于肺脾气虚、气短乏力、食少便溏等。

党参配熟地黄：党参长于补益脾胃、生化精血；熟地黄甘微温，善于补血滋阴、益精填髓。两药合用，可增强补气生血的作用，适用于气血双亏导致的面色萎黄、头晕心悸、体弱乏力等。

党参配当归：党参健脾益气；当归善于养血和血。两药配伍，可增强补气养血的作用，适用于内伤气血不足诸证，如头晕、乏力、少气懒言等。

保健功效

补中益气

党参性平，不燥不腻，能健脾和胃，健运中气，鼓舞清阳，为常用补中益气之品。如与黄芪、升麻、白术等配伍，可补气、升阳举陷，方如"补中益气汤"（《脾胃论》）。与黄芪、蛤蚧等配伍应用，具有补益脾肺气、止咳定喘的功效。

益血生津

党参性平、味甘、化精微、升阴血、益脾胃，具有补肺益气、补气养血、生津的作用，对热伤气津之气短口渴疗效显著。可与麦冬、五味子等养阴生津之品同用。本品亦常与解表药同用，如"参苏饮"（《局方》）。

养心安神

党参的补气养血作用能够改善气血亏虚所致的失眠、多梦、易惊等症。与酸枣仁、龙眼肉等配伍可以养血安神，如"归脾汤"（《济生方》）。

健脾益肺

党参健运中气，主要健脾气、补肺气。如"四君子汤"（《局方》），将人参与茯苓、白术、炙甘草同用，治疗脾胃虚弱、食少便溏、倦怠乏力等症。还可治疗肺气不足所致的气短喘咳、声音低微、言语无力之症。

党参配白术：党参甘平，长于补脾养胃，健运中气，补气力强；白术甘温苦燥，善于补脾和胃，祛湿化浊，健脾力胜。两药合用，可增强补气健脾的作用，适用于脾气虚弱所致食少、便溏、吐泻等。

【选购与储存】

党参的种类较多，其选购的重点也有不同。下面以最为常见的党参饮片和米党参为例。前者性状为椭圆形或类圆形的厚片，表面黄棕色或灰棕色，有裂隙或菊花纹，中央有淡黄色圆心。周边淡黄白色至黄棕色，有纵皱纹。质稍硬或略带韧性，有特殊香气，味微甜。而米党参表面老黄色，余同生党参片。在储存方面，由于党参本身富含糖质，不易干透，极易霉蛀，所以不建议大量储存。即使是炮制品也最好能贮于干燥容器中，然后放置于通风干燥处，这样才能最大限度地防霉防蛀。

【家庭调理药膳】

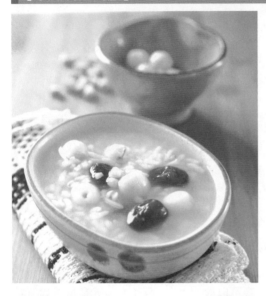

莲参粥

材料 党参、莲子、薏苡仁各10克，淮山药20克，红枣10枚，糯米50克。

做法 ① 红枣去核，莲子放冷水中浸泡至胀，去心。加适量水，除糯米外均入锅。② 旺火煮沸后加入糯米，至再沸改用文火煨至糯米熟即成。每日2次，早、晚服，15日为一个疗程。病情重者可连服2个疗程。

功效 补气养心、健脾益胃、生津。适用于低血压引起的眩晕症。

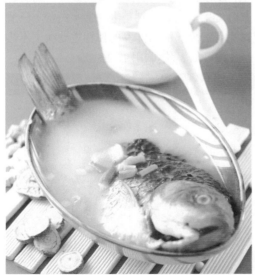

参苓白术鲫鱼汤

材料 700克鲫鱼1条，党参、茯苓、白术各10克，甘草3克。

做法 ① 党参、茯苓、白术、甘草煎煮取汁备用，鲫鱼去鳞去内脏洗净。② 锅内放油，待油7成热时将鱼煸一下，加入料酒、葱姜，放入适量水煮沸后与中药水同煮沸，加入调味品。

功效 健脾益气、燥湿养胃。食用此汤时应连鱼肉一起吃。主要用于夏令季节食欲缺乏，脾胃气虚，舌苔厚、白腻者。

党参杞子猪肝粥

材料 党参20克，枸杞子30克，猪肝50克，粳米60克。

做法 ❶党参、枸杞子洗净，猪肝切片，备用。❷与粳米一同放入锅中，加水适量，中火煮10分钟后改小火煮30分钟。每日12次。

功效

补气滋阴。适用于老年性白内障。症见视物模糊，头晕耳鸣，腰腿酸软，舌质嫩红、苔少，脉细数。

长寿益元汤

材料 党参、黄芪各25克，茯苓、当归、枸杞子各15克，肉桂6克，乌骨鸡肉200克，盐、味精适量。

做法 ❶党参、黄芪、当归、肉桂、茯苓、枸杞洗净，用干净纱布包裹扎紧，乌骨鸡肉洗净，切肉丝。❷将以上物品同入砂锅中煮50分钟后，去除药包，加盐、味精调味即可。饮汤吃鸡肉，每日1次，连用58天为1疗程。

功效

补益元气、滋阴养血。适用于营养不良、久病体虚、年迈形衰者。

第三节 西洋参——补气养阴清虚火

西洋参是生长于北美原始森林之中的古老植物，具有活化石之称。西洋参在中国始载于《本草从新》，曰："出大西洋佛兰西，形似辽东糙人参。"《医学衷中参西录》谓"西洋参性凉而补，凡用人参而不受人参之温补者，皆可以此代之"。西洋参与人参虽然均有补气作用，但适用人群是不同的，在药性方面有寒温之别。人参特别是生晒参（白参）只适合体质较强者在冬季进补，或者是如低血压或休克者治疗。而西洋参的独特之处在于不热不燥，凡不适合人参治疗和热补的人，包括夏季生津降暑，均可用西洋参。

【本草档案】

别名：花旗参、洋参、西参。

性味归经：性凉、味甘苦，归心、肺、肾经。

适用体质：阴虚体质。高血压、心肌营养不良、冠心病等心脏疾病患者尤其适用。

用法用量：煎服，36克，另煎对服。

服用禁忌：婴幼儿、脾胃实热、胃有寒湿、高热、失眠多梦者忌服。

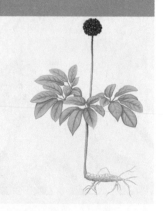

保健功效

养肺益肾

　　《本草求原》记"西洋参性寒味苦，清肺火，凉心脾以降火，消暑，解渴"。治疗肺肾阴虚引起的久咳、痰少、气喘、头晕耳鸣、低烧盗汗、腰膝酸软等症。西洋参可配熟地、麦冬、黄芪、五味子、沙参、地骨皮、白芍、款冬花、桔梗、山药合用以养肺益肾。

调补五脏

　　西洋参毒副作用、不良反应较少，临床广泛用于五脏的补益。西洋参配地黄滋阴益肾，配黄芪大补元气，配沙参有养阴清肺之功，配石斛获养胃生津之效，与当归同用可补气养血，与三七同用可益气活血，加服远志则养心安神，与白术配合健脾和胃。

安神除烦

　　西洋参性凉味甘，与红参相比清而不热，常用清热生津，凉心脾，安神除烦。如与远志、酸枣仁、茯苓、浮小麦等配伍，治心脾两虚所致的心悸失眠、头晕乏力、自汗等症。与甘草、麦冬、生地配伍，治疗气阴两虚之心悸心痛、失眠多梦等症。

益气养阴

　　西洋参性较清润而不燥热，故常用于热证患者，凡有高热所致气津两伤的体力不足和失水，尤其小儿高热烦渴、腹泻脱水，皆可使用。还可与养阴润肺的玉竹、麦冬、川贝母配伍应用，具有补肺气、养肺阴、清肺火的功效，适用于火热耗伤肺脏气阴所致的短气喘促、咳嗽痰少等症。

【现代研究】

　　成分：人参皂苷；人参二醇和人参三醇和齐墩果酸；挥发油；11种脂肪酸；有机酸；果胶质及多糖；无机元素包括人体必需的钙、磷、铜、铁、锌、锰等。

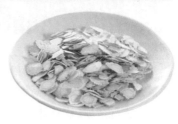

　　药理：西洋参对大脑有镇静作用，对生命中枢则有中度的兴奋作用。西洋参根粗多糖，具有增强免疫功能的作用。西洋参皂苷具有抗心律失常、抗心肌缺血的功效。此外，尚有一定的促进生长发育、降血脂、抗休克、抗应激、抗衰老、促进肝糖元代谢、止血、强壮、抗突变、抗缺氧、增强改善记忆功能的作用。

【配伍应用】

　　西洋参配麦门冬：西洋参长于补气养阴，清热生津；麦门冬甘、微寒，善于养阴润肺，益胃生津。两药配伍，补气养阴、润肺的作用增强，适用于外感热病、热伤气阴、肺胃津枯、烦渴少气、体倦多汗等。

　　西洋参配生地黄：西洋参甘寒，能补气益阴、降火清热；生地黄甘苦寒，能清热凉血、养阴生津。两药合用，补肺气、益肺阴、降虚火、清肺热的功效增强，适用于肺虚久咳、耗伤气阴、阴虚火旺、干咳少痰或痰中带血等。

　　西洋参配知母：西洋参功善补气养阴，又清热生津；知母功长清热泻火，滋阴润燥。

　　西洋参配桑叶：西洋参甘寒，补气益阴、降火清热；桑叶苦寒，善于清泄肺热、凉润肺燥。两药配伍应用，可增强补气益阴、清泄肺热的作用，适用于燥热伤肺、咽干咳血等。

【选购与储存】

选购西洋参的时候主要看形状、香气和味道。看形状要选择整条匀称、质硬，体轻、表面横纹紧密者；嗅香则要选择气微甘、味微香、无臭味者；尝味则要选初嚼味苦，渐含微甜、口感清爽、质地较硬，气味能久留口中者。在储存方面，可以考虑西洋参宜装入石灰缸内存放。参片可用铁盒或瓶装盖严，置阴凉干燥处或用防潮纸包严存放于冰箱中。

【家庭调理药膳】

参芪粥

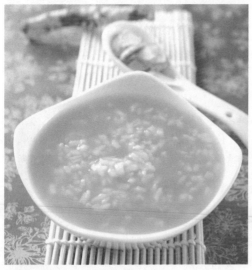

材料 西洋参3克，黄芪15克，糯米50克。

做法 ❶将西洋参、黄芪放入器皿内加水适量，煎煮2次，每次煮沸后小火煎30分钟左右。去药渣取2次药汁。❷糯米洗净同药汁一起放入锅内，加水适量，煮成粥。每日1剂，早、晚温热服食。连服7～10天。

功效 补虚益气。适用于心气亏虚引起的心悸、气短、乏力自汗或早搏。

花旗参木瓜排骨汤

材料 花旗参（西洋参）25克，木瓜300克，排骨600克，陈皮5克，料酒、食盐、味精各适量。

做法 ❶将木瓜削皮去核，洗净切片；排骨切块，放入沸水中炒掉杂质。❷花旗参、陈皮洗净与木瓜及排骨同入锅内，加料酒及适量清水，用大火煮沸后，加入适量食盐，改用文火煲2小时，熟时加入味精调味即可。

功效 益气活血、健脾养阴。适用于午后潮热、心烦口渴、咽干、倦怠乏力、食欲不振等症。

桂圆洋参饮

材料 西洋参6克，桂圆肉30克，白糖少许。

做法 将桂圆肉、人参、白糖放入盆内，加水少许置沸水锅内蒸40～50分钟即成。

功效 养心血、宁心神。适用于心悸、气短、失眠、健忘等症。

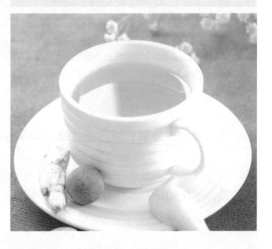

花旗参酒

材料 花旗参（西洋参）100克，白酒200毫升。

做法 将西洋参润透，切片，放入酒坛内，注入白酒，盖严盖。每日搅拌1次，浸泡10天后即可饮用。

功效

益气生津。适用于气弱阴虚所致少气、口干口渴、乏力等症。

第四节　太子参——补气生津润肺燥

《本草纲目》人参条中将似人形之人参称为孩儿参。传说，李时珍为太子参命名，却未将太子参列入《本草纲目》，是由于当时这种药草长在朱元璋太子的墓地，李时珍害怕此药声张出去大家都到太子墓地采挖，触犯王法，因此没把"太子参"写进《本草纲目》里。

太子参之名，始见于清《本草从新》人参条中，曰"大补元气，虽甚细如参条，短紧坚实而有芦纹，其力不下大参"。中医认为，太子参性微温、味甘微苦，入脾、肺二经，具有诸多功效，是一味治病保健良药。

【本草档案】

别名：童参、四叶参、米参、孩儿参。

性味归经：性平、味甘、微苦。归肺、脾经。

适用体质：适于气虚和阴虚体质。用于脾虚体倦、食欲不振、病后虚弱、气阴不足、自汗口渴、肺燥干咳等。

用法用量：煎汤内服，10～30克。

服用禁忌：表实邪盛者不宜用。

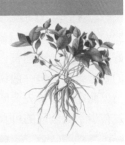

【现代研究】

成分：太子参的预试表明其含有氨基酸、多聚糖或糖苷、醋酸或鞣质、黄酮、香豆素和甾醇或三萜，但具体鉴定的化合物仅有棕榈酸、亚油酸、亚油酸单甘油酯及微量元素铜、锌、锰、铁、镁和钙。此外，根中尚还含有果糖、淀粉和皂苷；最近从太子参中得到太子参环酞A和太子参环酞B。

药理：太子参具有使肌肉变得强壮的作用，还可以生津止渴。太子参水提物及醇提物能够明显增加小肠分清泌浊的功能，有利于营养的吸收。太子参水煎醇沉剂能够明显增加人体淋巴细胞、外周白细胞数量，从而提高人体免疫能力。

【配伍应用】

太子参配黄芪：太子参能补气生津，健脾益肺；黄芪能补气升阳，益卫固表。两药配伍应用，补气生津、固表止汗的作用增强，适用于热病后期、气阴两伤所致自汗心悸、烦

保健功效

补益脾肺

太子参能补脾肺之气，兼能养阴生津，其性略寒凉，属补气药中的清补之品。具有补益脾肺、化痰止咳的功效，用于肺阴亏虚（即肺结核）而致的慢性咳嗽、咳声短促、少痰、痰中带血丝或午后发热等症。此外，体力劳动过度或剧烈活动后出现倦怠乏力、不思饮食、面色萎黄等症，可用太子参。

益气生津

太子参可益气生津，治消渴之效；平素烦渴欲饮、口干舌燥、唇干易裂、皮肤干枯失润者，也可用太子参泡水频饮。与山药、石斛等配伍应用可治疗因脾气虚弱、胃阴不足所致食少倦怠等症。

热口渴等。

太子参配石斛：太子参甘苦平，既能补脾气，又能养胃阴，为清补之佳品；石斛甘微性寒，善养胃阴，生津液，止烦渴。两药合用，可增强补脾气、养胃阴、生津液、止烦渴的作用，适用于脾气虚弱，胃阴不足所致的倦怠乏力、食欲不佳、咽干口渴等。

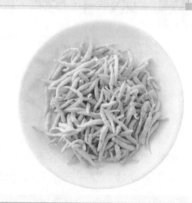

太子参配山药：太子参长于补气生津；山药善于益气养阴。两药配伍，可增强补气、生津、养阴的功效，适用于脾胃被伤、乏力自汗、饮食减少。

【选购与储存】

选购太子参的时候主要看形状和颜色。形状上呈细长纺锤形，稍弯曲的比较顺直的要好。颜色上，表面黄白色或者土黄色，较光滑，略有纵皱纹的是上品。虽然气味不是主要的参考条件，但一般说来，生晒的太子参，有粉性，气味微甘，较好分辨。储存方面要分情况而定，鲜参先要晒干，然后用干燥、干净的纸包装好，置通风干燥处，防霉蛀。已经过初步干燥处理的可直接包好储存。

【家庭调理药膳】

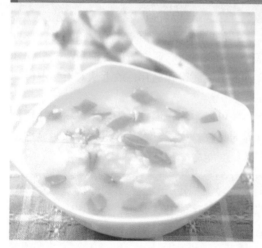

太子参扁豆粥

材料 太子参20克，扁豆20克，粳米150克。

做法 ❶用水先煎煮太子参，连煎2次，取两次药汁备用。❷将扁豆切碎，与粳米煮成稀粥，再兑入太子参汁煮沸即可。

功效

此膳健脾养胃、生津化湿，主治胃中烦扰不安、大便溏薄不成形等。久服有充养血气、调和脏腑、润补肌肤的作用。

太子参红糖饮

材料 太子参15克，红糖5克。

做法 太子参捣为粗末，用水煎服，连煎3次，将3次的药汁混合一起，服用时加适量红糖。每日1剂，分2次温服。

功效

可治肺虚久咳、口咽干燥、纳食不香、大便不调。久服能提高人体的抗病能力，有养生保健作用。

补益膏

材料 太子参、茯苓、山药、熟地、当归、地骨皮各50克。

做法 将材料中的药物研为粗末，加水煎煮取汁，反复3次，去滓，浓煎，再加炼蜜250克收膏即成。每服15毫升，1日2次，温开水化服。

功效

补气血、退虚热。治疗气血不足所致的体倦乏力、虚热烦扰、纳少面黄等。

童参炖鸭

材料 太子参30克，母鸭1只，姜、葱、花椒、盐、料酒适量。

做法 ❶ 将净鸭腹部剖开，把太子参切片和姜、葱、花椒等调料一起塞入鸭肚中。

❷ 将鸭放入炖锅内，加入适量清水，大火煮沸后加入适量盐及料酒，小火炖至肉烂，即可喝汤吃肉。

功效

太子参益气养阴、健脾补肺；鸭肉可滋阴和胃、补气利水化痰。童参炖鸭对久病气虚、脾胃不足、羸瘦乏力、气短食少、虚热有痰、小便不利、咳嗽水肿者，皆有补益之功。对骨蒸劳热、消渴、咯血者也有助益。此膳养阴作用颇强，外感未清、大便泄泻者需慎用。

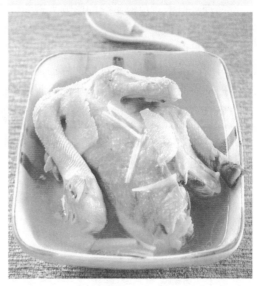

第五节 白术——补气健脾第一要药

　　白术，是我国传统常用药材，为原"浙八味"之一。原"浙八味"指白术、白芍、浙贝母、杭白菊、延胡索、玄参、笕麦冬、温郁金这八味中药材，由于其质量好、应用范围广及疗效佳而为历代医家所推崇。白术为其中之一，明代著名药学家李时珍在《本草纲目》中引宋代的《图经本草》说："白术生杭、越。"可见浙江产白术为佳品。

白术以根茎入药，其根部两侧膨大似如意头，俗称"云头"。古书中白术又写作苍术。其实白术和苍术是两种东西，白术整个切面偏于白色，苍术偏于青黑色；两者作用有一升一降；功效苍术比较燥烈，白术温润一些。家庭选用时不要视为一物。

【本草档案】

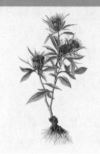

别名：于术、冬术和浙术。

性味归经：味甘、微苦，性温。归脾、胃经。

适用体质：气虚、痰湿体质。主要用于脾胃虚弱、痰饮水肿、自汗盗汗、胎动不安等。

用法用量：煎服，5～15克。燥湿利水宜生用；补气健脾宜炒用；健脾止泻宜炒焦用。

服用禁忌：燥湿伤阴，阴虚内热或津液亏耗燥渴者，不宜服用。

【现代研究】

成分：含挥发油；白术内酯及多种炔类化合物。另外还含有维生素A。

药理：白术对免疫系统的影响表现为促进细胞免疫功能。白术的提取物能够保肝、促进胆汁分泌、保护胃黏膜，对应激性胃溃疡有显著抑制作用。白术有血管扩张、抑菌作用；大剂量白术水煎剂能促进胃肠运动，而对子宫平滑肌有明显的抑制作用。白术煎剂和浸膏口服有降血糖作用。对金黄色葡萄球菌、溶血链球菌、肺炎球菌等有抑制作用。口服白术煎剂还能够直接清除自由基，因而具有抗衰老作用。

【配伍应用】

白术配黄芩：白术以益气安胎为长；黄芩善于清热安胎。两药配伍，可增强益气清热，有和阴安胎的作用，适用于素体气虚、里有湿热的胎动不安。

白术配苍术：白术偏于补，健脾之力强，善于健脾燥湿；苍术偏于燥，燥湿之力强，

保健功效

健脾益气

白术善治脾气虚弱，卫气不固，表虚自汗，其作用与黄芪相似而力稍逊。善补后天之本，为补气健脾之要药，《千金方》单用本品治汗出不止。易感风邪者，宜与黄芪、防风等补益脾肺及祛风之品配伍，以固表御邪，如"玉屏风散"（《丹溪心法》）。

化湿利水

白术健脾运湿，苦温燥湿涤饮，长于补气以复脾运，又能燥湿、利尿以除湿邪。治脾虚中阳不振，痰饮内停者，宜与温阳化气、利水渗湿之品配伍，如"苓桂术甘汤"（《金匮要略》）。治脾虚有湿，食少便溏或泄泻，常与人参、茯苓等品同用。治脾虚水肿，可与茯苓、桂枝等药同用。

安胎止汗

白术可补气健脾，促进水谷运化以养胎，宜与人参、阿胶等补益气血之品配伍；治脾虚失运，湿浊中阻之妊娠恶阻，呕恶不食，四肢沉重者，本品可补气健脾燥湿，宜与人参、茯苓、陈皮等补气、健脾除湿之品配伍；治脾虚妊娠水肿，本品既能补气健脾，又能利水消肿，亦常与健脾利水之品配伍使用。

善于燥湿健脾。两药配伍应用，可增强燥湿的作用，适用于寒湿痹痛、带下等症。

白术配杜仲：白术益气安胎见长；杜仲补肾安胎见长。两药合用，可增强益气补肾安胎的作用，适用于肝肾不足、胎元不固引起的胎动不安等。

【选购与储存】

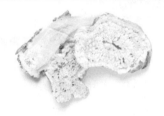

选购白术时要从它的外形、成分等各方面考虑。质量好的白术是不规则的肥厚团块，表面为灰黄色或者灰棕色，有断断续续的沟纹，并且还有须根的痕，非常坚硬而且不容易折断。此外，气味也是辨别质量的重要因素。好的白术气味清香，嚼起来有点黏性。一般说来，白术以个大、体重、质坚实不空、外皮细、色黄、断面黄白色、无花子、长枝、香气浓者为佳。贮存方面，方法简单，只需将白术包装好，置干燥处，即可防霉防蛀。

【家庭调理药膳】

白术苏叶猪肚粥

材料 白术20克，苏叶10克，猪肚100克（切片），生姜2片，粳米100克，盐适量。

做法 ❶先将白术、苏叶煎熬取汁，猪肚切片用热水焯1分钟去杂质。❷将猪肚与粳米同放入药汁中，加适量清水小火煮40分钟至粥成，最后加入生姜、食盐稍煮即可。

功效

健脾祛风。适用于脾气虚弱型慢性鼻窦炎。

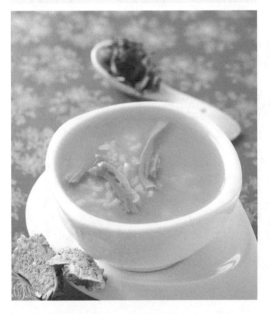

白术糕

材料 白术粉150克，糯米粉500克，白糖适量。

做法 ❶将白术粉、糯米粉、白糖和匀，加水适量，揉成面团。❷将面团放笼内，用武火蒸20分钟，出笼即成。

功效

白术补气健脾，糯米补脾胃、益肺气。二者经加工成糕，有补脾、健胃、益气的功效。用于脾胃气虚、胃气不和所致的食欲不振及泄泻等症。

术枣山药饼

材料 白术200克，淮山药200克，大枣200克，白糖适量。

做法 ❶将白术、淮山药分别研为细末，大枣煮熟取出，去核捣泥。❷将白术、淮山药、大枣三者混合，用煮大枣的汤调成一定湿度，做成小饼，放锅内烤熟即成。

功效

三味共组成此饼，具有健脾胃、止泄泻的功效。用于脾胃气虚所致的泄泻、倦怠少气等症。

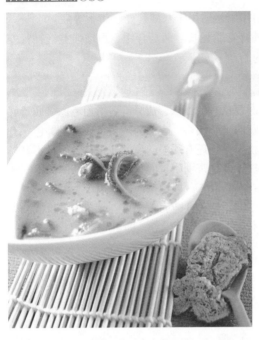

白术羊肚汤

材料 羊肚1个，白术30克。羊肉汤2000毫升，花椒、精盐适量。

做法 ❶将羊肚洗净切丝，在热水中焯1分钟，祛除腥味。白术润透洗净切片。❷再将羊肚、白术、花椒、盐同入锅中，注入羊汤共煮，煮至羊肚熟烂，将肚丝放碗中，盛入汤汁，用盐调味即成。

功效

白术补脾燥湿，益气和中。羊肚补益胃。二者组成此汤，益脾胃。用于治久病虚弱、不思饮食、消渴、盗汗、泄泻等病症。

第六节 山药——补脾益气，生津益肺

《本草纲目》记载，薯蓣因唐代宗名预，为避讳而改为薯药，又因为宋英宗讳署，改为山药，尽失当日本名。恐岁久以山药为别物，故详著之。"薯蓣入药，野生者为胜；若供馔，则家种者为良。"

山药因其营养丰富，自古以来就被视为物美价廉的补虚佳品，既可做主粮，又可做蔬菜，还可以制成糖葫芦之类的小吃。年老多病、身体虚弱、虚劳咳嗽、遗精盗汗、慢性腹泻、患糖尿病的中老年人，最宜食用山药。

【本草档案】

别名：山药、怀山药、淮山药、土薯、山薯、玉延。

性味归经：味甘，性平。归脾、肺、肾经。

适用体质：气虚、阴虚体质。

用法用量：内服：煎汤，15～30克，大剂量可用至250克；或入丸、散。外用：适量，捣敷。补阴宜生用；健脾止泻宜炒黄用。

服用禁忌：湿盛中满或有实邪、积滞者禁服。

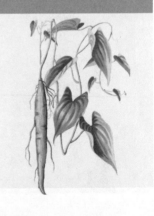

保健功效

补脾益气

山药性兼涩，能平补气阴，多用于脾虚食少、体倦便溏，及妇女带下，儿童消化不良引起的泄泻等。常配人参（或党参）、白术、茯苓等同用，如"参苓白术散"。

生津益肺

山药补肺之力虽较和缓，可与脾肺双补之太子参、南沙参等品同用，可用于肺虚，亦可以用于肺肾两虚。症如肺虚咳喘等，能补肺气兼能滋肺阴，共奏补肺定喘之效。

补肾涩精

山药不仅能补肾气，兼能滋养肾阴，多用于肾气虚导致的腰膝酸软、夜尿频多或遗尿、体消瘦、腰膝酸软、遗精等症。历代不少补肾名方中均配有本品。对肾脾俱虚者，其补后天亦有助于充养先天，适用于滑精早泄、女子带下清稀及肾阴虚之形体消瘦等症。

生津止渴

山药，可用于阴虚内热、口渴多饮、小便频数的消渴证。常配黄芪、生地黄、天花粉等同用。

【现代研究】

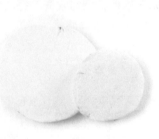

成分：根茎含多巴胺、山药碱、胆甾醇、麦角甾醇、菜油甾醇、β-谷甾醇；另含游离氨基酸，水解产生赖氨酸、谷氨酸、丝氨酸等多种氨基酸。此外，尚含淀粉、鞣质、黏液质、糖蛋白、多酚氧化酶等。黏液中含甘露聚糖、植酸、尿囊素等。

药理：山药具有刺激小肠运动，促进肠管内容物排空的作用。对肾上腺素所致的肠管紧张性降低，山药能使其恢复节律。还具有增强细胞免疫力和体液免疫力的作用。山药还可显著降低血糖，对糖尿病有预防和治疗作用，并可明显对抗肾上腺素及葡萄糖引起的血糖升高。此外，山药尚有一定的促进创伤愈合、耐缺氧等作用。

【配伍应用】

山药配党参：山药善于补脾益阴；党参善于补脾益气。两药合用，可增强补脾益气、养阴生津的作用，适用于脾胃虚弱，胃阴不足的食少纳呆、体倦乏力或泄泻等。

山药配芡实：山药甘平，补脾益肾，收涩止泻见长；芡实甘涩平，善于益肾固精，收涩止带。两药配伍，可增强补脾益肾、收涩止泻、固精止带的作用，适用于脾肾两虚之泄泻、遗精、白带、小便不禁等。

山药配锁阳：山药能滋肾涩精，平补阴阳；锁阳能补肾助阳，强筋壮骨。两药配伍应用，补肾助阳，涩精止遗的作用增强。适用于肾阳不足，精关不固、遗精滑精等。

山药配苏子：山药既能补益肺肾，又能纳气平喘；苏子能下气消痰，又能止咳平喘。两药配伍，可增强滋肾补肺、止咳平喘的作用，适用于肺肾两虚、摄纳无权所致的虚喘等。

【选购与储存】

在选购山药时，要注意品种不同参照点不同。最常见的饮片性状为类圆形厚片，表面白色或淡黄色，周边显浅黄白色，质地坚脆，粉性，无味。而炒山药，应该选择表面为土红色，砖红色，略具焦香气的为宜。此外，麸炒山药以外表常常有焦斑、颜色洁白者为佳。储存上，不管是哪一类山药都只适宜置于干燥处，这样才能有效防霉防蛀。

【家庭调理药膳】

山药粥

材料 干山药50克（或鲜山药100克），粳米100克。

做法 ❶将山药去皮洗净切块与，粳米淘洗干净。❷两者一起放入锅内，加清水，先以武火煮沸，继以文火煎熬20～30分钟，以米熟为度。做早、晚餐，温热服食。

功效

补益脾胃、滋养肺紧。适用于脾胃虚弱所致的食少、久泻久痢和肺肾亏虚所致的干咳少痰、潮热盗汗等症。

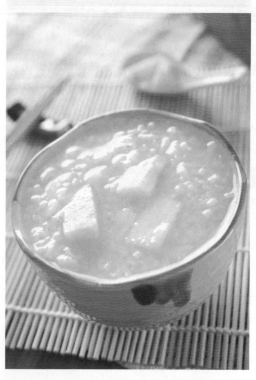

山药膏

材料 山药12克，茯苓6克，熟地6克，山萸肉6克，泽泻6克，丹皮6克，怀牛膝6克，车前子6克，太子参6克，炒白术6克，冰糖100克。

做法 ❶将以上10味药洗净，干燥，共研粗末。加入清水浸渍12小时。❷将中药煎煮3次，每次3～4小时，分次滤出药液。将3次药液合并，用文火煎熬浓缩，以不渗纸为度。再兑入冰糖，调匀收膏。每次食用8克，一日3次，白开水冲服。

功效

滋补肝肾、生津止渴。

山药茯苓包子

材料 山药、茯苓各100克，面粉200克，白糖150克，植物油、青丝、红丝各适量。

做法 ❶将山药、茯苓研粉，加适量水浸泡成糊状。另取面粉发酵做包子面坯。❷将山药、茯苓上笼蒸半小时后，调入面粉、白糖、植物油、青丝、红丝，拌匀成馅，做成包子，再把包子上笼蒸熟即可。每天早晨随意食用。

功效

益脾胃、补气阴、涩精气。适用于脾气虚弱所致的食少、便溏、消渴、尿频、遗尿、遗精等症。

第七节　甘草——调和诸药，药中"国老"

甘草在生活中很常见，它的多重健康功效让人叹为观止。对于它的应用，古人早有研究和记载，因其能安和草石而解诸毒被誉为"国老"。甘草在临床上经常作为其他药物的辅助药品，甘草粉、甘草浸膏及提取的甘草酸、甘草次酸的原料多用于食品业，作为甜味及芳香调味品配制卤汁，制作菜肴。甘草主要用于补脾益胃、解毒、解酒、解渴、止咳等症，但长期使用会引起水肿、高血压等。在烹饪中，甘草或甘草汁可用来代替砂糖，在正常使用量下是安全的，不会影响身体的健康。

【本草档案】

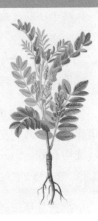

别名：甘草、生草、生甘草、炙草、炙甘草、草梢、甘草梢、生草梢。

性味归经：味甘，性平。归心、肺、脾、胃经。

适用体质：气虚、血虚体质。

用法用量：内服：煎汤，2～6克，调和诸药用量宜小，作为主药用量宜稍大，可用10克左右；用于中毒抢救，可用30～60克。凡入补益药中宜炙用，入清泻药中宜生用。外用：适量，煎水洗、渍；或研末敷。

服用禁忌：湿浊中阻而脘腹胀满、呕吐及水肿者禁服。长期大量服用可引起脘闷、纳呆、水肿等，并可产生假醛固酮症。反大戟、芫花、甘遂、海藻。

【现代研究】

成分：含甘草酸、甘草皂苷、黄酮类化合物。

药理：甘草的多种制剂及甘草次酸、甘草苷等成分通过抑制胃酸分泌保护胃黏膜，能够辅助治疗胃溃疡。甘草浸膏、甘草酸及甘草次酸有促进钠水潴留，从而具有抗利尿作用。甘草浸膏及甘草酸对某些药物中毒、食物中毒、体内代谢产物中毒都有一定的解毒能力。甘草浸膏和甘草合剂口服能覆盖发炎的咽部黏膜，缓和炎症的刺激，具有止咳作用。

【配伍应用】

甘草配附子：甘草性甘平，能缓和药性，调和百药；附子性辛热，纯阳燥烈，有回阳救逆，补火助阳之功效。两药合用，具有上助心阳以通脉，下补肾阳以益火的作用，适用于阳气衰微，阴寒内盛，或大汗、大吐、大下后，见冷汗自出、四肢厥逆、脉微欲绝等亡阳厥脱证。

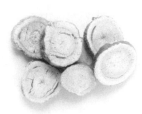

甘草配白芍：甘草甘平；白芍酸寒。两药合用，取其甘酸化阴，以敛阴养血，使津血足而筋脉得养，达到缓急止痛的目的。适用于气血不和的腹痛、筋脉挛急等。

保健功效

益气补中

甘草性甘平，炙用温而补中，归心经，补益心气，以鼓动血脉，有益气通脉之效，故可治心气不足、脉结代者。益气健脾，常用于脾胃气虚，倦怠之力少便溏。

润肺止咳

甘草甘润平和，归肺经，补益肺气，润肺止咳，外感内伤、寒热虚实均可应用。故临床常随证配伍用于风寒咳嗽、风热咳嗽、寒痰咳喘、湿痰咳嗽、肺燥咳嗽等。

清热解毒

甘草生用性凉，具有清热解毒，消肿利咽之功，多用治热毒疮疡，咽痛喉痹之证。甘草又可解百药毒；与杏仁煎服治铅中毒；与黑豆煮汁服治砒霜中毒。

缓急止痛

甘草味甘，缓急止痛，既可治脾胃虚寒，脘腹挛急作痛，又可治阴血不足，筋失所养，挛急转筋疼痛。甘草善止痉中痛，尤以生草梢为佳，可直达痉中而止痛，故常用于心热移于小肠之溲赤涩痛。

调和诸药

甘草性甘平，药性和缓，能升能降，能浮能沉，故可与寒热温凉补泻等各类药物同用，有缓和药性、调和百药之功。正因甘草最善调和药性，故有"国老"之称。

甘草配蒲公英：甘草甘平，长于清热解毒，缓急止痛；蒲公英甘寒，善于清热解毒，消痈散结。两药配伍，可增强清热解毒的作用，适用于疮痈肿毒、外伤疮口红肿，内服或外洗均有效。

【选购与储存】

挑选甘草以外皮细紧、色红棕、质地坚实、体重、断面黄白色、粉性足、味道甜者为佳。其中就产地而言，宁夏盐池甘草不管是在品质上还是在种植规模上都是上品。甘草在储存时需要先晒干，然后置于阴凉通风干燥处，防霉、防蛀。

【家庭调理药膳】

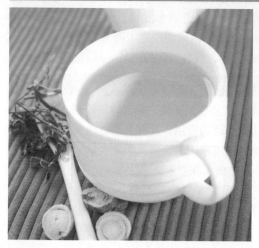

薄荷甘草茶

材料 甘草3克，薄荷10克，白糖适量。

做法 ❶将薄荷、甘草分别洗净，放入杯内。❷加入白糖，冲入沸水冲泡，当茶饮用。

功效

薄荷具有疏风、散热、辟秽的功效，与甘草共制成此茶，适用于夏感暑热、头昏、发热、咳嗽痰多、黄稠、口渴、尿赤等症。

甘草粥

材料 甘草15克，粳米50克。

做法 ① 将甘草洗净切段，置入铝锅内，加水适量，置武火上烧沸，改为文火煎煮25分钟，去渣留汁。② 将淘洗干净的粳米倒入装有甘草汁和适量水的锅中，置武火上烧沸，然后用文火熬成粥即可。

功效 甘草补脾益气、清热解毒、祛痰止咳。粳米益肠胃、壮筋骨。二者组成此粥，具有补脾益胃的功效。

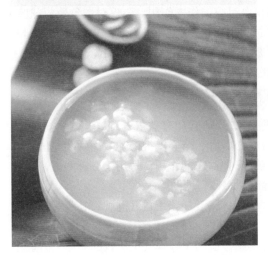

甘草解毒汤

材料 甘草100克，绿豆150克。

做法 ① 将甘草、绿豆分别洗净，放入砂锅内，加水适量。② 煮沸30分钟后改小火熬至绿豆烂熟，滤出取汁即成。

功效 绿豆有清热解毒的功放，与甘草共制成此汤，其解毒功效更强。多用于食物及药物中毒、醉酒。

甘草莲子饮

材料 甘草片15克，净莲子250克，白糖适量。

做法 ① 将莲子、甘草分别洗净，放入铝锅内，加适量水。② 烧沸改为文火煮，煮至莲子熟烂，加入白糖烧沸即成。

功效 此饮由甘草与养心安神、益肾固精、健脾止泻的莲子相配而成，具有健脾益气的功效。适用于咳嗽、泄泻、遗精、白带、烦躁不安、体虚、乏力等病症。

第八节 刺五加——益气健脾，延年益寿

《本草纲目》称刺五加以五叶交加者良，故名五加，又名五花。地方土名习称"老虎潦"。五加治风湿，壮筋骨，其功良深。

刺五加自古即被视为具有添精补髓及抗衰老作用的良药。近代医学研究证明，刺五加的作用特点与人参基本相同，具有调节机体紊乱，使之趋于正常的功能。有良好的抗疲劳作用，较人参显著，并能明显的提高耐缺氧能力。久服"轻身耐劳"。春天采摘嫩芽可食用，是优质的山野菜。也可以将马铃薯切成细条与五加嫩芽炒菜，味美、可口。

【本草档案】

别名：五加皮、五加参、刺五甲、南五加皮、五谷皮、红五加皮。

性味归经：味甘、微苦，性温。归脾、肺、心、肾经。

适用体质：气虚、阳虚体质。

用法用量：煎服，9～27克。目前多作片剂、颗粒剂、口服液及注射剂使用。

服用禁忌：阴虚火旺者慎用。

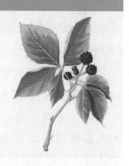

【现代研究】

成分：多种糖苷是其主要有效成分。另外还含有多糖、绿原酸、芝麻素、硬脂酸、β-谷甾醇、白桦脂酸、苦杏仁苷等。

药理：刺五加对中枢神经的兴奋和抑制均有影响。刺五加乙醇提取物还具有抗惊厥、镇咳、扩张血管，改善大脑供血及减轻心肌缺血组织损伤的作用。不仅对白色葡萄球菌、奈瑟氏菌、大肠杆菌、脑炎病毒感染有一定的抑制作用，还能阻止肾上腺皮质激素引起的肾上腺增生，又能减轻由可的松引起的肾上腺皮质萎缩。此外，刺五加尚有一定的抗疲劳、抗应激、抗肿瘤、抗辐射、抗衰老、抗炎等作用。

【配伍应用】

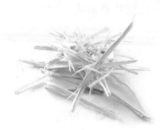

刺五加配酸枣仁：刺五加有益气养血、安神益志的作用；酸枣仁具有养心益肝、宁心安神的功效。两药配伍，可增强补心脾之气、安神益志的作用，适用于心脾两虚，心神失养之失眠、健忘、心悸、怔忡等。

刺五加配太子参：刺五加善于益气健脾、补肾安神；太子参善于补气生津、健脾益肺。两药合用，可增强益气健脾、补肾益肺的作用，适用于肺脾气虚所致的体倦乏力、不

保健功效

益气健脾

刺五加有补脾气益肺气的功效，并略有祛痰平喘之力。常配伍太子参、五味子、白果等补气药和敛肺平喘止咳药。单纯的脾气虚证和肺气虚证亦宜选用。治疗脾肺气虚、体倦乏力、食欲不振、久咳虚喘者，单用有效。

温补肾阳

刺五加甘温，能温助阳气，强健筋骨。可单用，或与杜仲、桑寄生等药同用，治疗肾中阳气不足，筋骨失于温养而见腰膝酸痛者。亦可用于阳痿、小儿行迟及风湿痹证而兼肝肾不足者。

养心安神

刺五加能补心脾之气，并益气以养血，安神益志。治心脾两虚，心神失养之失眠、健忘，可与制首乌、酸枣仁、远志、石菖蒲等养心安神之品配伍。

思饮食、久咳虚喘等。

刺五加配杜仲：刺五加不仅有温助阳气的作用，还有强健筋骨的作用；杜仲甘温，具有补益肝肾、强筋健骨的功效。两药配伍应用，可增强温肾助阳、强筋健骨的作用，适用于肾中阳气不足，阳痿者。

【选购与储存】

品质较好的刺五加根皮是双卷的细筒状。外表面灰棕色，有细皱纹及白色横长皮孔，如果放在放大镜下看会发现不少淡黄棕色的小油点。气味微弱。总的来说，质量较好的刺五加是以条粗、质硬、断面黄白色、气清香者为佳。刺五加在储存时和很多其他药材一样要先晒干，再用干净的纸包装，置于干燥处，防霉，防虫蛀。

【家庭调理药膳】

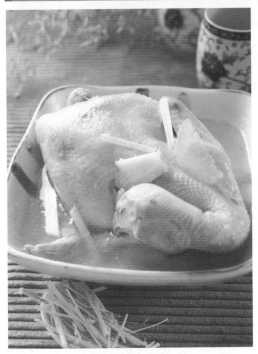

刺五加炖鸡

材料 刺五加30克，净重约1500克母鸡1只。料酒、精盐、味精、葱段、姜片。

做法 ❶将母鸡宰杀，去毛、内脏、爪尖，洗净，入沸水锅内焯一下去杂，捞出用清水洗净。❷将刺五加洗净，放入鸡腹内。❸将鸡放入锅内，加水适量煮沸，放入料酒、精盐、味精、葱、姜，改为小火炖至鸡肉熟烂，出锅即成。

功效

鸡肉具有温中益气、补精添髓的功效，与刺五加共制此菜，具有补肾益精的功效。适用于中老年人四肢痿弱、步履沉重，腰膝酸痛及性功能低下者食用。

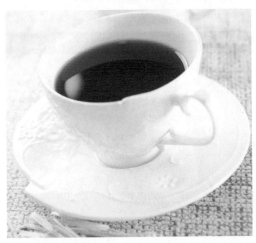

刺五加茶

材料 刺五加30克，红糖适量。

做法 将刺五加洗净、切段，放砂锅内，加入3杯水，煎30分钟，将药汁倒入杯中，分4次用红糖调味饮用。

功效

强壮身体、延年益寿。

刺五加精（速溶饮）

材料 刺五加500克，白糖500克。

做法 ❶将刺五加洗净，以冷水泡透，加水适量。每半小时取煎液一次，加水再煎，共3次。❷合并煎液，再继续以小火煎煮浓缩到稠黏如膏时，停火，待温。❸拌入干燥的白糖粉，把煎液吸净，混匀，晒干，压碎，装瓶备用。每次10克，以沸水冲化，顿服，1日2次。

功效

益气健脾、养心安神。适用于心脾不足所致的失眠多梦、精神疲乏、食欲不振等。

防衰茶

材料 刺五加8克，灵芝10克，淫羊藿6克。

做法 将刺五加、灵芝、淫羊藿分别去杂洗净，入杯中用沸水冲泡，当茶饮用。

功效

补肾壮阳、防衰延年。适用于老人两目昏花、中年人健忘、阳痿、腰膝酸软等症。

第九节 绞股蓝——补气延寿，"秦巴人参"

朱棣是明太祖朱元璋第五子，自幼好学，能辞善赋。明朝初期，庶草荒芜，民不聊生。为了百姓生计，朱棣考核可救饥馑的花、实、根、干、皮、叶均可食用的野生植物共414种，收录在名为《救荒本草》的书内，分草、木、谷、果、菜五部，逐一绘图说明，以备荒年充饥之用。此书在食疗与营养学方面有着相当大的贡献。被后人誉为"南方人参"的绞股蓝，首次被收录在此书中。

因绞股蓝可以预防各种疾病，民间有"北有长白参，南有绞股蓝"的传诵。

【本草档案】

别名：五叶参、七叶参、小苦药、公罗锅底、神仙草、甘茶蔓。

性味归经：味甘、苦，性寒。归脾、肺经。

适用体质：气虚、阴虚体质。

用法用量：煎服，10～20克；亦可泡服。

服用禁忌：虚寒证忌服。

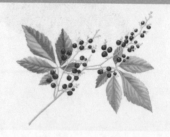

【现代研究】

成分：含有80多种皂苷，其中有6种与人参皂苷相似。还含有糖类、黄酮类、维生

保健功效

益气健脾

绞股蓝味甘入脾，能益气健脾。因其性偏苦寒，兼能生津止渴，故治脾胃气阴两伤之口渴、咽干、心烦者，可与太子参、山药、南沙参等益气养阴药同用。治疗脾胃气虚，体倦乏力，纳食不佳者，可与白术、茯苓等健脾药同用。

化痰止咳

绞股蓝能益肺气，清肺热，又有化痰止咳之效，可与川贝母、百合等养阴润肺、化痰止咳药同用，用于治疗气阴两虚、肺中燥热、咳嗽痰黏等。肺气虚而痰湿内盛、咳嗽痰多者，亦可与半夏、陈皮等燥湿化痰药同用。

养心安神

绞股蓝能补益气阴，养心安神，对于案牍劳累、心气不足、心阴亏损，以及劳伤心脾和气血双亏引起的心悸失眠、健忘多梦，倦怠乏力尤为适宜。

素 C 以及 18 种氨基酸和多种无机元素等。

药理： 绞股蓝浸膏和绞股蓝总皂苷具有一定的镇静、催眠和镇痛作用，绞股蓝总皂苷还具有抗心肌缺血的作用，能明显降低血清中胆固醇的含量，抑制动脉粥样硬化的生长及发展，对摩利斯肝癌、子宫癌、肺癌、黑色素瘤等癌细胞增殖也有明显的抑制作用。临床研究发现，绞股蓝还具有促进生长发育、延长正常细胞寿命、延缓衰老的作用。绞股蓝体抑制血小板聚集，具有明显的抑制血栓形成的作用。此外，绞股蓝尚有一定的抗氧化、抗应激、抗突变、抗溃疡、抑制肥胖、抗脑缺血等作用。

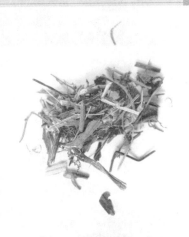

【配伍应用】

绞股蓝配山茱萸： 绞股蓝能补气益阴，又能补肾涩精；山茱萸能补益肝肾，涩精缩尿。两药配伍，可增强补肾涩精的作用，适用于肾虚失固、梦遗滑精等。

绞股蓝配川贝母： 绞股蓝具有益肺清热、化痰止咳的作用；川贝母具有清热化痰、润燥止咳的功效。两药合用，可增强养阴润肺、化痰止咳的作用，适用于气阴两虚，肺中燥热所致咳嗽痰黏等。

绞股蓝配半夏： 绞股蓝具有益肺清热、化痰止咳的作用；半夏具有燥湿化痰、降逆止呕的功效。两药伍用，可增强补肺益气、燥湿化痰的作用，适用于肺气虚弱而痰湿内盛之咳嗽痰多等。

【选购与储存】

绞股蓝有"五叶人参"之称，从选购角度来说，最好是手工采摘的天然野生品种。市面上最常见的圆球形的大多是加了糖的。一般说来，市面上能买得到的绞股蓝，质地较好的多体现出体干、色绿、叶全、无杂质、有参香味等特点。绞股蓝在储存前也需要彻底晒干，置于干燥处，防霉，防蛀。

【家庭调理药膳】

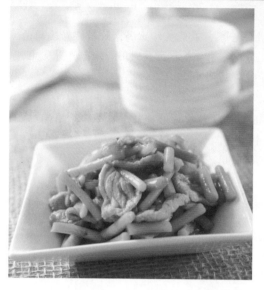

绞股蓝炒肉片

材料 嫩绞股蓝茎叶250克，猪肉100克，葱花、姜丝、料酒、精盐、味精、酱油各适量。

做法 ❶将绞股蓝去杂洗净切段。猪肉洗净切片，下热锅煸炒，烹至7成熟时加酱油煸炒。❷再加入葱、姜、料酒、精盐和适量水，炒至肉丝熟烂。❸投入绞股蓝，炒至入味，用精盐、味精调味，出锅即成。

功效

补气生津、润肺止咳。适用于体虚、食欲不振、咳嗽、便秘等症。

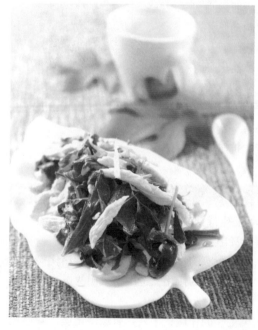

绞股蓝炒鸡丝

材料 嫩绞股蓝茎叶200克，鸡肉150克，植物油、葱花、姜丝、料酒、精盐各适量。

做法 ❶将绞股蓝去杂洗净切段。鸡肉洗净切丝。❷油锅烧热，下葱、姜煸香，放入鸡丝煸炒，加入适量水、精盐、料酒，炒至鸡肉熟烂。❸投入绞股蓝炒至入味，点入味精，出锅即成。

功效

鸡肉具有温中益气、补精添髓的功效，与绞股蓝共制具有补中益气、补肾润肺的功效。适用于体虚瘦弱、腰膝酸软、失眠、咳嗽、支气管炎、小便频数等症。

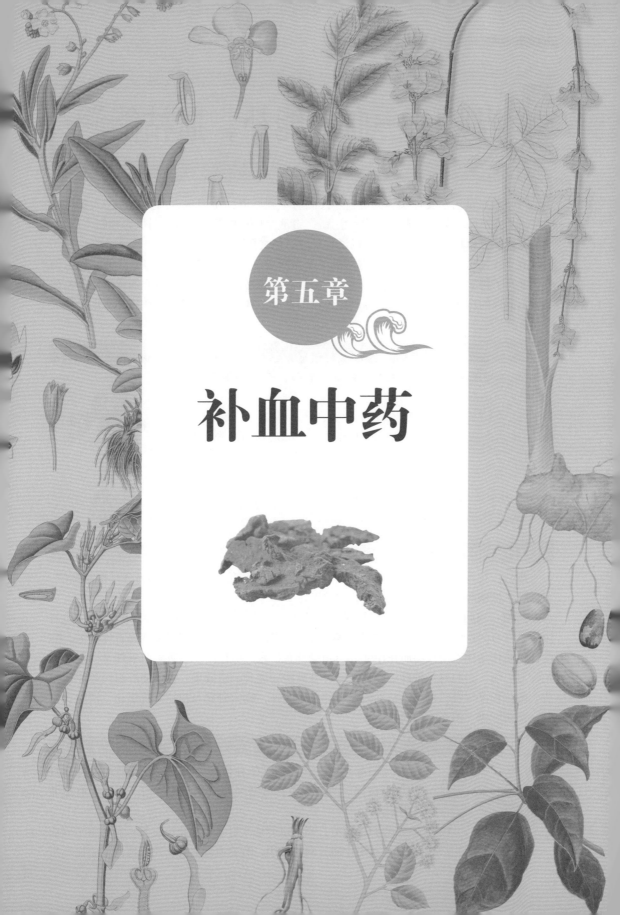

第五章

补血中药

第一节 当归——血虚能补，血枯能润

当归调血是治疗女性疾病的良药。民间有一则谜语："五月底，六月初，佳人买纸糊窗户，丈夫出门三年整，寄来书信一字无。"谜底是四种中药：半夏、防风、当归、白芷。当归寄托了思念和盼归的情思，所以说它是"有情之药"。

近年来，医学家对唐代孙思邈著的《千金翼方》中抗老消斑、美容健肤的"妇人面药"进行了科学验证，从中筛选出使用频率最高的药物，结果表明，当归的水溶液抑制酪氨酸酶活性的功能很强，因而能抑制黑色素的形成，具有抗衰老和美容作用，有助于使人青春常驻。

【本草档案】

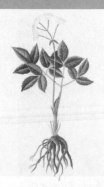

别名：乾归、山蕲、文无、白蕲、秦归、云归、西当归、岷当归。

性味归经：味甘、辛，性温。归心、肝、脾经。

适用体质：血虚体质。妇女月经不调合并便秘的患者尤其适用。

用法用量：内服 5 ~ 15 克。补血用当归身。破血用当归尾，和血（补血活血）用全当归。

服用禁忌：湿盛中满、大便泄泻者忌服。

【现代研究】

成分：挥发油含香荆芥酚、苯酚等；酸性油含樟脑酸、茴香酸等。另含马鞭草烯酮、黄樟醚、棕榈酸、阿魏酸、烟酸、琥珀酸等。

药理：当归挥发油能对子宫起到一定的兴奋作用。当归水或醇溶性非挥发性物质对离体子宫有兴奋作用，使子宫收缩加强，大量或多次给药时，甚至可出现强直性收缩，醇溶性物质作用比水溶性物质作用强。当归浸膏有扩张冠脉作用，改善心肌氧耗量，可辅助治疗冠心病。当归对保护肝细胞和恢复肝脏某些功能有一定效果，它可使肝组织胶原量减少、硬化程度减轻，可用于辅助治疗肝硬化。此外，临床研究当归还有抗氧化、清除自由基、预防肿瘤、消炎等功效。

【配伍应用】

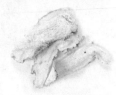

当归配熟地黄：当归既能补血且能行血调经；熟地黄补血且能填精益髓。两药配伍，可增强补血养阴的作用，适用于血虚兼有阴虚诸证。

当归配白芍：当归以养血柔肝、行血止痛见长；白芍善于养血柔肝、敛阴止痛。两药伍用，有养血理血的作用，适用于心血不足

保健功效

补血活血

当归甘温质润，善于补血，为补血之圣药。若血虚萎黄、心悸失眠，常与熟地黄、白芍、川芎配伍，如"四物汤"（《和剂局方》）。若气血两虚，常配黄芪、人参补气生血，如"当归补血汤"（《兰室秘藏》）、"人参养荣汤"（《温疫论》）。

温通经脉

当归补血活血，调经止痛，常与补血调经药同用，如"四物汤"（《和剂局方》），既为补血之要剂，又为妇科调经的基础方。若兼血热者，可配黄芩、黄连，或牡丹皮、地骨皮；若血瘀经闭不通者，可配桃仁、红花；若血虚寒滞者，可配阿胶、艾叶等。

消肿止痛

当归补血活血、散寒止痛，配桂枝、芍药、生姜等同用，治疗血虚血瘀寒凝之腹痛，如"当归生姜羊肉汤"（《金匮要略》）、"当归建中汤"（《千金方》）；与银花、赤芍、天花粉等解毒消痈药同用，可活血消肿止痛，治疗疮疡初起引发的肿胀疼痛，如"仙方活命饮"（《妇人良方》）。

润肠通便

当归常与肉苁蓉、牛膝、升麻等同用，如"济川煎"（《景岳全书》），可补血以润肠通便，用来治血虚肠燥引起的便秘。

的心悸不宁；肝血不足的头晕耳鸣、筋脉挛急；血虚血瘀的妇女月经不调、痛经等。

当归配肉苁蓉：当归长于养血补血、润燥滑肠；肉苁蓉善于补阳益阴、润肠通便。两药合用，可增强温润通便的作用，适用于阴虚气弱所致的便秘等。

【选购与储存】

当归以主根粗长、油润、外皮颜色为黄棕色、肉质饱满、断面颜色黄白、气味浓郁者为佳。而干枯无油或断面呈绿褐色的，已经变质，不能药用。因为当归中含有大量的蔗糖和挥发油，非常容易走油和吸收水分发霉、生虫并变色，因此我们在选购时一定要注意，切面色泽过深多为陈货，不宜购买。在储存时，一定要先将它晾晒好，然后放在阴凉干燥处，最好温度在 28 摄氏度以下。平时还要定期检查，发现吸潮或轻度霉变、虫蛀，要及时晾晒或用 60 摄氏度的温度烘干。

【家庭调理药膳】

当归山鸡汤

材料 当归15克，山鸡肉250克，女贞子12克，熟地15克，姜片、料酒、精盐、味精、胡椒粉、鸡清汤各适量。

做法 ❶先将山鸡肉洗净，放入沸水中焯一下，捞出洗净血水，切块。❷再将女贞子、熟地、当归洗净，装入纱布袋扎口。

❸锅中加入鸡汤，放入山鸡肉、药袋、料酒、精盐、味精、姜片、胡椒粉，武火烧沸，文火炖到肉熟，去药袋、姜片，盛入汤盆中即成。食肉喝汤。

功效

滋血气、强筋健骨、调经活血。适用于妇女肾阴虚引起的崩漏带下之症。对于跌打损伤等外科疾患亦有辅助治疗作用。

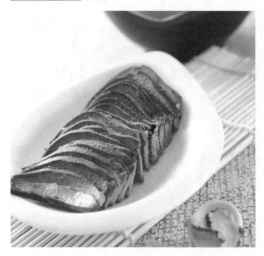

当归肝

材料 当归10克，羊肝或猪肝60克。

做法 将当归与肝入砂锅中同煮，肝熟后切片，可佐餐而食。以15～20天为一疗程。

功效

益肝、明目、养血。适用于因肝血不足而致之头目昏眩，两眼视物模糊，不能久视，双目疼痛，夜盲。双目红赤肿胀者慎用。

当归猪胫骨汤

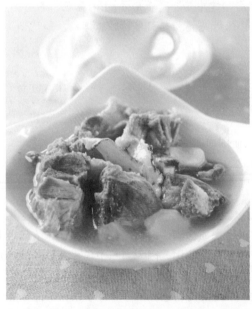

材料 当归15克，猪胫骨500克。植物油、食盐、黄酒、生姜、葱各适量。

做法 ❶将当归和猪胫洗净，加入清水，煮沸后，去掉浮沫杂质。❷文火煎煮60分钟，酌加植物油、食盐、黄酒、姜片、葱末。取汤温食。

功效

滋补肝肾、强健筋骨。适用于肝肾亏虚所致的筋骨酸痛、肢体麻木、齿牙不固，血虚所致的面色无华、月经量少色淡、闭经等。

第二节 何首乌——养血填精补肝肾

何首乌最有名的功效即乌发，其实它还有更重要的养生功效，古时被用于外科消肿解毒，所以别名中有疮帚、红内消等。对于何首乌名字的由来，古人有这样的记录：其药本草无名，因何首乌见藤夜交，便即采食有功，因以采人为名尔。《斗门方》云："取根若获九数者，服之乃仙。故名九真藤。"

古人认为何首乌具有神奇的力量，服用后可成仙。这显然是不可能的，但现代研究发现，何首乌具有延缓衰老、降低血脂、抗菌消炎等作用，也是补肾减肥的良药，家庭食用有养生的功效。

【本草档案】

别名：地精、紫乌藤、九真藤、马肝石、交茎、交藤、夜合、桃柳藤、陈知白。

性味归经：制首乌味甘、涩，性微温；归肝、肾经。生首乌味甘、苦，性平；归心、肝、大肠经。

适用体质：血虚体质。

用法用量：内服：煎汤，10～20克；熬膏、浸酒或入丸、散。外用：适量，煎水洗、研末调涂。养血滋阴，宜用制何首乌；润肠通便、祛风截疟、解毒，宜用生何首乌。

服用禁忌：大便溏泄及有湿痰者慎服。忌铁器。

【现代研究】

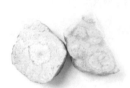

成分：含卵磷脂约3.7%；蒽醌衍生物约1.1%，主要为大黄酚、大黄素，其次为大黄酸、大黄素甲醚、大黄酚蒽酮、土大黄苷；还含芪三酚苷和鞣质。

药理：实验表明，20%何首乌注射液具有减慢心率的作用，剂量加大时更明显，并具有增加冠脉流量的作用。还具有抗动脉粥样硬化、促进造血细胞生长、提高内分泌系统功能的作用。各种炮制品对金黄色葡萄球菌、白色葡萄球菌、伤寒杆菌、白喉杆菌、乙型溶血性链球菌等有不同程度的抑制作用。此外，还具有降血脂、抗衰老、保肝、抗寒、抗菌的作用。

保健功效

补益精血

制首乌善补肝肾、益精血、乌须发，常与熟地黄、当归、酸枣仁等同用，治血虚萎黄、失眠健忘。与当归、枸杞子、菟丝子等同用，治精血亏虚、腰酸脚弱、头晕眼花、须发早白及肾虚无子，如"七宝美髯丹"（《积善堂方》）。

固肾乌须

制首乌常配伍桑葚子、黑芝麻、杜仲等，用治肝肾亏虚、腰膝酸软、头晕目花、耳鸣耳聋，如"首乌延寿丹"（《世补斋医书》）。

截疟解毒

生首乌有截疟、解毒之效。若瘰疬痈疮、皮肤瘙痒，可配伍夏枯草、土贝母、当归等药（《本草汇言》）；若疟疾日久、气血虚弱，可用生首乌与人参、当归、陈皮、煨姜同用，如"何人饮"（《景岳全书》）；也可与防风、苦参、薄荷同用煎汤洗，治遍身疮肿痒痛，如"何首乌散"（《外科精要》）。

润肠通便

生何首乌与肉苁蓉、当归、火麻仁等同用。可治年老体弱之人血虚肠燥便秘。

【配伍应用】

何首乌配人参：何首乌善于补肝养血；人参善于补气健脾。两药配伍，补肝养血、益气健脾的作用增强，适用于疟久不愈，气血两虚等。

何首乌配连翘：何首乌不仅补益精血，兼具解毒的功效；连翘善于清热解毒、消痈散结。两药配伍应用，可增强解毒散结的作用，适用于瘰疬疮肿等。

何首乌配怀牛膝：何首乌以补益肝肾、益精养血见长；怀牛膝善于补益肝肾、强筋健骨。两药配伍，可增强补益肝肾、益精养血、强筋壮骨的作用，适用于肝血不足所致的头晕、目眩、肢体麻木等。

何首乌配桑寄生：何首乌偏于补肝养血；桑寄生偏于养血润筋。两药配伍，可增强滋肾柔肝、益精养血的作用，适用于肝肾亏虚之腰膝酸软、头晕眼花、耳鸣耳聋等。

【选购与储存】

选购时，上品何首乌的最大特点为外表面、断面均带红棕色，且断面有云锦状花纹。这种花纹常常分布在外侧皮部，花纹的周边常常是皱缩不平的状态，质坚实，粉性，味稍苦涩。另外，制首乌以身长圆块状，外皮红棕色，质坚粉性足，断面黄棕色，有梅花状纹理者为佳。储存前晒干，包装好，本品易虫蛀、发霉，应置于干燥处保存。

【家庭调理药膳】

何首乌煲鸡蛋

材料 何首乌50克，柴鸡蛋2个。

做法 将何首乌与鸡蛋加水同煮，鸡蛋熟后，去壳取蛋再煮片刻，吃蛋饮汤。

功效

养血润燥。

参芪首乌精

材料 制首乌200克，党参250克，黄芪250克，白糖500克。

做法 ①全部药材用冷水浸透，大火煮沸，沸后改为文火，每半小时取一次药液，共煎3次。②将3次煎液混合，去药渣，再继续用文火煎熬浓缩，到稠如膏时停火。

功效

益气养精、养血安神。

仙人粥

材料 制何首乌30克，红枣5枚，粳米100克，红糖适量。

做法 ①将制何首乌放在砂锅内，加水适量，煎取浓汁去渣。②药液中放入粳米、红枣，煮至粥将成时，放入少许红糖调味即成。

功效

补气益精、养血安神。

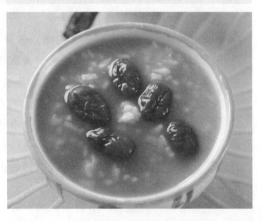

首乌鸡

材料 何首乌50克，鸡肉500克，冬笋50克，鲜青椒100克，料酒、精盐、味精、酱油、淀粉、橄榄油适量。

做法 ❶ 将首乌用砂锅煮好待用。❷ 将鸡肉洗净，切丁放入碗中，加入料酒、味精、精盐、淀粉，上好浆待用。冬笋切丁，鲜椒去蒂、子，洗净切丁。❸ 炒锅加油烧热，将浆好的鸡丁下油锅氽炸，熟后倒入漏勺待用。锅中留少许底油，加入鸡丁、料酒、精盐、酱油以及首乌汁，快速颠炒，入味后用淀粉勾芡，出锅装盘即成。

功效

何首乌补肝益肾、养血祛风。鸡肉补五脏、益气力、壮阳道、添精髓。两者相遇具有滋肝肾的功效。适用于肝肾阳衰、发须早白、血虚头晕、腰膝软弱、遗精等症。

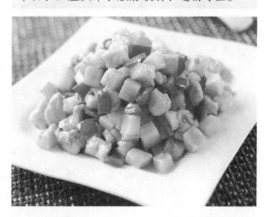

第三节 阿胶——补血活血，补虚润肺

胶是古先民在狩猎与劳动中，熬制动物角与皮时发现的具有较强黏合力，并可食用，且能治疗某些疾病的稠状物。现代药典将阿胶定义为：以马科动物驴的皮经煎煮、浓缩制成的固体胶。

阿胶至今已有2500多年的历史。《本草纲目》云："凡造诸胶，自十月至二三月间，用牡牛、水牛、驴皮者为上，猪、马、骡、驼皮者次之，其旧皮、鞋、履等物者为下。俱取生皮，水浸四五日，洗刮极净。"根据上述记载可知，古代阿胶原料用牛皮、驴皮及其他多种动物皮类，但以驴皮用阿井水煎成者为最佳。阿胶最初用牛皮熬制，到唐代，人们发现用驴皮熬制阿胶，药物功效更佳，便改用驴皮，并沿用至今。现代已将牛皮胶单列为一种药材，即黄明胶。阿胶与人参、鹿茸并称"滋补三大宝"，滋阴补血、延年益寿。

【本草档案】

别名：驴皮胶、傅致胶、盆覆胶。

性味归经：味甘，性平。归肺、肝、肾经。

适用体质：血虚体质。

用法用量：入汤剂，5～15克，烊化兑服；止血常用阿胶珠，可以同煎。

服用禁忌：本品性滋腻，有碍消化，胃弱便溏者慎用。

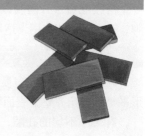

┌─────────────── 保健功效 ───────────────┐

补血

阿胶甘平质润，为补血要药，称为血肉有情之品，多用治血虚诸证，尤以治疗出血而致血虚为佳。常配熟地、当归、芍药等同用，如"阿胶四物汤"（《杂病源流犀烛》）；若与桂枝、甘草、人参等同用，可治气虚血少之心动悸、脉结代，如"炙甘草汤"（《伤寒论》）。

止血

阿胶味甘质黏，为止血要药。治疗妊娠尿血（《圣惠方》），可单味炒黄为末服，也可与熟地、当归、芍药等同用；治血虚血寒之崩漏下血等，如"胶艾汤"（《金匮要略》）；若配白术、灶心土、附子等同用，可治脾气虚寒便血或吐血等。

滋阴润燥

阿胶滋阴润肺，常配马兜铃、牛蒡子、杏仁等同用，治疗肺热阴虚、燥咳痰少、咽喉干燥、痰中带血，如"补肺阿胶汤"（《小儿药证直诀》）；也可与桑叶、杏仁、麦冬等同用，治疗燥邪伤肺、干咳无痰、心烦口渴、鼻燥咽干等，如"清燥救肺汤"（《医门法律》）。

└────────────────────────────────────┘

【现代研究】

成分：阿胶是一类明胶蛋白，经水解分离得多种氨基酸，包括甘氨酸、脯氨酸、谷氨酸、精氨酸、丙氨酸、天冬氨酸、赖氨酸、丝氨酸、亮氨酸、缬氨酸、苏氨酸、异亮氨酸、酪氨酸等，并有钾、钠、钙、镁等20种元素。

药理：阿胶具有提高红细胞和血红蛋白的作用，促进造血功能。还具有扩张静脉和扩容作用，改善器官血液供应，增强抗炎能力，减轻病变。阿胶的含钙量较高，口服阿胶可以增加体内钙的摄入量，有效改善骨质疏松、骨质增生和骨折。阿胶通过增加体内氨基酸库而提高血浆蛋白，从而有利尿消肿的作用。此外阿胶还具有耐寒、耐氧、抗疲劳、抗辐射损伤、止血等作用。

【配伍应用】

阿胶配人参：阿胶善于补血滋阴，润肺止血，为补血的要药；人参善于大补元气，益肺止咳，为补气的要药。两药配伍，可补血滋阴，益肺止咳，止血的作用增强，适用于肺气阴不足之咳嗽、咳血等。

阿胶配白芍：阿胶以补血止血见长；白芍以敛阴止血见长。两药合用，可增强滋阴养血、止血的作用，适用于阴虚血少所致的各种出血证。

阿胶配白术：阿胶以补血止血见长；白术善于补气健脾。两药合用，可增强补气健脾、补血止血的作用，适用于脾气虚寒所致便血或吐血等。

【选购与储存】

阿胶是不是真品，质量如何主要从颜色、味道和质地三个方面来辨别。正品阿胶块形平整，边角齐整，表面为棕黑色或乌黑色，有光泽，边缘呈半透明。而伪品往往厚薄不一，有大小不均的孔隙，色泽较黑，表面粗糙无光泽。正品阿胶无皮臭味。砸碎后放入

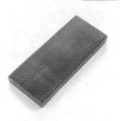

杯中，加沸水适量，盖上杯盖放置 1～2 分钟，再打开后，胶香味浓。伪品无胶香味，有腥臭味。放在水中加热，液面有一层"油"。另外，正品质地脆硬，掰时不会弯曲，容易断裂，断面没有孔隙，用力拍击就会碎裂成数块，即"硬而脆"。伪品坚韧，不易打碎，甚至会弯曲。阿胶的贮存，要注意放置在阴凉干燥处，阿胶珠最好能放在木箱内，防止压碎，夏日置石灰缸内。

【家庭调理药膳】

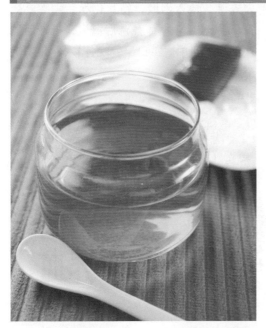

冰糖阿胶

材料 阿胶500克，冰糖1000克。

做法 将阿胶放在锅内，加入适量清水，用文火炖煮烊化，投入冰糖，溶化和匀，待冷后，盛入瓶内备用。每服2毫升，1日2次，温开水送服。

功效

滋阴补血、调经止血。适用于血虚所致的面色萎黄、发少稀黄、心慌气短、眩晕心悸、月经量多等。

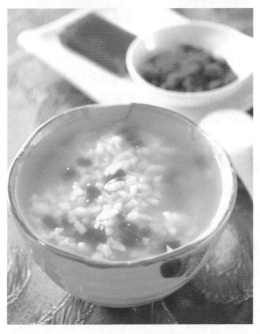

糯米阿胶粥

材料 阿胶12克，糯米60克。红糖适量。

做法 ①将糯米淘洗干净，加入适量清水，先用大火煮沸，再用小火煎熬20～30分钟，另将阿胶捣碎。②在粥将熟时放入阿胶和少量红糖，边煮边搅匀，稍煮3～5分钟即停火。早、晚餐温食。宜间断服用，若连续服用可引起脘腹胀闷。

功效

养血止血、滋阴安胎。适用于阴血亏虚所致的面色萎黄、干咳、吐血、衄血、咯血、便血、月经过多、胎漏下血等。

阿胶芪枣汤

材料 阿胶10克，黄芪20克，大枣10枚。

做法 ① 将黄芪、大枣洗净，加入清水，浸渍2小时，煎煮60分钟，滤去药渣。② 将阿胶放入药汁内，稍沸烊化。每日1剂，分2次温服。

功效

补气生血、滋阴养血。适用于气血亏虚所致的面色无华、少气乏力、面容憔悴、舌质淡等。

鸡子阿胶酒

材料 阿胶40克，柴鸡蛋4枚，米酒500克，盐适量。

做法 ① 先将鸡蛋打破，按去清取黄，放入碗中备用。② 将米酒倒入砂锅中，置火煮沸，放入阿胶，待其化尽后再下鸡蛋黄、盐，拌匀。③ 煮沸后离火，待冷后贮入干净器皿中。每日早、晚各1次，每次随量温饮。

功效

补虚养血、滋阴润燥、止血。适用于虚劳咳嗽、吐血、便血、子宫出血等病症。

第四节 鸡血藤——通筋活络，补血养血

在西双版纳密林中或石灰山沟谷季雨林的悬崖上，长着一种会流血的植物，清代著名医学家赵学敏曾记录到："乃藤汁也，似鸡血，每得一茎，可得汁数升，干者极似山羊血，取药少许投入汤中，有一线如鸡血走散者真。"这种流血的植物便是鸡血藤。

它的特别之处在于茎里面含有一种别的豆科植物所没有的物质，当它的茎被切断以后，其木质部就立即出现淡红棕色，慢慢变成鲜红色汁液流出来，很像鸡血，因此，人们称它为鸡血藤。藤供药用，有行气、扶风、活血的效用；根入药，有舒筋活血的功能，也有杀虫的作用。

【本草档案】

别名：山鸡血藤、血风藤、马鹿藤、紫梗藤、猪血藤、九层风、红藤、活血藤、大血藤、血龙藤、过岗龙、五层血。

性味归经：味苦、甘，性温。归肝经。

适用体质：血虚、血瘀体质。

用法用量：煎服，10～15克，大剂量可用30克，或浸酒服，或熬成膏服。

服用禁忌：阴虚火亢者慎用。

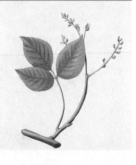

保健功效

行血补血

鸡血藤苦而不燥，温而不烈，性质和缓，善于行血散瘀，调经止痛，又兼补血作用，凡妇人血瘀、血虚之月经病症均可应用。

调经

鸡血藤味甘能补，味苦泄降，入肝经血分，既有行血散瘀、调经止痛之用，又兼有补血养血之功。常用于治疗血瘀或血虚所致的月经不调、经闭、痛经、经行不畅等。

舒筋活络

鸡血藤行血养血，舒筋活络，为治疗经脉不畅、络脉不和病症的常用药。治中风手足麻木、肢体瘫痪，常配伍益气活血通络药，如黄芪、丹参、地龙等药。

【现代研究】

成分：含异黄酮类化合物（刺芒柄花素、大豆黄素等），三萜类化合物（表木栓醇、木栓酮等），以及甾体类化合物（β-谷甾醇、胡萝卜素苷、油菜甾醇、鸡血藤醇等）。

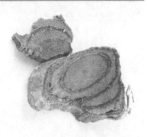

药理：鸡血藤有补血作用，能使血细胞增加，血红蛋白升高。鸡血藤水煎剂可降低胆固醇，明显对抗动脉粥样硬化病变。此外，鸡血藤水提物及酊剂有明显的抗炎作用，并对免疫系统有双向调节功能。

【配伍应用】

鸡血藤配黄芪：鸡血藤甘苦，能行血补血；黄芪甘温，能补中益气，以滋生血之源。两药伍用，守走兼备，寓通于补。适用于血虚不能养筋、瘀血阻滞经络所致的肢体麻木、腰膝酸痛、中风瘫痪。

鸡血藤配独活：鸡血藤能舒筋活络；独活能祛风湿、通痹止痛。两药伍用，鸡血藤能增强独活之祛风湿、止痹痛的功效。适用于风湿痹痛、肢体麻木等。

鸡血藤配当归：鸡血藤善于行血散瘀；当归善于补血养血。两药伍用，使行血不破，补血不滞，活血补血，增强调经止痛作用功效。适用于血瘀兼血虚之月经不调、经闭痛经、经行不畅。

【选购与储存】

一般来说，藤茎略呈扁圆柱形，以中等条粗如竹竿，略有纵棱、质硬、色棕红、刀切处有红黑色汁痕为佳。鸡血藤在储存时置通风干燥处，防霉，防蛀。

【家庭调理药膳】

鸡血藤酒

材料 鸡血藤100克，白酒1500克。

做法 将鸡血藤洗净切片，放入盛酒的坛内，密封好。10日后即可饮用。

功效

补肾温经、通络养筋。用于治疗肾阳不足的腰膝病、筋骨酸痛。

鸡血藤炖肉方

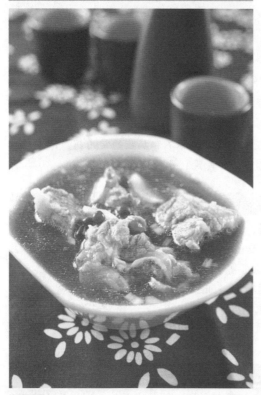

材料 鸡血藤干品10～15克，瘦猪肉150克，葱、姜、盐、植物油适量。

做法 ① 猪肉切块，葱切段，姜切片。② 油锅加热，放入葱、姜煸出香味，放入肉块，翻炒2分钟，再加入适量盐，鸡血藤干品和适量水同煮，大火煮沸后，改小火炖至肉烂，食肉服汤。每日1次，5天为一疗程。

功效 养血补肝、搜风通络。

血藤牛筋汤

材料 鸡血藤50克，熟牛蹄筋50克，补骨脂10克，精盐、味精、葱花、姜丝、植物油适量。

做法 ① 将熟牛蹄筋切，鸡血藤洗净切片。将补骨脂去杂洗净。将后二者装纱布袋扎口。② 油锅烧热，下葱、姜煸香，投

入牛蹄筋煸炒几下，加入精盐煸炒，炒至牛筋入味，再加入适量水和鸡血藤、补骨脂同煮，煮沸后，小火煮1小时，拣出药袋，用味精调味即成。

功效 用于治疗贫血等症，常食之，树人体正气、减少疾病、延年益寿。

鸡血藤煮鸡蛋

材料 鸡血藤30克，鸡蛋2只，白糖适量。

做法 ① 将鸡血藤洗净切片。② 鸡血藤与洗净的鸡蛋同放入铝锅内，加适量水，煮至鸡蛋熟，捞出剥去壳再煮，再加入白糖煮一段时间，吃蛋喝汤。

功效 民间常用以治疗月经不调、经闭、贫血、腰膝酸痛等症，还可以用来治疗辐射引起的白血病。

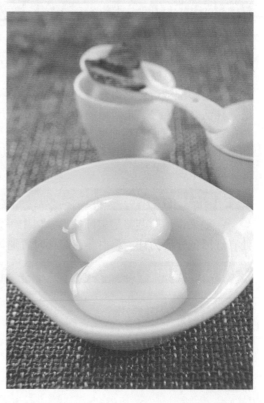

熟地黄——补血养阴，填精益髓

生地黄蒸至黑润即为熟地黄，被历代医家奉为"滋真阴，补精血"之圣药。也是四大怀药（指古怀庆府即今河南焦作产的山药、牛膝、地黄、菊花等四大中药）之一。

王硕《易简方》云：男子多阴虚，宜用熟地黄，女子多血热，宜用生地黄。《本草纲目》载：地黄生则大寒，而凉血，血热者需用之，熟则微温，而补肾，血衰者需用之。男子多阴虚，宜用熟地黄；女子多血热，宜用生地黄。尤其是熟地，药用"填骨髓、长肌肉、生精血、补五脏、利耳目、黑须发、通血脉"，系祛病延年之佳品。

【本草档案】

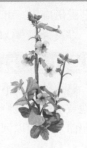

别名：熟地。

性味归经：味甘，微温。归肝、肾经。

适用体质：阴虚体质。

用法用量：内服：煎汤，10～30克；或入丸、散；或熬膏、浸酒。

服用禁忌：气滞痰多、脘腹胀痛、食少便溏者忌服。重用久服宜与陈皮、砂仁等同用，以免黏腻碍胃。

【现代研究】

成分：含梓醇、地黄素、甘露醇、维生素A类物质、糖类及氨基酸等。

药理：熟地黄不仅具有促进骨髓造血系统功能的作用，还具有止血的作用。抑制血管

保健功效

补血养阴

熟地黄甘温质润，补阴益精以生血，为养血补虚之要药。治疗血虚萎黄，眩晕，心悸，失眠及月经不调、崩中漏下等，常与当归、白芍、川芎同用，如"四物汤"（《和剂局方》）；若崩漏下血而致血虚血寒、少腹冷痛者，可与阿胶、艾叶等补血止血、温经散寒药同用，如"胶艾汤"（《金匮要略》）；若心血虚、心悸怔忡，可与远志、酸枣仁等安神药同用。

填精益髓

熟地黄质润入肾，善滋补肾阴、填精益髓。古人云其"大补五脏真阴"。治疗肝肾阴虚，腰膝酸软、遗精、盗汗、耳鸣、耳聋及消渴等，可补肝肾、益精髓，常与山药、山茱萸等同用，亦可与知母、黄柏、龟甲等同用治疗阴虚骨蒸潮热。本品益精血、乌须发，常与何首乌、牛膝、菟丝子等配伍，治精血亏虚所致须发早白；此外本品还有补精益髓、强筋壮骨的功效。

内血栓形成。酒地黄和蒸地黄煎剂具有降血压的作用。熟地黄还具有保护心肌的作用。地黄可明显促进伴刀豆球蛋白活化的脾淋巴细胞脱氧核糖核，也能改善甲亢阴虚症状，对异常甲状腺状态起调节作用。此外，熟地黄还具有降血脂、降血糖、抗肿瘤、抗氧化、耐缺氧、促进肝糖原合成等作用。

【配伍应用】

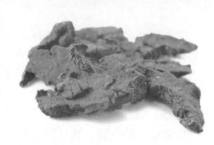

熟地黄配山药：熟地黄善于补血养阴、填精益髓；山药善于补脾益阴、益肾固精。两药配伍，滋阴补肾、固精止遗的作用增强，适用于肾虚遗精、遗尿等。

熟地黄配砂仁：熟地黄既能补血养阴，又能填精益髓；砂仁既能化湿行气，又能温中止泻。两药合用，可增强补血养阴、填精益髓、化湿行气的作用，适用于血少、肾精亏损、胃气不和等。

熟地黄配麻黄：熟地黄以补血养阴、填精益髓见长；麻黄善于发汗平喘、散寒通滞。两药配伍应用，可增强补肾填精、散寒通滞的作用，适用于寒湿阻碍之阴疽、贴骨疽、流注，以及肾虚寒饮喘咳，妇女经期哮喘等。

【选购与储存】

熟地黄一般不分等级。选购时以个大、体重、质柔软油润、断面乌黑、味甜者为佳。熟地黄多呈不规则的圆形或长圆形，中间膨大，两头稍细；有的细小，长条状，稍扁平而扭曲。一般以河南怀庆所产最佳。熟地黄的贮存比较简单，放于阴凉、干燥、通风处即可。

【家庭调理药膳】

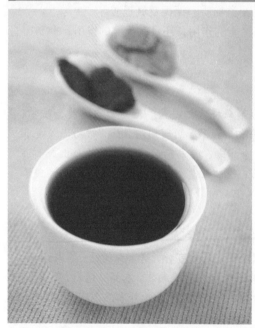

二地膏

材料 熟地黄500克，干地黄500克，蜂蜜1000克。

做法 ❶将熟地黄、干地黄洗净，切碎，一并放入砂锅内，加入清水浸泡12小时。❷浸泡后加水煎煮3次，第1次3小时，第2、第3次各2小时，分次滤取药液，合并滤液，用文火煎熬至膏状。❸加入蜂蜜调匀，用文火浓缩成膏。每次15克，1日2次，白开水化服。

功效

滋阴凉血、补血生血。适用于精血亏虚、形体消瘦、腰脊酸楚、脚软乏力等。

熟地粥

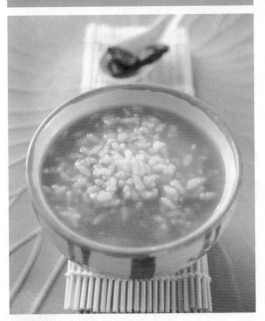

材料 熟地黄30克，粳米50克。

做法 ① 先将熟地黄倒入消过毒的纱布包中，再放入锅内，加适量水，浸泡10分钟，大火煮沸后用微火煎熬，去渣取汁。② 将淘洗干净的粳米放入药汁中，煮成粥。每日1剂，早晨空腹服用，10天为一疗程。

功效 滋阴补肾、养肝补血。适用于眩晕心悸、骨蒸潮热、腰膝酸痛、月经不调。

熟地补血汤

材料 熟地黄15克，当归12克，白芍药10克，鸡血藤15克。

做法 ① 将以上四味补药洗净，加入清水，浸渍2小时，煎煮40分钟，取汁温服。② 药渣再加清水，煎煮30分钟，取汁再服。每日1剂，早晚各服1次。

功效 补益精血、滋养肝肾。适用于血虚心悸、头晕、目眩、闭经、面色无华等。

熟地酒

材料 熟地黄60克，枸杞子30克，56度白酒1000毫升。

做法 ① 将熟地黄、枸杞子洗净，干燥，切碎，装入纱布袋内，扎紧袋口，置于瓷坛内，加入白酒，密封坛口。② 每日振摇1次，7天后改为每周振摇1次。浸泡20天后饮用。服完后，药渣可再加白酒500克，浸泡15天后饮用。每次15毫升，1日2次。

功效 补血养阴、滋肾益精、活血。适用于精血不足、健忘、脱发、不孕、腰膝酸软等。

第六节 白芍——养血敛阴，柔肝止痛

芍药是我国的传统名花，自古以来被誉为"花相""花中皇后"。宋朝诗人陆佃在《埤雅》中写道："今群芳中牡丹品评为第一，芍药第二，故世谓牡丹为花王，芍药为花相。"白芍为芍药科植物芍药及毛果芍药的干燥根，芍药做药已经有2000多年的历史，早在公

元前 6 世纪的《诗经·郑风》中即有记载。为临床常用的补血、止血的中药。

【本草档案】

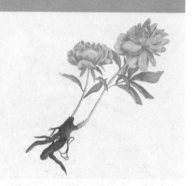

别名：白芍药、金芍药、杭芍、毫芍、将离、犁食、余容。

性味归经：味苦、酸、甘，微寒。归肝、脾经。

适用体质：血虚、阴虚体质。

用法用量：内服：煎汤，5 ~ 12 克；或入丸、散。大剂量可用 15 ~ 30 克。平肝阳宜生用，养肝柔肝宜炒用。

服用禁忌：虚寒之证不宜单独应用。反藜芦。

【现代研究】

成分：含芍药苷、苯甲酰芍药苷、芍药内酯苷、氧化芍药苷，还含苯甲酸、牡丹酚、β-谷甾醇、鞣质、挥发油、脂肪酸、树脂糖、淀粉、黏液质、蛋白质和三萜类成分等。

药理：芍药苷有较强的镇静、抗惊厥、解热作用。白芍总苷具有呈剂量依赖的镇痛作用。芍药苷、白芍提取物具有减慢心率和降低血压的作用，而白芍总苷则可使血压升高，以舒张压为主，说明其具有双向调节血压的作用。芍药苷和白芍水提物具有抗心肌缺血的作用。白芍和白芍总苷、苯甲酰芍药苷具有抑制血小板聚集的作用。白芍对胃肠道具有解痉作用，对消化道溃疡亦有明显抑制作用。此外，白芍还有抗菌和抗病毒、降血糖、增强学习记忆功能、镇咳、抗氧化、抗缺氧作用。

【配伍应用】

白芍配枸杞子：白芍善于养血柔肝、缓急止痛；枸杞子善于补肾益精、养肝明目。两

保健功效

养血敛阴

芍药，味酸，收敛肝阴以养血，用常治肝血亏虚，面色苍白，眩晕心悸，或月经不调，崩中漏下，如"四物汤"（《和剂局方》），可与熟地、当归等同用。若血虚有热，月经不调，可配伍黄芩、黄柏、续断等药，如"保阴煎"（《景岳全书》）；若崩漏，可与阿胶、艾叶等同用。

柔肝止痛

芍药酸敛肝阴，养血柔肝而止痛，常配柴胡、当归、白芍等，治疗血虚肝郁、胁肋疼痛，如"逍遥散"（《和剂局方》）；若与木香、黄连等同用，可治痢疾腹痛；芍药还能调肝理脾、柔肝止痛，与白术、防风、陈皮同用，治疗脾虚肝旺、腹痛泄泻，如"痛泻要方"（《景岳全书》）；若阴血虚、筋脉失养而致手足挛急作痛，常配甘草缓急止痛。

平抑肝阳

芍药养血敛阴、平抑肝阳，常配牛膝、代赭石、龙骨、牡蛎等，如镇"肝熄风汤""建饭汤"（《医学衷中参西录》）。

药配伍，可增强补肾益精、养血柔肝的作用。适用于头目眩晕、口干目涩、心悸失眠等。

白芍配附子：白芍既能养血柔肝，又能缓急止痛；附子既能温肾壮阳，又能散寒止痛。两药配伍，可增强养血柔肝、散寒止痛的作用，适用于便溏腹痛、汗多肢寒、舌红苔白、脉弦数等。

白芍配生姜：白芍能养血柔肝；生姜能善于温胃。两药配伍，可增强养血散寒的作用，适用于血虚有寒、行经腹痛或产后腹痛等。

【选购与储存】

一般说来，白芍为近圆形或椭圆形的薄片，表面类白色或微带棕红色，片面平滑，角质样，有明显的环纹和放射状纹理。质坚脆。气微，味微苦酸。而容易买到假货的是炒白芍。市场上炒白芍的价格每千克高出生白芍2元左右，因此，这种染色的炒白芍具有较高的利润，而且具有一定的迷惑性，不加以留意很容易上当。白芍经过炒制后，其外皮微黄色，有轻微炒香气，包装中多少可见炒制后的碎屑，取饮片掰断后断面略呈土黄色，可以和染色炒白芍区别。白芍在储存时应置通风干燥处，防蛀。酒白芍、醋白芍贮密闭容器中，置阴凉干燥处。

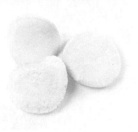

【家庭调理药膳】

八宝鸡

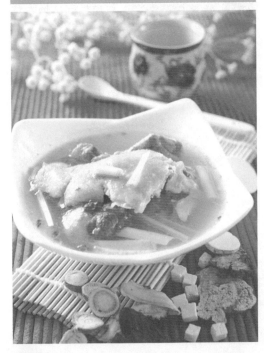

材料 白芍、党参、茯苓、炒白术各5克，熟地黄、当归各7.5克，川芎、甘草各3克，2500克母鸡一只，橄榄油、猪杂骨各750克，姜、葱、料酒、味精、食盐适量。

做法 ❶上述中药装入洁净纱布袋中，母鸡宰杀后去毛及内脏，洗净；杂骨捣碎；生姜拍裂；葱切成段。❷将橄榄油、鸡肉、药袋、杂骨、少许盐放入铝锅内，加水适量，先用武火烧开，打去浮沫，加入葱、姜、料酒，改用文火煨炖烂，取出药袋不用，捞出鸡肉，再放入锅内加入味精即成，随量食用。

功效

调补气血。

痛泻粥

材料 炒白芍12克，淮山药120克，陈皮6克，防风6克，红糖适量。

做法 将淮山药研成粉末，放入白芍、陈皮、防风的煎液中煮沸成粥状，调入红糖服食。

功效

泻肝补脾、止痛止泻。

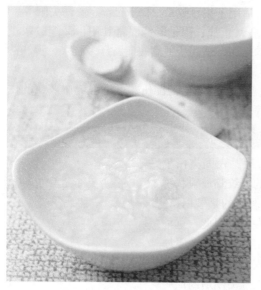

白芍粥

材料 白芍20克，粳米60克，白糖适量。

做法 ① 将白芍放入砂锅内，加适量水煎汁，去渣取汁。② 粳米淘洗干净，放入铝锅内，加入煎汁，再加适量水，大火烧沸，小火煮30分钟至粥成即可。

功效

益脾胃、敛阴养血，适用于阴虚发热、泻痢腹痛、神经衰弱、高血压及妇科等病症。长期食用能提高人体抗病能力，强健身体。

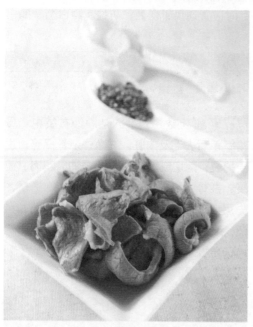

白芍枣仁炒猪心

材料 白芍药15克，炒酸枣仁15克，猪心150克，葱段、姜片、料酒、精盐、白糖、酱油适量。

做法 ① 将白芍洗净，与枣仁同装纱布袋中扎口。将猪心洗净切片。② 将猪心、药袋、料酒、精盐、白糖、酱油、葱、姜同放入炖盅内，加适量清水，放入笼内，蒸至猪心熟而入味，出笼拣去药袋、葱、姜即成。

功效

养心安神、补心养肝，可用于胸腹疼痛、心神不安、失眠、神经衰弱等病症。

第七节 龙眼肉——补益心脾，养血安神

龙眼是南方的一种新鲜水果，以前为保证质量龙眼都要在晒干后才，才运到北方。所以北方人所说的桂圆就是干的龙眼，常作为补品。目前由于习惯，即使是新鲜的龙眼，北

方人还是习惯叫它桂圆。

龙眼，因其果肉圆黑光泽，种脐突起呈白色，看似传说中"龙"的眼睛，所以得名。《本草纲目》中记载："龙眼，龙目，象形也。"早在汉朝时期，龙眼就已作为药用。李时珍说"龙眼大补"，"食品以荔枝为贵，而资益则龙眼为良"。至今，龙眼仍然是一味补血安神的重要药物。清代著名医学家王士雄称赞龙眼为"果中神品"。

【本草档案】

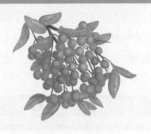

别名：龙眼、龙目、圆眼、益智、亚荔枝、荔枝奴、骊珠、燕卵、蜜脾、鲛泪、桂圆肉。

性味归经：味甘，温。归心、脾经。

适用体质：血虚体质。

用法用量：煎服，10 ~ 25 克。

服用禁忌：湿盛中满或有停饮、痰、火者忌服。

【现代研究】

成分：含水溶性物质、不溶性物质、灰分。可溶性物质葡萄糖，还含有蛋白质、脂肪以及多种维生素等。

药理：龙眼肉提取液具有抗应激作用。还可以增加免疫器官重量；煎剂对痢疾杆菌有抑制作用。龙眼肉还可以促进红细胞及血红蛋白的含量，亦可以降低血脂，增加冠脉血流量，对患有高血压及冠心病而体质较弱者有利。此外，龙眼肉还具有抗癌、增加体重、抗衰老等作用。

【配伍应用】

龙眼肉配当归：龙眼肉善于补心安神、养血益脾；当归善于养血活血、调经止痛。两药配伍，可增强养血活血、补心安神的作用，适用于血虚失眠、健忘多梦、惊悸怔忡及眩晕等。

龙眼肉配人参：龙眼肉以补益心脾、养血安神见长；人参以大补元气、安神益智见长。两药伍用，可大补元气、补养心脾、安神益智，适用于思虑过度，劳伤心脾之惊悸怔忡、失眠健忘，以及脾虚气弱、统摄无权之崩漏便血等。

龙眼肉配柏子仁：龙眼肉甘温，能养血安神；柏子仁甘平，能养阴安神。两药合用，养心安神的作用更加显著，适用于心悸怔忡、心烦意乱、多梦少寐等。

保健功效

补益心脾

龙眼肉，能益气血、补心脾、安神，多用于治疗年老体衰、产后、大病之后气血亏虚，可与人参、当归、酸枣仁等同用，如"归脾汤"（《济生方》）；可单服本品，如"玉灵膏"（《随息居饮食谱》），即单用本品加白糖蒸熟，开水冲服。

养血安神

龙眼肉甘温，善补心安神、养血益脾，既不滋腻，又不壅滞，为滋补良药，故适用于思虑过度、劳伤心脾所致的惊悸怔忡，失眠健忘，食少体倦及脾虚气弱等症。

龙眼肉配石菖蒲：龙眼肉长于养血安神；石菖蒲善于醒神开窍。两药配伍应用，可增强养心醒神的作用，适用于心血虚，心气不足导致的健忘、头晕、神疲等。

龙眼肉配百合：龙眼肉能养血安神；百合善于清心安神。两药配伍，可增强安神镇静的作用，适用于失眠多梦、心悸怔忡等。

【选购与储存】

龙眼肉以肉厚、质细软、个大、色黄、半透明、味浓甜者为佳。桂圆肉是新鲜龙眼肉晒干或烘焙而来，如想较长时间保存而不坏，购买的时候就要尽量挑选干爽的成品，购买回来之后，应该放入密封性能好的容器或保鲜袋里，存放在阴凉通风处，必要的时候可放入冰箱冷藏保存。

【家庭调理药膳】

核桃桂圆炖黄豆

材料 桂圆肉30克，核桃仁30克，黄豆500克，花生仁50克，猪棒骨（猪胫骨）1000克，植物油、料酒、姜、葱、盐、鸡精适量。

做法 ❶将核桃仁、桂圆肉、花生仁、黄豆洗净；猪棒骨洗净，锤破；姜拍松，葱切段。❷将核桃仁、桂圆肉、花生仁、黄豆、猪棒骨、姜、葱、料酒同放炖锅内，加水2800克，用武火烧沸，去掉水面上的杂质，加入盐、植物油、鸡精，再用文火炖煮50分钟即成。

功效 清热解毒、宽中下气、益智补脑。适用于脑力衰退、智力低下、胃中积热、小便不利等症。

桂圆莲子粥

材料 桂圆肉30克，莲子30克，红枣10枚，糯米60克，白糖适量。

做法 ❶将桂圆肉去杂洗净，莲子用水泡发。红枣去核洗净。糯米淘洗干净。❷将莲子、红枣、糯米同入铝锅，加水适量，煮沸至莲子熟透，加入桂圆肉再煮至成粥，服用时加入白糖搅匀即成。

功效 益心宁神、养心扶中、健脾补胃。适用于心阴血亏，脾气虚弱而引起的心悸、怔忡、健忘、少气、面黄肌瘦、便溏等病症。健康人食用益智健脑、泽肤健美、延年益寿。

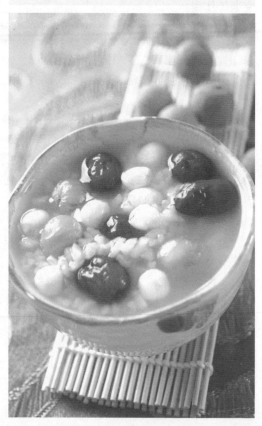

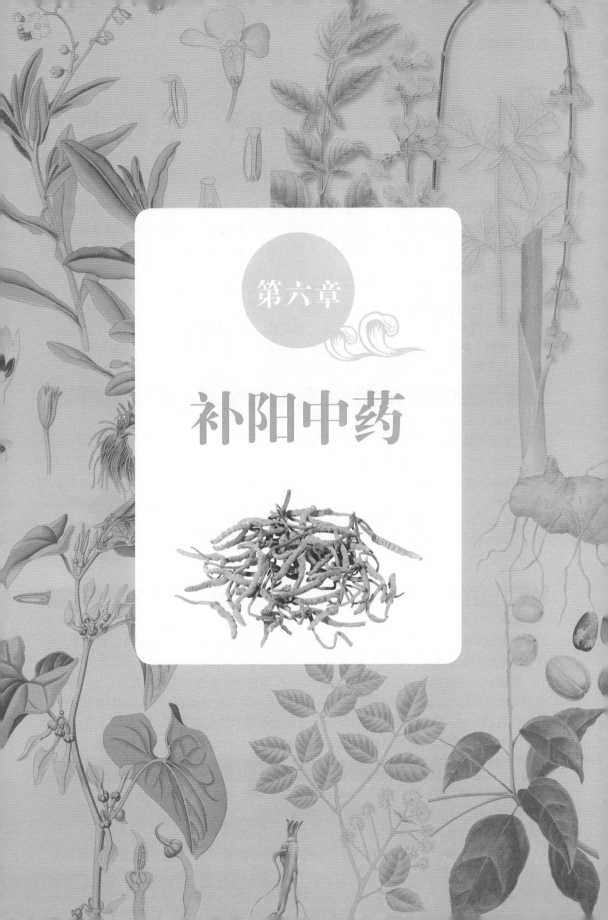

第六章

补阳中药

第一节 鹿茸——补肾阳，益精血

　　鹿茸是雄鹿没有长成硬骨时的嫩角，带茸毛，尚含有血液。鹿茸是一种贵重的中药，用作滋补强壮剂，对虚弱、神经衰弱等有疗效。本品首载于《神农本草经》，《本草纲目》谓："鹿，处处山林中有之。马身羊尾，头侧而长，高脚而行速。牡者有角，夏至则解。大如小马，黄质白斑。"

　　由上可知，李时珍言之鹿为今之梅花鹿，与现代药用鹿茸来源一致。称鹿茸"善于补肾壮阳、生精益血、补髓健骨"。《本草纲目》引邵氏言曰："鹿之一身皆益人，或煮，或蒸，或脯，同酒食之良。"除鹿茸、鹿角、鹿角胶、鹿角霜常用于壮阳补精之外，其他如鹿血、鹿髓、鹿肾、鹿胎等，也都有显著的滋补强壮作用。服用本品宜从小量开始，缓缓增加，不宜骤用大量，以免阳升风动，或伤阴动血。

【本草档案】

　　别名：花鹿茸、马鹿茸。

　　性味归经：甘、咸，温。归肾、肝经。

　　适用体质：阳虚体质。

　　用法用量：研细末，一日三次分服，1～3克。如入丸散，随方配制。

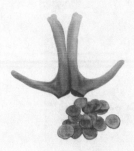

　　服用禁忌：服用本品宜从小量开始，缓缓增加，不宜骤用大量，以免阳升风动、头晕目赤，或助火动血，而致鼻衄。凡阴虚阳亢、血分有热、胃火盛或肺有痰热，以及外感热病者，均应忌服。

【现代研究】

　　成分：从鹿茸的脂溶性成分中分离出雌二醇、胆固醇等，其中雌二醇及其在体内的代谢产物雌酮为鹿茸雌激素样作用的主要成分。鹿茸中的氨基酸，以甘氨酸含量最丰富，还含有中性糖、葡萄糖胺，鹿茸灰分中含有钙、磷、镁等，水浸出物中含多量胶质。

　　药理：大剂量鹿茸可使心收缩幅度减小，心率减慢，并使外周血管扩张，血压降低。中等剂量鹿茸可使心脏活动明显增强，心收缩幅度增大，心率加快，使心脉搏输出量和百分输出量都增加。鹿茸具有明显的抗脂质过氧化作用及抗应激作用。此外有抗衰老、强壮、增加免疫，以及一定的镇静、镇痛作用。

【配伍应用】

　　鹿茸配人参：鹿茸以补肝肾、助阳益精见长；人参以养心脾、益气生津见长。两药合用，增强大补气血，益精填髓。适用于心肾两亏，气血不足所致心悸气短、疲倦乏力、阳痿遗精、眩晕耳鸣、腰膝酸软等。

　　鹿茸配熟地黄：鹿茸长于补肝肾之阳而益精血；熟地黄长于补肝肾之阴而滋阴养血。

> ### 保健功效
>
> **补肾阳**
>
> 　　鹿茸甘温补阳，甘咸滋肾，禀纯阳之性，具有生发之气，故能壮肾阳、益精血。本品可以单用或配入复方。如鹿茸酒，与山药浸酒服，可治疗因肾阳虚，精血不足所致畏寒肢冷、宫冷不孕、小便频数、精神疲乏等。
>
> **强筋骨**
>
> 　　鹿茸补肾阳、益精血、强筋骨，多与五加皮、熟地、山萸肉等同用，如"加味地黄丸"（《医宗金鉴》）；亦可与骨碎补、川断、自然铜等同用治骨折后期愈合不良。
>
> **调冲任**
>
> 　　鹿茸补肾阳、益精血，兼能固冲任、止带下。若配狗脊、白蔹可治白带过多，如"白蔹丸"（《济生方》）。与乌贼骨、龙骨、川断等同用，可治崩漏不止、虚损羸瘦，如"鹿茸散"（《证治准绳》）。
>
> **托疮毒**
>
> 　　鹿茸补阳益精而达到温补内托的目的。治疗疮疡久溃不敛、阴疽疮肿内陷不起，常与当归、肉桂等配伍，如"阳和汤"（《外科全生集》）。

两药配伍，可补肝肾阴阳精血不足。适用于肾虚阳痿、遗精、腰痛、眩晕、耳聋、妇女阴寒带下、胞冷不孕者。

　　鹿茸配阿胶：鹿茸善于益精血、固冲任；阿胶善于滋阴养血。两药伍用，可增强温补肝肾、固崩止带之功。适用于肝肾不足、冲任不固之月经过多或崩漏带下等。

【选购与储存】

　　在选购鹿茸的时候，需要注意花鹿茸血片和马鹿茸粉片、老角片的鉴别。上品鹿茸通常是浅棕色或棕色、半透明圆形薄片，气味微腥，有轻微的咸味，在薄片周边的外皮有红棕色或棕色的茸毛。一根花鹿茸能出的"血片"不过十几片，之后就是鹿茸中上部的"粉片"和靠近根部的"老角片"，这两种鹿茸多为圆形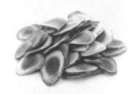状、粉白色（或者浅棕色）的厚片，质地坚硬粗糙，没有骨质或略有骨质，中间部分有肉眼可见的蜂窝状细孔，气味、味道跟"血片"相同。假鹿茸多以其他动物的皮毛，包裹动物的骨胶伪造后切成薄片，它与真鹿茸的主要区别是：体重而坚硬，不易折断，断面为棕紫色，无蜂窝样细孔，外面裹的毛皮可以剥离开，气腥而味淡。鹿茸在储存时要放置于干燥处，防霉，防蛀。

【家庭调理药膳】

鹿茸虫草酒

材料 鹿茸片20克，冬虫夏草90克，高粱酒1500毫升。

做法 ❶ 将干净的鹿茸片、冬虫夏草置于瓷坛中，加入高粱酒，密封坛口。❷ 每日振摇1次，浸泡10天以上。每晚服30毫升。

功效

　　益精血、温肾阳。适用于肾阳虚弱、阳痿、精少、不孕、性欲淡漠等。

鹿茸粥

材料 鹿茸粉3克，粳米100克，姜适量。

做法 将粳米淘洗干净，加入清水，用武火煮沸后，加入鹿茸粉和姜片3片，再用文火煎熬30分钟，以米熟烂为度，冬季当早晚餐食用，连服3～5天为一个疗程。

功效

温肾壮阳、填补精血。适用于肾阳虚衰、腰膝酸软疼痛、下肢发凉、软弱无力、阳痿、早泄、滑精、不孕、崩漏等。

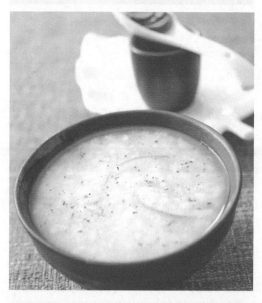

鹿茸炖羊肾

材料 鹿茸5克，羊肾1对，菟丝子15克，小茴香9克，精盐、料酒、葱、姜、生油。

做法 ❶将鹿茸润透切片，烘干碾成末。菟丝子、小茴香子装入纱布袋中扎口。葱、姜拍破。羊肾剖开，去膜，洗去尿臊味，切成片，放油锅稍煸一下，将药袋、葱、姜、料酒、精盐同入锅中，注入清水。❷用武火烧沸，撇去浮沫后，改文火炖至羊肾熟。拣出药包、葱、姜。撒入鹿茸粉烧沸，用精盐、胡椒粉调味即成。

功效

本汤菜中鹿茸性味甘咸而温，具壮元阳、补气血、益精髓之功效。羊肾味甘性温，能补肾气、益精髓。加用温肾助阳之小茴香、菟丝子共奏温补肾阳、益精填髓之效。适用于肾阳不足而致的阳痿、遗精、尿频之人。阴虚火旺者慎用。

鹿茸酒

材料 鹿茸15克，淮山药30克，优质白酒500毫升。

做法 将鹿茸、干山药研成粗末，装入消毒的布袋内，扎紧袋口，置于瓷坛中，加入白酒，密封坛口。每日振摇1次，浸泡7天以上即可。每次服20毫升，1日2次。

功效

补益肾阳、固摄膀胱。适用于肾阳虚弱、夜尿频多、筋骨痿弱、四肢不温、小腹冷痛、阳痿滑精等。

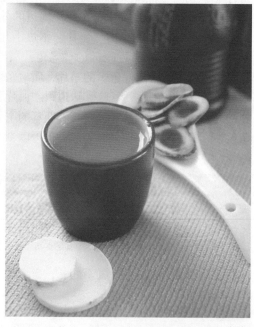

第二节 冬虫夏草——益肺止血，补肾阳

　　冬虫夏草简称虫草，是冬季真菌寄生于虫草蛾幼虫体内，到了夏季发育而成的。冬虫夏草因此得名。从外形上看，冬虫夏草虫体呈金黄色、淡黄色或黄棕色，又因价格昂贵而有"黄金草"之称。冬虫夏草既是十分珍贵的药材，又是名贵的滋补品。它以奇特的形态、丰富的营养、神奇的药效而闻名中外，为祖国药材宝库增添了异彩。

　　冬虫夏草始载于藏医名著《月王药诊》。"治肺部疾病"。冬虫夏草营养和药用价值很高，全年均可服用，冬季服用效果更佳。在服用过程中，建议要因人因病而异，或单药服用，或配合他药同用。可以煎水、炖汤、做成药膳服食，也可泡酒、泡茶等。

【本草档案】

别名：中华虫草、虫草、冬虫草、夏草冬虫。

性味归经：味甘，性平。归肺、肾经。

适用体质：阳虚体质。

用法用量：煎汤或炖服，5～10克。

服用禁忌：有表邪者不能用。

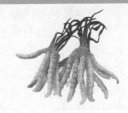

【现代研究】

　　成分：冬虫夏草中的甾体化合物有麦角甾醇、胆甾醇软脂酸、麦角甾醇过氧化物等；核苷类化合物，如尿苷、尿嘧啶、腺苷、腺嘌呤、鸟苷、鸟嘌呤、次黄嘌呤等核苷类化合物。糖及糖醇类化合物有甘露糖、覃糖、虫草多糖、D-甘露醇、虫草酸。氨基酸如天冬氨酸等10多种氨基酸。

　　药理：虫草具有一定的雄激素样作用和抗雌激素样作用，对性功能紊乱有调节恢复作用。还具有调节免疫功能、抗疲劳、耐高温、耐缺氧和抗氧化、抗衰老作用。通过动物实验发现，虫草能够抗心肌缺血、抗心律失常、降压、降低心率的作用。另外，虫草还有扩张支气管平滑肌、降血脂、保肝、镇静、催眠、抗肿瘤、抗炎、抗菌等作用。

【配伍应用】

　　冬虫夏草配枸杞子：冬虫夏草善于温肾补肺；枸杞子善于补益肝肾。两药配伍应用，可增强温肾补肝的作用，适用于肝肾亏虚之腰痛乏力等。

　　冬虫夏草配补骨脂：冬虫夏草能温肾补肺，又能止嗽定喘；补骨脂能补肾壮阳，又能纳气平喘。两药配伍，可增强补肾壮阳、纳气定喘的作用，适用于肺肾气虚阳虚、固摄无力、久咳虚喘等。

　　冬虫夏草配人参：冬虫夏草甘平，具有温肾补肺之功；人参甘温，具有补脾益肺之效。两药配合用，可增强补肺纳气的作用，适用于肺肾两虚、摄纳无权、久咳虚喘等。

　　冬虫夏草配沙参：冬虫夏草长于补肺气、益肺阴；沙参善于养肺阴、清肺热。两药合

保健功效

补肾益肺

冬虫夏草能补肾益精，具有兴阳起痿之功。常用于治疗肾阳不足，精血亏虚所致阳痿遗精、腰膝酸痛，可与淫羊藿、杜仲、巴戟天等补阳药配成复方用，也可以单用浸酒服。

止血化痰

冬虫夏草性甘平，为平补肺肾之佳品，功能补肾益肺、止血化痰、止咳平喘，尤为劳嗽痰血多用。可单用，或与沙参、川贝母、阿胶、生地、麦冬等同用。此外，还可用于病后体虚不复或自汗畏寒，可以本品与鸡、鸭、猪肉等炖服，有补肾固本、补肺益卫之功。

用，可增强润肺化痰，止咳平喘的作用。

【选购与储存】

冬虫夏草上品以虫体完整、肥壮、坚实、色黄、子座短为佳。冬虫夏草的伪品主要有地蚕，其状如螺。更为恶劣的是用石膏粉或面粉掺胶用模型压成，其子座则是黄花菜插上，只要把它泡浸水中，用手捏则原形毕露了。有的虽为正品，故意把加工时的虫体插上的铁线，这些都要充分注意和防备。储存关键在于防潮、防蛀和防虫，把虫草放进密封的玻璃瓶，里面再放一些花椒或丹皮，然后放置在冰箱中。一般而言，冬虫夏草的保存时间不宜超过2年。

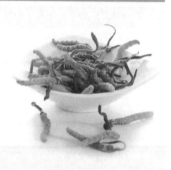

【家庭调理药膳】

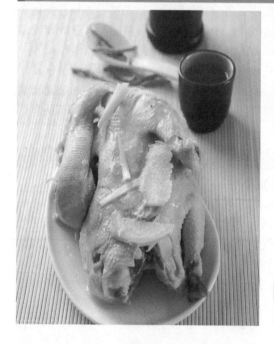

虫草全鸭

材料 冬虫夏草10枚，1800克老雄鸭1只，绍酒、生姜、葱白、胡椒粉、食盐适量。

做法 ❶将鸭去毛剁爪，剖腹去脏，冲洗干净，用开水略焯杂质，将鸭头顺势劈开。❷取8枚冬虫夏草纳入鸭头内，再用棉线缠紧，余下的2枚虫草同姜、葱一起装入鸭腹内，放入竹篮中。❸注入清汤，加食盐、胡椒粉、绍酒调好味，用湿绵纸封严，上笼约1.5小时鸭即熟，出笼揭去绵纸加味精即可食用。

功效

补肺益肾、平喘止咳。

虫草沙参炖龟肉

材料 虫草10克，北沙参20克，800克乌龟2只，橄榄油、鸡肉、精盐、姜、葱、胡椒粉、鸡汤适量。

做法 ① 龟宰后劈开，取出内脏，斩去硬壳和头，下沸水锅内焯透，洗净血污，斩成块。烧热锅放入植物油，投入葱、姜、龟肉煸干水分，放入清水，烧沸后洗净。② 将沙参、虫草洗净，同龟肉、盐、料酒、姜、葱同放入炖盅内，注入鸡汤、上笼蒸至肉熟，拣去葱、姜，淋上橄榄油，撒上味精、胡椒粉即成。

功效 温和平补，重在养肺，兼以补肾阳。一切阴虚或阴虚内热之症者长期食用，均能起到保健强身的作用。

虫草鹌鹑

材料 虫草8只，500克鹌鹑8只，姜片、葱段、胡椒粉、精盐、料酒、鸡汤适量。

做法 ① 将虫草用温水洗净。鹌鹑宰杀后沥尽血，去毛剁去头和爪，由背部剖开去内脏洗净。放入沸水锅内焯一会捞出。② 虫草分别放在8只鹌鹑腹内，用线缠紧放在盘子内，放入精盐、料酒、胡椒粉、鸡汤，用棉纸封口，上笼蒸约40分钟，取出，揭去棉纸即成。

功效 补肺益肾、培中益气。凡踢虚羸瘦、气短倦怠、久泄久痢者均可治疗，常入食可增强气力、壮筋骨。

虫草金樱粥

材料 冬虫夏草10克，金樱子30克，粳米30克。

做法 ① 文火煎虫草、金樱子去渣取汁。② 用药汁煮粳米成粥。每日1次，连服2~3周。

功效 益肾涩精。

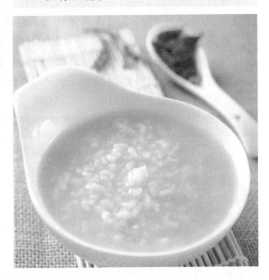

第三节 肉苁蓉——润肠通便，益精血

肉苁蓉，又称为地精，是当前世界上濒临灭绝的物种，因其含有大量氨基酸、胱氨酸、维生素和矿物质珍稀营养滋补成分，素有"沙漠人参"的美誉，具有极高的药用价值，是我国传统的名贵中药材，也是历代补肾壮阳类处方中使用频度最高的补益药物之一。百姓称之为"活黄金",民间也流传着"宁要苁蓉一筐,不要金玉满床"的谚语,它与人参、鹿茸一起被列为中国三大补药。李时珍曾说:"此物补而不峻,故有从容之号。"《本草汇言》记载:"肉苁蓉,养命门,滋肾气,补精血之药也。男子丹元虚冷而阳道久沉,妇人冲任失调而阴气不治,此乃平补之剂,温而不热,补而不峻,暖而不燥,滑而不泄,故有从容之名。"

在使用时应忌用铜、铁器烹煮。健康人久服则可轻身益髓、容颜光彩、益寿延年。

【本草档案】

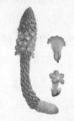

别　名:肉松容。

性味归经:味甘、咸,性温。归肾、大肠经。

适用体质:阳虚、气虚体质。

用法用量:煎服,10 ~ 15 克;单用大剂量煎服,可用至30 克。

服用禁忌:相火偏旺、大便滑泄、实热便结者禁服。

【现代研究】

成分:本品含多种环烯醚萜类化合物,有肉苁蓉素,肉苁蓉氯素及肉苁蓉苷 A、B、C、D、E、F、G、H、I。并含 D- 甘露糖、β - 谷甾醇、琥珀酸,β - 谷甾醇葡萄糖苷。

药理:肉苁蓉对阳虚和阴虚动物的肝脾核酸含量卜降和升高有调整作用。有激活肾上腺、释放皮质激素的作用,可增强下丘脑—垂体—卵巢的促黄体功能,提高垂体对 LRH 的反应性及卵巢对 LH 的反应性,而不影响自然生殖周期的内分泌平衡。另外,本品还有通便、降压、抗突变等作用。

【配伍应用】

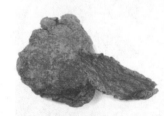

肉苁蓉配杜仲:肉苁蓉善于补肾益精;杜仲善于补肝肾强筋骨。两药配伍,可增强补肾强腰的作用,适用于肾虚腰痛、酸楚无力等。

肉苁蓉配山茱萸:本品以补阳益精见长;山茱萸以益肾固精见长。两药合用,可增强补肾阳,固精气的作用,适用于肾亏阳痿,腰膝无力等。

保健功效

补肾益精

肉苁蓉味甘能补,甘温助阳,咸以入肾,质润滋养,为补肾阳、益精血之良药。治男子五劳七伤、阳痿不起、小便余沥,常配伍菟丝子、续断、杜仲,如"肉苁蓉丸"(《医心方》);亦可与杜仲、巴戟天、紫河车等同用,治肾虚骨痿、不能起动,如"金刚丸"(《张氏医通》)。

润肠通便

肉苁蓉甘咸质润入大肠,可润肠通便,治津液耗伤所致大便秘结,常与沉香、麻子仁同用,如"润肠丸"(《济生方》);或与当归、牛膝、泽泻等同用,治肾气虚弱引起的大便不通、小便清长、腰酸背冷,如"济川煎"(《景岳全书》)。

肉苁蓉配火麻仁：肉苁蓉长于补肾益精、润肠通便；火麻仁善于甘平补虚、润燥滑肠。两药配伍，可增强润肠通便的作用，兼能温养滋补，适用于老年人气血虚衰的津枯便秘等。

肉苁蓉配菟丝子：肉苁蓉能温养精血；菟丝子能益阴固精。两药伍用，可增强壮阳益精的作用，适用于肾虚阳痿、腰膝冷痛等。

【选购与储存】

肉苁蓉有两种类型，而这两种有很大的区别。淡苁蓉以个大身肥、鳞细、颜色灰褐色至黑褐色、油性大、茎肉质而软者为佳。咸苁蓉以色黑质糯、细鳞粗条、体扁圆形者为佳。肉苁蓉储存时宜置于通风干燥处，防霉，防蛀。

【家庭调理药膳】

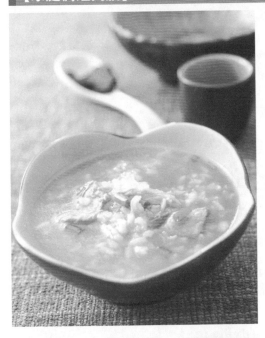

苁蓉羊肉粥

材料 肉苁蓉15克，羊肉100克，粳米100克。食盐、葱、生姜各适量。

做法 ①将肉苁蓉洗净，羊肉洗净切片，葱、生姜切粒，待用。②将肉苁蓉放入砂锅内，加水适量，煮沸30分钟，去渣留汁。③在放有肉苁蓉汁的锅中，加入粳米、食盐、葱、姜，用武火煮沸后，改用文火煎熬35分钟，以粳米熟烂为度。可作早、晚餐食用。

功效

益肝肾、补精血。适用于肾阳虚衰所致的阳痿、早泄、腰膝冷痛、筋骨痿弱、便秘等。

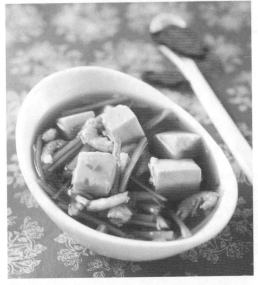

肉苁蓉汤

材料 肉苁蓉12克，胡萝卜一小根，豆腐200克，海米10克，葱、胡椒粉等调料适量。

做法 ①将胡萝卜切成丝，豆腐切块，再将肉苁蓉加水煎煮两遍，取汁备用。②将肉苁蓉汁倒入锅内，再加适量水，烧开后放入胡萝卜丝、豆腐块、海米等，煮至豆腐浮上汤面时便可离火，加入葱花、胡椒粉等调料即可食用。

功效

消除疲劳、强化内脏，增强男子性功能。适用于疲劳、早衰、性功能减退等症。

鸡肉炖苁蓉

材料 肉苁蓉30克，700克小公鸡1只。料酒、细盐各适量。

做法 ① 将小公鸡宰杀，去毛及肠杂，洗净，切块。用热水焯一会，去除杂质。② 肉苁蓉洗净，滤干，放入纱布袋内，扎紧袋口，与鸡肉共入砂锅内，加入料酒和适量水。先用武火煮沸，再用文火慢炖，以鸡肉熟烂为度，然后加入精盐调味即可。

功效

补肾助阳、益气。适用于肾阳虚衰所至的阳痿、早泄、滑精、尿频或遗尿等。

肉苁蓉羹

材料 肉苁蓉30克，红瓤甘薯50克，羊肉100克。葱、生姜、精盐各适量。

做法 ① 将肉苁蓉刮去鳞，用酒洗，去黑汁，切成薄片，甘薯、羊肉洗净后各切成薄片，共放入锅中。② 加入姜片和水适量，先用武火煮沸，再用文火煎煮35分钟，放入葱、盐即成。

功效

温补肝肾。适用于肾阳虚衰、肝血不足所致的阳痿、腰痛、头晕目暗、耳鸣等。

第四节 杜仲——安胎强筋，补肝肾

　　杜仲为杜仲科植物杜仲的干燥树皮，是中国名贵滋补药材。具补肝肾、强筋骨、降血压、安胎等诸多功效。《本草纲目》载："昔有杜仲服此得道，因以名之。思仲、思仙，皆由此义。其皮中有银丝如绵，故曰木绵。其子名逐折，与浓朴子同名。"

　　杜仲是中国特有药材，在临床上有着广泛的应用。

【本草档案】

　　别名：思仲、思仙、木绵。

　　性味归经：味甘，性温。归肝、肾经。

　　适用体质：阳虚体质。

　　用法用量：煎服，6～12克。

　　服用禁忌：炒用破坏其胶质，更利于有效成分煎出，故比生用效果好。本品为温补之品，阴虚火旺者慎用。

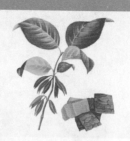

【现代研究】

　　成分：杜仲皮、叶含14种木脂素和木脂素苷，与苷元连接的糖均为吡喃葡萄糖。松脂素双糖苷为杜仲降压的有效成分。从杜仲皮中还分到正二十九烷、正卅烷醇、白桦脂醇、白桦脂酸、β-谷甾醇、熊果酸、香草酸等。杜仲皮和叶还含有17种游离氨基酸以及锗、硒等15种微量元素。

保健功效

补益肝肾

　　杜仲尤宜补肝肾、强筋骨，肾虚腰痛。治风湿腰痛冷重，与独活、桑寄生、细辛等同用，如"独活寄生汤"（《千金方》）；与川芎、桂心、丹参等同用，治妇女经期腰痛；与鹿茸、山茱萸、菟丝子等同用，治疗肾虚阳痿，精冷不固，小便频数，如"十补丸"（《鲍氏验方》）。

强筋骨

　　杜仲可与当归、川芎、芍药等同用，治外伤腰痛；治肾虚腰痛或足膝痿弱，常与胡桃肉、补骨脂同用，如"青娥丸"（《和剂局方》）。

安胎

　　胎动不安，习惯性堕胎常以本品补肝肾、固冲任以安胎，单用有效，亦可与桑寄生、续断、阿胶、菟丝子等同用。如"杜仲丸"（《圣济总录》），单用本品为末，枣肉为丸，治胎动不安。

　　药理：经对动物进行实验得出杜仲能够升高血糖，兴奋垂体－肾上腺皮质系统之作用。杜仲煎剂灌服还具有增强免疫功能、抗应激反应、促进子宫兴奋收缩、镇静、镇痛作用。杜仲乙醇提取物还具有降压、降血脂、抗炎、抗菌作用。杜仲的各种制剂均有利尿作用。

【配伍应用】

　　杜仲配枸杞子：杜仲能补肝肾之阳；枸杞能滋肝肾之阴。两药配伍，既补肝肾之阳，又补肝肾之阴，适用于肾虚阳痿遗精、腰膝酸软无力等。

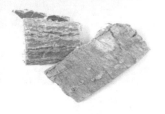

　　杜仲配独活：杜仲善于补肝肾、壮筋骨；独活善于祛风湿、止痹痛。两药配伍应用，可增强补益肝肾、强筋壮骨、祛风除湿、通痹止痛的作用，适用于风湿腰痛冷重等。

　　杜仲配当归：杜仲以补肝肾、强筋骨见长；当归善于养血活血、调经止痛。两药配伍，可增强补益肝肾、调经止痛的作用，适用于妇女经期腰痛等。

　　杜仲配桑寄生：杜仲可补益肝肾、补肾安胎；桑寄生善于滋补肝肾、养血安胎。两药合用，可增强补肝肾固冲任以安胎的作用，适用于肝肾不足之胎动不安等。

【选购与储存】

　　杜仲外表面呈淡棕色或灰褐色，有明显的皱纹或纵裂槽纹；有的树皮较薄，未去粗皮，可见明显的皮孔；内表面暗紫色，光滑。质脆，易折断，断面有细密、银白色，富弹性的橡胶丝相连。气微，味微苦。储存时需晒干包装好，置于干燥处。

【家庭调理药膳】

杜仲酒

材料 杜仲50克，56度白酒500克。

做法 将杜仲洗净切块，放入盛酒的瓶内，封口，每日摇晃一次，浸泡10日后，即可取出饮用。

功效

　　补肝肾、强腰膝。用于治疗肾虚而致的腰膝酸痛。适量常饮，可强壮身体。

杜仲猪腰汤

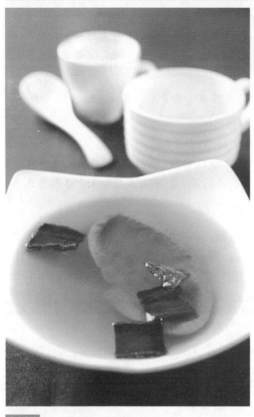

材料 杜仲30克，猪腰1只。

做法 ①猪腰洗净剖开薄膜及臊腺切片，杜仲洗净。②猪腰与杜仲一起放入砂锅内小火煮40分钟，吃猪腰饮汤。

功效

补肾助阳。

清脑羹

材料 炙杜仲50克，银耳250克，冰糖适量。

做法 ①将炙杜仲煎熬三次，取药液2500毫升备用。将银耳用热水泡15分钟，去杂洗净，撕成小块。②铝锅内放入杜仲药液，加入银耳武火烧沸，加入冰糖，再改为文火炖烧，视锅中情况可加入适量水，煮至银耳熟烂，即可出锅。

功效

滋补肝肾、补养气血。适用于失眠、头昏、头痛、耳鸣、腰膝酸软、高血压等病症。常食此羹，树人体正气、健康少病、嫩肤美容、延年。

杜仲炖猪尾

材料 杜仲30克，猪尾2条，葱段、姜片、料酒、精盐、味精、酱油、白糖适量。

做法 ①将杜仲洗净切片。将猪尾放沸水锅中烫10分钟，取出去毛，洗净。②将猪尾、杜仲放入锅内，加入料酒、精盐、酱油、白糖、葱段、姜片、适量水，武火烧沸，再改为文火炖至猪尾熟烂，取出剁段放入盘内，浇上原汁即成。

功效

补肾强腰。民间用以治疗肾虚所致腰部酸痛、阳痿、遗精等症。健康人食之，可强壮身体、健康少病。

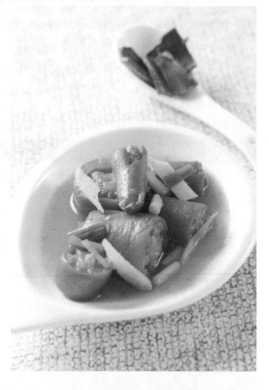

第五节 巴戟天——补肾壮阳，祛风除湿

海南素有"天然药库"之称。槟榔、益智、砂仁、巴戟这四大南药闻名全国。巴戟天因其补肾阳、强筋骨，祛风湿列为"四大南药之首"巴戟天壮阳作用明显，在家庭药膳食用过程中，不应跟孩子分享自己的"进补靓汤"。巴戟天与淫羊藿二者性味相近，然淫羊藿辛、温之性较强，其辛散壮阳之力较峻，且温中寓燥，二药有一缓，一峻，一润，一燥之不同。盐巴戟天擅入肾经，补肾功强，用于肾亏阳痿、早泄不孕，制巴戟天性缓毒去，使功更专，用于治风冷腹痛、关节酸痛、小便失禁等证。

【本草档案】

别名：不凋草、三蔓草。

性味归经：味辛、甘，性温。归肾、肝经。

适用体质：阳虚体质。

用法用量：内服：煎汤，6～15克；或入丸、散；亦可浸酒或熬膏。

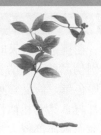

服用禁忌：阴虚火旺者不宜用。

【现代研究】

成分：根含蒽醌类成分：甲基异茜草素、甲基异茜草素–1–甲醚、大黄素甲醚等，又含葡萄糖、甘露糖、β–谷甾醇、棕榈酸、维生素C、十九烷、24–乙基胆甾醇。根皮中含还原糖、苷、强心苷、黄酮、氨基酸、有机酸等；亦含钾、钙、镁等23种金属元素，其中15种为人体必需微量元素。

药理：实验发现，巴戟天提取物可显著促肾上腺皮质激素作用，巴戟天水煎剂不仅可以促进白细胞和T细胞的增殖反应从而有增强免疫功能，还具有促进体重增长，增强抗疲劳能力。巴戟天水溶性提取物有抗抑郁作用。此外，巴戟天尚有一定的抗炎、抗应激等作用。

【配伍应用】

巴戟天配杜仲：巴戟天不仅能补肾阳且能散风湿；杜仲偏于补肝肾、强筋骨。两药伍用，增强了补肝肾、散风湿、强筋骨的效能。适用于肝肾亏虚所致腰膝疼痛，风湿痹痛等。

巴戟天配续断：巴戟天长于补肾壮阳、强筋健骨、祛风除湿；续断善于补益肝肾、续筋接骨、通利血脉。两药配伍，可增强强筋健骨、祛风除湿的作用，适用于腰酸背痛、下肢无力等。

巴戟天配菟丝子：巴戟天能补肾壮阳、益精暖宫；菟丝子能补阳益阴，固精缩尿。两药相须为用，增强了壮肾固精的功效，适用于肾亏阳痿、遗精、女子胞宫虚冷、小腹冷痛、腰膝无力及崩漏带下等。

保健功效

补肾壮阳

巴戟天具有补肾助阳、甘润不燥之功效。治虚羸阳道不举,常配淫羊藿、仙茅、枸杞子,治肾阳虚弱,也可配牛膝浸酒服(《千金方》);命门火衰所致阳痿不育,如"赞育丸"(《景岳全书》)。

强筋益骨

巴戟天补肾阳、强筋骨、祛风湿,多与补肝肾、祛风湿药配伍治肾阳虚兼风湿之证。与肉苁蓉、杜仲、菟丝子等配伍,治肾虚骨实、腰膝酸软,如"金刚丸"(《张氏医通》);配羌活、杜仲、五加皮等,治风冷腰胯疼痛、行步不利,如"巴戟丸"(《圣惠方》)。

调经止痛

巴戟天配吴茱萸、肉桂、高良姜,可用治下元虚寒之宫冷不孕、月经不调、少腹冷痛,如"巴戟丸"(《和剂局方》)。又常与桑螵蛸、益智仁、菟丝子等同用,治疗小便不禁(《奇效方》)。

【选购与储存】

在挑选巴戟天时要明确质量上乘品的基本特点,同时也要了解辨别伪品的大致方法。一般说来,上品条大均匀肥壮,呈连珠状,肉厚色紫。假品常见的有假巴戟天、羊角藤,外形、颜色、表面特征都与真品有相似性,但断面决然不同。其中羊角藤味相似但皮质部薄而木质部较大,假巴戟天皮部极薄,内面紫蓝色,木质部也较大,味微甜无涩;虎刺外形如连珠状,味微酸。贮存方面,在秋冬季采挖,挖出后,摘下肉质根,洗去泥沙,在阳光下晒至五六成干,用水棒轻轻打扁,再晒至全干即成。置于干燥处,防霉,防蛀。

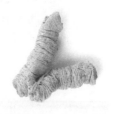

【家庭调理药膳】

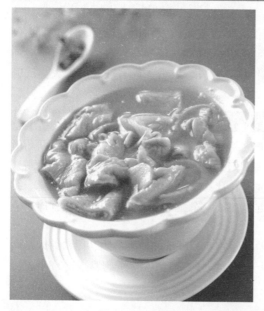

巴戟炖猪大肠

材料 巴戟天50克,猪大肠250克,精盐、味精、葱段、姜片适量。

做法 ①将猪大肠翻洗干净,再翻还原样洗净。②将巴戟天去杂洗净,装入猪大肠内,置砂锅中,加入葱姜、精盐、味精及适量的水,用武火烧沸,再用文火炖至大肠熟烂即成。

功效

补肾壮阳、补益下焦。常用于治疗妇女子宫脱垂症、四肢不温、小腹冷痛、腰膝酸痛等症。常食之能健身强神。

巴戟苁蓉鸡肠汤

材料 巴戟天15克，肉苁蓉15克，鸡肠2具，料酒、精盐、味精、白糖、葱花、姜丝、植物油适量。

做法 ① 将巴戟天、肉苁蓉洗净，切段，放入砂锅内，加适量水，煎煮1小时，滤出煎液待用。② 将鸡肠剪开，洗净，再用盐揉洗净，下沸水锅焯一下，捞出，切成2～3厘米的小段。③ 油锅烧热，加入葱姜煸香，放入鸡肠煸炒，加入料酒、精盐、白糖炒几下，加入药液翻炒，至鸡肠熟，加入水煮沸，用味精调味即成。

功效

用于肾阳虚的阳痿、遗精、遗尿、夜尿多、早泄等病症。健康人常食之能提高人体抗病能力，强神健体，延年益寿。

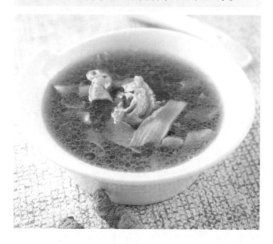

巴戟菟丝子酒

材料 巴戟天25克，菟丝子25克，65度白酒500克。

做法 将巴戟天、菟子分别去杂洗净，放入盛酒的大瓶中，密封塞，浸泡10日后可服用。

功效

温补肾阳。治疗因肾阳虚引起小便频数、夜尿多、头晕。药借酒势功效更强，增强人体免疫功能、增强正气、健身强神。

巴戟天狗肉汤

材料 巴戟天9克，肉苁蓉20克，狗肉150克，料酒、精盐、小茴香、葱花、姜丝、植物油适量。

做法 ① 将巴戟天、肉苁蓉洗净，切段，放入砂锅内，加适量水，煎煮1小时，滤出煎液待用。狗肉洗净切丝。② 将油锅烧热，加入葱、姜煸香，放入狗肉煸炒，待狗肉七成熟时倒入药液，加入料酒、精盐煸炒。最后放入小茴香，加水适量，煮至狗肉熟，出锅即成。

功效

温肾壮阳。适用于阳痿、遗精、早泄、腰膝酸软、头晕目眩、夜间尿多等。

第六节 补骨脂——补肾壮阳，温脾止泻

李时珍曾说："补骨脂言其功也。胡人呼为婆固脂，而俗讹为破故纸也。胡韭子，因其子之状相似，非胡地之韭子也。"补骨脂与益智仁，皆为植物的成熟果实，均为温脾暖

肾。然而，补骨脂大温气厚，味兼苦，故偏于走下，善补命门之火，以壮元阳。多用于肾虚寒者，也可用于药膳补肾壮阳。

【本草档案】

别名：故纸、破故纸、婆固脂、胡韭子。

性味归经：味苦、辛，性温。归肾、脾经。

适用体质：阳虚体质。

用法用量：内服：煎汤，6～15克；或入丸、散。外用：适量，酒浸涂患处。

服用禁忌：阴虚火旺者忌服。

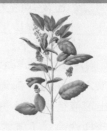

【现代研究】

成分：香豆素类。黄酮类。异黄酮类。脂类。豆甾醇、胡萝卜苷、葡萄糖、补骨脂醛等。此外，还含有挥发油、碱溶性树脂、皂苷、不挥发萜类油、有机酸等。

药理：复方补骨脂冲剂对垂体后叶素引起的小鼠急性心肌缺血有明显的保护作用，补骨脂对由组胺引起的气管收缩有明显扩张作用，补骨脂酚有雌激素样作用，能增强阴道角化，增加子宫重量。补骨脂是通过调节神经和血液系统，促进骨髓造血，增强免疫和内分泌功能，从而发挥抗衰老作用。此外，补骨脂尚具有抗肿瘤、抗衰老的作用。

【配伍应用】

补骨脂配杜仲：补骨脂辛温，善于补肾壮阳、固精缩尿；杜仲甘温，善于益肝补肾、补火助阳。两药合用，可增强补肝益肾、壮阳缩尿的作用，适用于肝肾不足、下元虚冷、阳痿遗精等。

保健功效

补肾壮阳

补骨脂苦辛温燥，善壮肾阳，可治肾虚阳痿，常与菟丝子、胡桃肉、沉香等同用，如"补骨脂丸"（《和剂局方》）；治肾虚阳衰、风冷浸袭之腰膝冷痛等，与杜仲、胡桃肉同用，如"青娥丸"（《和剂局方》）。

固精缩尿

补骨脂有涩性，善补肾助阳、固精缩尿，单用有效，亦可随证配伍他药。如治滑精，以补骨脂、青盐等分同炒，末服；单用本品炒，末服，治小儿遗尿，如"破故纸散"（《补要袖珍小儿方论》）；与小茴香等分为丸，治肾气虚冷、小便无度，如"破故纸丸"（《魏氏家藏方》）。

纳气平喘

补骨脂补肾助阳、纳气平喘，多配伍胡桃肉、蜂蜜等，可治虚寒性喘咳，如"治喘方"（《医方论》）。或配人参、木香等用治虚喘痨嗽，如"劳嗽方"（《是斋医方》）。

温脾止泻

补骨脂与肉豆蔻、生姜、大枣为丸，能壮肾阳、暖脾阳以止泻，如"二神丸"（《本事方》）；或上方加吴茱萸、五味子，治五更泄，如"四神丸"（《证治准绳》）。

补骨脂配菟丝子：补骨脂以助肾阳而固精为长；菟丝子以益精髓而固精为长。两药配伍应用，可增强补肾固精的作用，适用于肾阳不足、下元虚冷、肾气不固的遗精滑精等。

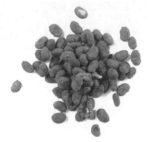

补骨脂配五味子：补骨脂辛温，重于补火助阳、温脾止泻；五味子酸温，重于补肾暖脾、涩精止泻。两药合用，可增强温肾暖脾、涩肠止泻的作用，适用于脾肾阳虚、五更泄泻等。

补骨脂配桑寄生：补骨脂长于补肾壮阳、温脾止泻；桑寄生善于补益肝肾、强筋壮骨、祛风除湿。两药伍用，可增强温肾助阳、强筋壮骨的作用，适用于腰膝冷痛、酸软无力等。

【选购与储存】

补骨脂淡棕色至淡黄棕色，富含油脂。气微香，味苦。以身干、颗粒饱满、黑褐色、纯净者为佳。市场上有以茄科植物毛曼陀罗的干燥种子冒充补骨脂的，使用时注意鉴别。伪品的外观略呈扁肾形，大小与正品差不多，表面黄棕色，也具细微的网状纹理，但边缘有明显不规则的弯曲沟纹，背侧呈弓形隆起，腹侧具黑色的种柄，种脐呈深缝状。本品易被虫蛀，所以在贮存时应先晒干包装好，然后置于干燥处保存，防虫蛀。

【家庭调理药膳】

补骨脂爆羊肾

材料 补骨脂10克，羊肾500克，料酒、精盐、酱油、葱花、姜丝、植物油适量。

做法 ① 将补骨脂去杂洗净，放铝锅内，加水适量，煎煮40分钟，去渣取液，再加热浓缩成稠液。② 将羊肾，去筋膜及臊腺，洗净，切成小块腰花，下油锅爆炒至嫩熟，加入药液、料酒、酱油，最后加入葱花、姜丝、精盐，炒至入味即成。

功效

补肾壮阳。适用于肾虚劳损、腰脊酸痛、足膝酸软、耳聋、消渴、阳痿、尿频等病症。

补骨脂鱼鳔汤

材料 补骨脂15克，鱼鳔20克，食盐、味精各适量。

做法 ① 将补骨脂、鱼鳔洗净，滤干，放入锅内。② 加入清水，先用大火煮沸，再用小火煎熬45分钟，加入盐、味精调味即成。饮汤，食鱼鳔。

功效

补肾益精、温阳固摄。适用于男性因肾虚不固所致的遗尿、遗精、夜尿频多等。

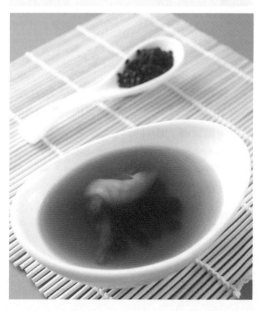

补骨脂酒

材料 补骨脂30克，白酒500克。

做法 将补骨脂去杂洗净，放入盛酒的瓶内，封口，每日摇晃1次，浸泡10日后。即可取出饮用。

功效

补肾壮阳。适用于疲倦、腰膝冷痛、阳痿、小便频数、遗精等病症。

补骨脂炒猪腰

材料 补骨脂10克，猪肾2只，料酒、精盐、味精、酱油、白糖、葱花、姜丝、植物油适量。

做法 ❶ 将猪肾洗净，去筋膜及臊腺，切成腰花，放碗内，加入料酒、精盐、味精、酱油、白糖腌渍。❷ 将补骨脂去杂洗净，放入砂锅内，加水煎煮至浓汁备用。❸ 油锅烧热，下葱、姜煸炒，投入猪肾爆

炒至嫩熟，倒入药汁、料酒、酱油，加入精盐、白糖、味精炒几下，即可出锅。

功效

补肾壮阳。适用于肾虚久泻或腰痛、遗精、耳鸣、耳聋等病症。

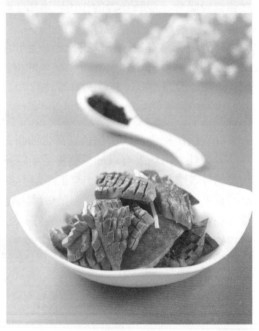

蛤蚧——助阳益精，补肺益肾

蛤蚧又称大壁虎、仙蟾，台湾称为大守宫。李时珍称："蛤蚧，因声而名，仙蟾，因形而名；岭南人呼蛙为蛤，又因其首如蛙、蟾也。雷以雄为蛤，以雌为蚧，亦通。"蛤蚧药用价值很高，能补肺气，定喘止渴，功同人参；益阴血，助精扶羸，功同羊肉。

【本草档案】

别名：蛤蟹、仙蟾。

性味归经：味咸，性平。归肺、肾经。

适用体质：阳虚体质。

用法用量：研末服，每次1～2克，日服3次。亦可浸酒服，或入丸、散剂。

服用禁忌：风寒或实热咳嗽者禁忌。

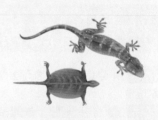

保健功效

纳气平喘

蛤蚧兼入肺肾二经，善补肺气、定喘咳、助肾阳，为治多种虚证喘咳之佳品。常与贝母、紫苑、杏仁等同用，治虚劳咳嗽，如"蛤蚧丸"（《圣惠方》）；或与人参、贝母、杏仁等同用，治肺肾虚喘，如"人参蛤蚧散"（《卫生宝鉴》）。

补肺益肾

蛤蚧有益精养血、补肾助阳之功，益精助阳，故常用于肾阳不足、精血亏虚之阳痿遗精。

助阳益精

蛤蚧质润不燥，补肾助阳兼能益精养血，有固本培元之功。可单用浸酒服；或与益智仁、巴戟天、补骨脂等同用，如"养真丹"（《御院药方》）。

【现代研究】

成分：含肌肽、胆碱、卡尼汀（肉毒碱）、鸟嘌呤及蛋白质、氨基酸、脂肪无机盐等。

药理：实验表明蛤蚧体、尾乙醇提物皮下注射，有性激素样作用。并能增强血清中溶菌酶活性和提高抗体效价。蛤蚧提取物腹腔注射或口服，可显著抗应激作用，实验证明能够延长小鼠在高温环境中的生存时间及缺氧环境下的存活时间。此外，蛤蚧还具有抗衰老、平喘、降血糖、抗炎等作用。

【配伍应用】

蛤蚧配生地黄：蛤蚧重于补肺益肾，纳气定喘；生地黄重于清热凉血，养阴生津。两药合用，可增强补肺益肾、清热凉血的作用，适用于肺肾虚亏、久喘失音或痰中带血等。

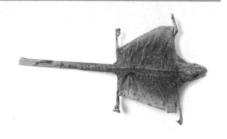

蛤蚧配枸杞子：蛤蚧功专补肺益肾；枸杞子功善补益肝肾。两药伍用，补肾助阳的作用增强。适用于肾阳不足、阳痿遗精等。

蛤蚧配益智仁：蛤蚧质润不燥，补肾助阳兼能益精养血；益智仁甘温入肾，补阳益阴兼能固精缩尿。两药配伍，可增强温补肾阳、固本培元之功。适用于肾虚阳痿、遗精遗尿等。

蛤蚧配贝母：蛤蚧能补肺气、止咳定喘；贝母能清痰热、纳气平喘。两药合用，可增强补肺清热、化痰止咳的作用，适用于肺虚而有痰热的咳喘。

蛤蚧配百部：蛤蚧补肺益肾、纳气定喘；百部甘润苦降、润肺止咳。两药配伍，可增强补肺益肾、纳气定喘、润肺止咳的作用，适用于肺结核引起的咳嗽、痰中带血等。

【选购与储存】

挑选蛤蚧时候要分类。酥蛤蚧色稍黄、质较脆；酒蛤蚧稍有酒气、味微咸。二者均以体大肥壮、尾全不碎者为佳。防止被蜥蜴假冒。蜥蜴与蛤阶相似，其特点是指及趾为圆柱形，而蛤蚧的指和趾扁平而大。若取出蛤蚧的眼珠，可用力搓出一黄色颗粒，而蜥蜴没有。储存时应置阴凉干燥处，用木箱严密封装，常以花椒拌存，防蛀。

【家庭调理药膳】

蛤蚧羊腰花

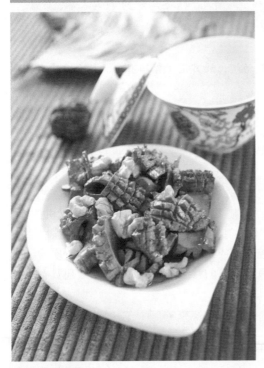

材料 蛤蚧粉1.5克，胡桃肉30克，羊肾1只，姜、葱、盐、黄酒、生粉糊、橄榄油各适量。

做法 ❶羊肾纵向切开两半去筋膜及臊腺。把胡桃肉及蛤蚧粉夹在羊肾剖面中，用线扎紧。姜切片，葱切段。❷把羊肾放在盛器内，葱、姜取一半放在羊肾四周，黄酒均匀洒在羊肾上，上笼用武火蒸1小时取出。❸割线取出胡桃肉，在羊肾表面划十字花刀，切成长3厘米、宽1.5厘米的小块。待锅中油烧至五六成熟时，倒入羊肾煸炒，加姜、葱、胡桃肉，加盐翻炒几次，最后用生粉糊勾芡。

功效

补肾壮阳、益精补虚。适用于肾阳虚所致的阳痿、遗精、夜尿多或遗尿、腰膝冷痛或酸软、耳聋等症。

蛤蚧红参散

材料 蛤蚧2对，红参50克，淫羊藿250克，米酒适量。

做法 将蛤蚧去除头、足和鳞，与淫羊藿、红参分别用文火焙干，研成细粉，混合均匀。每次服用5克，一日2次，米酒送服。

功效

温肾补虚、壮阳生精。适用于男性肾阳虚衰所致的阳痿、早泄、少精不育、精神疲惫、腰酸膝冷等。

蛤蚧酒

材料 蛤蚧1对，黄酒500毫升。

做法 将蛤蚧去除头、足和鳞，切成小块，放入瓶内，加入黄酒，密封瓶口，每日振摇1次，酒浸15天后便可服用。每日饮用10～20毫升，每日3次。

功效

温肾补肺、助阳纳气。适用于肾不纳气所致的咳嗽气短、动则喘息、面色浮白、汗多肢冷和肾阳虚衰所致的阳痿、早泄、精少等。

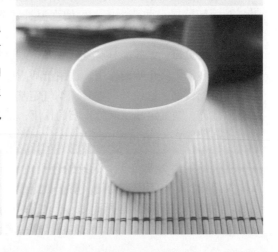

蛤蚧虫草散

材料 蛤蚧1对，冬虫夏草50克。

做法 将蛤蚧去除头、足和鳞，与冬虫夏草分别用文火焙干，一并研成细粉，混合均匀。每次用温开水送服5克，1日2次，30天为一疗程。

功效

补肺益肾、纳气平喘。适用于肺肾两虚所致的呼吸喘促、呼多吸少、动则加重、形体消瘦、精神衰疲、肢冷汗出等。

第八节 淫羊藿——补肾壮阳，祛风除湿

现代研究发现，淫羊藿有雄性激素样的作用，其功效强于蛤蚧和海马。但需要提醒的是，有口干、手足心发热、潮热、盗汗等症状，属中医学阴虚相火易动者，则不宜服用淫羊藿。

【本草档案】

别名：仙灵脾、放杖草、弃杖草、千两斤、干鸡筋、黄连祖、三枝九叶草。

性味归经：味辛、甘，性温。归肝、肾经。

适用体质：阳虚体质。

用法用量：煎服，3～10克。

服用禁忌：阴虚火旺者不宜用。

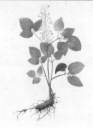

【现代研究】

成分：含黄酮类化合物，还含有木脂素、生物碱和挥发油等。

药理：研究发现，淫羊藿总黄酮具有增强免疫功能。对呼吸系统的影响主要表现在具有祛痰、镇咳、平喘的作用。对心血管系统的影响有可使心脏收缩力明显增强、心肌张力

保健功效

补肾壮阳

淫羊藿辛甘，性温燥烈，功善补肾壮阳，单用有效，亦可与其他补肾壮阳药同用。与肉苁蓉、巴戟天、杜仲等同用，治肾虚阳痿遗精等，如"填精补髓丹"（《丹溪心法》）。单用本品浸酒服，可以兴阳，理腰膝冷痛，如"淫羊藿酒"（《食医心镜》）。

祛风除湿

淫羊藿辛温散寒，祛风胜湿，入肝肾强筋骨，可用于风湿痹痛，筋骨不利及肢体麻木，常与威灵仙、苍耳子、川芎、肉桂同用，即"仙灵脾散"（《圣惠方》）。

明显增加、抗心肌缺血、耐缺氧、减慢心率、降压的作用。淫羊藿水煎剂能明显降低血小板聚集率，可促进血小板解聚，降低健康人血黏度，加快血液循环。淫羊藿苷能显著增加脑血流量，降低脑血管阻力。淫羊藿黄酮或淫羊藿苷对脑细胞还具有保护作用。此外，淫羊藿尚有镇静催眠、抗氧化、降血糖、耐缺氧、抗衰老、抗骨质疏松等作用。

【配伍应用】

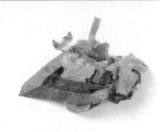

淫羊藿配仙茅： 淫羊藿辛甘而温，仙茅辛而热，且燥烈之性较强，二者皆能补肾助阳。两药合用，强筋健骨、祛风除湿，适用于肾阳不足、命门火衰、阳痿精冷、小便频数，又可用于腰膝冷痛、筋骨痿软等。

淫羊藿配巴戟天： 淫羊藿辛燥，助阳散寒力较强；巴戟天微温不燥，暖胞宫效力较好。两药相须为用，补火助阳之力更胜，适用于肾阳不足所致阳痿遗精、遗尿尿频、宫冷不孕。

淫羊藿配威灵仙： 淫羊藿味辛甘而性温，主入肝与肾经，具有补肾壮阳、强筋壮骨、祛风除湿的功效；威灵仙辛散温通，性猛善走，通行十二经，具有祛风湿、通络止痛的作用。两药配伍，祛风除湿止痛的功效增强，适用于风湿痹痛、肢体麻木、筋脉拘挛、屈伸不利，无论上下皆可应用，尤宜于肾虚者。

【选购与储存】

一般说来，淫羊藿以梗少、叶多、色黄绿、不碎者为佳。正品的淫羊藿叶为基出脉，而不少伪品为羽状脉，这也是挑选上品淫羊藿的主要鉴别方面之一。在储存时，炮制后的药材贮干燥容器内，密闭，置阴凉干燥处。

【家庭调理药膳】

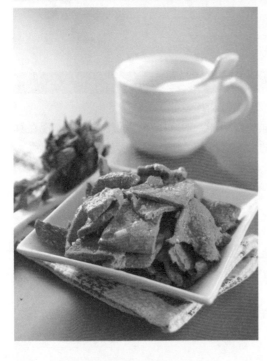

淫羊藿猪肝

材料 淫羊藿10克，猪肝250克，葱花、姜丝、料酒、精盐、白糖、味精、植物油适量。

做法 ❶将淫羊藿洗净，放砂锅内，加水2杯，煮沸至半杯水量，滤出煎汁待用。猪肝洗净切片。❷油锅烧热，下葱、姜煸香，投入猪肝、料酒、精盐、白糖煸炒，最后倒入淫羊藿药汁，煸炒至猪肝熟而入味。用味精调味即可出锅食用。

功效

补肝肾、祛风湿。适用于阳痿、风湿痹痛、腰膝无力、面色萎黄、贫血、目花等病症。阴虚火旺者忌食。

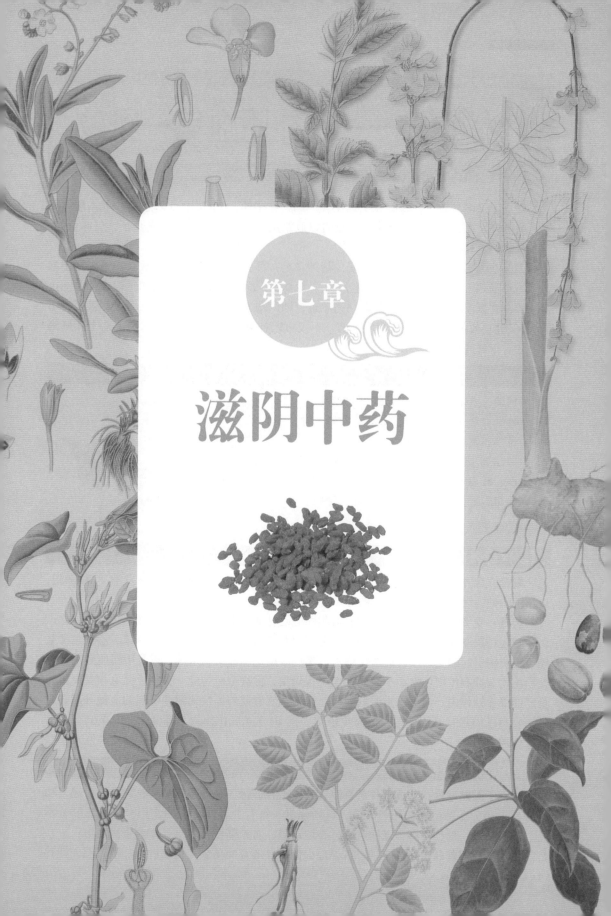

第七章

滋阴中药

第一节 女贞子——滋补阴血第一圣物

女贞子又名冬青子，是临床上运用较广的一味中药。《本草纲目》记载："此木凌冬青翠，有贞守之操，故以女贞状之……近时以放蜡虫，故俗称为蜡树。"女贞子，气味俱阴，为入肾除热、补精之要品。

中医认为，肾得补，则五脏自安，精神自足，百病去而身肥健矣。故女贞子多用于滋肾阴，得清热安神之功效。《本草述》载："女真实，固入血海益血，而和气以上荣……由肾主肺，并以淫精于上下，下独髭须为然也，即广嗣方中，多用之矣。久服，肥健轻身不老。"保健功效最为有名的是女贞子酒，不仅可以补益肝肾、抗衰老、祛斑，对老年脂褐质斑还有很好的疗效。

【本草档案】

别名：贞木、冬青、蜡树、女贞实。

性味归经：味甘、苦，性凉。归肝、肾经。

适用体质：阴虚体质。

用法用量：煎服，6～12克。因主要成分齐墩果酸不易溶于水，故以入丸剂为佳。本品以黄酒拌后蒸制，可增强滋补肝肾作用，并使苦寒之性减弱，避免滑肠。

服用禁忌：脾胃虚寒泄泻及阳虚者忌服。

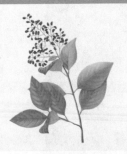

【现代研究】

成分：含齐墩果酸、女贞子苷、女贞苷、15 种氨基酸、多糖、20 种挥发油、7 种磷脂，以及钾、钠、钙、镁、锌、锰、铁等 11 种微量元素。

药理：女贞子可降低胆固醇和血清胆固醇及甘油三酯，有预防和消减动脉粥样硬化斑块和减轻斑块厚度的作用。女贞子具抗突变力及抗癌作用。女贞子对二甲苯、乙酸角叉菜胶等致炎物引起的毛细血管通透性增加、炎性渗出增加和组织水肿，以及甲醛所致慢性炎性损伤均有抑制作用。女贞子液能抗血小板聚集、促进造血功能。女贞子提取物女贞素具稳定的降血糖作用。女贞子水煎剂尚可对抗肾上腺素或外源性葡萄糖引起的血糖升高。此外，女贞子尚具有通便、增强机体免疫力、抗 HPD 光氧化作用、降低眼压、抗衰老、保肝等作用。

【配伍应用】

女贞子配熟地黄：女贞子甘苦性凉，功善滋补肝肾，补益兼能清解；熟地黄甘温，功善补血滋阴、益精填髓。两药配伍，可增强滋补肝肾、养血滋阴的作用，适用于肝肾不足、阴虚发热、骨蒸劳热、盗汗遗精、心烦口渴、面赤颧红等症，有标本兼治之功。

女贞子配何首乌：女贞子甘、苦，凉，能滋补肝肾而乌须；何首乌甘、涩，温，能补

保健功效

滋补肝肾

女贞子性偏寒凉，能补益肝肾之阴，常与墨旱莲配伍，用于肝肾阴虚所致的目暗不明、视力减退、眩晕耳鸣、须发早白、失眠多梦、腰膝酸软、遗精等。肾阴亏虚消渴者，宜与生地、天冬、山药等滋阴补肾之品同用。阴虚内热之潮热心烦者，宜与生地、知母、地骨皮等养阴清虚热之品同用。

清热明目

女贞子滋补肝肾、益阴培本，又具养肝明目之功，故阴虚有热、目微红羞明、眼珠作痛者，宜与生地黄、石决明、谷精草等滋阴清肝明目之品同用。

益精血而乌须。两药合用，可增强滋补肝肾、益精乌发的作用，适用于久病虚损、肝肾不足、腰膝酸痛、精亏早衰、须发早白等。

女贞子配菟丝子：女贞子不仅能滋补肝肾，还能益阴培本；菟丝子不仅能补肾固精，还能养肝明目。两药相须，可增强滋补肝肾、养肝明目的作用，适用于肝肾不足、阴虚阳亢、头晕目眩、视物模糊、耳鸣健忘等。

【选购与储存】

女贞子种小，略呈肾形，红棕色，两端尖。气芳香，味甘而微苦涩。以粒大饱满、色灰黑、质坚实者为佳。正品女贞子质坚，体轻，横面破开后大部分为单仁，如为双仁，中间则有隔瓤分开。仁呈椭圆形，两端尖，外面紫黑色，里面灰白色。伪品体轻，内核呈扁圆形，背面腹部各有浅槽。从气味上说，正品女贞子闻之无臭气，味甘而微涩；而伪品味酸而涩。储存前干足，放木箱内，防霉防蛀。

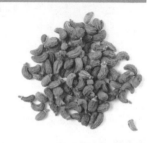

【家庭调理药膳】

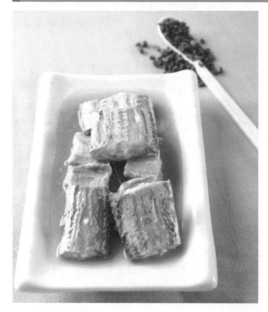

女贞子蒸带鱼

材料 女贞子20克，带鱼250克，精盐、料酒、葱段、姜片、白糖适量。

做法 ①将女贞子放砂锅内，加3杯水煎至2杯量，用纱布滤出药汁待用。②将带鱼去内脏、鳍洗净，剁成段，放入盆中，加入精盐、料酒、葱段、姜片、白糖、女贞子煎汁，上笼蒸至鱼肉熟而入味即可。

功效

滋补肝肾。可作为迁延型肝炎、慢性肝炎的辅助食疗，具有提高抗病能力、护肝、改善肝功能、消除症状的作用。

二子炖团鱼

材料 女贞子30克，重约1000克鳖1只，枸杞子30克，料酒、精盐、味精、酱油、白糖、葱段、姜片、胡椒粉适量。

做法 ❶将鳖宰杀，洗净，下沸水锅焯至表皮发白起皱。捞出去头、爪、内脏，挖下背壳，刮去表皮，剁成块，洗净。❷将女贞子去杂洗净，装入纱布袋扎口。将枸杞子去杂洗净。炖盅逐一放入鳖肉、女贞子、枸杞子、料酒、精盐、酱油、白糖、葱段、姜片和适量水，放入笼内蒸2小时。蒸至鳖肉熟烂入味，出笼拣去药袋、葱、姜，用味精、胡椒粉调味即成。

功效

滋补肝肾、强阴明目。用于治疗肝肾阴虚所致腰痛、遗精、头晕、目花等病症。

女贞决明汤

材料 女贞子15克，黑芝麻10克，桑葚10克，草决明10克，泽泻9克，红糖适量。

做法 将女贞子、黑芝麻、桑葚、决明子、泽泻分别去杂洗净，放入砂锅内加水煮煎，煎好滤出汤汁，加入红糖即成。

功效

补肝肾、养头目、润肠通便。用于治疗肝肾阴虚所致的头晕目花、便秘及动脉硬化症。常饮还能增强正气、养神、轻身延年。

女贞子酒

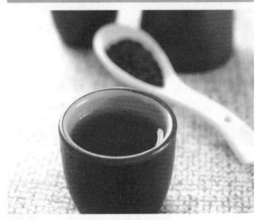

材料 女贞子250克，黄酒2500克。

做法 将女贞子去杂洗净，沥干水，放入盛酒的坛内，加盖封口，浸泡1个月即可。

功效

补肝肾、养阴益血。民间常用以治疗神经衰弱、须发早白、慢性腰腿痛等症。

第二节 银耳——滋阴润燥益肾阴

银耳，又叫白木耳，营养丰富，素有"菌中之冠"的美称。银耳较为常见，也非常有效用，它既是名贵的营养滋补佳品，又是扶正强壮的补药。在古代，皇家贵族常将其看作是"延年益寿之品"及"长生不老良药"。银耳可补脾，亦可开胃，药效很多。另外，银耳还是一款营养品，能增强人体免疫力。而且，它也是一种常见的菜肴，在日常生活中，可以在煮粥、炖猪肉时放一些银耳，亦可用来拌凉菜，既可以享受美食，又能滋补身体，一举两得。

【本草档案】

别名：白木耳、白耳、桑鹅、五鼎芝、白耳子。

性味归经：味甘、淡；性平；无毒。归肺、胃、肾经。

适用体质：风寒咳嗽者禁用。

用法用量：煎汤，3～10克；或炖冰糖、肉类服。

服用禁忌：湿热酿痰致咳者禁用。

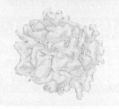

【现代研究】

成分：含银耳子实体多糖，银耳孢子多糖，多糖 TP-1，糖蛋白 TP，细胞壁多糖，葡萄糖醛酸木糖甘露聚糖，中性多糖；磷脂部分含有磷脂酰甘油，磷脂酰乙醇胺，磷脂酰丝氨酸等。同时还含有一定量的维生素及微量元素。

药理：银耳制剂可增强腹腔巨噬细胞对鸡红细胞的吞噬能力，能明显增强自然杀伤细胞和抗体依赖细胞介导细胞毒性作用。而且，还有一定的抗肿瘤作用。此外，银耳相关药物产品还具有一定的延缓衰老作用、抗突变作用、抗溃疡作用、降血糖作用、降血脂作用、抗炎作用，以及抗凝和抗栓作用等。

【配伍应用】

银耳配枸杞：银耳是滋补佳品，枸杞亦有一定的滋补作用。两药相合而用，可让滋补能力更强，且有利于人体吸收，可有效强身健体，堪称滋补佳品。

银耳配莲子：银耳可益气清肠、安眠健胃，莲子性凉，能有效去除火气。两者相合而用，不仅降火，且有利于睡眠，是夏季养生佳品，对改善睡眠、清热除火等有很强的效果。

【选购与储存】

一级银耳干燥，色白，肉肥厚，数朵成圆形，有光泽，无杂质，无耳脚。二级银耳干燥，白色或略带米黄色，略带耳脚，余同一级。三级色白或米黄，肉略薄，整朵成形。等

保健功效

去皱紧肤

据现代科技研究表明，银耳中含有丰富的蛋白质以及维生素等成分，可有效抗老去皱及紧肤，常敷还可以去雀斑、黄褐斑等。

强精补肾

银耳具有强精补肾、和血强心等作用。用于治肺热咳嗽、肺燥干咳、妇女月经不调等病症均有一定的效果。另外，它还能提高肝脏解毒能力，保护肝脏功能，亦可以增强肿瘤患者对放疗、化疗的耐受力。

补脾开胃、清肠

银耳有补脾开胃、益气清肠、安眠健胃、补脑、养阴清热、润燥之功用，对阴虚火旺等病人有很好的滋补作用。同时，银耳还是一种含膳食纤维的减肥食品，它的膳食纤维可助胃肠蠕动，减少脂肪吸收。

外者外观及肉皆不及以上几种，无杂质，无泥沙，无烂耳，无异味即可。

储存时应置于阴凉干燥处，避免受潮。

【家庭调理药膳】

银耳莲子汤

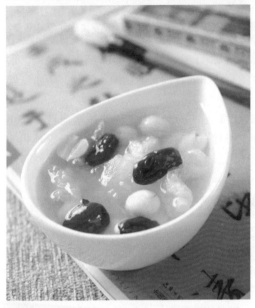

材料 银耳、莲子、红枣、冰糖各适量。

做法 ❶将银耳用冷水浸泡15分钟，泡发后去粗蒂，切小块备用。❷锅置火上，加清水。之后下莲子大火烧10分钟。❸红枣洗净，之后连同处理过的银耳一同入锅，大火煮5分钟。❹转小火，煮1小时左右，期间不时搅拌一下，最后加入冰糖调味即可出锅。

功效

清热去火、安眠健胃。适合夏天饮用，可有效去除暑气、降火消暑。

泡菜银耳鸡丝

材料 鸡胸肉、银耳，泡菜各适量，盐、料酒、淀粉、香油各少许。

做法 ❶将鸡胸肉洗净、切丝，之后用少

许料酒、淀粉、盐混合抓匀，放置腌渍15分钟；银耳放入水中泡发，之后切丝。❷泡菜切丝，同时，泡菜汤不要扔掉，留置备用。❸锅置火上，烧热后，倒油少许，下肉丝炒开。❹炒至肉丝稍稍变色后，倒入银耳翻炒，片刻后，再加入泡菜，继续翻炒。❺炒至八成熟时，将泡菜汁倒入，并根据口味加少许盐，翻炒几下后即可。出锅前滴两滴香油提香，口味更好。

功效

鸡肉有增强体力、强壮身体的作用，配合银耳之后，可益五脏、补虚损、补虚健胃、强筋壮骨、活血通络、调月经、止白带等。

银耳粥

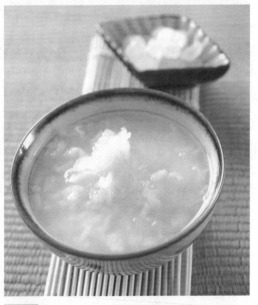

材料 银耳、粳米、冰糖各适量。

做法 ❶将银耳用温水泡发，之后去蒂，撕成瓣状。同时，粳米淘洗干净。❷将粳

米、银耳同放锅内，加水，大火烧沸，之后小火煮30分钟，加入冰糖，搅匀即成。

功效

滋阴、润燥、生津、止渴，有养肺、益气和血、补脑强心的作用。

银耳拌黄瓜

材料 银耳一大朵、黄瓜两根，蒜泥、盐、陈醋、香油各适量。

做法 ❶ 将银耳用冷水泡发，之后去蒂，撕成小朵备用。锅中加水烧开，将银耳放入略焯一下，注意时间不宜太长，否则容易软烂。❷ 黄瓜洗净，横刀拍烂，切成小块。之后加2小勺盐拌匀，腌15分钟左右，然后轻轻挤去水分。❸ 将黄瓜和冷却的银耳混合，加蒜泥、醋、香油等，搅拌均匀即可。

功效

除热、利水、解毒、清热利尿。可用于烦渴、咽喉肿痛、火眼、烫伤等。

第三节 北沙参——养阴清肺，益胃生津

沙参最早并没有南北之分。北沙参之名始见于明代晚期医药著作《本草汇言》："真北沙参"。清代《本经逢原》中指出："沙参有南北二种，北者质坚性寒，南者体虚力微。"清乾隆年间，吴仪洛著的《本草从新》里说："北沙参专补肺阴，清肺火，治久咳痨。"《本草求真》："沙参有南、北二种，均有清养肺胃之功。北沙参质坚性寒，富有脂液；南沙参空松而肥，气味轻清。体虚力微。一则偏于养胃，一则偏于清肺。对于肺无余热现而发生之咳嗽，尤宜北沙参，对于胃虚有余热而发生之咳嗽则宜南沙参。"

【本草档案】

别名：真北沙参、菜阳沙参、辽沙参。

性味归经：味甘、微苦，微寒。归肺、胃经。

适用体质：阴虚体质。

用法用量：煎服，4.5 ~ 9克。

服用禁忌：风寒作嗽及肺胃虚寒者忌服。

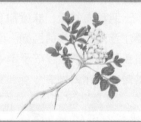

【现代研究】

成分：含挥发油、三萜酸、豆甾醇、β-谷甾醇、多糖、生物碱、补骨脂素、香柑内酯、花椒毒酚、花椒毒素、异欧前胡素、欧前胡素、蛇床内酯、别欧前胡素等。另含挥发油、氨基酸及多糖。

药理：其挥发油能降低正常体温；其乙醇浸膏有解热作用，同时也有一定的镇痛作用。北沙参多糖对迟发型超过反应有抑制作用；对正常人血淋巴细胞增生有抑制作用。北沙参多糖仅对免疫应答有抑制，对免疫器官影响不大。北沙参水浸液低浓度加强心脏收

保健功效

养阴润肺

北沙参甘润而偏于苦寒，善能补肺阴，清肺热，常与麦冬、南沙参、杏仁、桑叶、玄参等药同用。常用于阴虚肺燥有热之干咳少痰、咳血或咽干音哑等症。

益胃生津

北沙参能补胃阴，而生津止渴，兼能清胃热。适用于胃阴虚有热之口干多饮、饥不欲食、大便干结，以及胃痛、胃胀、干呕等症。常与石斛、玉竹、乌梅等养阴生津之品同用。胃阴脾气俱虚者，宜与山药、太子参、黄精等养阴益气之品同用。

缩，高浓度抑制心脏收缩，直到心室停跳，但可恢复。其水浸液可使血压稍有上升，呼吸加强。此外，北沙参尚具有抗环磷酰胺毒副反应和抗突变的作用。

【配伍应用】

北沙参配生地黄：北沙参功长益胃生津；生地黄功长养阴生津。两药配伍，可增强养胃阴、生津液、止烦渴的作用，适用于温热病邪热伤津或胃阴不足、口燥咽干、烦热口渴等。

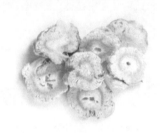

北沙参配杏仁：北沙参功善养阴润肺；杏仁功善于止咳化痰。两药伍用，可增强滋阴润肺、止咳化痰的作用，适用于肺虚燥咳或劳嗽久咳、干咳少痰、咽干音哑等。

北沙参配麦门冬：北沙参重于养阴清热；麦门冬重于养阴润肺。两药合用，可增强养肺阴、清肺热、润肺燥的作用，适用于热伤肺阴所致的干咳痰少、咽干口渴等。

北沙参配知母：北沙参甘寒，长于滋养肺阴、清泻肺热；知母苦寒，善于清热泻火、滋阴润燥。两药相须，可增强养阴润肺、滋阴润燥的作用，适用于阴虚劳热、咳嗽咳血等。

【选购与储存】

北沙参气微，味微甜。以枝条细长、呈圆柱形、均匀质坚、外皮色白净者为佳。这里要注意南北沙参的区别。北沙参质坚性寒，富有脂液；南沙参空松而肥，气味轻清。北沙参在储存前晒干，放于干燥处，防霉蛀。

【家庭调理药膳】

参竹炖鸭汤

材料 北沙参50克，玉竹50克，老鸭1只，葱段、姜片、料酒、精盐、胡椒粉。

做法 ❶将鸭杀死去毛和内脏，洗净，用沸水焯后切块。北沙参、玉竹分别洗净。烧热锅将鸭块放入煸炒，加入料酒、姜、葱，煸炒至水干。❷注入适量清水，加入北沙参、玉竹、盐、胡椒粉，大火烧沸，撇去浮沫，小火炖至鸭肉熟烂，拣出沙参、玉竹、葱、姜，盛入汤盆中即成。

功效

适用于对肺结核引起的低热、干咳、心烦口渴和慢性气管炎，对老年糖尿病或病后体虚、津亏肠燥引起的便秘等症有一定疗效。

沙参煮鸡蛋

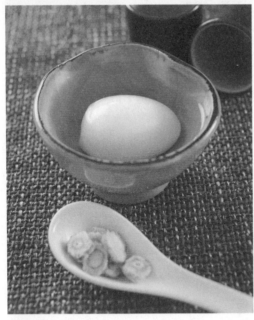

材料 北沙参20克，鸡蛋1～2个，冰糖适量。

做法 将北沙参、鸡蛋同放入锅内加清水共煮，10多分钟后蛋熟去壳再煮，20～30分钟后，吃鸡蛋喝汤。

功效 治肺胃阴虚，亦治肺结核属肺阴不足者，见有咳嗽咯血、咽痛口渴。

沙参淮山药

材料 北沙参15克，淮山药15克，莲子10克，炒扁豆12克。

做法 将沙参、山药、扁豆、莲子同放砂锅内，加适量水，水煮沸1小时后，去渣滤汁入碗内，加入白糖搅匀即成。

功效 补气阴、养脾胃。用于治疗脾胃气阴虚、食欲减退、消化不良、乏力等病症。

白参炖鸡

材料 北沙参50克，百会50克，老母鸡1只，葱段、姜片、料酒、精盐、味精、酱油、胡椒粉、白糖各适量。

做法 ❶ 将沙参洗净切段。百合去杂洗净，将母鸡去内脏、鸡爪，洗净，下沸水锅焯一会，捞出清水冲洗干净。❷ 将沙参、百合放入鸡腹入锅，再加料酒、盐、酱油、葱段、姜片、白糖，再加入适量水，武火烧沸，改为文火炖至鸡肉熟烂，点入味精，撒上胡椒粉，即可出锅。

功效 滋阴清热、润肺止咳。用于阴虚所致的咯血、咳嗽，以及肺结核引起的阴虚症。

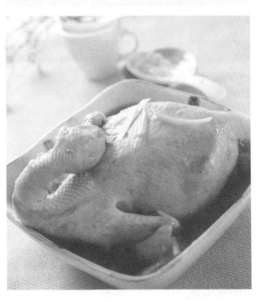

第四节 南沙参——养阴清肺，补气化痰

一般认为，南沙参与北沙参功用相似，但细分起来，南沙参偏于清肺祛痰，而北沙参偏于养胃生津。在使用时要辨证选用。

《本草纲目》记载："沙参白色，宜于沙地，故名。其根多白汁，俚人呼为羊婆奶。"南沙参与人参、玄参、丹参、苦参被誉为"五参"，虽然外形不同，但五参的疗效类似。沙参甘淡而寒，其体轻虚，在药膳中常用于补肺胃之气。张元素曾曰："肺寒者用人参，肺热者用沙参代之，取其味甘也。"虽然同为参，疗效又相近，但在经络归属上还是有些差别的，家庭选用参时，先要辨体再选用。

【本草档案】

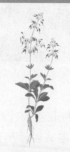

别名：沙参、白参、知母、羊乳、羊婆奶、铃儿草、虎须、苦心。

性味归经：味甘、微苦，性微寒。归肺、胃经。

适用体质：阴虚、气虚体质。

用法用量：内服：煎汤，10～15克，鲜品15～30克，或入丸、散。

服用禁忌：风寒咳嗽禁服。

【现代研究】

成分：沙参含皂苷、香豆素、胡萝卜苷、蒲公英萜酮、二十八烷酸和 β–谷甾醇。轮叶沙参根含三萜皂苷、蒲公英萜酮、胡萝卜苷、β–谷甾醇和饱和脂肪酸。南沙参中均含

保健功效

养阴清肺

南沙参甘润而微寒，能补肺阴、润肺燥，兼能清肺热。亦适用于阴虚肺燥有热之干咳痰少、咳血或咽干音哑等。

补气化痰

南沙参对肺燥痰黏，咯痰不利者，有一定的祛痰的作用，还略能补脾肺之气，可气阴两补。常与北沙参、麦冬、杏仁等润肺清肺及对症之品配伍。

清胃生津

南沙参养胃阴、清胃热之力亦不及北沙参，但本品兼能补益脾气，对于胃阴脾气俱虚之证，有气阴双补之效，对热病后期气阴两虚而余热未清不受温补者尤为适宜。多与玉竹、麦冬、生地等养胃阴、清胃热之品配伍，如"益胃汤"（《温病条辨》）。

多糖、羽扇豆烯酮。

药理：动物实验表明，南沙参具有强心，改善血液"黏性"和易"凝"的倾向，可使红细胞解聚，有明显的活血作用。沙参煎剂可提高细胞免疫和非特异性免疫功能，对体液免疫有抑制作用。此外沙参还有抗辐射、祛痰、抗真菌的作用。

【配伍应用】

南沙参配桑叶：南沙参功善养阴清肺、化痰；桑叶功善清肺润燥、止咳。两药配伍，可增强清肺润燥、止咳化痰的作用，适用于风温燥邪侵袭肺卫，灼伤肺阴所致的咳嗽少痰、咽干口渴等。

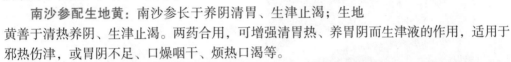

南沙参配麦门冬：南沙参能养阴清肺；麦门冬能养阴润肺。两药配伍应用，清肺热、养肺阴的作用增强，适用于热伤肺阴所致的干咳痰少、咽干口渴等。

南沙参配生地黄：南沙参长于养阴清胃、生津止渴；生地黄善于清热养阴、生津止渴。两药合用，可增强清胃热、养胃阴而生津液的作用，适用于邪热伤津，或胃阴不足、口燥咽干、烦热口渴等。

【选购与储存】

南沙参在购买时要选择条粗饱满，色黄白无粗皮的，最好是产于安徽，江苏的。在储存方面，先晒干，后置通风干燥处。炮制品贮干燥容器中，防霉，防蛀。

【家庭调理药膳】

南沙参冬瓜乌鸡煲

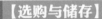 南沙参30克，冬瓜500克，乌鸡1只，猪棒骨汤3000克、料酒、盐、味精、姜、葱、胡椒粉适量。

做法 ❶将南沙参浸泡24小时，切成4厘米长的节；乌鸡宰杀后，去毛、内肛及爪；冬瓜去皮、洗净，切成6厘米长、3厘米宽的块；姜拍松，葱切段。❷将南沙参、冬瓜、乌鸡、姜、葱、料酒、盐、味精、胡椒粉、棒骨汤同放高压锅内，置武火上烧沸，盖上压阀。10分钟后，停火，凉凉，倒入煲内，盖上盖，煮沸后即可服用。功效养阴润肺、祛痰止咳。适用于肺热燥咳、虚劳久咳、阴伤咽干、喉痛、更年期综合征等症。

斛苓沙参猪骨汤

材料 南沙参12克，石斛12克，茯苓12克，猪脊骨500克，菠菜100克，姜片、葱片、精盐、味精适量。

做法 ❶将猪脊骨加水，放入生姜，烧沸后去掉浮油，再煮至熟。❷将石斛、茯苓、南沙参用纱布包好，放入猪脊骨汤中，再煮20分钟，拣去药包。洗净菠菜，放入汤中煮沸，加入精盐、味精、葱花调好味，出锅即成。

功效

滋阴润燥、祛痰止咳。适用于消渴、肺热燥咳、虚咳久咳、阴伤、咽干、津少、阴虚内热等病症。

南沙参炖鸡

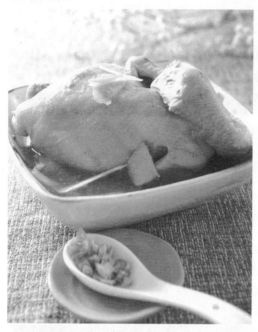

材料 南沙参50克，1200克的公鸡1只，料酒、精盐、味精、酱油、葱段、姜片各适量。

做法 ❶将南沙参去杂洗净。将鸡宰杀，去毛、内脏、脚爪，洗净后入沸水锅焯一下，捞出洗去血污。❷锅内放入适量水，放入鸡，煮沸，撇去浮沫，再加入南沙参、葱、姜、料酒、精盐、味精、酱油，改为文火炖，炖至鸡肉熟烂，出锅即成。

功效

补脾胃、养阴液。适用于食欲不振、消化不良、乏力、四肢无力、肺热燥咳、久咳、小便频数等病症。

沙参粥

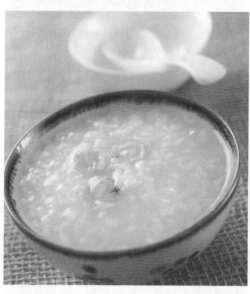

材料 北沙参干品15克（鲜品30克），大米50克，冰糖适量。

做法 将沙参切片，大米及适量冰糖同入砂锅后加水如常法煮粥。也可将沙参晒干或烘干后研细粉，待粥熟后和入粥内，再稍煮稠，即可食用。每日早晚各食1次。

功效

润肺养胃、养阴清热、止咳。适用于肺热燥咳、干咳无痰、久咳声哑。或胃阴不足、津少口渴、舌干少苔等症。

第五节 枸杞子——明目润肺，补肝肾

枸杞子虽无人参之名望，虫草之尊贵，但无论男女老幼、贵贱贫富，识之者众，用之者众，是一味天赐的百姓良药。

古代的医药学家早已留下了用枸杞子除疾的成功经验，齐、梁时期陶弘景常饮枸杞茶，终年近90岁，一生精力充沛。《本草纲目》云："古者枸杞、地骨皮取常山者为上，其他五陵阪岸者可用，后世唯取陕西者良，而又以甘州者为绝品。"《保寿堂方》载："此药性平，常服能除邪热，明目轻身。春采枸杞叶，名天精草；夏采花，名长生草；秋采子，名枸杞子；冬采根，名地骨皮。"枸杞子的服用也比较方便，可入药、嚼服、泡酒，但一般认为将枸杞子用水冲洗干净后直接嚼服对营养成分的吸收会更充分。

【本草档案】

别名：枸杞、枸杞子、甘杞子、枸杞果、杞果、杞子、西枸杞、北枸杞、甘枸杞、宁枸杞、宁夏枸杞、宁夏杞子。

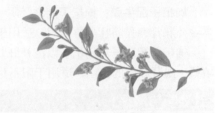

性味归经：味甘，性平。归肝、肾经。

适用体质：阴虚、血虚体质。

用法用量：煎服，10～15克。

服用禁忌：脾虚便溏者不宜用。

【现代研究】

成分：果实含枸杞多糖，又含甜菜碱、阿托品、天仙子胺；另含玉蜀黍黄素酸浆红素、隐黄质、东莨菪素、胡萝卜素、核黄素、烟酸等。种子含天冬氨酸、脯氨酸、丙氨酸、亮氨酸等。

药理：枸杞子不仅是免疫增强剂，而且是免疫调节剂，显示这一作用的活性成分是枸杞多糖。本品对丝裂原诱导的T、B淋巴细胞增值反应有明显的促进作用。枸杞煎剂对造血功能有促进作用。此外，枸杞还具有抗氧化、抗衰老、抗疲劳、升高白细胞、降血脂、降压、抗突变、抗肿瘤和抗菌作用。老年人口服枸杞能提高血浆睾酮水平。

保健功效

补肾益精

枸杞子性平不寒，无伤阳之弊，故虽为补阴主药，亦常以阴中求阳之法，治疗肾阳不足，命门火衰所致腰膝酸痛、神疲乏力、畏寒肢冷等。

养肝明目

枸杞子甘平质润，能补肾益精、养肝明目，故可用于治疗肝肾不足、精血亏损所致早衰诸证，如目暗不明、视物昏花、头晕目眩、须发早白、夜尿频多。枸杞子能补肾益精、养肝明目，故多用于目暗不明、内外障眼、漏眼脓出。

润肺止咳

枸杞子能滋补肺肾而润肺止咳，还可用于肺肾阴虚、劳嗽咳血、潮热盗汗等。补肝肾、益精血。

补血止风

枸杞子能补血生营，血足则风灭，故可治风，如治疗肾风、头目眩晕、心中悬悬、惊恐畏人，常欲蒙被而卧者。枸杞子甘平，补肝血、益肾精，精血充足，则神明自安，故常用治疗虚烦失眠、易惊善恐。

【配伍应用】

枸杞子配熟地黄：枸杞子能滋补肾阴，兼能益肾填精；熟地黄能补血滋阴，兼能益精填髓。两药配伍应用，可使滋补肾阴、益精填髓的作用增强，适用于肾阴不足、精衰血少、腰膝酸软、形容憔悴、阳痿遗精等。

枸杞子配菟丝子：枸杞子善于滋补肾阴、益肾填精；菟丝子善于补肾益阴、固精缩尿。两药合用，可增强填精益髓、补肾固精的作用，适用于肾虚精少、阳痿早泄、遗精精冷、余沥不清、久不生育等。

枸杞子配牛膝：枸杞子能滋肾阴、益肾精；牛膝能补肝肾、强筋骨。两药配伍，可增强滋补肝肾、强筋壮骨的作用，适用于肾虚骨痿、腰膝酸痛、足不任地等。

枸杞子配附子：枸杞子以滋补肝肾见长；附子以温肾助阳见长。两药配伍，具有补肾填精、温肾壮阳的作用，适用于阳不足、命门火衰、腰膝酸痛、神疲乏力、畏寒肢冷等。

【选购与储存】

枸杞子以气弱、味甜、微酸、粒大、色红、肉厚、籽少、质柔润为佳。储存时置阴凉干燥处，防闷热，防潮，防蛀。晾干容易保存，普通袋装的一般为七到八成干，不宜大量堆积库存，时间久了会发黏变质。

【家庭调理药膳】

枸杞鸡蛋汤

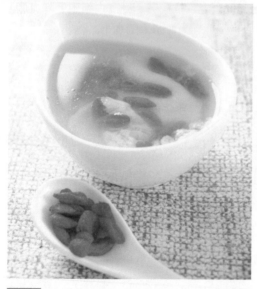

材料 枸杞子30克，鸡蛋2个。食盐、味精各适量。

做法 ❶将枸杞子洗净，放入锅内，加清水适量，煎煮20分钟后打入鸡蛋（不要搅拌）。❷再煮15分钟，加入适量精盐、味精，调匀。饮汤食蛋，每日1剂，连服5天。

功效

滋养肝肾、补益精血。适用于肝肾阴虚所致的腰膝酸软、头晕目眩、视物模糊、健忘失眠、胁肋隐痛等。

枸杞酒

材料 干枸杞子200克，白酒300毫升。

做法 ❶将枸杞子洗净，沥去水分，剪碎后放入细口瓶内，加入白酒，密封瓶口。每日振摇1次，浸泡7天以上。❷饮完后可加酒再浸泡1次。最后可将酒泡过的枸杞子直接食用。每日10~20枚。晚餐或睡前饮用。

功效

滋养肝肾。适用于肝肾阴虚所致的目暗、目涩、视弱、迎风流泪等。

枸杞山药炖兔肉

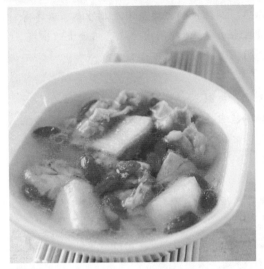

做法 将兔肉洗净切细，同枸杞、山药、细盐共入锅中，加水适量，文火炖烂即成。吃肉喝汤，每日1剂，连服数日。

功效

滋阴健脾消渴。适用于糖尿病患者服用。

枸杞参芪枣衣汤

材料 枸杞子15克，党参15克，黄芪15克，大枣10枚，花生仁外衣6克。

做法 将上述诸品共入砂锅内，煎煮1小时后去渣取汁即成。每日1剂，连服6～7日。

功效

健脾补虚、益气摄血。适用于气虚不摄、血小板减少性紫癜等症。

材料 枸杞子15克，山药25克，兔肉250克，细盐少许。

第六节 百合——养阴润肺，安心神

李时珍云："百合之根，以众瓣合成也。或云专治百合病故名，亦通。其根如大蒜，其味如山薯，故俗称蒜脑薯。"百合有很好的滋补之功，而且还对秋季气候干燥而引起的多种季节性疾病有一定的防治作用。

鲜百合具有养心安神、润肺止咳的功效，对病后虚弱的人非常有益。此外，百合还具有美容养颜、清热凉血的功效。油性皮肤的人多吃百合对皮肤特别好。

【本草档案】

别名：强瞿、番韭、蒜脑薯。

性味归经：味甘，性寒。归肺、心经。

适用体质：阴虚体质。

用法用量：煎服，10～30克；蒸食、煮粥食或拌蜜蒸食。外用捣敷。

服用禁忌：脾肾虚寒便溏者忌用。

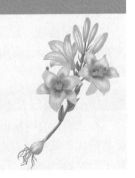

保健功效

润肺止咳

百合微寒，作用平和，能补肺阴、清肺热。润肺清肺之力虽不及北沙参、麦冬等药，但也有一定的止咳祛痰作用。常与款冬花配伍，用于治疗阴虚肺燥有热致干咳少痰、咳血或咽干音哑等，如"百花膏"（《济生方》）。

清心安神

百合能养阴清心、宁心安神。治虚热上扰、失眠、心悸，可与麦冬、酸枣仁、丹参等清心安神药同用。治疗神志恍惚、情绪不能自主、口苦、小便赤、脉微数等为主的百合病心肺阴虚内热证，用本品既能养心肺之阴，又能清心肺之热，还有一定的安神作用。

养阴清胃

百合还能养胃阴、清胃热，可用于治疗胃阴虚有热之胃脘疼痛。

【现代研究】

成分：含酚酸甘油酯、甾体糖苷和甾体生物碱、微量元素等。其中还含有酚酸甘油酯及丙酸酯衍生物酚酸的糖苷、酚酸甘油酯糖苷，以及麝香百合苷甲等。

药理：百合水提液具有止咳、祛痰、平喘、强壮的作用。白合水提取液、水煎醇沉液具有延长缺氧时间的作用。百合还具有保护胃黏膜、升高外周白细胞、镇静的作用。此外，百合尚有一定的抗疲劳、抑制迟发性过敏反应等作用。

【配伍应用】

百合配茯苓：百合甘寒，善于清肺、润燥、止咳；茯苓甘淡，善于利水、渗湿、健脾。两药合用，可具有清肺润燥、利水渗湿的作用，适用于痰热阻肺、肺气壅滞、咳嗽气喘等。

百合配石膏：百合不仅能清热润肺，还能止咳化痰；石膏不仅能清泻肺热，还能止咳平喘。两药相须，可增强清热宣肺平喘、润肺止咳的作用，适用于热邪壅肺、喘促咳痰、烦热头痛、外有表证者。

百合配贝母：百合甘寒，功善清肺、润燥、止咳；贝母甘苦微寒，功善清热化痰、润肺止咳。两药配伍应用，可增强清热润肺、化痰止咳的作用，适用于痰热壅肺、热灼津伤、肺失清肃、咳嗽气喘、痰中带血等。

百合配桔梗：百合长于润肺止咳；桔梗善于止咳利咽。两药配伍，可增强清肺化痰、润肺止咳的作用，适用于小儿咳嗽、胸中痰壅、咽喉不利，以及以痰多有热呼吸不利为主症者。

【选购与储存】

在选购百合时应以瓣匀、肉厚、质硬、筋少、色白者为佳。野生者瓣小而厚，味较苦者品质优。栽培者瓣大而勃、味微苦，质较逊，多供食用。储存前最好先晒干，包装好，置于干燥处，防霉，防虫蛀。

【家庭调理药膳】

百合雪梨羹

材料 百合15克，雪梨1只，荸荠30克，冰糖适量。

做法 ① 将百合去杂洗净，荸荠洗净去皮捣烂，雪梨洗净去核切碎。② 将百合、荸荠、雪梨同放入铝锅中，加水及冰糖适量，烧煮至百合熟透入味即成。

功效

润肺、清热、化痰。用于治疗慢性支气管炎、阴虚痰枯滞、咳嗽、咯血等症。常人食之，树身体正气，减少疾病，强壮身体。

百合猪蹄

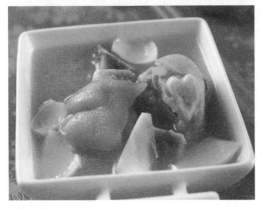

材料 百合100克，猪蹄1只，料酒、精盐、味精适量。

做法 ① 将百合去杂浸泡半小时。猪蹄去毛涮洗干净，放沸水锅中焯去血水。② 将猪蹄、盐、料酒、清水放砂锅烧开，改为文火炖到猪蹄熟，放入百合再炖，炖至百合熟，最后用味精调味即成。

功效

滋阴。适用于肺热干咳、咯血、虚烦、贫血等病症。又可作为白细胞减少者的治疗食品。

百合蛋黄汤

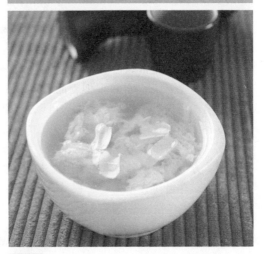

材料 百合45克，柴鸡蛋1只，冰糖适量。

做法 ① 将百合放入水中浸泡一夜，出白沫，去其水，用清水煮。② 打入鸡蛋搅匀再煮至熟。放入冰糖调味即成。

功效

滋阴润肺、安神。适用于肺阴虚咳嗽、咯血、肺结核、慢性支气管炎、心阴虚失眠、心烦、精神不安、惊悸等病症。常食可减少疾病，益智健脑。

百合莲藕

材料 百合15克，鲜藕250克，莲子仁15克，白糖适量。

做法 ① 将百合、莲子仁洗净。将藕刮去表皮切小块。② 将百合、莲子仁放入铝锅内，加水适量，煮至莲子仁熟，加入藕块、白糖，继续煮至藕熟烂即成。

功效

清热润肺、养心安神。适用于肺虚久咳、热病烦渴、水肿、遗精等病症。常人食之，树人体正气、健康少病、延年益寿。

麦冬——养阴生津，润肺清心

麦冬是多年生常绿植物，无论盛夏赤日炎炎，还是严冬寒风刺骨，皆苍然茂盛。明朝李时珍云："麦须曰，此草根似麦而有须，其叶如韭，凌冬不凋，故谓之麦冬，及有诸韭、忍冬诸名。俗作门冬，便于字也。可以服食断谷，一名仆垒，一名随脂。"

麦冬的不同提炼方法有不同的作用功效，所以在家庭应用时，应先了解清楚再进行养生应用。如处方中所写麦门冬、麦冬、寸冬都是指生麦冬。其为原药材去杂质，洗净晒干入药者。方中的炙麦冬是生麦冬用文火炒至微黄而成，有减缓寒凉，养阴而不腻胃的功效。朱麦冬又名朱寸冬、辰麦冬、辰寸冬。为净麦冬喷水至少许微润，将朱砂细粉撒布均匀，使朱砂粉与麦冬粘连一块而入药者，主要作用为镇惊安神。鲜麦冬为其鲜品洗净入药者。

【本草档案】

别名：寸冬、大麦冬、麦门冬、沿阶草、书带草。

性味归经：味甘、微苦，微寒。归心、肺、胃经。

适用体质：阴虚体质。

用法用量：煎服，10～18克。

服用禁忌：虚寒泄泻、湿浊中阻、风寒或寒痰咳嗽者禁服。

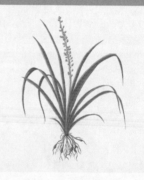

【现代研究】

成分：罗斯考皂苷元、薯蓣皂苷元、麦冬苷元、龙脑等。还含有高异类黄酮成分，如麦冬甲基黄烷酮A、麦冬甲基黄烷酮B、麦冬黄烷酮A、麦冬黄酮A、麦冬黄酮B，以及钾、钠、钙、镁、铁、铜、锰等28种无机元素。

药理：实验表明，麦冬注射液能够明显提高小鼠在低压缺氧条件下的耐缺氧能力。低剂量麦冬根注射液能使心肌收缩力增强。麦冬注射液加小剂量硫酸镁可预防心肌梗死后心律失常的发生，降低心肌耗氧量，增加心肌能量供给，限制心肌梗死范围。麦冬能保护心肌缺血、缺氧性损害，改善心脏血液动力学效应。

【配伍应用】

麦门冬配玄参：麦门冬善能养阴润肺；玄参善能养阴润燥。两药伍用，可使滋阴润燥的作用增强，适用于肺阴不足而致喉痒、咳嗽无痰、口渴咽干等。

麦门冬配五味子：麦门冬以养阴润肺见长；五味子以敛肺止咳见长。两药合用，可增强养阴润肺、敛肺止咳的作用，适用于阴虚燥咳较重、少动则喘、咳嗽吐痰不已、皮肤不泽等。

保健功效

养阴润肺

麦冬功善养肺阴，清肺热，常与阿胶、石膏、桑叶、枇杷叶等品同用，治疗阴虚肺燥有热所致鼻燥咽干、干咳痰少、咳血、咽痛音哑等症，如"清燥救肺汤"（《医门法律》）。

益胃生津

麦冬味甘柔润，性偏苦寒，功善生津止渴、滋养胃阴，兼清胃热。广泛用于胃阴虚有热之舌干口渴、胃脘疼痛、饥不欲食、呕逆、大便干结等症。治胃阴不足之气逆呕吐，如"麦门冬汤"（《金匮要略》）。如治热伤胃阴、口干舌燥，常与生地、玉竹、沙参等品同用；治消渴，可与天花粉、乌梅等品同用。

清心除烦

麦冬可归心经，还能养心阴、清心热，并略具除烦安神作用。可用于心阴虚有热之心烦、失眠多梦、健忘、心悸怔忡等症，宜与生地、酸枣仁、柏子仁等养阴安神之品配伍，如"天王补心丹"（《摄生秘剖》）。治热伤心营、神烦少寐者，宜与黄连、生地、玄参等清心凉血、养阴之品同用，如"清营汤"（《温病条辨》）。

麦门冬配黄柏： 麦门冬功善养阴润肺；黄柏功善清火退热。两药相须，可增强滋阴降火的作用，适用于阴虚火旺咳嗽（午后为甚）者。

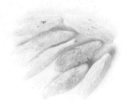

麦门冬配黄芪： 麦门冬能养阴润肺而止咳；黄芪能补气升阳而固表。两药配伍，可增强补气养阴、润肺止咳的作用，适用于劳嗽咳血、气阴两伤、四肢倦怠、腰膝无力等。

【选购与储存】

麦冬气微香，味甘、微苦。一般说来，质量较好的麦冬以表面淡黄白色、身干、个肥大、质软、半透明、有香气、嚼之发黏者为主要特征。现在一些商家为了防止湿度过大的麦冬霉变就用硫黄来制，有较为刺鼻的味道。储存时置于阴凉通风干燥处，大量时贮存于冷库；炮制品贮于干燥容器中，防潮、防霉，防变色泛油。

【家庭调理药膳】

麦冬膏

材料 麦门冬300克，天门冬300克，党参100克，山茱萸200克，生地黄400克，枸杞子200克，炼蜜1500克。

做法 ❶将以上六味洗净，切碎，放入锅内。加清水适量，浸泡12小时，煎煮3~5小时，滤取药汁。❷药渣加水再煎，反复3次。最后合并药汁，用文火煎熬，浓缩至膏状，以不渗纸为度。❸在煎好的药汁内兑入炼蜜，一边搅拌均匀，一边文火烧沸。每次服用10克，1日3次，白开水冲服。

功效

补益气阴、滋养肝肾。适用于肝肾不足，元气亏损所致的小便频数、量多浑浊、腰酸膝软、四肢无力、口干舌燥、神疲乏力、气短自汗等。

麦冬粥

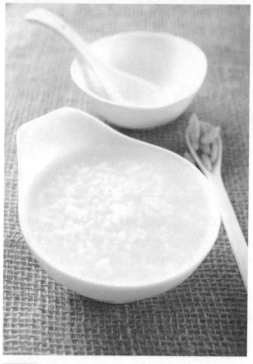

材料 麦门冬30克，粳米100克。冰糖适量。

做法 ❶将麦门冬切碎入锅，加入清水适量，先浸泡2小时，再煎煮40分钟，滤取药汁。❷将粳米洗净，放入锅内，加少量清水，先用武火煮沸，再用文火煎熬15分钟，待八成熟时加入麦门冬煎汁和少量冰糖，搅拌均匀，继续煎煮20分钟左右，以米熟为度。早晚餐食用。

功效

滋阴润肺、清心养胃。适用于肺阴亏虚所致的咳嗽、痰少、咯血和胃阴亏虚所致的食少反胃、咽干口燥、大便燥结等。

麦冬茶

材料 麦门冬12克，党参9克，北沙参9克，玉竹9克，天花粉9克，乌梅6克，知母6克，

甘草6克。

做法 将以上8味洗净，干燥，研成粗末，放入搪瓷大杯中，用沸水冲泡，加盖温浸30分钟。每日1剂，当茶饮用。

功效

滋阴生津、养胃润肠。适用于胃阴不足所致的形体消瘦、胃脘隐痛、饥不欲食、食后饱胀、口燥咽干、口臭、大便秘积等。

麦冬莲子汤

材料 麦门冬20克，莲子肉15克，茯苓10克。

做法 ❶将以上三味略洗，放在砂锅内，加入清水适量，煎煮40分钟左右取汁。❷药渣加水再煎35分钟左右，取汁。合并2次汁液，分早晚2次温服。

功效

滋阴清热、宁心安神。适用于心阴亏虚所致的心悸、烦躁、失眠、多梦等。

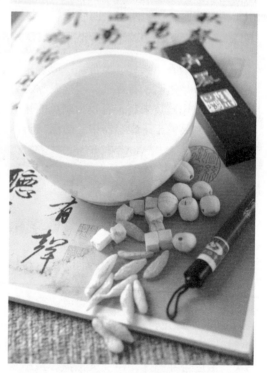

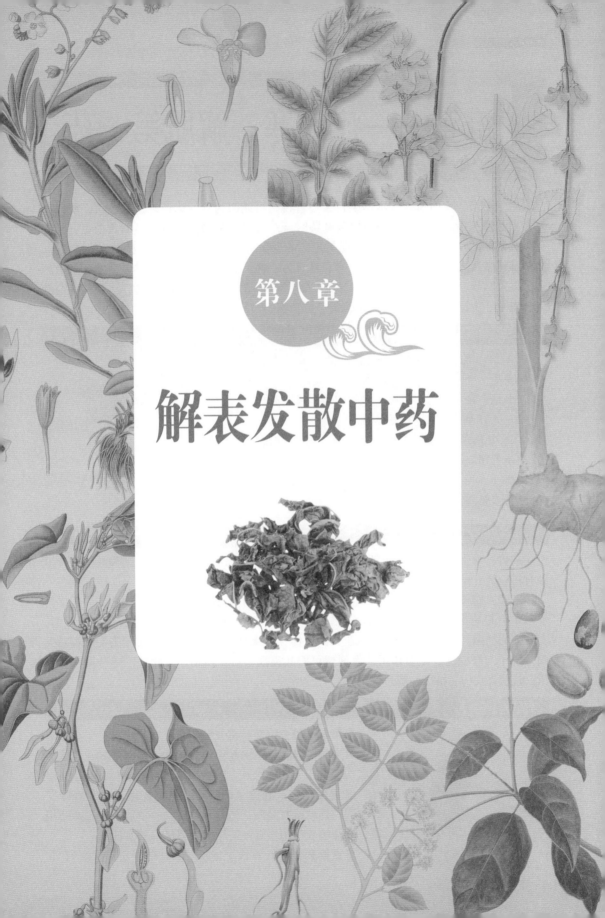

第八章

解表发散中药

第一节 麻黄——疗伤寒，解肌第一药

对于麻黄，李时珍在《本草纲目》中曾说，可能因为它的味道麻，颜色黄，所以叫麻黄。名医张揖在《广雅》书中提到麻黄时云："龙沙，麻黄也。狗骨，麻黄根也。不知何以分别如此？"麻黄的应用历史悠久，古书多有记录。如李时珍曰："麻黄乃肺经专药，故治肺病多用之。"麻黄善于治疗伤寒，被誉为"解肌第一药"。麻黄的功效着重于宣散解表，以宣肺气、散风寒为作用核心。而其发汗解表、宣肺平喘、利水消肿三大功效，与肺外合皮毛、主宣发肃降、主通调水道的三大功能一一相扣。

【本草档案】

别名：龙沙、卑相、卑盐、麻黄、策敦木、生麻黄、炙麻黄等。

性味归经：味辛、微苦，温。归肺、膀胱经。

适用体质：阳虚、气虚体质。

用法用量：煎服，3～10克。发汗解表宜生用，止咳平喘多炙用。

服用禁忌：本品发散力强，凡表虚自汗、阴虚盗汗及虚喘均当慎用。

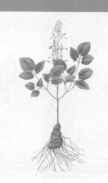

【现代研究】

成分：含生物碱，主要包括麻黄根素、麻黄根碱及噁唑酮类生物碱。阿魏酰组胺含多种有机胺类、挥发油、黄酮类化合物等。

药理：麻黄碱对支气管平滑肌有松弛作用，可用于平喘、镇咳。对于用药（如毛果芸香碱）引起的支气管痉挛有显著解痉作用。麻黄碱还具有强心作用，能使外周血管收缩，心收缩力加强，心搏出量增加，血压升高。伪麻黄碱的升压作用较弱。实验表明麻黄对大脑，脑干与脊髓均有兴奋作用，大剂量可引起失眠、不安和震颤。此外，还有发汗、利尿、抗变态反应、抗炎、解热、抗病。

【配伍应用】

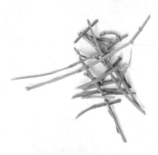

麻黄配干姜：麻黄功善发汗解表、宣肺平喘；干姜善于发散风寒、温肺化饮。两药伍用，可增强散寒解表、化饮平喘之功，适用于外感风寒、内停水饮的咳喘证。

麻黄配桂枝：麻黄辛开苦泄，遍彻皮毛，功专宣肺发汗散邪；桂枝辛甘温煦，透达营卫，功善解肌发表。两药相须，发汗解表作用增强，适用于外感风寒表实证。

麻黄配射干：麻黄长于宣肺平喘；射干功善祛痰利咽。

保健功效

发汗解表

麻黄味辛、微苦而性温，主入肺和膀胱经。肺外合皮毛，主司呼吸。麻黄辛温发散，长于宣肺气、开腠理、散风寒以发汗解表，有"疗伤寒第一药"之誉称。

宣肺平喘

麻黄辛散苦泄、温通宣畅，可外开皮毛之郁闭，以使肺气宣畅；内降上逆之气，以复肺司肃降之常，故善平喘，为治疗肺气壅遏所致喘咳的要药，并常以杏仁等止咳平喘药为辅助。治疗寒痰停饮、咳嗽气喘、痰多清稀者，常配伍细辛、干姜、半夏等，如"小青龙汤"（《伤寒论》）。治疗风寒外束、肺气壅遏的喘咳实证，常配伍杏仁、甘草。

利水消肿

麻黄上宣肺气，可使肌肤之水湿从毛窍外散，并通调水道、下输膀胱以下助利尿之力，故宜于风邪袭表，肺失宣降的水肿、小便不利兼有表证者，每与甘草同用，如"甘草麻黄汤"（《金匮要略》）。如再配伍生姜、白术等发汗解表药、利水退肿药，则疗效更佳。

两药伍用，共达宣肺祛痰、下气止咳之功，适用于寒饮郁肺、气逆而喘、喉中痰鸣（如水鸡声）、胸膈满闷等。

【选购与储存】

麻黄以茎色淡绿或黄绿、内心色红棕、手拉不脱节、味苦涩者为佳。正品麻黄有草麻黄、木贼麻黄、中麻黄三种。常见的伪品有水木贼和节节草。麻黄应当放置在阴凉干燥处保存，注意防潮，防蛀。

【家庭调理药膳】

发汗豆豉粥

材料 麻黄3克，淡豆豉15克，葛根10克，荆芥3克，山栀3克，生石膏30克，生姜10克（切片），葱白2茎，粳米100克。

做法 ❶先将上药放入砂锅内煎煮5～10分钟，去渣留汁。❷再将淘洗的粳米放入药液中煮至粥成，趁热分服。

功效

疏风清热、解表散寒。

麻杏粥

材料 麻黄5克，杏仁15克，粳米100克。

做法 将麻黄用水煎汤，去沫去渣，将杏仁（最好是甜杏仁）去皮尖，放入汤中煮6～7分钟，再放入粳米，煮熟成粥，即可食用。

功效

辛温解表、化痰止咳。

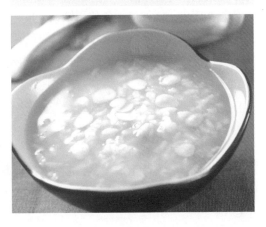

麻黄豆腐汤

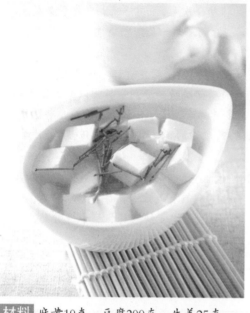

材料 麻黄10克，豆腐200克，生姜25克。

做法 ①麻黄洗净，豆腐切块，生姜切片。②将三种食材一同放入砂锅中，加水适量，文火煮开后，再煮1小时即可。饮汤，吃豆腐，每晚1剂。

功效

疏风散寒、宣肺平喘，适用于支气管炎。

绿豆麻黄饮

材料 麻黄9克，绿豆30克。

做法 将麻黄和绿豆洗净，放入砂锅中，加水适量，先用武火煮沸，撇去浮沫。再用文火煎，至绿豆开花，去渣取汁。代茶饮。

功效

发汗解表、宣肺平喘。适用于流感、伤风。

第二节 桂枝——发汗解肌，温通经脉

《神农本草经》记载："桂枝者，盖亦取其枝上皮。其本身粗厚处，亦不中用。"可见唐宋以前所说的桂枝，是用嫩枝的枝皮。宋代《本草别说》记载："今又有一种柳桂，乃桂之嫩小枝条也，尤宜入治上焦药用也。"所称柳桂，与今天所用的商品桂枝一致，是桂树的嫩枝条。在明代，桂枝仍主要使用嫩枝枝皮，在《本草纲目》中的记录也是沿用了唐宋本草的旧说，并没有将柳桂专条列出。大约在清代初期，柳桂逐渐成为桂枝的正品，沿用至今。

【本草档案】

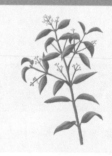

别名：桂枝尖。

性味归经：味辛、甘，性温。归心、肺、膀胱经。

适用体质：阳虚、气虚体质。

用法用量：煎服，3～10克。

服用禁忌：本品辛温助热，容易伤阴动血，凡外感热病、阴虚火旺、血热妄行等证，均当忌用。孕妇及月经过多者慎用。

【现代研究】

成分：含挥发油 0.2% ~ 0.9%，油中主成分桂皮醛 70% ~ 80%，以 5 年生的植株含油量高，油中不含芳樟醇，可作提取桂皮油的原料。

药理：桂枝具有镇痛、镇静、抗惊厥、降温、解热作用。能刺激神经，使皮肤血管扩张，改善外周循环。桂枝挥发油对炭疽杆菌、金黄色葡萄球菌、痢疾杆菌、伤寒杆菌、副伤寒杆菌有较强的抑制作用。桂枝挥发油部分由呼吸系统排出，对呼吸道有消炎作用，且可稀释其分泌液，有祛痰、止咳作用。桂皮油可健胃、缓解胃肠道痉挛。此外，桂枝能增加冠状动脉血流量，有强心、利尿作用。

【配伍应用】

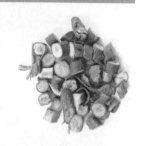

桂枝配甘草：桂枝能温通心阳；炙甘草能补益心气。二者伍用，辛甘化阳，能温通心阳、宁心定悸、温补心脾，具有温通而不刚燥、补益而不壅滞的特点，适用于心阳不足所致的心悸气短、自汗脉迟等。

桂枝配桃仁：桂枝辛散温通，善于温通经脉；桃仁苦泄性平，善于活血祛瘀通经。两者配伍，活血祛瘀通经之力更著，适用于瘀血内阻之痛经、闭经、头痛、腰痛等。

桂枝配茯苓：桂枝辛甘温煦，功善助阳化气；茯苓功善健脾利水渗湿。两者合用，通阳利水。适用于水湿内停，阳虚不运所致的痰饮、水肿。又因桂枝能温通心阳；茯苓善健脾宁心安神。二者伍用，又有温阳益气、宁心安神之功，适用于心阳不足所致的心悸、气短、失眠等。

桂枝配附子：桂枝辛散温通，善于温通经脉以通利关节；附子辛热，善于散寒除湿、温经止痛。二药相伍，善于温经散寒止痛，常用治风寒湿痹、肢节疼痛明显者。又因桂枝能温通卫阳，解肌发汗；附子善于补火助阳。二者伍用，有助阳解表之功，适用于阳虚外感风寒。

保健功效

发汗解肌

桂枝性甘温，能通阳扶卫，其开腠发汗之力较麻黄温和，而善于宣阳气于卫分，畅营血于肌表，故有助卫实表、发汗解肌、外散风寒之功。对于外感风寒，不论表实无汗、表虚有汗及阳虚受寒者，均宜使用。

温通经脉

桂枝辛散温通，有温通经脉之功，兼能散寒止痛。若妇女寒凝血滞、月经不调、经闭痛经、产后腹痛，桂枝既能温散血中之寒凝，又可宣导活血药物，以增强化瘀止痛之效；若心脉瘀阻、胸阳不振、胸痹心痛，能温通心阳；若风寒湿痹、肩臂疼痛，桂枝可祛风散寒、疗痹止痛。

助阳化气

桂枝甘温，既可温扶脾阳以助运水，又可温肾阳、逐寒邪以助膀胱气化，而行水湿痰饮之邪，为治疗脾阳不运，水湿内停所致的痰饮病眩晕、心悸、咳嗽，以及膀胱气化不行、小便不利的常用药。

【选购与储存】

　　桂枝最常见的是饮片，为不规则的小段或类圆形薄片；表面棕色至红棕色，有纵棱线；有特异香气，味甜，微辛，皮部味较浓。一般说来，上品桂枝以幼嫩、色棕红、气香者为佳。桂枝在储存时和大多数药材一样，也需要置于阴凉干燥处。

【家庭调理药膳】

桂枝甘草粥

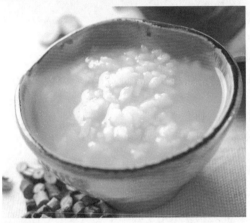

材料 桂枝20克，炙甘草10克，糯米50克，盐、味精、香油适量。

做法 糯米淘洗干净入锅，加清水500毫升，大火烧开，加入桂枝、炙甘草，改用小火熬煮成粥，拣出桂枝，放入盐、味精、香油搅匀即可。

功效

　　温通胸阳、养心安神。适用于心阳虚而致顽固性失眠、心悸、多梦易醒。

大枣桂枝炖牛肉

材料 大枣10枚，桂枝9克，牛肉100克，胡萝卜200克，上汤1000毫升，绍酒10克，葱、姜、盐适量。

做法 ❶把大枣洗净去核。桂枝洗净；牛肉洗净，切成4厘米见方的块；胡萝卜洗净，也切成4厘米见方的块；姜拍松，葱切段。❷再把牛肉、大枣、桂枝、胡萝卜、

绍酒、葱、姜、盐放入炖锅内，加入上汤1000毫升。把炖锅置武火上烧沸，再用文火炖煮1小时即成。

功效

　　宣痹通阳、祛寒补血。适用于血虚寒闭型冠心病患者食用。

桂枝人参粥

材料 桂枝6克，红参6克，当归3克，甘草3克，红枣6枚，粳米100克，红糖20克。

做法 ❶把桂枝、当归、甘草放入砂锅内，加清水50毫升，用中火煎煮25分钟，除去药渣，留汁待用。❷红参切片，红枣去核，粳米淘洗干净后与药汁一同放入电饭煲内。再加清水1200毫升，把粥煲熟，加入红糖，拌匀即成。

功效

　　祛寒补血、宣痹通阳。适用于血虚寒闭型冠心病患者食用。

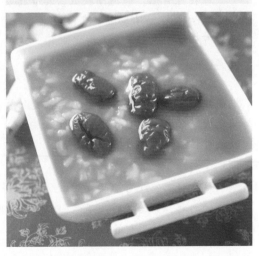

桂枝乳鸽

材料 桂枝6克，乳鸽2只，甘草3克，大枣6枚，绍酒10克，鸡汤300毫升，姜、葱、盐、胡椒粉、酱油适量。

做法 ❶把乳鸽宰杀后，去毛、内脏及爪。用沸水焯一下捞起，抹上盐、绍酒、酱油、胡椒粉，腌渍30分钟，待用。❷再将乳鸽放入蒸杯内，加入鸡汤，放入桂枝、姜、甘草、大枣，放入蒸笼内蒸50分钟即成。

功效

祛寒补血。适用于血虚寒闭型冠心病患者食用。

第三节

紫苏——发表散寒，解鱼蟹毒

李时珍云："苏从酥，音酥，舒畅也。苏性舒畅，行气和血，故谓之苏。曰紫苏者，以别白苏也。"紫苏在我国种植应用约有近2000年的历史，主要用于药用、油用、香料、食用等方面，其叶（苏叶）、梗（苏梗）、果（苏子）均可入药，嫩叶可生食、做汤，茎叶可腌渍。

【本草档案】

别名：苏、白苏、桂荏、荏子、赤苏、红苏。
性味归经：味辛，性温。归肺、脾、胃经。
适用体质：阳虚体质。
用法用量：煎服，5～9克，不宜久煎。
服用禁忌：气弱表虚者禁服。

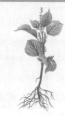

【现代研究】

成分：含挥发油，其中主要为紫苏醛、左旋柠檬烯及少量 α-蒎烯等。

药理：紫苏对葡萄球菌、链球菌、伤寒杆菌、大肠杆菌、痢疾杆菌、白喉杆菌、脑膜炎双球菌、卡他球菌、流感病毒及白色念珠菌均有不同程度的抑制作用。能抑制皮肤丝状菌类的生长。能扩张皮肤血管，刺激汗腺分泌而有解热作用。水提物及紫苏醛均有镇静作用。能减少支气管分泌物，缓解支气管痉挛，有化痰、止咳、平喘作用。此外，紫苏还有止血、抗氧化、抗炎、升高血糖、止痒等作用。

【配伍应用】

紫苏配杏仁：紫苏善于解表散寒，兼能宣肺化痰；杏仁功善降气止咳平喘。二药配伍，外能解表散寒以取微汗，内能调畅肺气以化痰止咳，适用于风寒或凉燥犯肺所致的恶寒头痛、咳嗽痰稀、气促鼻塞等。

紫苏配黄连：紫苏叶肃肺理气和胃；黄连清热燥湿和胃。二

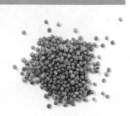

保健功效

解表散寒

紫苏辛散性温，发汗解表、散寒之力较为缓和，轻证可以单用，重证须与其他发散风寒药合用。因其内能行气宽中，外能解表散寒，且略兼化痰止咳之功，故风寒表证而兼气滞、胸脘满闷，常配伍香附、陈皮等药，如"香苏散"（《和剂局方》）。恶心呕逆或咳喘痰多者，可与杏仁、桔梗等药同用。

行气宽中

紫苏味辛能行，能行气以宽中除胀、和胃止呕，兼有理气安胎之功，可用治中焦气机郁滞之胸脘胀满、恶心呕吐。偏寒者，常与砂仁、丁香等温中止呕药同用；偏热者，常与黄连、芦根等清胃止呕药同用。

安胎

紫苏也可治胎气上逆、胸闷呕吐、胎动不安者，常与砂仁、陈皮等理气安胎药配伍。用治七情郁结、痰凝气滞之梅核气证，常与半夏、厚朴、茯苓等同用，如"半夏厚朴汤"（《金匮要略》）。

解鱼蟹毒

紫苏能解鱼蟹毒，对于进食鱼蟹中毒而致腹痛吐泻者，能和中解毒。可单用本品煎汤服，或配伍生姜、陈皮、藿香等药。

者伍用，一温一凉，共奏和中止呕之功，适用于湿热余邪留于肺胃所致的昼夜呕恶不止。

紫苏配陈皮：紫苏能行气宽中；陈皮能理气调中，兼能燥湿化痰。两者合用，既能理气燥湿化痰以治痰湿壅肺之咳嗽痰多、胸闷不舒，又能行气宽中除胀以治脾胃气滞之脘腹胀满、恶心呕吐。

【选购与储存】

紫苏以叶大、色紫、不碎、香气浓、无杂质者为佳。紫苏的选购因食用方式不同而有不同的标准，鲜食、油炸或煮粥宜选择叶片平展、无梗、无虫噬痕迹的嫩叶；腌渍或做饮料，带梗或老一些的叶片更为适宜。紫苏储存时置于阴凉干燥处，防虫蛀。

【家庭调理药膳】

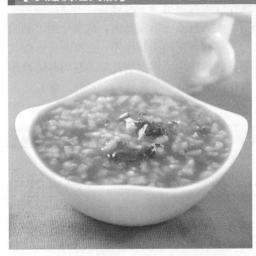

紫苏粥

材料 紫苏叶15克，粳米100克，红糖。

做法 将粳米煮至成稀粥，再加入紫苏叶稍煮5分钟，最后加入红糖调味即成。

功效

紫苏叶具有开宣肺气、发表散寒、行气宽中的功效，与健脾胃的粳米相配成粥，适用于感冒风寒、咳嗽、胸闷不舒等病症。紫苏粥也是很好的健胃解暑食品。

第四节 白芷——解表散寒，祛风止痛

　　白芷是一种夏天盛开的花，药用白芷为杭白芷或祁白芷的根，《本草纲目》引徐锴云："初生根干为芷，则白芷之义取乎此也。"在尧、舜、禹时将两者审䌷成一对始称为"蕙芷"。

　　在治疗功效上其气味芳香升散，临床主要适用于风寒感冒、头痛、齿痛、鼻塞等症。在生活中白芷与蜂蜜、白附子研末做成面膜，能够起到祛斑、去皱、美白的作用。但阴虚阳亢者谨慎服用。

【本草档案】

　　别名：白茝、香白芷。

　　性味归经：味辛，性温。归肺、胃经。

　　适用体质：阳虚体质、气虚体质。

　　用法用量：内服：煎汤，3～10克；或入丸、散。外用：适量，研末撒或调敷。

　　服用禁忌：血虚有热者，阴虚阳无之头痛者禁服。

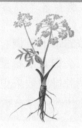

【现代研究】

　　成分：白芷全株含挥发油。由根挥发油中检出 29 种化合物，含量较高的有甲基环葵烷、1–十四碳烯、月桂酸乙酯。根还含数种呋喃香豆素（如比克－白芷素、比克－白芷醚），以及氧化前胡素、欧前胡内酯、异欧前胡内酯等。

　　药理：实验证明白芷具有解热、镇痛与抗炎作用。白芷和杭白芷醇提醚溶性成分对离体兔耳血管有显著扩张作用，而白芷的水溶性成分有血管收缩作用。白芷的香豆精类成分对冠状血管有扩张作用。异欧前胡内酯有降低离体蛙心收缩力作用。白芷中所含呋喃香豆精类化合物有光敏作用，可用于光化学疗法治疗银屑病。此外，白芷还具有广谱抗菌、抗真菌与病毒活性作用。

【配伍应用】

　　白芷配川芎：白芷辛温，能祛风解表，又能散寒止痛；川芎辛温，能活血行气，又能祛风止痛。二者伍用，白芷能助川芎以活血，川芎助白芷以发散表邪，从而风寒祛、气血通，则头痛自止，适用于外感风邪而头痛明显者，偏风寒者，加细辛、藁本；偏风热者，加菊花、桑叶。

　　白芷配细辛：二者皆辛温气香，均能祛风解表、散寒止痛、宣通鼻窍。相须为用，则药力更强。适用于外感风寒引起的恶寒发热、头痛鼻塞，以及鼻渊头痛、眉棱骨痛、牙痛。

　　白芷配车前子：白芷气味芳香，能燥湿止带；车前子尤善清利下焦湿热。二药配伍，芳香燥湿与利水渗湿并行，使湿热分消，有清利湿热、化浊止带之功，适用于湿热下注所

保健功效

解表散寒

白芷辛散温通，祛风解表、散寒的功效较温和，因其以止痛、通鼻窍见长，故尤宜于外感风寒、头身疼痛、鼻塞流涕之证。也常用治风寒感冒。

祛风止痛

因白芷善入足阳明胃经，故阳明经头额痛以及牙龈肿痛尤为多用。常用治头痛、眉棱骨痛、头风痛、牙痛，以及风寒湿痹、肢节疼痛等多种痛证。

燥湿止带

白芷辛温香燥，善除阳明经湿邪而燥湿止带，常用治寒湿下注，白带过多者，若湿热下注，带下黄赤者，宜与清热利湿、燥湿药同用。

消肿排脓

白芷辛散温通，对于疮疡初起，红肿热痛者，可收消肿止痛之功。若脓成难溃者，常与益气补血药同用，共奏托毒排脓之功。

致的带下黄稠、阴痒肿胀。

白芷配桔梗：二药皆有排脓作用，白芷兼能消肿，桔梗兼能升提气血。二者伍用，则消肿排脓效果更好，适用于疮疡脓成而不易溃破外出者。

【选购与储存】

白芷以条粗壮、体重、粉性足、香气浓郁者为佳。白芷又分为川白芷、杭白芷、祁白芷、禹白芷等多个种类，其中禹白芷香气较弱，与其他有所区别，要注意区分。要想买到正宗的质量上乘的白芷，一定要去专业的药店购买。白芷在储存时要置阴凉干燥处，防蛀。

【家庭调理药膳】

白芷川芎鱼头

材料 白芷5克，川芎3克，鳙鱼头500克，料酒、精盐、葱段、姜片、植物油适量。

做法 ❶将白芷、川芎洗净，鳙鱼头去鳃洗净，放入七成热油锅中稍炸，倒出沥油，放入锅内，加水适量烧沸。❷再放入白芷、川芎、葱段、姜片、料酒、精盐，改为小火炖至鱼头熟烂入味，出锅即成。

功效

鳙鱼头具有暖胃、去头眩、益脑髓的功效，与白芷、川芎等共制成此菜，适用于感冒头痛、眩晕、鼻塞、神经衰弱、疮疡肿毒等。

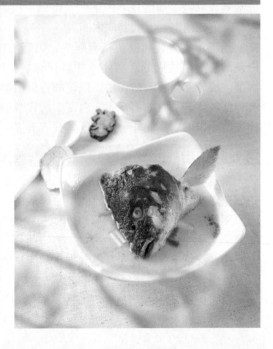

白芷玉容汤

材料 白芷、白花蛇草各10~30克，丹参20~30克，苦参、甘草、仙灵脾5~10克，川椒3~5克。根据病情加减变化：脓疱型加金银花20克，当归15克；囊肿型、结节型加炮山甲5克。

做法 水煎，分2次服，每日1剂。15天为1个疗程，间隔1周再进行第二疗程。

功效

寻常痤疮。

白芷蒜泥

材料 白芷、大蒜、白及各3克。

做法 将白芷、大蒜、白及共捣如泥，搽疼痛部位或贴印堂、双太阳穴。

功效

缓解头痛。

第五节 # 葛根——解肌透热，生津止渴

野葛根作为名贵中药材，在我国已有上千年悠久的历史。是历代清热解毒、通脉醒酒、呵肝护肾的要药。明朝著名的医学家李时珍对葛根进行了系统的研究，认为葛根的茎、叶、花、果、根均可入药。《本草正义》谓葛根"最能开发脾胃清阳之气"。常食葛粉能调节人体功能，增强体质，提高机体抗病能力，抗衰延年，永葆青春活力。

【本草档案】

别名：葛、鸡齐、鹿藿、黄斤、野葛、甘葛、粉葛。

性味归经：味甘、辛，性凉。归脾、胃经。

适用体质：阴虚、湿热体质。

用法用量：煎服，9~15克。解肌退热、透疹、生津宜生用，升阳止泻宜煨用。

服用禁忌：脾胃虚寒者禁用。

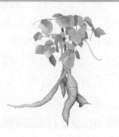

【现代研究】

成分：主要含异黄酮类物质（如大豆苷、大豆苷元、葛根素等）、葛根苷类（包括葛根苷A、葛根苷B、葛根苷C等）、三萜皂苷类及生物碱类（包括葛根醇、葛根藤素及异黄酮苷和淀粉）。

药理：经大量临床实验证明，葛根具有收缩和舒张平滑肌的作用。葛根总黄酮能扩张冠脉血管和脑血管，增加冠脉血流量和脑血流量，降低心肌耗氧量。能够改善脑缺血及缓解心肌缺血。葛根能直接扩张血管，使外周阻力下降，有明显降压作用。葛根中分离精制

保健功效

解肌退热

葛根甘辛性凉，轻扬升散，具有发汗解表、解肌退热之功。外感表证、恶寒发热、头身疼痛、无汗或有汗不畅、苔薄脉浮，葛根均可选用。且葛根为治疗项背强痛之要药，既能辛散发表以退热，又长于缓解外邪郁阻、经气不利、筋脉失养所致的项背强痛。

透疹

葛根味辛性凉，具有发表散邪、解肌退热、透发麻疹之功效，故可用治麻疹初起、表邪束、疹出不畅。

生津止渴

葛根甘凉，于清热之中，又能鼓舞脾胃清阳之气上升，而有生津止渴之功。故可用治热病津伤口渴，以及消渴证属阴津不足或气阴不足，口渴多饮，体瘦乏力等。

升阳止泻

葛根味辛升发，能升发清阳，鼓舞脾胃清阳之气上升而奏止泻痢之效，故可用治表证未解、邪热入里、身热、下利臭秽、肛门有灼热感、苔黄脉数，或湿热泻痢、热重于湿者，常与清热燥湿药同用。

的柠果苷可显著抑制氧化损伤引起的红细胞溶血，对微粒体的活性氧类造成的过氧化脂质的生成也有抑制作用。此外，葛根还具有抑制血小板聚集、降血糖、降血脂、降温、提高学习记忆能力等。

【配伍应用】

葛根配麻黄：葛根辛甘平，功专发散解表，兼能舒缓筋脉；麻黄性辛温，善于发汗解表。二药配伍，既能发汗解表以退热，又能舒缓筋脉以除痹，常用治外感风寒所致的发热恶寒、无汗、项背拘急疼痛者。

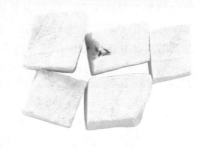

葛根配桂枝：葛根辛甘平，善透阳明经郁热而舒筋脉；桂枝辛甘温，能通太阳经之郁滞而透达营卫。二药皆有解肌透表之功，相互配用，具有解表退热、舒筋活络之功。常用治外感风寒、发热恶寒、项背强急不利者，有汗者配白芍，无汗者配麻黄。

葛根配柴胡：二药均能发散解表以退热，相须为用则药力更佳。凡感冒发热，无论有汗无汗，皆可用之以解表退热，且二药皆有升举阳气之功，配伍使用，常用治脾气下陷所致的泄泻等。

【选购与储存】

选购葛根要注意区分不同种类的外形特点。野葛根常为斜切或纵切的块片，类白色或淡棕色，表面有时可见残留的棕色栓皮，切面粗糙，纤维性强，质轻松。气微，味淡。甘葛藤根纤维较弱，有的呈绵毛状。质坚硬而重，富粉性。气微，味微甜，商品又称"粉葛"。以块大、质坚实、色白、粉性足、纤维少者为佳。储存前包装好，置于通风干燥处，防潮，防蛀。

【家庭调理药膳】

葛根粥

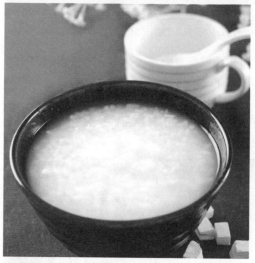

材料 葛根20克，粳米100克，白糖适量。

做法 ① 将葛根洗净切片，放砂锅内，加500毫升水煎煮，滤出煎汁待用。② 将粳米去杂洗净，放锅内，加水适量煮沸，倒入葛根煎汁，共煮成粥，调入白糖，出锅即成。

功效

葛根粥具有升阳解肌、健脾胃的功效。适用于外感发热、食欲不振、头痛、口渴、痢疾、泄泻等症。

葛根麦仁粥

材料 葛根26克，小麦仁100克。

做法 ① 将葛根洗净切片，放砂锅内，加水煎煮，滤出煎汁待用。② 将小麦仁去杂洗净，放入锅内，加水适量煮沸，倒入煎汁，改为小火煮成粥，出锅即成。

功效

除烦止渴、降脂。适用于糖尿病、神志不安、烦热、泄泻、高血压等症。

葛根玉竹猪瘦肉汤

材料 葛根30克，玉竹20克，猪瘦肉250克，淡豆豉、葱白各适量。

做法 将葛根、玉竹、猪瘦肉分别洗净，瘦猪肉切片，同放入锅，加水500毫升，烧沸，加入淡豆豉、适量的盐、葱白煮至熟透。分2次温热服食。

功效

养阴祛风。适用于外感风邪、身热头痛、心烦口渴、咽干、鼻燥、干咳无痰。

葛根小米粥

材料 葛根20克，小米100克。

做法 ① 将葛根洗净切片，放入砂锅内加水煎煮，滤出煎汁待用。② 将小米去杂洗净，放入锅内，加水适量煮沸，倒入药汁，改为小火煮至成粥，出锅即成。

功效

健脾胃、消渴。适用于糖尿病、高血压，外感发热感冒等症。

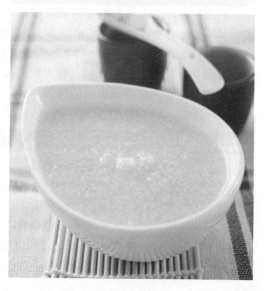

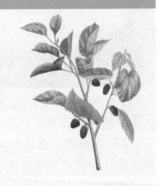

第六节 桑叶——疏风清热，清肝明目

桑叶是桑科植物桑的干燥叶，又名东桑叶、霜桑叶等。桑在《典术》中被理解为"箕星之精"。中医药学认为，桑叶性味苦、甘、寒，有散风除热、清肝明目之功效。民间常用采摘的新鲜桑叶洗净捣碎，直接敷在眼睛上，具有清热明目的效果，多用于延缓老人眼花和视力下降。近年来的研究证明，桑叶还有良好的降血压、降血脂、抗炎、皮肤美容等作用，特别是对脸部的痤疮、褐色斑具有比较好的疗效。

【本草档案】

别名：霜桑叶、冬桑叶、铁扇子、家桑叶、枯桑叶、荆桑叶、桑葚树叶、桑树叶。

性味归经：苦、甘、寒。入肺、肝经。

适用体质：阴虚体质。

用法用量：煎服，5～10克；或入丸散。外用煎水洗眼。桑叶蜜制能增强润肺止咳的作用，故肺燥咳嗽多用蜜制桑叶。

服用禁忌：肝燥者禁用。

【现代研究】

成分：其叶的成分有甾体及三萜类化合物、黄酮化合物、香豆素、挥发油、生物碱、氨基酸、有机酸，以及其他化合物，如绿原酸、延胡索酸、叶酸、亚叶酸等，还含有维生素C、胡萝卜素、内消旋肌醇、聚异戊二烯醇类物质、糖类、果胶、鞣质等。

药理：桑叶总多糖有显著的降血糖作用。桑叶中所含的芦丁、槲皮素在动物实验中表明具有增强心脏收缩力及心输出量，并减慢心率的强心作用。槲皮素可扩张冠状血管，改善心脏供血。鲜桑叶煎剂体外实验对金黄色葡萄球菌、乙型溶血性链球菌、白喉杆菌、炭疽杆菌均有较强的抑制作用；对大肠杆菌、伤寒杆菌、痢疾杆菌及绿脓杆菌亦有一定抑制作用，并有一定的消炎、消肿的功效。此外，桑叶还具有降血脂、促进细胞生长的作用。

【配伍应用】

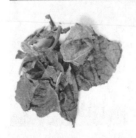

桑叶配菊花：二药都具有疏散风热、平肝、清肝明目的作用。二者相须为用，治疗风热表证或温病初起，肝阳上亢之头痛眩晕，风热上攻或肝火上炎的目赤肿痛。

桑叶配桑白皮：桑叶疏风清热、宣肺止咳；桑白皮清泻肺热、降气平喘。二药合用，宣降肺气、清热止咳平喘，常用治风热蕴肺、咳嗽上气、痰黄或白而黏稠者。

保健功效

疏散风热

桑叶甘寒质轻，轻清疏散，虽疏散风热作用较为缓和，但又能清肺热、润肺燥，故常用于风热感冒，或温病初起，常配伍连翘、薄荷、桔梗等药，如"桑菊饮"（《温病条辨》）。如温热犯肺，发热、咽痒、咳嗽等症常与菊花相须为用。

清肺润燥

桑叶性苦寒，能清泄肺热，且甘寒能凉润肺燥，故可用于肺热或燥热伤肺，咳嗽痰少，或干咳少痰、痰黄而黏稠，咽痒等症。重者可配生石膏、麦冬、阿胶等同用，如"清燥救肺汤"（《医门法律》）；轻者可配杏仁、沙参、贝母等同用，如"桑杏汤"（《温病条辨》）。

清肝明目

桑叶既能疏散风热，又苦寒入肝能清泄肝热，且甘润益阴以明目，可配伍菊花、蝉蜕、夏枯草、决明子等疏散风热、清肝明目之品。治疗风热上攻、肝火上炎所致的目赤、涩痛、多泪。若肝肾精血不足、目失所养、眼目昏花、视物不清，常配伍滋补精血之黑芝麻，如"扶桑至宝丹"（《寿世保元》）。

凉血止血

桑叶能凉血止血，可用来治血热妄行之咳血、吐血、衄血，但药力薄弱，宜与其他凉血止血药同用。

桑叶配苏子：桑叶能疏风清热、凉血通络；苏子能降气平喘。二者配伍，疏风清热、降气平喘作用加强，常用治肺热受风而致咳逆上气、吐痰黏稠、气喘、口渴等。

桑叶配枇杷叶：桑叶具有疏散风热、清肺润燥、宣肺止咳的作用；枇杷叶有降气肃肺，兼能化痰止咳。二者配伍，共奏宣降肺气、化痰止咳之功，常用治风热燥火犯肺，宣降失职所致的咳喘、痰出不爽等。

【选购与储存】

在挑选桑叶时，以气微，味淡；叶片完整、大而厚、色黄绿、质扎手者为佳。储存时置通风干燥处，防霉，防蛀。需要注意的是，蜜桑叶要贮于干燥容器内，防发霉生虫。

【家庭调理药膳】

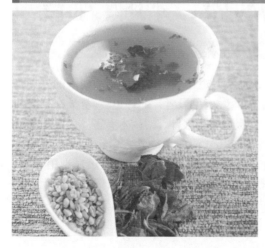

桑叶浮小麦茶

材料 桑叶（以霜桑叶为好）10克，浮小麦30克。

做法 ❶将桑叶搓碎备用。❷浮小麦水煎30分钟，去渣取汁。❸用浮小麦汁冲泡桑叶，盖上盖闷10分钟即成。代茶频饮。

功效

清热止汗。适用于肺结核低热盗汗等症。

桑叶银芩车前茶

材料 桑叶、金银花、车前叶、黄芩各6克。

做法 将上述诸药共制成粗末，放入茶壶中，沸水冲泡后盖上盖闷10分钟即成。每日1剂，代茶饮用。

功效 清热解毒、利尿、明目。适用于急性结膜炎。

桑菊蝉衣饮

材料 桑叶10克，菊花10克，蝉衣6克，白糖适量。

做法 将桑叶、菊花择净，蝉衣去头足，共入锅中，加水适量，武火烧沸，文火煎15分钟，滤渣取汁。再加白糖搅匀即成。坚持饮服1个月。

功效 疏风散热、镇惊。适用于小儿惊风，症见发热、头痛、咳嗽、流涕等。

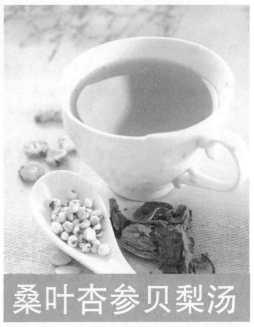

桑叶杏参贝梨汤

材料 桑叶10克，杏仁5克，沙参5克，川贝母3克，鸭梨皮15克，冰糖10克。

做法 将上述诸品共入锅中，水煎去渣取汁即成。每日1剂，代茶饮用。

功效 润肺、止咳、生津。适用于急性支气管炎及病后余热未清、干咳无痰等症。

第七节 蝉蜕——疏散风热，利咽开音

蝉，又叫"知了"，最大的蝉体长4～4.8厘米，翅膀基部黑褐色。蝉蜕下的壳即为蝉蜕，可以做药材。《本草纲目》载："夏月始鸣，大而色黑者，蚱蝉也。"夏天在树上叫声响亮，用针刺口吸取树汁，幼虫栖息土中，吸取树根液汁，对树木有害。

李时珍云："蝉乃土木余气所化，饮风吸露，其气清虚。故其主疗，皆一切风热之证。古人用身，后人用蜕。大抵治脏腑经络，当用蝉身。治皮肤疮疡风热，当用蝉蜕，各从其类也。"蝉蜕药用历史悠久，既可内服，又可外用。实验、临床都证实其无毒副作用。

【本草档案】

别名：蝉壳、枯蝉、蝉壳、知了壳、蝉衣、蝉退、唧唧猴皮、唧唧皮、唧了皮、麻儿鸟皮。

性味归经：味甘，性寒。归肺、肝经。

适用体质：阴虚体质。

用法用量：煎服，3～10克，或单味研末冲服。一般病证用量宜小；止痉则需大量。

服用禁忌：孕妇慎用。

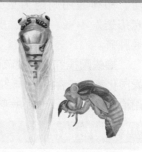

【现代研究】

成分：本品含大量甲壳质，并含异黄质蝶呤、赤蝶呤、蛋白质、氨基酸、有机酸、酚类化合物等成分。

药理：蝉蜕酒剂动物实验表明蝉蜕酒剂具有较强的抗惊厥作用，且蝉蜕身较头足功效强。本品能显著减少正常小鼠的自发活动，延长戊巴比妥钠的睡眠时间，对抗咖啡因的兴奋作用，具有镇静的作用。蝉蜕尚有解热作用，其中蝉蜕头足较身部的解热作用强。此外蝉蜕还具有抗过敏、抗肿瘤、降低毛细血管通透性、保护红细胞膜、减慢心率的作用。

【配伍应用】

蝉蜕配僵蚕：二者均有疏散风热、熄风止痉的功效。蝉蜕又能宣肺利咽，僵蚕又能化痰散结。两药配伍，疏散风热、化痰散结之功显著，常用治外感风热及温热邪毒所致的发热、咽喉肿痛、目赤翳障等。

蝉蜕配石菖蒲：蝉蜕能疏散风热；石菖蒲芳香辟秽，能化痰开窍。两药相合，能散风热、化痰浊、除湿浊、辟秽浊而开窍聪耳，常用来治风热挟痰，阻塞清窍所致之头晕、耳鸣、耳聋等症。

蝉蜕配钩藤：蝉蜕善于熄风止痉；钩藤长于清热平肝、熄风止痉。二者伍用，有清热息风止痉之功，常用治小儿急惊风、高热抽搐，以及肝阳化风之头痛眩晕。

保健功效

疏散风热

蝉蜕甘寒清热，质轻上浮，功善疏散肺经之风热以宣肺利咽、开音疗哑，尤适用于故风热感冒、温病初起所致声音嘶哑或咽喉肿痛者。用治风热感冒或温病初起发热恶风、头痛口渴者，常配伍薄荷、牛蒡子、前胡等药。

利咽开音

蝉蜕治疗风热火毒上攻所引起的咽喉红肿疼痛、声音嘶哑，与薄荷、牛蒡子、金银花、连翘等药同用，如"蝉薄饮"（《中国当代名中医秘验方临证备要》）。

疏散风热

蝉蜕甘寒，既能疏散肝经风热，又可凉肝熄风止痉，故可用治小儿急慢惊风、破伤风证。可与天竺黄、栀子、僵蚕等药配伍，如"天竺黄散"（《幼科释迷》）。治疗小儿慢惊风，可以本品配伍全蝎、天南星等，如"蝉蜗散"（《幼科释迷》）。

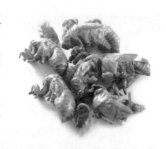

蝉蜕配薄荷：二者均有疏散风热、透疹止痒、利咽之功，相须为用则药力更强，常用治风热感冒或温病初起，麻疹透发不畅、风疹、皮肤瘙痒，以及风热上攻所致的咽喉肿痛。

蝉蜕配橘红：蝉蜕疏散风热、清利咽喉；橘红理气和中、燥湿化痰。二者相配，轻扬疏散、祛风化痰止咳之力显著，常用治外感风邪所致的咽痒咳嗽。

【选购与储存】

蝉蜕具有体轻、易碎、气无、味淡的特点。好的蝉蜕色红黄、体轻、完整、无泥沙。正品蝉蜕体呈拱状，背部呈十字形开裂。蝉蜕在储存时最好贮于容器中，防压碎。

【家庭调理药膳】

牛蒡蝉蜕酒

材料 蝉蜕30克，牛蒡根500克，黄酒1500毫升。

做法 将牛蒡根洗净切碎，与蝉蜕一同浸入黄酒内，密封贮存，每日摇晃1次，5日后去渣即成。每次10～20毫升，每日2次。

功效

散风宣肺、清热解毒、利咽散结、透疹。适用咽喉肿痛、咳嗽、喉痒、吐痰不利、麻疹、风疹、疮痈肿痛等。

蝉蜕茶

材料 蝉蜕3克。

做法 将蝉蜕碾碎，用热水冲泡即可，日饮数次。

功效

宣肺透疹。主要用于治疗小儿麻疹出疹期，皮疹透发不畅。

蝉蜕糯米酒

材料 蝉蜕15克，糯米60克，黄酒60毫升。

做法 ❶将蝉蜕焙酥或晒干研细，糯米炒全焦黄。❷将炒糯米装入瓷缸内，加水150毫升，用文火煮15分钟。❸再加入蝉蜕末和黄酒，用武火煎1～2分钟即可。每晚临睡前服1次，服后盖被取微汗效果更佳。此剂量为一般成人用量，可随年龄及体质情况酌情增减。

功效

治疗荨麻疹。

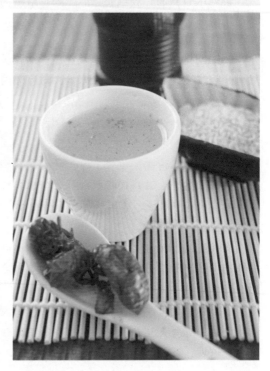

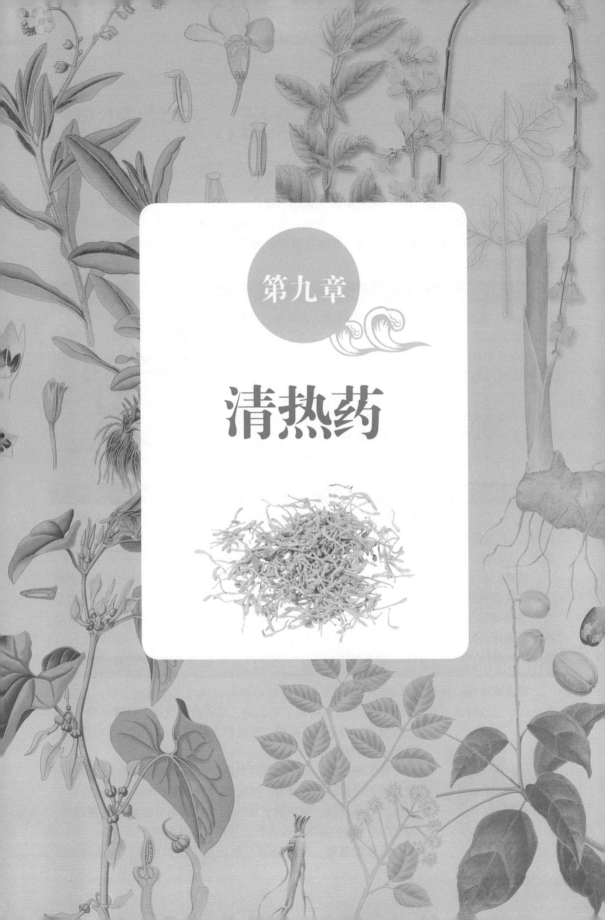

第九章

清热药

第一节 栀子——泻火除烦，清热利湿

栀子是一味有名的中药，具有护肝、利胆、降压、镇静、止血、消肿等作用。栀子始见于《神农本草经》，又名木丹。李时珍云："卮，酒器也。栀子象之，故名。俗作栀。"现代研究，栀子能够促进胰腺分泌，能够改善肝脏和胃肠系统的功能并能减轻胰腺炎的发病程度和频率。

【本草档案】

别名：木丹、越桃、黄栀子，山枝子，大红栀，黄栀、山黄栀、山栀。

性味归经：味苦，性寒。归心、肺、三焦经。

适用体质：阴虚、湿热体质。

用法用量：煎服，3～10克。栀子皮（果皮）偏于达表而去肌肤之热；栀子仁（种子）偏于走里而清内热。生用走气分而泻火；炒黑则入血分而止血。

服用禁忌：本品苦寒伤胃，脾虚便溏者不宜用。

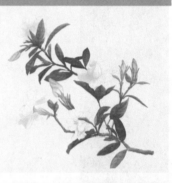

【现代研究】

成分：含多种环烯醚萜苷类成分，主要为栀子苷，即京尼平1-葡萄糖苷，含量高达6%；并含去羟栀子苷、京尼平-1-β-龙胆双糖苷、鸡矢藤次苷甲酯、栀子新苷、栀子酮苷、去乙酰车叶草苷酸甲酯等；另含番红花苷、番红花酸、熊果酸等。

药理：栀子提取物能够减轻四氯化碳引起的肝损伤，具有保肝的作用。实验表明栀子还具有促进胰腺分泌，对实验性急性胰腺炎有治疗作用。实验结果还表明，栀子对金黄色葡萄球菌、脑膜炎球菌、卡他球菌等有抑制作用。此外，栀子还具有降压、预防动脉粥样硬化、抗炎等作用。

【配伍应用】

栀子配连翘：栀子苦寒清降，性缓下行，能清心肺泻三焦之火而通利小便，兼能凉血止血；连翘轻清而浮，善于清心泻火，解散上焦之热，且能宣畅气血，以散血积气聚。二药相须，共奏清心除烦、凉血解毒之功，适用于心经有热之口舌生疮、尿赤短涩者。

栀子配茵陈：栀子善泄热利湿、泻火除烦；茵陈长于清热利湿、利胆退黄。二药配用，以茵陈为主，栀子为辅，茵陈得栀子之佐，清热利湿、利胆退黄作用倍增，从而导湿热从小便而去，为治疗湿热黄疸必不可少之药，适用于湿热黄疸。

栀子配黄芩：栀子善清三焦火热、祛湿解毒；黄芩偏清泻

保健功效

泻火除烦

栀子苦寒清降，能清泻三焦之火邪，且能泻心火而除烦，为治热病心烦、躁扰不宁之要药，可与淡豆豉同用，如"栀子豉汤"（《伤寒论》）。

清热利湿

栀子有清利下焦肝胆湿热之功效，可用于治疗肝胆湿热郁蒸所引起的黄疸，常配茵陈、大黄等药用，如"茵陈蒿汤"（《伤寒论》），或配黄柏用，如"栀子柏皮汤"（《金匮要略》）。

凉血解毒

栀子功能清热泻火、凉血解毒，常配金银花、连翘、蒲公英，治疗火毒疮疡、红肿热痛；或配白芷以助消肿，如"缩毒散"（《普济方》）；若配黄芩、黄连、黄柏等，可用治热病火毒炽盛，三焦俱热而见高热烦躁、神昏谵语者，如"黄连解毒汤"（《外台秘要》）。

凉血止血

栀子清利下焦湿热，还能通淋清热凉血以止血，故可治血淋涩痛或热淋证，常配木通、车前子、滑石等药用，如"八正散"（《和剂局方》）。

上、中二焦之火热，尤善清肺中伏火，且能燥湿。二药配用，黄芩得栀子之助清肺中伏火之力增强，合而用之，能清三焦、泻肺热，适用于肺热所致的发热烦渴、咳嗽痰黄等。

【选购与储存】

栀子以皮薄、饱满、色红黄者为佳。颜色发暗或者皮已有脱落的，说明放置时间过长。储存时置通风干燥处，防潮，防霉蛀。炮制品应贮于干燥容器中。

【家庭调理药膳】

栀子竹沥麻龙粥

材料 栀子仁3～5克，竹沥30克，天麻10克，地龙10克，粳米100克，白糖适量。

做法 ❶将栀子仁、地龙研成细粉，天麻切成薄片，备用。❷粳米入锅中加水煮成稀粥，待熟时加入天麻片，炖片刻调入竹沥及地龙、栀子仁粉，再炖片刻，调入白糖即成。每日1剂，2次分服，连用3日。

功效

清肝熄风、清热定惊，适用于肝风痰热型病症。

栀子鲜藕茅根粥

材料 栀子7～10克，鲜藕60克，白茅根30克，粳米100克。

做法 ❶将栀子仁研为细末备用。鲜藕洗净切薄片，白茅根煎汁去渣。❷将白茅根汁、藕片、粳米共入锅中，加水适量煮粥，待熟时调入栀子仁末，再炖片刻即成。

功效

清热生津、凉血止血。适用于胃热吐血、便血等症。

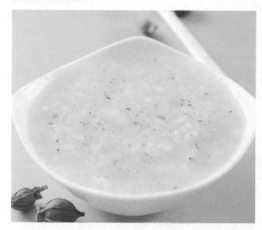

栀子仁粥

材料 栀子仁3～5克，粳米50克。

做法 ① 将栀子仁研成细末备用。② 将粳米加水煮成稀粥，待熟时调入栀子仁末，再炖片刻即成。

功效

清热泻火。治疗目赤肿痛、咽喉红肿、鼻衄尿血等症。

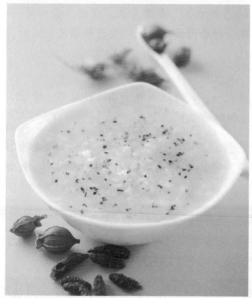

栀子车前香附粥

材料 栀仁3～5克，鲜车前草30克，香附6克，茵陈30克，粳米100克。

做法 ① 将栀子仁、香附共研细末备用。车前草、茵陈共放入锅中，水煎去渣取汁。② 粳米洗净放入药液中，加水适量煮粥，待熟时调入栀子仁香附末，再炖片刻即成。每日1剂，分2次服食，连用3～5日为一疗程。

功效

疏肝利胆、清热利湿。适用于肝胆湿热胁痛等症。

第二节 **决明子——清热明目，清肠通便**

　　决明子是一味可"大用"亦可"小用"的中药。大用是指它的药用，如决明子清肝明目的功效适用于眼科如青光眼、白内障、结膜炎等病患者；润肠通便的功效适用于慢性便秘患者；降血脂降血压的作用适用于高脂血症、高血压病、冠心病、动脉粥样硬化等心脑血管疾病患者。小用是指它的保健功效，如清肝、明目、润喉、消肿等症。

　　由于决明子中所含的蒽醌苷具有降脂和导泻作用，所以目前市面上多将决明子用于减肥。在应用中我们要注意，购买的决明子多为生的，直接泡水喝易导致腹泻。可以先在锅内炒熟后服用。女性长期饮用决明子茶可能会导致月经不调，或导致习惯性便秘，建议连续喝两周后停服一个月左右。

【本草档案】

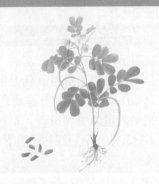

别名：决明、草决明、马蹄决明、假绿豆、假花生、假咖啡豆、喉白草。

性味归经：味甘、苦、咸，微寒。归肝、肾、大肠经。

适用体质：痰湿、血瘀体质。

用法用量：煎服，10～15克，用于通便不宜久煎。

服用禁忌：气虚便溏者不宜应用。

【现代研究】

成分：钝叶决明，种子含蒽醌类化合物，主为大黄素、大黄素甲醚、大黄酚、芦荟大黄素、钝叶素、决明素、黄决明素、橙黄决明素等。此外含黏液、蛋白质、谷甾醇、氨基酸及脂肪油等。小决明种子除不含钝叶素及其苷外，其他苷元和苷与钝叶决明相同。此外，另含决明酮、维生素A样物质。

药理：决明子醇提取物对葡萄球菌、白喉杆菌、伤寒杆菌、副伤寒杆菌、大肠杆菌均有抑制作用。还具有抗真菌作用。浸剂和乙醇浸液对麻醉狗、猫、兔均有降压作用。决明子煎剂或决明子散剂对实验性高脂血症大鼠能降低血浆胆甾醇、甘油三酯，并降低肝中甘油三酯的含量。

【配伍应用】

单味药用或配夏枯草、菊花：用于肝热或肝经风热所致的目赤肿痛、羞明多泪最为适宜。

决明子配伍枸杞子、生地、女贞子：可用于目昏暗、视物不明之虚证。

决明子与钩藤、龙骨、牡蛎：常用于头痛、头晕、目眩等肝阳上亢证。

保健功效

清热明目

决明子主入肝经，具有清肝明目的作用，常用于治疗肝热目赤肿痛、羞明多泪，常配黄芩、赤芍、木贼用，如"决明子散"（《银海精微》）；若配菊花、青葙子、茺蔚子等，可用治风热上攻头痛目赤，如"决明子丸"（《证治准绳》）；本品有益肝阴之功，配山茱萸、生地黄等药，可用治肝肾阴亏，视物昏花、目暗不明。

润肠通便

决明子性味甘咸寒，兼入大肠经而能清热润肠通便，用于内热肠燥、大便秘结，可与火麻仁、瓜蒌仁等同用。

清泻肝火

决明子苦寒入肝，既能清泻肝火，又兼能平抑肝阳，故可用治肝阳上亢之头痛、眩晕，常配菊花、钩藤、夏枯草等药用。

　　决明子配石决明：决明子子既能清肝火、散风热，又能益肝肾，且能润肠通便；石决明质重，长于平肝潜阳，清肝泄热。二药配用，既能平肝清火，又能养肝潜阳，适用于肝火上炎之目赤肿痛、羞明多泪、头胀头痛等，肝阴亏虚、肝阳上亢之头晕目眩、视物昏暗、目睛干涩。

【选购与储存】

　　决明子以身干、颗粒均匀、饱满、光滑、黄褐色者为佳。决明子虽不是昂贵药材但真伪品混在一起不易挑选分辨。简单说来，真品决明子外观为有棕褐色光泽的棱方形，两端平行倾斜。最常见的混淆品为刺田菁，是民间常见绿肥，其外型类似决明子，不过较小，呈短圆柱形且有种脐。决明子在储存时应置于干燥通风处。

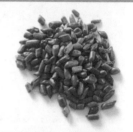

【家庭调理药膳】

决明子粥

材料 炒决明子10～15克，粳米100克，冰糖少许。

做法 ❶先把决明子入锅中炒香，取出，待冷再入砂锅中，加水在砂锅中煎煮后去渣取汁。❷将粳米、冰糖放入药汁中小火煮至粥成。每日1剂，连用5～7日为一疗程。

功效

　　清肝、明目、通便、降血压、降血脂。适用于目赤肿痛、怕光多泪、高血压、高脂血症、习惯性便秘等。

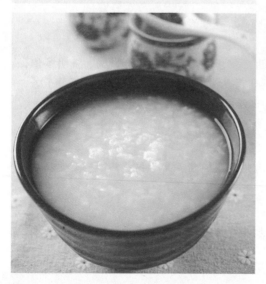

枸杞决明子鱼片汤

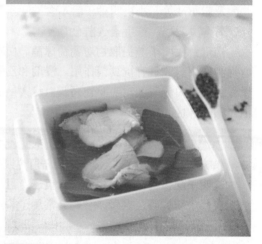

材料 决明子40克，枸杞叶480克，草鱼160克，姜5克，盐4克。

做法 ❶枸杞菜取叶，枸杞梗捆成一扎，用水洗净。生姜用水洗净，去皮，切1片。决明子用水淘洗，盛于纱布。鲩鱼肉去鳞片，用水洗净，抹干，连皮切片。❷加水入瓦煲内，煲至水滚。放入枸杞梗、决明子和生姜，用中火煲20分钟。❸取起枸杞梗，再放入枸杞叶，滚熟。以细盐调味，将鱼片放入一滚，鱼片熟，即可饮用。

功效

　　清肝肾热、降肺火。

决明菊花钩藤粥

材料 炒决明子15克，钩藤10克，白菊花10克，粳米100克，冰糖少许。

做法 ❶先将决明子入锅中炒至微香，再同菊花、钩藤一起煎煮取汁。❷将粳米放入药汁中共煮成粥，调入适量冰糖稍炖即成。每日1剂，连用数日。

功效

熄风定惊、平肝阳，适用于中风患者。

决明苁蓉蜂蜜茶

材料 炒决明子、肉苁蓉各10克，蜂蜜适量。

做法 将炒决明子、肉苁蓉共入茶杯中，沸水冲泡，加盖闷10分钟，调入蜂蜜适量即成。代茶频饮。

功效

润肠通便，适用于习惯性便秘和老年性便秘。

第三节 黄芩——清热燥湿，泻火解毒

药理实验证实，黄芩具有解热、抑菌、镇静、降压等作用。过去药用货源多为野生，现多为人工栽培。提取黄芩苷、黄芩素是新成药的原料。黄芩的性状特殊，外表黄色、坚实，中间却呈腐败的黑色或中空。黄芩还是一味安胎的圣药。

【本草档案】

别名：腐肠、空肠、内虚、妒妇、经芩、黄文、印头。

性味归经：味苦，性寒。归肺、胃、胆、大肠经。

适用体质：阴虚、湿热体质。

用法用量：煎服，3～10克。清热多生用，安胎多炒用，止血多炒炭用。清上焦热多酒炒用。本品又分枯芩（即生长年久的宿根，善清肺火）、条芩（为生长年少的子根，善清大肠之火，泻下焦湿热）。

服用禁忌：苦寒伤胃、脾胃虚寒者不宜使用。

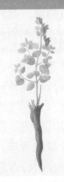

【现代研究】

成分：其有效成分为黄酮类化合物，主要有黄芩苷元、黄芩苷、汉黄芩素、汉黄芩苷、黄芩新素等，还含有棕榈酸、油酸、脯氨酸、苯甲酸、黄芩酶、β-谷甾醇等。

药理：黄芩有较广的抗菌解热作用，作用稍强于阿司匹林。黄芩可以通过加强皮层抑制过程而发挥镇静作用。黄芩酊剂、浸剂、煎剂、醇或水提取物、黄芩苷可降低血压，黄芩的黄酮类成分有显著降低血脂的作用。黄芩苷有解毒、保肝作用；可促使胆汁的分泌，具有利胆作用，并可降低升高的血胆红素。黄芩煎剂对小肠运动有抑制作用，可缓解小肠

保健功效

清热燥湿

黄芩性味苦寒，功善清热燥湿，尤以清肺胃胆及大肠之湿热为长，其清中上焦湿热。能治湿温、暑湿证，及湿热阻遏气机而致胸闷、身热不扬、恶心呕吐、舌苔黄腻等，常配滑石、白豆蔻、通草等药用，如"黄芩滑石汤"（《温病条辨》）；若配黄连、葛根等药用，可治大肠湿热之泄泻、痢疾，如"葛根黄芩黄连汤"（《伤寒论》）；若配茵陈、栀子，可治湿热黄疸。若配黄连、干姜、半夏等，可治湿热中阻，痞满呕吐，如"半夏泻心汤"（《伤寒论》）。

泻火解毒

黄芩气薄味苦，能清上泻下，走表达里，功能清肺热、泻心火、降胃火，兼能除痰浊、解肌热、拔疔毒，善清肺火及上焦实热，故常用于治疗肺热壅遏，肺失清降所致咳嗽、痰黏且稠。此外，还可用治外感热病，中上焦郁热而致壮热烦渴、面赤唇燥、溲赤便秘、苔黄脉数。

安胎

黄芩性主寒凉，善泄亢盛之火以凉血，清胞宫之热而安胎，且苦泄之中兼能补脾气，故清泻而不损生机，除胎热亦不伤正气，为清热凉血安胎之圣药，故适用于火毒炽盛、迫血妄行的出血症，如吐血衄血、便血崩漏等；热扰胞宫而致胎动不安者，用其清热以安胎。名方"仙方活命饮"，就以当归与赤芍、金银花、炮山甲等同用。

止血

黄芩能清热泻火以凉血止血，可用治火毒炽盛迫血妄行之吐血、衄血等证，常配大黄用，如"大黄汤"（《圣济总录》）。经配伍，黄芩也可用于治其他出血证，如配地榆、槐花，用治血热便血；配当归，用治崩漏，如"子芩丸"（《古今医鉴》）。

平滑肌痉挛。此外，还具有利尿、抗凝血、抗肿瘤等作用。

【配伍应用】

黄芩配厚朴：黄芩善清热燥湿、泻火解毒；厚朴善能燥湿散满以运脾，行气导滞而除胀。二药配用，一温一寒，辛开苦降，既清热化湿，又理气除胀，以湿除火降，气机行调，适用于脾胃湿热之脘腹痞闷胀满，苔垢黄腻。

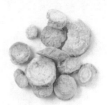

黄芩配黄连：二者均为苦寒清热泻火之品，本品功善清肺火，黄连功善泻心胃之火、去中焦湿热。二药相伍，以泻上、中二焦邪热为见长，其清热燥湿、泻火解毒作用显著，适用于中焦、上焦火热炽盛所致的高热头痛、目赤肿痛、齿龈肿胀、口舌生疮等，及湿热泄泻或痢疾。

黄芩配桑白皮：黄芩以清泻肺热见长；桑白皮具有清肺消痰、降气平喘之功。二药配用，清肺泻热之力明显增强，共奏泻肺、平喘、止咳之功，适用于肺热壅盛之喘咳。

【选购与储存】

黄芩以条粗长、质坚实、色黄、除净外皮者为佳。储存时置通风干燥处，防潮，防霉。炮制品贮干燥容器内。

【家庭调理药膳】

参芪胶艾粥

材料 黄芪、党参各15克，鹿角胶、艾叶各6～10克，升麻3克，当归、砂糖各10克，粳米100克。

做法 ①将党参、黄芪、艾叶、升麻、当归入砂锅煎取浓汁，去渣，备用。②加入粳米、鹿角胶、砂糖煮粥。

功效

补气摄血。适用于产后恶露过期不止，淋漓不断，量多色淡红，质稀薄，小腹空坠，神疲懒言。

黄芩茶

材料 黄芩15克。

做法 将黄芩制成粗末，沸水冲泡。代茶饮用。

功效

清热泻火、明目。适用于上焦肺火盛或郁热导致的急性结膜炎。

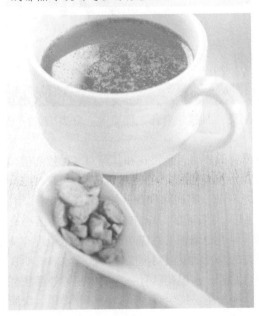

防风黄芪牛肉汤

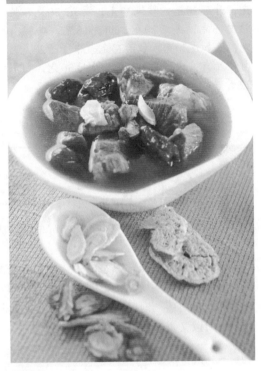

材料 黄芪10克，防风10克，牛肉250克，白术10克，红枣10枚。

做法 ①将牛肉洗净，切成小块放入水中煮沸，把上面的血沫撇掉，3分钟后将牛肉捞起，用凉水冲洗一下。②在锅里放适量的水，将洗净的黄芪、白术、防风、红枣放进锅里，搅拌均匀，再用大火煎煮半小时。③把煮好的牛肉块放入已经煮了半个小时的药汤锅里，改用小火再炖2小时，等到牛肉熟透，将黄芪、防风、白术拣出来，加入适量盐、葱、姜后，继续用大火再煮8分钟，最后放少许味精即可。

功效

益气补肺、养心安神、强身健体。平时容易感冒、体质虚弱、怕冷的人，可以每天喝一次，不仅可以增强体质，还能预防感冒。

薏仁黄芩酒

材料 黄芩20克，薏苡仁50克，羚羊角屑10克，升麻20克，防风30克，秦艽20克，地骨皮15克，羌活20克，枳壳15克，牛膝50克，五加皮30克，独活20克，牛蒡子20克，肉桂20克，大麻仁100克，生地50克，白酒2.5升。

做法 ❶以上16味，共捣粗末，用白纱布袋盛之，置于净器中，入白酒浸泡，封口。❷7日后开取，过滤去渣备用。每于食前随量温饮。

功效

清热解毒、祛风除湿。用于治疗脚气、四肢拘急、风毒疼痛、项背强直、言语塞涩。

第四节　金银花——清热解毒，疏散风热

金银花是我们非常熟悉的一味中药，被称为"清热解毒第一花"。不仅因其自身形美芳香，能使人容颜焕发，更因其具有清热解毒的功效。在炎热的夏季，用金银花泡茶喝，或者加上杭白菊、枸杞等，既能清暑降火，还能清热解毒。金银花是冬季过后最早盛开的花朵，所以又叫忍冬。

【本草档案】

别名：忍冬、金银藤、鸳鸯藤、鹭鸶藤、老翁须、左缠藤、通灵草、金藤花、银花、金花。

性味归经：味甘，性寒。归肺、心、胃经。

适用体质：湿热体质。

用法用量：煎服，10～15克。

服用禁忌：脾胃虚寒及气虚疮疡脓清者忌用。

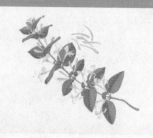

【现代研究】

成分：含有挥发油、木犀草素、肌醇、黄酮类、肌醇、皂苷、鞣质等。分离出的绿原酸和异绿原酸是其抗菌的主要成分。

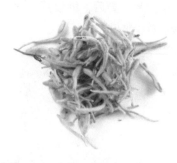

药理：体外实验表明，金银花和其藤对多种致病菌如金黄色葡萄球菌、溶血性链球菌、大肠杆菌、痢疾杆菌、霍乱弧菌、伤寒杆菌、副伤寒杆菌等均有一定抑制作用，对肺炎球菌、脑膜炎双球菌、绿脓杆菌、结核杆菌亦有效。金银花煎剂促进白细胞的吞噬功能，对细胞免疫有抑制作用。金银花的水及酒浸液对肉瘤及艾氏腹水癌有明显的细胞毒作用。此外，金银花具有一定的中枢神经系统兴奋作用、退热、降血脂、抗生育、预防溃疡等作用。绿原

保健功效

清热解毒

金银花甘寒，善能清热解毒，以散痈消肿，为治一切内痈外痈之要药。治疗痈疮初起，具有红肿热痛症状者，可单用本品煎服，并用药渣外敷处；用治肠痈腹痛者，常与当归、地榆、黄芩配伍，如"清肠饮"（《辨证录》）；用治疗疮肿毒，坚硬根深者，常与紫花地丁、蒲公英、野菊花同用；用治肺痈咳吐脓血者，常与鱼腥草、芦根、桃仁等同用，以清肺排脓。

疏散风热

金银花甘寒，芳香疏散，本品善清心、胃热毒，有透营转气之功，配伍水牛角、生地、黄连等药，可治热入营血、舌绛神昏、心烦少寐，如"清营汤"（《温病条辨》）；金银花还能散肺经热邪、透热达表，常与连翘、薄荷、牛蒡子等同用，治疗外感风热或温病初起、身热头痛、咽痛口渴，如"银翘散"（《温病条辨》）；若与香薷、厚朴、连翘同用，又可治疗暑温，发热烦渴，头痛无汗，如"新加香薷饮"（《温病条辨》）。

酸能促进胃肠蠕动，促进胃液及胆汁分泌。

【配伍应用】

金银花配黄芪：金银花以清热解毒见长；黄芪功善补气、托疮生肌。二者相须为用，共奏解毒消肿、托疮生肌的作用，适用于气虚之人患有痈肿。

金银花配大青叶：二者均有清热解毒之功，本品既可清风温之热，又可解血中之毒；大青叶既能能泻火凉血，又能清营血中之热毒。二者配用，相辅相成，增强清热解毒作用明显。适用于疮疡肿毒之发热及败血症等。

金银花配连翘：二者均有清热解毒的作用，金银花气味芳香，既可清风温之热，又可解血中之毒，偏于透上焦之热；连翘轻清而浮，善清心而去上焦诸热，散结消肿而治疮，偏于透达三焦及腠理之热。二药相须为用，清热解毒之力倍增，既能透热解表，又能清解里热毒邪，还能疏通气血，以达消肿散结止痛之功效。适用于外感风热或温病初起表里俱热者。

【选购与储存】

金银花的上品以花蕾多、色淡、肥大、气清香为佳。掺假劣品是将真品喷洒糖水后拌入玉米面等杂质，以增加重量，所以外形相似，但可见花蕾粘连甚至发霉变色，轻翻动即可见细小颗粒状物脱落沉淀。储存时置于阴凉干燥处，防潮，防蛀。

【家庭调理药膳】

银花薄荷饮

材料 金银花30克，鲜芦根60克，薄荷10克，白糖适量。

做法 ❶将金银花、芦根加水500克，煮15分钟。❷下薄荷煮沸3分钟，滤出煎液加适量白糖即成。

功效

对风热型发热较重的感冒具有明显效果，适用于消渴、烦热、肺热咳嗽、高热烦渴等病症。

金银花莲子粥

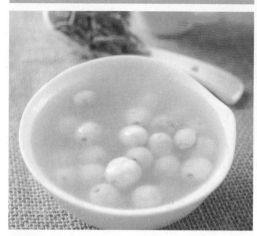

材料 金银花30克，净莲子肉50克，白糖适量。

做法 先用金银花煮水，去渣后用水煮莲子肉，煮至熟烂时，加入白糖适量即成。

功效

清热解毒、健脾止泻。可治疗因热毒内扰大肠而引起的暴泻、痢疾，并伴有发热、心烦等病症。

蜜糖银花露

材料 金银花30克，白蜂蜜30克。

做法 将金银花加水500克煎汁去渣，冷却后加白蜂蜜调匀即成。

功效

润肺止咳，对肺燥咳嗽有良好的疗效。常饮还能预防流感。

消暑饮

材料 金银花10克，乌梅5克，白糖适量。

做法 ① 将乌梅洗净放入铝锅内，加水适量煮沸。② 放入金银花同煮20分钟，去渣取汁，调入白糖即成。

功效

清热解毒、生津止渴。适用于防治小儿疖肿、咽喉肿痛、痢疾等症。

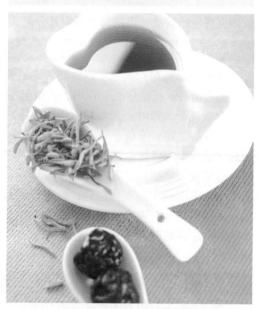

第五节 连翘——清热解毒，消肿散结

连翘是一味常用的中药，我们常用的银翘感冒片、羚翘解毒片都有连翘的成分。在秋季果实初熟尚带绿色时采收，除去杂质，蒸熟，晒干，习称"青翘"；果实熟透时采收，晒干，除去杂质，习称"老翘"。

现代医学研究表明，连翘具有抗炎的作用，中医称之为解毒。如扁桃体肿痛、颌下淋巴结肿痛，都可以用到连翘，在治疗炎症、消肿、止痛时可以与其他的清热解毒或辛凉解表的中药，比如说金银花、薄荷、竹叶等配伍应用，效果更佳。

【本草档案】

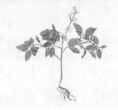

别名：异翘、旱莲子、兰华、三廉。

性味归经：味苦，性微寒。归肺、心、胆经。

适用体质：阴虚体质。

用法用量：煎服，8～15克。

服用禁忌：脾胃虚寒及气虚脓清者不宜用。

【现代研究】

成分：含三萜皂苷，果皮含甾醇、连翘酚、生物碱、皂苷、齐墩果酸、熊果酸、香豆精类，还有丰富的维生素 P 及少量挥发油。

药理：连翘对多种革兰阳性及阴性细菌均有抑制作用。连翘果壳中所含的齐墩果酸有轻微的强心作用及降压作用。连翘还具有抗内毒素休克、止血作用。连翘醇提取物水溶液有非常明显的消炎作用。连翘煎剂及复方连翘注射液具有解热作用。连翘中齐墩果酸和熊果酸具有保肝作用，连翘能抑制延脑催吐化学感受区而具有镇吐作用。此外，连翘有利尿作用，还可抑制弹力蛋白酶活力作用。

【配伍应用】

与金银花、蒲公英、野菊花等解毒消肿之品配伍：用于痈肿疮毒、痰疬痰核。连翘苦寒，主入心经，"诸痛痒疮、皆属于心"，本品既能清心火、解疮毒，又能散气血凝聚，兼有消痈散结之功，故有"疮家圣药"之称。治瘰疬痰核，常与夏枯草、象贝母、玄参、牡蛎等清肝散结，化痰消肿之品同用。

保健功效

清热解毒

连翘苦寒，主入心经，功善清心火、解疮毒。治痈肿疮毒时，常与金银花、蒲公英、野菊花等解毒消肿之品同用；若疮痈脓出、红肿溃烂，常与牡丹皮、天花粉同用，如"连翘解毒汤"（《疡医大全》）；用连翘治痰火郁结、瘰疬痰核，常与夏枯草、浙贝母、玄参、牡蛎等同用，共奏清肝散结、化痰消肿之效。

消肿散结

连翘功苦能清泄，寒能清热，长于清心火，散上焦风热，治疗风热外感或温病初起、头痛发热、口渴咽痛，常与金银花、薄荷、牛蒡子等同用，如"银翘散"（《温病条辨》）。治温热病热入心包，高热神昏，用连翘心与麦冬、莲子心等配伍。连翘又有透热转气之功，与水牛角、生地、金银花等同用，还可治疗热入营血之舌绛神昏。

疏散风热

连翘苦寒通降，兼有清心利尿之功，多与车前子、白茅根、竹叶、木通等药配伍，治疗湿热壅滞所致之小便不利或淋漓涩痛，如"如圣散"（《杂病源流犀烛》）。

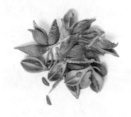

与金银花、薄荷、牛蒡子等配伍：用于外感风热，温病初起。连翘苦能泻火，寒能清热，入心、肺二经，长于清心火，散上焦风热。治热入营血，舌绛神昏，常与玄参、丹皮、金银花等同用，以清热解毒，透热转气，如"清宫汤"；治热入心包，高热神昏，常与清心泻火的连翘心与麦冬、莲子心等同用，如"清宫汤"。

【选购与储存】

连翘有好几种，选购时标准也不一样。简单来说，青翘以色青绿、无枝梗者为佳；黄翘（老翘）以色黄、壳厚、无种子、纯净者为佳。储存时置干燥处。

【家庭调理药膳】

连翘茶

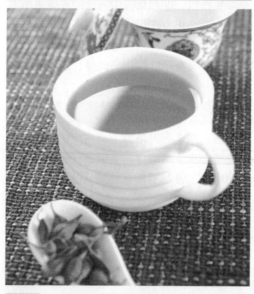

材料 连翘瓣30克，蜂蜜适量。

做法 将连翘用沸水冲泡，加入蜂蜜搅拌即可。代茶频饮，每日1剂。

功效

适用于实热痰湿壅结的便秘。

桑菊连翘酒

材料 连翘、桑叶、菊花、杏仁各30克，薄荷、甘草各10克，芦根35克，桔梗20克，糯米酒1000毫升。

做法 将上药共研细末，浸入糯米酒内，密封贮存，5日后过滤去渣即可饮服。每次15毫升，早晚各1次。

功效

清热解毒、宣肺止咳。风热感冒之发热不重、微恶风寒、咳嗽鼻塞、口微渴等。

连翘牛蒡茶

材料 连翘6克，牛蒡子5克，绿茶1克。

做法 以上3味研末，用沸水冲泡。代茶饮，每日1剂。

功效

祛风散热、宣肺透疹、清热利湿。适用于小儿风疹、麻疹。

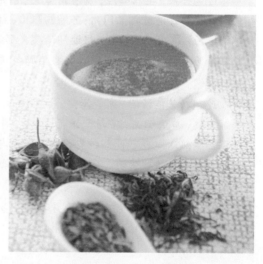

金银连翘汤

材料 连翘、金银花、天花粉、车前草、赤芍各6克，滑石10克，泽泻、淡竹叶各3克，生甘草2克。

做法 ❶ 将以上中草药在砂锅内水煎，分2次服，每日1剂。❷ 3岁以内儿童按年龄比例酌减用量。配合外用蒲公英50克、马齿苋50克，煎水1000毫升，洗患处，每日2次。

功效

治疗脓疱疮。

第六节 蒲公英——解毒消肿，清肝热

蒲公英其含有蛋白质、脂肪、碳水化合物、微量元素及维生素等，春季里营养价值最丰富，可生吃、炒食、做汤，是药食兼用的植物。蒲公英有利尿、缓泻、退黄疸、利胆等功效，被广泛应用于临床。《本草纲目》有云："蒲公英嫩苗可食，生食治感染性疾病尤佳。"蒲公英又叫尿床草，对于利尿具有非常好的效果，它还具有丰富的胡萝卜素、维生素C及矿物质，对消化不良、便秘都有改善的作用。另外，蒲公英叶子还能改善湿疹、舒缓皮肤炎、关节不适的净血功效，根则具有消炎作用，可以治疗胆结石、风湿，花朵煎成药汁可以去除去雀斑。

【本草档案】

别名：耩褥草、尿床草、金簪草、黄花地丁。

性味归经：味苦、甘，性寒。归肝、胃经。

适用体质：湿热体质。

用法用量：煎服，10～30克。外用适量。

服用禁忌：用量过大，可致缓泻。

【现代研究】

成分：含蒲公英固醇、蒲公英素、蒲公英苦素、肌醇和莴苣醇、蒲公英赛醇、咖啡酸、胆碱、菊糖、果胶及树脂等。

药理：超微结构观察蒲公英可使细胞膨大，干扰RNA和DNA的合成，阻断细菌生长。蒲公英所含多糖具有抗肿瘤作用。蒲公英可抑制胃酸分泌，对胃黏膜损伤具有良好的抗损伤作用。体外实验证明，蒲公英提取液对内毒素有直接摧毁的作用，其作用强度中等。此外，蒲公英还有抗氧化、利尿和通乳等作用。

【配伍应用】

蒲公英配白茅根、金钱草、车前子：用于热淋涩痛，湿热黄疸。蒲公英苦寒，清热利湿、利尿通淋，故对湿热引起的淋证、黄疸等也有较好的效果。四者合用可以加强利尿通淋的效果。

保健功效

清热解毒

蒲公英苦寒，为清热解毒、消痈散结之佳品，故主治内外热毒疮痈诸证，兼能疏郁通乳，又为治疗乳痈之要药。用于治疗乳痈肿痛时，可单用本品浓煎内服，或以鲜品捣汁内服，渣敷患处，也可与全瓜蒌、金银花、牛蒡子等药同用，治疗毒肿痛。

消肿散结

蒲公英也可以用于治疗肠痈腹痛，常与大黄、桃仁、牡丹皮等同用；治肺痈吐脓，常与鱼腥草、冬瓜仁、芦根等同用。蒲公英还具有解毒消肿散结的功效，与板蓝根、玄参等配伍，可用治咽喉肿痛。另外，鲜品外敷还可用治毒蛇咬伤。

利湿通淋

蒲公英味苦、甘而寒，能清利湿热、利尿通淋，对湿热引起的淋证、黄疸等有较好的疗效。用治热淋涩痛，常与白茅根、金钱草、车前子等同用，以加强利尿通淋的效果；治疗湿热黄疸，常与茵陈、栀子、大黄等同用。

蒲公英配夏枯草：二者皆为清热之品，均入厥阴肝经，蒲公英功善清热解毒、疏郁散结、行滞通络；夏枯草善于清肝火、散郁结。二药配用，清热解毒之中兼能化滞散结，清解而不郁遏，使清热解毒、行滞散结之力加强。适用于肝胆热毒、湿热郁结所致黄疸、胁肋疼痛、肝郁气滞；肝经实火、热毒内蕴之咽喉肿痛、目赤肿痛；火热邪毒郁结所致的疔疮痈肿、瘰疬痰核、乳痈初起等。

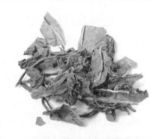

【选购与储存】

蒲公英的花冠多为黄褐色或淡黄白色。有的可见多数具白色冠毛的长椭圆形瘦果。气微，味微苦。上品蒲公英以叶多、色灰绿、根粗长者为佳。蒲公英在储存时要放置于干燥通风处，防潮，防蛀。

【家庭调理药膳】

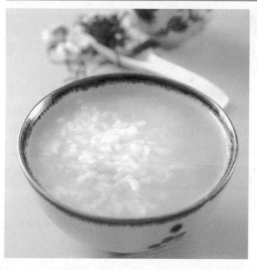

蒲公英粥

材料 蒲公英40～60克，粳米100克。

做法 先将蒲公英煎汁，去渣后入粳米同煮为粥。可做早餐食用。

功效

补益肝肾、清肺和胃、乌发、固齿。适用于肾虚、发白、齿摇。

蒲公英炒肉丝

材料 蒲公英250克，猪肉100克，葱花、姜末、料酒、精盐、味精、酱油适量。

做法 ❶将蒲公英去杂洗净，入沸水锅焯一下，捞出洗净，挤水切段。❷猪肉洗净切丝，将料酒、精盐、味精、酱油、葱、姜同放碗中搅匀成芡汁。锅烧热，下肉丝煸炒，加入芡汁至肉熟而入味，投入蒲公英炒至入味，出锅即成。

功效 解毒散洁、滋阴。适用于疔毒、疮肿、瘰疬、目赤、便血、便秘、咳嗽、消渴、胃炎、感冒等病症。

蒲公英绿豆汤

材料 蒲公英100克，绿豆50克，白糖适量。

做法 ❶将蒲公英去杂洗净，放砂锅内，加适量水煎煮，煎好后滤出汁液，弃去渣。❷将汁液再放入铝锅，加入去杂洗净绿豆煮至熟烂。加入白糖搅匀即成。

功效 清热解毒、利尿消肿。适用于多种炎症、尿路感染、小便不利、大便秘结等病症。

凉拌蒲公英

材料 蒲公英500克，精盐、味精、蒜泥、麻油适量。

做法 将蒲公英去杂洗净，入沸水锅焯透，捞出漂净，挤干水切碎放盘内，加入精盐、味精、蒜泥、麻油，食时拌匀。

功效 适用于急性乳腺炎、淋巴腺炎、瘰疬、疔疮肿毒，急性结膜炎、急性扁桃体炎、胃炎、肝炎、胆囊炎、尿路感染等病症。

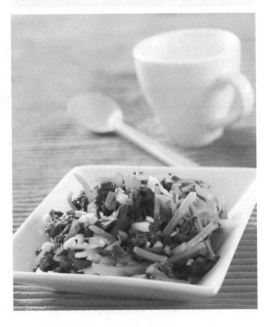

第七节 大青叶——清热解毒，凉血消斑

临床证实，大青叶有乌眉、促进眉毛生长之功效。大青之名首见于《名医别录》。因其茎叶均为深青色，所以取名大青，为清热解毒之上品，治疗温邪热病、湿热郁结。可以服食，可以外敷，用法比较广泛。

【本草档案】

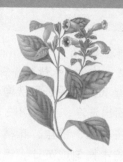

别名：大青。

性味归经：味苦、咸，性大寒。归心、肺、胃经。

适用体质：阴虚、湿热体质。

用法用量：煎服，10～15克，鲜品30～60克。外用适量。

服用禁忌：脾胃虚寒者忌用。

【现代研究】

成分：含色氨酸、靛蓝、菘蓝苷、葡萄糖芸苔素、新葡萄糖芸苔素。

药理：大青叶有广谱抗菌作用。其煎剂对金黄色葡萄球菌、甲型链球菌、脑膜炎双球菌、肺炎链球菌等均有一定程度的抑制作用。对乙型脑炎病毒、腮腺炎病毒、流感病毒等亦有抑制作用。对钩端螺旋体也有杀灭作用。煎剂也可增强白细胞对细菌的吞噬功能，提高吞噬指数。靛玉红对肿瘤细胞大分子合成有抑制作用，可影响肿瘤细胞的脂质代谢，具有一定的抗肿瘤作用。此外，大青叶具有抗炎、解热、保肝等作用；对肠道平滑肌有抑制作用，使肠蠕动减弱，但可兴奋子宫平滑肌。

【配伍应用】

大青叶配伍栀子：大青叶苦寒，善解心胃二经实火热毒，咸寒入血分，又能凉血消斑，故可用治热入营血、心胃毒盛、气血两燔、温毒发斑等。本品还可用治风热表证、温病初起、发热头痛、口渴咽痛等，常与金银花、连翘、牛蒡子等药同用。

大青叶配伍板蓝根：二者均为大苦大寒之品，作用基本相似，皆具有清热解毒、凉血之功。大青叶既能走气分，又能行血分，既可清热解毒，又能凉血化斑，善清解心胃实热火毒；板蓝根清血热、解热毒之力较大青叶强。二药相须为用，清热解毒之力明显增强，

保健功效

清热解毒

大青叶苦寒，既能清心胃实火，又善解瘟疫时毒，有解毒利咽、凉血消肿之功效。治心胃火盛所致咽喉肿痛、口舌生疮者，常与生地、大黄、升麻同用，如"大青汤"（《圣济总录》）；若瘟毒上攻所引起的发热头痛、疹腮、喉痹者，可与金银花、大黄、拳参同用；用治血热毒盛、丹毒红肿者，可用鲜品捣烂外敷，或与蒲公英、紫花地丁、蚤休等药配伍使用。

凉血消斑

大青叶能解心、胃二经实火热毒；凉血消斑，气血两清，故可用于治疗温热病所致的心胃毒盛，热入营血。气血两燔、高热神昏、发斑发疹，常与水牛角、玄参、栀子等同用，如"犀角大青汤"（《医学心悟》）。本品功善清热解毒，若与葛根、连翘等药同用，便能表里同治，故可用于风热表证或温病初起、发热头痛、口渴咽痛等。

适用于温热毒邪所致的多种病症，如咽喉肿痛、大头瘟、痄腮、热毒发斑、发疹等。

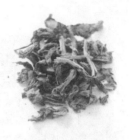

大青叶配伍玄参、山豆根、黄连等复方：大青叶苦寒，既清心胃二经实火，又善解瘟疫时毒，有解毒利咽之效。用治心胃火盛、瘟毒上攻、发热头痛、痄腮喉痹、咽喉肿痛、口舌生疮等；用治丹毒痈肿等症，可用鲜品捣烂外敷，或与蒲公英、紫花地丁、蚤休等药同煎内服。

【选购与储存】

大青叶的气味很特殊，味微酸、苦涩。选购大青叶要以叶大、无柄，色暗灰绿色为佳。储存时置于通风干燥处，防霉。

【家庭调理药膳】

大青银花茶

材料 大青叶鲜者30～60克（干品20克），金银花15～30克，茶叶5克。

做法 将大青叶、金银花、茶叶加水煎汤或以沸水冲泡20分钟即可。每日1剂，不拘时饮服。

功效

清热解毒、祛暑，适用于流行性乙型脑炎，中暑高热。

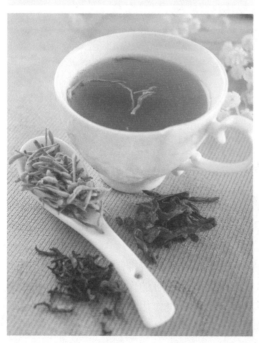

石膏牛角饼

材料 石膏60克，水牛角粉60克，知母10克，丹皮15克，大青叶15克，面粉200克，冰糖适量。

做法 ①将石膏、水牛角粉、知母、丹皮、大青叶水煎30分钟，去渣留汁，趁热加冰糖适量，稍煎待溶即可。②药液凉后以汁合面，烙饼，分2～3次服。

功效

清热解毒、凉血化斑。

大青叶煲猪肝

材料 大青叶30克，猪肝250克，盐、味精、清水各适量。

做法 ①大青叶洗净，放入砂锅内，加适量清水，煎煮30分钟，滤去药渣。②将猪肝片放入药液内，煮沸后加入盐、味精调味即成。

功效

适用于急性肝炎、慢性活动性肝炎。症见胁胀闷痛、口干口苦、舌红苔黄、脉数等。

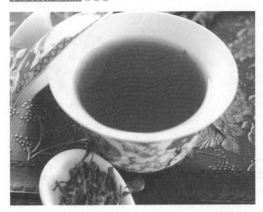

板蓝根大青茶

材料 大青叶、板蓝根各30克，茶叶15克。

做法 将大青叶、板蓝根、茶叶加水煎煮取汁。日服2次，连服2周。

功效

清热解毒、利湿退黄，适用于急性肝炎。

第八节 紫草——清热凉血，解毒透疹

　　紫草为紫草科植物，为紫草或新疆紫草的干燥根。紫草浸在水中会使水呈红色，多作为增色调料。紫草含有多种维生素以及矿物质，在某种程度上，其营养度超过了牛奶。紫草除药用外，食品烹饪时可作为色素调料应用。李时珍曰："此草花紫根紫，可以染紫，故名。"

　　目前多将紫草制成紫草油外用，有凉血活血、清热解毒的功效，也是临床治疗烧烫伤的常备外用药，用于凉血解毒、化腐生肌。此外，紫草与甘草煎煮后，加入适量水进行泡浴，具有促进血液循环、驱寒、改善四肢不温的作用。

【本草档案】

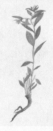

　　别名：紫丹、地血、鸭街草。

　　性味归经：味甘、咸，性寒。归心、肝经。

　　适用体质：湿热体质。

　　用法用量：煎服，5～10克。外用适量，熬膏或用植物油浸泡涂搽。

　　服用禁忌：性寒而滑利，脾虚便溏者忌服。

【现代研究】

　　成分：含紫草素（紫草醌）、紫草烷、乙酰紫草素、去氧紫草素、异丁酰紫草素、二甲基戊烯酰紫草素、β-二甲基丙烯酰紫草素等。

　　药理：紫草素对金黄色葡萄球菌、大肠杆菌、枯草杆菌等具有抑制作用。紫草浸液对絮状表皮癣菌、羊毛状小芽孢癣菌有抑制作用。紫草煎剂对心脏的作用，小量兴奋，大量则抑制。紫草对多种肿瘤有抑制作用。紫草还具有显著的抗炎作用。紫草具有抗生育、降血糖、解热作用。紫草根水提液有抗突变作用。

保健功效

凉血活血

　　紫草咸寒，入肝经血分，功专有凉血活血、解毒透疹。治温毒发斑、血热毒盛，斑疹紫黑者尤宜，常配赤芍、蝉蜕、甘草等药用，如"紫草快斑汤"（《张氏医通》）；若治麻疹不透，疹色紫暗，兼咽喉肿痛者，可配牛蒡子、山豆根、连翘等药用，如"紫草消毒饮"（《张氏医通》）；若配黄芪、升麻、荆芥等，可治麻疹气虚，疹出不畅，如"紫草解肌汤"（《证治准绳》）。

解毒透疹

　　紫草甘寒能清热解毒，咸寒能清热凉血，并能活血消肿，治疮疡久溃不敛，如"生肌玉红膏"（《外科正宗》），可配当归、白芷、血竭等药；治痈肿疮疡，可配银花、连翘、蒲公英等药用；治湿疹，可配黄连、黄柏、漏芦等药用，如"紫草膏"（《仁斋直指方》）。若治水火烫伤，可用本品以植物油浸泡，滤取油液，外涂患处。

【配伍应用】

　　紫草配伍赤芍、蝉蜕等：用于麻疹或其他热病，因血热毒盛而斑疹透发不畅，或疹色紫暗等证。如"紫草快斑汤"（《张氏医通》）；或与连翘、大青叶、当归、红花等配伍，如"当归红花饮"（《麻科活人书》）。还可用于湿热黄疸及血淋等。前者可与茵陈配伍；后者可与连翘、车前子配伍。

　　紫草配伍当归、血竭、白芷等：用其凉血解毒，又治痈疽疮疡、慢性溃疡、阴痒（包括宫颈糜烂）、湿疹、水火烫伤等，多制成油膏外用，也可内服。也可单用，如"生肌玉红膏"（《外科正宗》）。

　　紫草配伍土茯苓：紫草功善凉血活血、解毒疗疮；土茯苓善清热解毒、利湿通络。二者配用，一以凉血活血解毒为主，一以祛湿解毒为要，相辅相成，使湿热瘀毒同解。适用于湿热瘀毒蕴结之疮疡肿毒、恶疮，及肝经湿热瘀毒之证。

【选购与储存】

　　紫草不同种类形状特征不同，牢记各自特点，便于选购。硬紫草呈圆锥形，扭曲，有分枝，表面紫红色或紫黑色，粗糙有纵纹。质硬而脆，易折断。断面皮部深紫色，木部较大，灰黄色。软紫草呈不规则的长圆柱形，多扭曲。表面紫红色或紫褐色，皮部疏松，呈条形片状，常10余层重叠，易剥落。紫草上品以条长肥大、色紫、质软、皮厚者为佳。在储存时要注意将其置于干燥处，防潮。

【家庭调理药膳】

紫草猪骨汤

材料 紫草30克，猪骨200克，鸡蛋4个，肉汤500克，酱油、食盐、味精各少许。

做法 ❶将猪骨与肉汤混合后滚沸5分钟，将鸡蛋逐个打破后下入锅内（弃壳）。❷待鸡蛋熟后，加入酱油、细盐、味精等调味即成。

功效

凉血益肝。

紫草粥

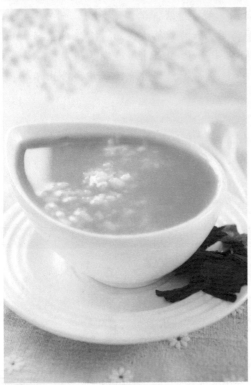

材料 紫草15克，大米100克，白糖适量。

做法 ❶将紫草洗净，放入锅中，加清水适量，水煎取汁；❷加大米煮粥，待熟时调入白糖，再煮沸即成，每日1剂。

功效 凉血退疹、清热解毒。适用于斑疹紫黑、麻疹疹色紫暗，以及疮疡、阴痒等。

紫草薏米粥

材料 紫草10克，薏米50克，白芍15克，白糖适量。

做法 将紫草、白芍水煎取汁，与薏米同煮为粥，加入白糖调匀即可，每日1剂，早晚服用。

功效 改善肝癌症状。

紫草卤猪肝

材料 紫草30克，半枝莲30克，猪肝250克

做法 ❶将紫草、半枝莲洗净、切碎装入纱布袋中，扎紧袋口。❷把猪肝洗净，在沸水中烫煮片刻后捞出，同药袋一起放入砂锅内，再加入适量清水、姜蒜、胡椒、黄酒等调味品，小火久煮至肝熟，烫快收尽止，吃时切薄片，蘸醋或酱油。

功效 清热解毒、凉血活血、透疹排脓、消炎抗菌、止血抗癌。

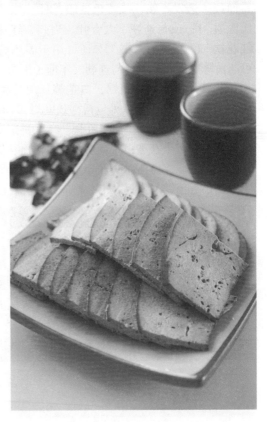

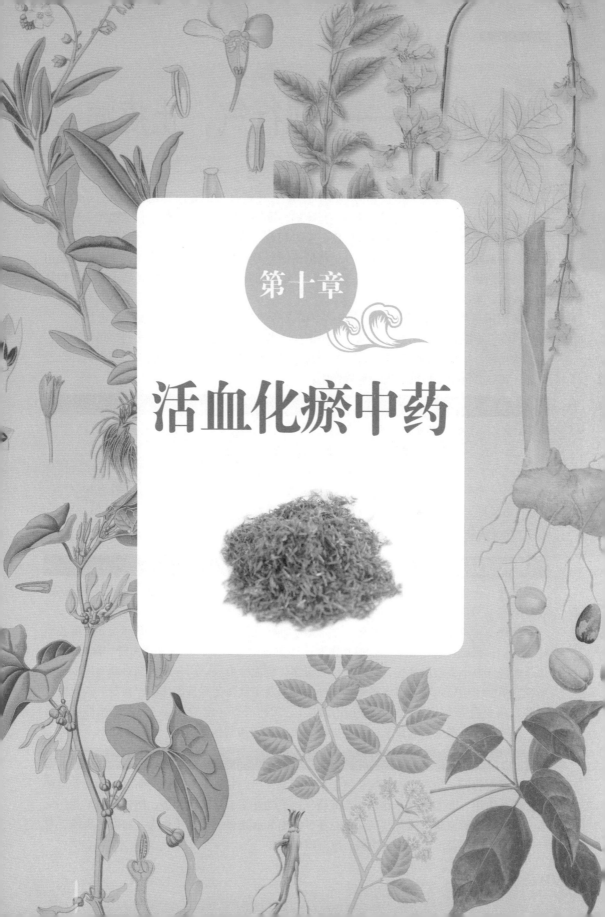

第十章

活血化瘀中药

第一节 川芎——活血行气，止疼痛

川芎在《金光明经》中被称为"血中气药"。传说孙思邈有一日到青城山上采药，在混元顶松林中休息时，发现不远处有一只雌鹤，卧倒在地，好像生病了，旁边几只幼鹤在哀鸣。过了一会儿，空中飞来一只白鹤，嘴里叼着几株草药，从高空落下。病鹤吃草药后不久，病就好了。孙思邈感到很意外，将散落的药与自己采的药进行对照，才知这药是川芎，具有活血止痛作用。于是他不禁吟道："川西青城天下幽，神仙洞府第一流。白鹤巧衔送仙药，来自苍穹云霄头。"

药用川芎为伞形科植物川芎的根茎。前人有"头痛不离川芎"之说。无论风寒、风热、风湿、血脘、血瘀引起的头痛，均可应用川芎治疗。现代药理实验表明，川芎还能扩张冠状动脉，增加冠脉血流量及改善心肌血流量，增强心脏收缩力，改善心脑供氧，以及镇静、解痉、抗菌、抗癌、抗辐射等作用。

【本草档案】

别名：香果、山鞠穷、穹窮、胡窮。

性味归经：味辛，性温。归肝、胆、心包经。

适用体质：血瘀体质。

用法用量：内服：煎汤，3～10克；研末，每次1～1.5克；或入丸、散。外用：适量，研末撒或煎汤漱口。

服用禁忌：阴虚火旺，月经过多及出血性疾病慎服。

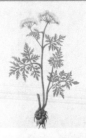

【现代研究】

成分：含生物碱（川芎嗪等）、挥发油（藁本内脂、香烩烯等）、酚类物质（阿魏酸、大黄酚等）、内脂素，以及维生素A、叶酸、蔗糖、甾醇等。

药理：川芎嗪能扩张冠状动脉，增加冠状动脉血流量，改善心脏微循环，并降低心肌耗氧量；扩张脑血管，显著增加脑血流量，改善脑血液供应；扩张外周血管，降低血压。川芎能降低血小板表面活性，抑制血小板聚集，抗血栓形成。川芎水煎剂对动物中枢神经系统有镇静作用。川芎还对多种革兰阴性肠道菌及霍乱弧菌有抑制作用，并对一些致病性皮肤真菌及病毒也有一定的抑制作用。此外，川芎尚有一定的利尿、促进骨痂形成、抗癌、抗溃疡、抗维生素E缺乏、抗放射线、抗组织胺和利胆作用。

【配伍应用】

川芎配当归：川芎辛温而燥，偏于活血行气；当归甘补辛散，质润而腻，偏于养血和血。两药伍用，既能活血、养血，兼能行气，三功并举，且润燥相济，使祛瘀而不耗伤气血，养血而不致血壅气滞，共奏活血祛瘀、养血和血之效。适用于血虚、血瘀之头痛、月经不调、痛经闭经、产后瘀血腹痛、风湿痹痛等。

活血行气

川芎辛散温通，既能活血化瘀，又能行气止痛，为"血中之气药"，有通达气血的功效，能治气滞血瘀之胸胁、腹部诸痛。若治肝郁气滞之胁痛，常配柴胡、白芍、香附，如"柴胡疏肝散"（《景岳全书》）；若常与丹参、桂枝、檀香等同用，可治心脉瘀阻之胸痹心痛；如肝血瘀阻、积聚痞块、胸胁刺痛，多与桃仁、红花等同用，如"血府逐瘀汤"（《医林改错》）。若治跌仆损伤、瘀肿疼痛，可配乳香、没药、三七等药用。

活血调经

川芎为妇科要药，能活血调经，可用治多种妇产科的疾病。常与赤芍、桃仁等同用，治血瘀经闭、痛经，如"血府逐瘀汤"（《医林改错》）；若属寒凝血瘀者，可配桂心、当归等，如"温经汤"（《妇人良方》）；若治产后恶露不下、瘀阻腹痛，可配当归、桃仁、炮姜等，如"生化汤"（《傅青主女科》）；治月经不调，经期超前或错后，可配益母草、当归等。

祛风止痛

川芎辛温升散，能祛风止痛，为治头痛要药。无论风寒、风热、风湿、血虚、血瘀头痛均可随症配伍用之。治风寒头痛，配羌活、细辛、白芷，如"川芎茶调散"（《和剂局方》）；若治风湿头痛，可配羌活、独活、防风，如"羌活胜湿汤"（《内外伤辨惑论》）；配当归、白芍，取本品祛风止痛之功，可治血虚头痛。

川芎配乌药：川芎辛温香窜，上行巅顶，下达血海，能升能降，为血中之气药，功善活血；乌药辛开温通，功偏行气，上走脾肺，下通肝肾，有行气散寒止痛之功。两药合用，共奏活血化瘀、行气止痛之功。适用于气滞血瘀所致的月经不调、痛经、闭经等。

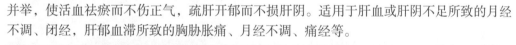

川芎配白芍：川芎辛温香窜，偏于升散，活血行气；白芍微苦略酸，偏于收敛，养血敛阴。两药伍用，活血、养血兼顾，疏肝、柔肝并举，使活血祛瘀而不伤正气，疏肝开郁而不损肝阴。适用于肝血或肝阴不足所致的月经不调、闭经，肝郁血滞所致的胸胁胀痛、月经不调、痛经等。

【选购与储存】

好的川芎个头大、质坚、断面黄白色、油性大、香气浓郁。市面上常见的川芎伪品口感微苦微辣，且没有川芎本体自带的香气。在储存方面，川芎宜于放置在阴凉干燥处，防蛀，防霉，防泛油。

【家庭调理药膳】

川芎鳝鱼汤

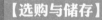

材料　川芎6克，鳝鱼500克，当归15克，料酒适量。

做法　❶将鳝鱼剖去背脊骨、内脏、头尾，切成鱼片后切丝；将当归、川芎装入纱布袋内封口。❷将鱼丝、药袋放入锅中，加入料酒、调味品、适量清水用武火烧沸，去浮沫再用文火煎熬1小时，捞出药袋加入味精即成。食鱼饮汤，分餐食用。

功效

活血养血、通脉止痛。辅治损伤、头痛、眩晕。

川芎糖茶

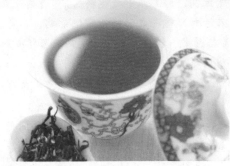

材料 川芎6克，绿茶6克，红糖适量。

做法 将川芎去杂洗净，切片，与绿茶同放入砂锅内，加入适量红糖，清水一碗半煎煮至一碗的量，去渣饮用。

功效

祛风止痛。民间常用以治疗风寒头痛、血虚头痛等症。

川芎酒

材料 川芎10克，白酒500克。

做法 将川芎去杂洗净，放入盛酒的瓶内，封好浸泡7天即成。

功效

可用来治疗风寒头痛、血虚头痛，防治某些营养性脑病，作为白血病患者的辅助食疗酒。

川芎黄芪粥

材料 川芎10克，黄芪30克，粳米100克，红糖适量。

做法 ❶将川芎、黄芪分别切成薄片，放入铝锅内，加水适量，煎熬去渣留汁。❷再将粳米去杂洗净，连同药汁同放入铝锅内，加水适量，置武火烧沸，再用文火熬煮成粥，即可出锅装碗。

功效

滋补强壮、强心、壮筋骨。适用于贫血、头晕目眩、疮毒、胃下垂、子宫下垂、月经不调等症。由于川芎、黄芩都能增强人体免疫功能，故还可用于改善疗白细胞减少症。

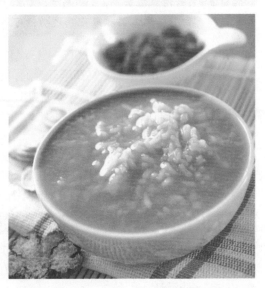

<table>
<tr><td>第二节</td><td># 郁金——血分之气药</td></tr>
</table>

郁金始载于《药性轮》，药材以地下块茎作药用，古人因其善于治疗郁证而命名。其入血分能凉血行瘀、入气分可行气解郁，为活血、凉血、行气的要药，为"血分之气药"。

因同一株入药部位不同，药名也不同。古代将莪术、郁金、姜黄三者混淆称呼。大约在300年前明确，凡姜黄属植物的块根为郁金。郁金虽没有白芷的香气但其性轻扬，能够与酒的发散效果相比拟。目前郁金饮片多用于活血止痛、行气解郁、清热凉血、清心开窍、利胆退黄等。一般病症多生用，化痰开窍宜用矾水炒。

【本草档案】

别名：马蒁。

性味归经：味辛、苦，性寒。归肝、胆、心经。

适用体质：气郁、血瘀体质。

用法用量：煎服，5～12克，大剂量可用至20克。若研末吞服，则每次用2～5克。

服用禁忌：传统认为郁金畏丁香，属"十九畏"内容，故两药不宜配伍同用。辛散活血，对于阴虚失血、气虚、血虚之证应慎用。能活血化瘀，对子宫有兴奋作用，故孕妇慎用。

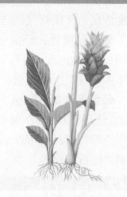

【现代研究】

成分：含有挥发油（莰烯、樟脑、倍半萜烯等）、姜黄素、姜黄酮等，另含淀粉、多糖、脂肪油、橡胶、水芹烯等。

药理：郁金有减轻高脂血症的作用，并能明显防止主动脉、冠状动脉及其分支内膜斑块的形成。郁金水煎剂能降低全血黏度，抑制血小板聚集。能明显扩张动脉、静脉及肠系膜微血管的作用。郁金有保护肝细胞、促进肝细胞再生、去脂和抑制肝细胞纤维化的作

保健功效

活血止痛

郁金味辛能行能散，既能活血，又能行气，常用于治疗气血瘀滞之痛证。常与木香配伍，气郁倍木香，血瘀倍郁金，如"颠倒木金散"（《医宗金鉴》）；若治心血瘀阻之胸痹心痛，可配瓜蒌、薤白、丹参等药用；若治肝郁有热、气滞血瘀之痛经、乳房作胀，常配柴胡、栀子、当归、川芎等药，如"宣郁通经汤"（《傅青主女科》）；若治肝郁气滞之胸胁刺痛，可配柴胡、白芍、香附等药用。若治癥瘕痞块，可配鳖甲、莪术、丹参、青皮等。

行气解郁

郁金辛散苦泄，且性寒入心经，能解郁开窍，又能清心热，可配伍石菖蒲、栀子，治痰浊蒙蔽心窍、热陷心包之神昏，如"菖蒲郁金汤"（《温病书》）；治癫痫痰闭之证，可配伍白矾以化痰开窍，如"白金丸"（《摄生众妙方》）。

清心凉血

郁金味苦能降泄性寒清热，入肝经血分而能凉血降气止血，用于热结下焦，伤及血络之尿血、血淋，可与生地、小蓟等药同用，如"郁金散"（《普济方》）；用于气火上逆之吐血、衄血、倒经，可配生地、丹皮、栀子等以清热凉血，解郁降火，如"生地黄汤"（《医学心悟》）。

用，煎剂能刺激胃酸及十二指肠液分泌。郁金水煎剂、挥发油对多种皮肤真菌有抑制作用，郁金对多种细菌也有抑制作用，尤其对革兰阴性菌的作用强于对革兰阳性菌。此外，郁金又有一定的抗炎止痛、抗早孕、抗自由基损伤、催眠作用。

【配伍应用】

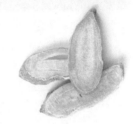

郁金配木香：郁金能活血祛瘀；木香能行气止痛。两药伍用，既能活血，又能行气，适用于气滞血瘀所致的胸、胁、腹痛。

郁金配降香：郁金善能下气降逆而凉血止血；降香善能理气化瘀、止血止痛。两药伍用，既能降气消瘀，又能止血和血，适用于血瘀气逆所致吐血、衄血、倒经等。

郁金配柴胡：郁金主入肝经血分，既能活血祛瘀而止痛，又能疏肝行气以解郁；柴胡主入肝经气分，能疏肝行气解郁。两药配用，增强疏肝解郁、活血止痛作用，适用于肝郁气滞、瘀血阻滞肝胆之胸胁疼痛、月经不调、经行腹痛等。

【选购与储存】

郁金质坚硬，断面角质不光亮，浅棕色至棕色，内皮层不明显。略有姜气，味微辛苦。以个大、质坚实、外皮皱纹细、断面色黄者为佳。选购时侧重看外皮，这个特点比较突出，较好比较挑选。储存时置于干燥处，防霉，防虫蛀。

【家庭调理药膳】

三味郁金酒

材料 郁金25克，青皮、小茴香各15克，黄酒500毫升。

做法 将郁金捣碎，与青皮、小茴香、黄酒一同放入砂锅内，加水200毫升，小火煎沸30分钟，凉凉，滤取酒液，装瓶备用。

功效

温经活血、理气舒肝。适用于阳虚、肝郁、气血运行不畅所致的经期或前或后，无血块，色质正常，经行不畅，胸胁乳房胀闷不适，甚则胁肋刺痛、精神苦闷，叹息后稍觉舒适。每次30毫升，每日早晚各1次，空腹饮服。

大蒜郁金粥

材料 郁金15克，大蒜25克，粳米150克，

白糖15克。

做法 ❶将郁金润透，切薄片；大蒜去皮，切片；粳米洗净。❷将郁金、大蒜、

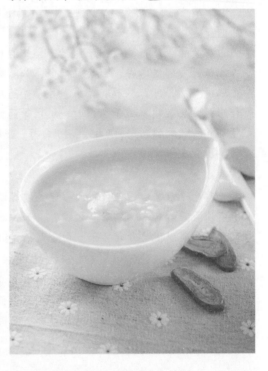

粳米放入锅内，加水800毫升，用武火烧沸，再用文火煮至米熟烂，加入白糖即成。每两天1次，坚持食用1个月。

功效

祛瘀血、降血压、降血脂。适用于头晕、头痛、肢体麻木、胸闷、胸痛、舌质紫暗或有斑点、高血脂等病症。

麦冬郁金炖羊心

材料 郁金15克，麦冬15克，羊心3个，绍酒10克，盐、味精、胡椒粉、姜、葱、橄榄油适量。

做法 ① 将麦冬浸泡一夜，砸破去内梗；郁金润透，切成薄片；羊心洗净，切成薄片；姜切片、葱切段。② 将郁金、麦冬放入炖锅内，加清水500毫升，用中火煮25分钟，过滤，去渣，留药液。③ 再将药液放入炖杯内，置武火上烧沸，加入羊心、绍酒、姜、葱，煮25分钟，加入盐、味精、胡椒粉、橄榄油，搅匀即成。

功效

滋阴祛郁。适于冠心病阴亏肝郁型患者食用。

郁金茶

材料 郁金15克，冰糖15克。

做法 ① 将郁金研成细粉，冰糖打碎成屑。② 将郁金粉、冰糖同放入茶杯内，加沸水250毫升，浸泡3分钟即可饮用。每两天1次，坚持饮用1个月。

功效

行气解郁、凉血活瘀。适用于胸腹胁肋疼痛、吐血、尿血、黄疸等症。

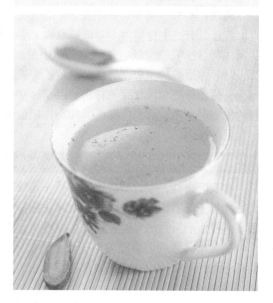

第三节 姜黄——活血行气，通经之痛

姜黄是一种多年生，有香味的草本植物，既有药用价值，又可以做食品调料或黄色着色剂，可制成咖喱粉、调味料等。姜黄辛香轻淡，略带胡椒、麝香味及甜橙与姜之混合味道，略有辣味、苦味。姜黄制作成的药膳多用于治疗心血管疾病。姜黄、郁金、莪术三味药品，从取材上面存在"一物两用"现象，也就是它们的块茎均可作郁金入药，但姜黄的根茎则只作为姜黄入药。李时珍云：近时以扁如干姜形者，为片子姜黄；圆如蝉腹形者，为蝉肚郁金，并可浸水染色。莪形虽似郁金，而色不黄也。

【本草档案】

别名：蒁、宝鼎香。

性味归经：味辛、苦，性温。归肝、脾经。

适用体质：血瘀体质。

用法用量：内服：煎汤，3～10克；或入丸、散。

外用：适量，研末调敷。

服用禁忌：血虚、气滞血瘀者及孕妇慎服。

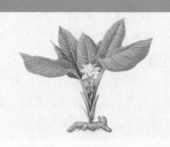

【现代研究】

成分：含色素物（姜黄素、去甲氧基姜黄素等），挥发油（姜黄酮、芳姜黄酮姜烯、水芹烯等）及微量元素等。

药理：实验表明姜黄煎剂及2%盐酸浸出液对子宫呈兴奋作用。姜黄水提液和石油醚提取液还具有抗生育作用。姜黄提取物、姜黄挥发油及姜黄素均能降低血浆总胆甾醇、β-脂蛋白和甘油三酯含量，并使主动脉中总胆甾醇、甘油三酯含量降低。姜黄素可抑制心、肝、肾、脾组织的脂质过氧化。姜黄乙醇提取液及挥发油和姜黄素可抑制八叠球菌、高夫克菌、棒状杆菌和梭状芽孢杆菌，以及许多葡萄球菌、链球菌和芽孢杆菌。挥发油具有较强的抗霉菌作用，对黑色鞠菌的抑制作用最强。此外，姜黄素尚有抗血小板聚集及降低血液黏度的作用。

【配伍应用】

姜黄配肉桂：姜黄辛散温通，长于走窜，具有活血行气、通经止痛之功效；肉桂辛甘大热，长于温散，能补火助阳、散寒止痛。两药伍用，增强行气活血、散寒止痛之功，适用于寒凝血瘀所致的胃脘疼痛、小腹冷痛、痛经等。

姜黄配羌活：姜黄能内行气血，外散风寒，长于行肢臂而除痹痛；羌活能祛风散寒，胜湿止痛。两药伍用，祛风散寒、胜湿止痛之功增强，适用于风寒湿邪，客留肌肤，麻木

保健功效

活血行气

姜黄味辛散温通，苦泄。既入血分又入气分，能活血又能行气而止痛。可配当归、木香、乌药等药用，治胸阳不振、心脉闭阻之心胸痛，如"姜黄散"（《圣济总录》）；治气滞血瘀之痛经、经闭、产后腹痛，常与当归、川芎、红花同用，如"姜黄散"（《圣济总录》）；治肝胃气滞寒凝之胸胁痛，可配枳壳、桂心、炙草，如"推气散"（《丹溪心法》）；治跌打损伤、瘀肿疼痛，可配苏木、乳香、没药，如"姜黄汤"（《伤科方书》）。

通经止痛

姜黄味辛散苦燥温通，外散风寒湿邪，内行气血，通经止痛，尤长于行肢臂而除痹痛，常配羌活、防风、当归等药用，如"五痹汤"（《妇人良方》）。此外，以本品配大黄、白芷、天花粉等外敷，可用于疮疡痈肿，如"如意金黄散"（《外科正宗》）；配白芷、细辛为末外用可治牙痛、牙龈肿胀疼痛，如"姜黄散"（《百一选方》）；单用本品外敷可用于皮癣痛痒。

不仁，手足缓弱之证。

姜黄配桂枝：姜黄能活血行气，兼能通经止痛；桂枝善于温通经脉、散寒止痛。两药配伍，共奏温经散寒、活血通脉止痛之功，适用于气滞血瘀所致痛经、经闭、产后腹痛及风寒湿痹证。

【选购与储存】

姜黄根茎为不规则卵圆形、圆柱形或纺锤形，常弯曲，有的具短叉状分枝或圆形分枝断痕。质坚硬，气特异，味苦、辛，嚼后能染唾液为黄色。除片姜黄外，均以长圆形（芽姜黄）、断面橙黄色、质坚实者为佳。储存前将药物贮于干燥容器内，置阴凉干燥处，防蛀。

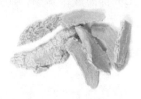

【家庭调理药膳】

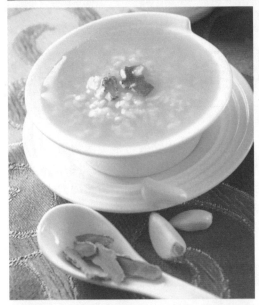

姜黄大蒜粥

材料 姜黄15克，大蒜30克，粳米150克，白糖15克。

做法 ①姜黄润透，切薄片；大蒜去皮，切片；粳米淘洗干净。②将姜黄、大蒜、粳米放入锅内，加水适量，用武火烧沸，再用文火煮至米熟烂，加入白糖即成。每两天1次，坚持食用1个月。

功效

活血、行气、降血压、降血脂。适用于高血脂、高血压、脑血管硬化、头痛、头晕、胸闷、胸痛、冠心病等。

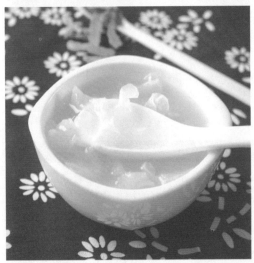

姜黄银耳羹

材料 姜黄10克，银耳50克，冰糖15克。

做法 ①姜黄打成粉；水发银耳撕成瓣。②将姜黄、银耳放入炖锅内，加水500毫升，用武火烧沸，加入冰糖即成。再用文火炖35分钟，每两天1次，坚持食用1个月。

功效

活血祛瘀、软化血管。适用于心脑血管硬化、脑血栓等病症。

姜黄鸡蛋

材料 鲜姜黄21克，鸡蛋2枚，黄酒50毫升。

做法 先把鸡蛋煮熟去壳，再入姜黄同煮20分钟即成，弃汤，用黄酒送服鸡蛋。每日1次，连服4~5日。

功效

温宫、行瘀、通经、补气，用于寒凝经闭或气血瘀滞。

姜黄木瓜酒

材料 姜黄80克，木瓜160克，羌活80克，白酒1000毫升。

做法 将姜黄、木瓜、羌活浸酒10天即成。口服，每日3次，每次10毫升。

功效

缓痉止痛，适用于风湿骨痛、肌肉痉挛等。

第四节 丹参——活血调经，祛瘀止痛

俗话说"一味丹参，功同四物"，中医认为，丹参的养生功效可媲美四物汤。丹参、人参及党参是迥然不同的药物，所含成分不同，药理也不一样。中医认为丹参"入心"，可入药膳，如丹参搭配苦瓜煮汤或丹参搭配菊花煮茶，都具活血去瘀、清热泻火的作用，可辅助保健。李时珍云："五参五色配五脏。故人参入脾，曰黄参；沙参入肺，曰白参；玄参入肾，曰黑参；牡蒙入肝，曰紫参；丹参入心，曰赤参。其苦参，则右肾命门之药也。"久服丹参有轻身长寿的功效。

【本草档案】

别名：蝉草、木羊乳、逐马、赤参、山参、奔马草。

性味归经：味苦，微寒。归心、肝经。

适用体质：血瘀体质。

用法用量：内服：煎汤，5~15克，大剂量可用至30克。

服用禁忌：妇女月经过多及无瘀血者禁服；孕妇慎服；反藜芦。

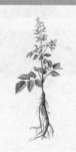

【现代研究】

成分：含脂溶性成分和水溶性成分。还有原儿茶酸、原儿茶醛、乳酸、维生素E等。

药理：丹参能扩张冠状动脉，增加冠脉流量，减轻心肌缺血的损伤程度，缩小心肌梗死范围，能提高耐缺氧能力，对缺氧心肌有保护作用。扩张血管，降低血压。降低血液黏稠度，抑制凝血，对抗血栓形成。丹参对脑缺血具有保护作用，有镇静、镇痛、催眠、抗惊厥作用。对放射性肺损伤有保护作用，能抗肺纤维化。能保护肝损伤，促进肝细胞再

保健功效

活血调经

丹参性微寒而缓，功善活血祛瘀，能祛瘀生新而不伤正，善调经水，为妇科调经常用药。《本草纲目》谓其"能破宿血，补新血。"临床常用于月经不调、经闭、痛经及产后瘀滞腹痛。《妇科明理论》有"一味丹参散，功同四物汤"之说。因其性偏寒凉，对血热瘀滞之证尤为相宜。可单用研末酒调服，如"丹参散"（《妇人良方》）。若配吴茱萸、肉桂等用，可治寒凝血滞者。

祛瘀止痛

丹参善能通行血脉、祛瘀止痛，广泛应用于各种瘀血病证。可配伍砂仁、檀香用，如"丹参饮"（《医学金针》），可治血脉瘀阻之胸痹心痛，脘腹疼痛；治癥瘕积聚，可配伍三棱、莪术、鳖甲等药用；治跌打损伤，肢体瘀血作痛，常与当归、乳香、没药等同用，如"活络效灵丹"（《医学衷中参西录》）；治风湿痹证，可配伍防风、秦艽等祛风除湿药用。

凉血消痈

丹参性寒，既能凉血活血，又能清热消痈，可用于热毒瘀阻引起的疮痈肿毒，常配伍清热解毒药用。如治乳痈初起，可与金银花、连翘等同用，如"消乳汤"（《医学衷中参西录》）。

生，有抗肝纤维化作用。丹参还能保护胃黏膜、抗胃溃疡。能够降血脂，延缓动脉粥样硬化的形成。此外，丹参尚有抑菌、抗炎、抗过敏、抗肿瘤、保护肾功能、改善免疫功能、促进骨折愈合等作用。

【配伍应用】

丹参配桂枝：丹参能活血化瘀；桂枝能助阳通脉。两药配伍应用，共奏温阳活血、通脉止痛之功，适用于心阳不振、瘀血痹阻之胸痛心悸等。

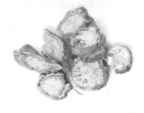

丹参配葛根：丹参既能活血化瘀，兼具祛瘀生新；葛根轻扬升发，能解肌退热、生津止渴。两药配伍，相辅相成，活血化瘀、生津通脉效力增强，适用于阴虚消渴兼有瘀血证者。

丹参配砂仁：丹参长于活血化瘀；砂仁长于行气畅中。两药伍用，调气、化瘀止痛功效显著，适用于血瘀气滞所致的胃脘疼痛、胸痹心痛。

丹参配人参：丹参活血化瘀，兼能养血；人参大补元气，能补气生血。两药伍用，既能养血活血，又能补气生血，使气血相生，适用于气虚血瘀之心悸、胸闷、胸痛或月经不调等。

【选购与储存】

丹参根以紫红、条粗、质坚实、无断碎条者为佳，外皮脱落、色灰褐者质次。购买时候对于真伪品的鉴别有很简单易行的方法：正品丹参在泡水后是无色溶液，药材会吸水膨胀颜色稍浅，但伪劣丹参泡水后溶液会随之变色为红色。丹参在储存时置于干燥处，防潮，防霉。炮制品贮于干燥容器内。

【家庭调理药膳】

丹参山楂粥

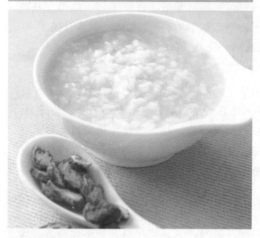

材料 丹参5～30克，山楂30～40克，粳米100克，白糖适量。

做法 先将丹参、山楂放入砂锅煎取浓汁，去渣，加入粳米、白糖煮粥即成。

功效

健脾胃、消食积、散瘀血。适用于高脂血症、冠心病、心绞痛、高血压，以及食积停滞、小儿乳食不消。

丹参舒心茶

材料 丹参15～20克，北沙参15克，何首乌15～25克。

做法 将以上各药加水适量煎至800毫升即可，每日1剂，分3～4次饮用。可酌加红糖调味。

功效

补肾养胃、生津填精、活血通脉、抗老祛病。

丹参酒

材料 丹参30克，白酒500克，蜂蜜少许。

做法 将丹参洗净后放瓶中，加入白酒及少量蜂蜜，每日振摇1次，1周后可过滤饮用。每次10～20毫升，每日1～2次。

功效

活血化瘀、通痹止痛。适用于冠心病心绞痛、胸闷胸痛、胸胁部跌打损伤之调整恢复期使用。

丹参红花炖乌鸡

材料 丹参10克，红花6克，乌鸡1只，川贝母15克，绍酒10克，盐、味精、姜、葱、胡椒粉适量。

做法 ❶将乌鸡宰杀后，去毛、内脏及爪；丹参润透，切成薄片；红花去杂质，洗净；川贝母去杂质，打成大颗粒；姜拍松，葱切段。❷将乌鸡、川贝母、红花、丹参、姜、葱、绍酒同放炖锅内，加清水2800毫升，置于大火上烧沸，再用小火炖煮35分钟，加入盐、味精、胡椒粉搅匀即成。

功效

活血祛痰、养气通络。适用于痰瘀型冠心病患者食用。

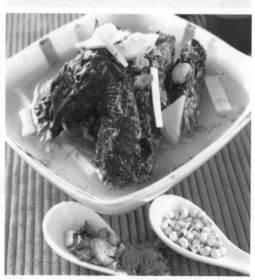

第五节 红花——活血通经，散瘀痛

名为"红花"的药物有两种，一种为红花，另一种为西红花。两者名称虽然相似，但功效却不完全相同。两者中，药效以西红花为佳，又叫藏红花。其采自海拔5000米以上的高寒地区，藏红花又叫番红花或西红花，是驰名中外的"藏药"。其药效奇特，尤其以活血养血而闻名天下。由于西红花产量较少，所以价格昂贵，因此又有"红色金子"之称。此外，红花不仅可以药用，同时它还是一种染料。草红花可直接在纤维上染色，故在红色染料中占有极为重要的地位。

【本草档案】

别名：红蓝花、黄蓝。

性味归经：味辛，性温。归心、肝经。

适用体质：血瘀体质。

用法用量：煎服，3～9克；外用适量。

服用禁忌：孕妇忌服，有出血倾向者不宜多用。

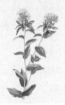

【现代研究】

成分：含苷类（红花醌苷、新红花苷、红花苷）、红花黄色素、红花油（棕榈酸、肉豆蔻酸、月桂酸、硬脂酸、花生酸、油酸等）、红花多糖、氨基酸等。

药理：红花轻度兴奋心脏、增加冠脉流量和心肌营养性血流量，保护和改善心肌缺血，缩小心肌梗死范围。红花黄色素分离物能对抗心律失常。煎剂、水提液、红花黄色素等能扩张周围血管、降低血压。红花能抗凝血，抗血栓形成，降低全血黏度。红花黄色素对中枢神经系统有镇痛、镇静和抗惊厥作用。注射液、醇提物、红花苷能显著提高耐缺氧能力，减少缺血性脑水肿。能降低血清总胆固醇。

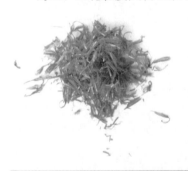

此外，红花醇提物和水提物有抗炎、护肝作用，红花黄色素有免疫抑制作用。

【配伍应用】

红花配紫草：红花能活血通脉以化滞消斑；紫草能清热凉血以透疹消斑。两药伍用，增强了清热凉血、化滞消斑功效，适用于热瘀血滞之斑疹色暗。

红花配肉桂：红花具有活血通经、和血止痛的功效；肉桂能补火助阳、散寒止痛。两药合用，辛散温通、温阳散寒、活血止痛之功显著，适用于寒凝血脉所致的经闭、痛经、产后瘀滞腹痛、胸痹心痛、少腹瘀痛等。

红花配柴胡：红花辛散温通、和血止痛、活血通经；柴胡芳香升散、疏肝理气、解

保健功效

活血通经

红花味辛散温通，为活血化瘀、通经止痛之要药，是妇产科血瘀病症的常用药，常与当归、川芎、桃仁等相须为用。治痛经，单用奏效，以本品一味与酒煎服，如"红蓝花酒"（《金匮要略》）；亦可配伍赤芍、延胡索、香附等以理气活血止痛；治产后瘀滞腹痛，可与荷叶、蒲黄、牡丹皮等配伍；治经闭，可配伍当归、赤芍、桃仁等，如"桃红四物汤"（《医宗金鉴》）。

祛瘀止痛

红花能活血通经、祛瘀消癥，可治疗癥瘕积聚，常配伍三棱、莪术、香附等药。还善治瘀阻心腹胁痛。若治瘀滞腹痛，常与桃仁、川芎、牛膝等同用，如"血府逐瘀汤"（《医林改错》）；治胸痹心痛，常配桂枝、瓜蒌、丹参等药；治胁肋刺痛，可与桃仁、柴胡、大黄等同用，如"复元活血汤"（《医学发明》）。

消肿止痛

红花能通利血脉，消肿止痛，为治跌打损伤、瘀滞肿痛之要药，常配木香、苏木、乳香、没药等药用；或制为红花油、红花酊涂擦。

化滞消斑

红花能活血通脉以化滞消斑，可用于瘀热郁滞之斑疹色暗，常配伍清热凉血透疹的紫草、大青叶等用，如"当归红花饮"（《麻科活人书》）。

郁散滞。两药配伍，可气血双调，共奏行气活血止痛之功，适用于血瘀气滞所致的胸胁疼痛、月经不调及外伤肿痛。

【选购与储存】

红花以花瓣长、色红黄、鲜艳，质柔软者为佳。置阴凉干燥处，防潮，防蛀。传统的贮藏方法，系将净红花用纸分包（每包500～1000克）贮于石灰箱内，以保持红花鲜艳的色泽。

【家庭调理药膳】

红花益母草糖水

材料 红花3克，益母草15克，红糖20克。

做法 将红花、益母草共入锅中，水煎去渣取汁约50毫升，调入红糖溶匀即成。每日1剂，连服5～7日。

功效 活血、化瘀、通经。治疗妇女产后瘀血不尽腹痛，以及瘀阻痛经。

红花葛金桃仁汤

材料 红花15克，葛根30克，桃仁12克，郁金10克。

做法 将上述四品共入锅中，水煎去渣取汁即成。每日1剂，连服7～10日为一疗程。

功效 活血行瘀，治疗冠心病。

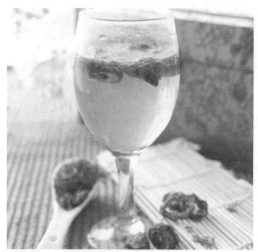

红花山楂酒

材料 红花15克，山楂30克，白酒250克。

做法 将红花、山楂共入白酒中，浸泡1周后即可饮用。每次饮15～30克，每日2次。

功效

活血行瘀。适用于血瘀型月经过少等症。

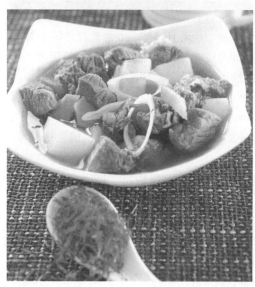

红花炖牛肉

材料 红花10克，牛肉500克，土豆500克，胡萝卜30克，调料适量。

做法 ①将牛肉切成小块放入锅中，加水适量与红花同煮。②待牛肉将熟时，再加入土豆块和胡萝卜块、酱油、花椒、盐、姜、葱等，盖锅再煮，至牛肉煮烂时，即可食用。

功效

活血、消除疲劳、强壮身体。适用于疲劳过度，产后血瘀血虚，以及跌打损伤等症。

第六节 桃仁——活血化瘀，润肠通便

　　桃仁即桃核里的仁儿。可制食品，可入中药。李时珍云："桃仁行血，宜连皮尖生用。润燥活血，宜汤浸去皮尖炒黄用。或麦麸同炒，或烧存性，各随本方。"双仁者有毒，不可食。桃仁具有活血化瘀以及行气泻下的作用。现代研究，桃仁含有苦杏仁苷，食用过多会发生氢氰酸中毒反应，所以孕妇食用应谨慎。桃仁的苦以泄滞血，甘以生新血，所以既具有行血，又有生血的功效。此外，桃仁常与柏子仁、大麻仁、松子仁等同研成末服用，用于老人气虚便秘。

【本草档案】

别名：毛桃仁，大桃仁。

性味归经：味苦、甘，性平；有小毒。归心、肝、大肠、肺经。

适用体质：血瘀、阴虚体质。

用法用量：煎服，5～10克，捣碎用；桃仁霜入汤剂宜包煎。

服用禁忌：桃仁功善活血，有堕胎之弊，孕妇忌用。富含油脂，具有润肠通便之功，脾虚便溏者慎用。含苦杏仁苷，在体内可分解成氢氰酸，大量服用易引起中毒，故临床用量不宜过大。

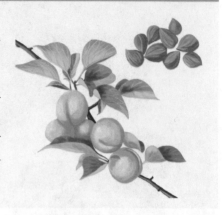

【现代研究】

成分：含苦杏仁苷、苦杏仁酶、挥发油、脂肪油（油酸甘油酯、亚油酸甘油酯）等。

药理：桃仁提取液能明显增加脑血流量，增加犬股动脉的血流量，降低血管阻力，扩张血管，抑制血小板的聚集，抑制血球凝固及血栓形成，改善血液流变学状况。桃仁中的苦杏仁苷有镇咳平喘作用。提取物能改善动物肝脏表面微循环，并促进胆汁分泌，有保肝、抗肝纤维化作用。桃仁中含45%的脂肪油可润滑肠道，利于排便。桃仁能兴奋子宫，促进初产妇子宫收缩及出血。此外，桃仁水煎剂及提取物有镇痛、抗炎、抗菌、抗过敏、驱虫、免疫调节、抗癌等作用。

【配伍应用】

桃仁配红花：桃仁质重沉降，偏于入里、善走下焦，能破脏腑之瘀血；红花质轻升浮，走外达上，通经达络，能祛在经在上之瘀血。两药伍用，增强活血通经、祛瘀生新、

◁ 保健功效 ▷

活血祛瘀

桃仁又称破血药，为治疗多种瘀血阻滞病症的常用药。治产后瘀滞腹痛，常配伍炮姜、川芎等，如"生化汤"（《傅青主女科》）；治瘀血日久之癥瘕痞块，常配桂枝、丹皮、赤芍等药；治瘀血经闭、痛经，常与红花相须为用，并配当归、川芎、赤芍等，如"桃红四物汤"（《医宗金鉴》）；若瘀滞较重，须破血逐瘀，可配伍大黄、芒硝、桂枝等药用；治跌打损伤、瘀肿疼痛，常配当归、红花、大黄等药用。

祛瘀消痈

桃仁可活血祛瘀以消痈，配清热解毒药，常用于治疗肺痈、肠痈等证。治肺痈可配苇茎、冬瓜仁等药用，如"苇茎汤"（《千金方》）；治肠痈配大黄、丹皮等药，如"大黄牡丹皮汤"（《金匮要略》）。

润肠通便

桃仁富含油脂，能润燥滑肠，常用于治疗肠燥便秘证。可配伍当归、火麻仁、瓜蒌仁等用，如"润肠丸"（《脾胃论》）。

消肿止痛之功，适用于如瘀血所致的闭经痛经、产后腹痛、心腹疼痛、跌仆伤痛、痈肿疮疡等，以及全身各部位之瘀血证。

桃仁配牡丹皮：桃仁擅长活血祛瘀。牡丹皮擅长清热凉血。两药配伍，增强凉血活血之力，使热得清而血不妄行，血流顺畅而不留瘀，适用于血瘀有热之闭经、月经不调、痛经等。

桃仁配当归：桃仁擅破血祛瘀、润肠通便，且有祛瘀生新之效；当归养血补血力佳，又能行血和血，且有润肠通便之功。两药伍用，活血之中有较好的养血作用，使活血化瘀之力增强，适用于血瘀或兼血虚之月经不调、闭经、痛经，血虚肠燥之大便秘结。

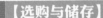

【选购与储存】

桃仁种皮薄，子叶两片肥大，黄白色，富油质。味微苦。以粒饱满、完整、外皮红棕色、内仁白色者为佳。在挑选桃仁的时候，应该以身干、颗粒均匀、饱满整齐不破碎的为上品。储存时置阴凉干燥处，防蛀。

【家庭调理药膳】

桃仁旋覆花鸡

材料 桃仁9克，旋覆花9克，母鸡1只，沉香4克，田七5克，青葱7根，上汤1000毫升，绍酒10克，冬菇50克，葱、姜、盐适量。

做法 ❶把桃仁去皮尖；旋覆花洗净；沉香打粉；青葱切段；田七打粉：鸡宰杀后，去毛、内脏及爪，洗净；姜切丝葱切段。

❷将鸡放在蒸盆内，用盐、绍酒抹在鸡身上，把桃仁、旋覆花、葱、沉香、田七、姜放入鸡腹内，加入上汤1000毫升。最后把盛鸡的蒸盆置蒸笼内，蒸1小时即成。

功效 滋补气血、活血化瘀。适用于瘀阻心络型冠心病患者食用。

桃仁粥

材料 桃仁18克，粳米100克。
做法 先将桃仁捣烂如泥，同粳米煮成粥，

分早晚2次食用。

功效 活血通络、祛瘀止痛，适于老年高血压、冠心病及心绞痛者。

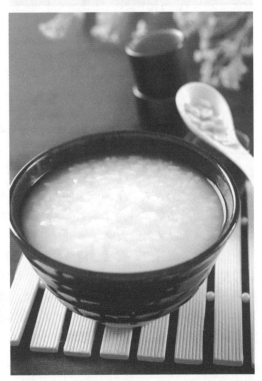

生地桃仁红花炖猪蹄

材料 桃仁6克，生地10克，红花6克，猪蹄2只，上汤1000毫升，绍酒、葱、姜、盐适量。

做法 ❶将桃仁洗净去尖、皮；把生地洗净，切片；红花洗净；猪蹄洗净，去毛，一切4块。❷再把上汤放入炖锅内，加入猪蹄、桃仁、生地、红花、绍酒、葱、姜、盐，置武火上烧沸，再用文火炖煮2小时即成。

功效

活血化瘀、通脉宣痹。适用于脑痹型冠心病患者食用。

桃仁红枣粥

材料 桃仁6克，红枣6枚，粳米100克。

做法 ❶把桃仁去皮尖，红枣去核，粳米清洗干净。❷再把粳米、红枣、桃仁同放

锅内，加清水1000毫升，置大火上烧沸，再用小火煮45分钟即成。

功效

补气血、通瘀阻。适用于心绞痛型冠心病患者食用。

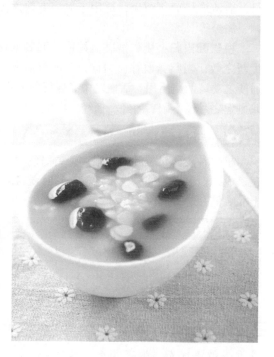

第七节

益母草——活血调经，消水肿

益母草是为女人而生的草，它与女人的身体关系密切，自古用于治疗妇女经脉不调，胎产一切血气诸病，并用于明目益精，所以有益母、益明的称谓。由于其草茎呈方柱形，类似于天麻所以又名野天麻。

益母草辛散苦泄，有活血调经、利尿消肿的作用，虽然是女性经产病的重要用药，但益母草也要对症用才有效。中医讲"异病同治"，也就是说，只要是瘀血阻滞引起的月经不调、痛经、闭经、产后瘀阻腹痛等病症，都可以用益母草治疗。若经血量少色淡，伴有乏力、面色萎黄、小腹冷痛、腰酸痛等血虚或肾虚患者不宜用益母草，用后反而伤其正气。除药用外，其茎叶可食，味道清香爽口，凉拌或煲汤皆宜，又是营养价值很高的野生保健蔬菜。

【本草档案】

别名：茺蔚、贞蔚、益母、益明、贞蔚、野天麻、猪麻、郁臭草、苦低草、夏枯草、土质汗。

性味归经：味苦、辛，微寒。归肝、心包经。

适用体质：血虚、血瘀体质。

用法用量：煎服，10 ~ 30 克，或熬膏，入丸剂。外用适量捣敷或煎水外洗。

服用禁忌：孕妇忌服，血虚无瘀者慎用。

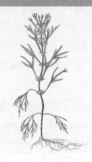

【现代研究】

成分：含益母草碱、水苏碱、亚麻酸、β-亚麻酸、油酸、月桂酸、苯甲酸、芦丁及延胡索酸等。

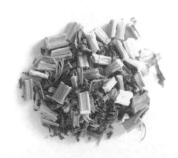

药理：益母草有强心、增加冠脉流量和心肌营养性血流量的作用，能减慢心率，对抗实验性心肌缺血和心律失常，缩小心肌梗死范围。粗提物能扩张血管，有短暂的降压作用。对血小板聚集、血栓形成以及红细胞的聚集性有抑制作用。对中枢神经有抑制作用，能延长戊巴比妥所致的睡眠，兴奋呼吸中枢。益母草能改善肾功能，益母草碱有明显的利尿作用。此外，益母草尚有抗菌、杀精、增强机体免疫功能的作用。

【配伍应用】

益母草配当归：益母草长于祛瘀生新、活血调经，行血而不伤新血；当归长于调经止痛、补血活血，补血而兼能和血。两药伍用，补而不滞，活而不破，共奏活血养血调经之

保健功效

活血调经

益母草主入血分，苦泄辛散，善活血调经，祛瘀通经，为妇产科要药，故名益母。可单用熬膏服，治血滞经闭、痛经、月经不调；亦可配当归、丹参、川芎、赤芍等药用，如"益母丸"（《集验良方》）；治产后恶露不尽、瘀滞腹痛，或难产、胎死腹中，既可单味煎汤或熬膏服用，亦可配当归、川芎、乳香等药用，如"送胞汤"（《傅青主女科》）。

利水消肿

益母草既能活血化瘀，又能利水消肿，治水瘀互阻所致水肿，可单用，亦可与白茅根、泽兰等同用。用于血热及瘀滞之血淋尿血，可与车前子、石韦、木通同用。

清热解毒

益母草既能活血散瘀以止痛，又能清热解毒以消肿。治疮痈肿毒，皮肤瘾疹，可单用外洗或外敷，亦可配黄柏、蒲公英、苦参等煎汤内服；用于跌打损伤瘀痛，可与川芎、当归同用。

功，适用于血虚血瘀所致的月经不调、经行腹痛、崩漏下血等。

益母草配红花：益母草祛瘀生新、调经止痛；红花善行血滞、活血止痛。两药合用，活血祛瘀、调经止痛作用增强，适用于瘀血所致的腹痛、月经不调，产后恶露不行，以及跌打损伤、瘀血伤痛等。

益母草配仙鹤草：益母草能活血调经、祛瘀生新；仙鹤草能收涩止血，兼能扶正。两药配伍，通涩并用，通不破泄，涩不留邪，相反相成，共奏祛瘀调经止血之功。适用于瘀血阻滞所致崩漏下血、月经过多、产后恶露不止等。

【选购与储存】

益母草气微、味微苦。在选购时以质嫩、叶多、色灰绿者为佳；质老者不宜药用。储存时置于通风干燥处，防蛀；酒益母草贮干燥容器内，密闭。

【家庭调理药膳】

五味益母草蛋

材料 益母草30克，当归15克，川芎12克，田七粉1克，炮姜3克，鸡蛋两个，料酒、食盐、葱各适量。

做法 ① 将益母草、当归、川芎、炮姜、田七粉全部装入纱布袋内，扎紧口。把鸡蛋外壳洗净，用清水泡1小时。② 再将药袋盆大砂锅内，加清水，旺火煮15分钟。将连壳鸡蛋加入同煮。③ 蛋熟后剥壳，将鸡蛋及壳均留在药液中，加食盐、料酒、

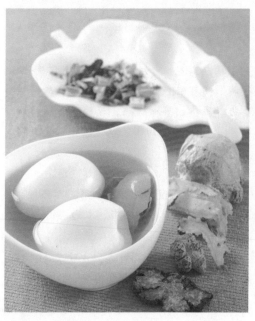

葱，改小火再煮15分钟即可。喝汤，吃蛋。每日1剂，汤分2～3次喝完。

功效

活血化瘀、行气止痛。适用于瘀血内阻所致产后恶露不绝。

益母草桃仁糖粥

材料 益母草50克，桃仁10克，大米50克，红糖适量。

做法 ① 先将桃仁去皮打碎，与益母草装入干净纱布包内，加入适量水先煎20分钟，去渣取汁。② 将大米放入药液中煮成稀粥，加红糖适量食用。

功效

活血、化瘀、止痛。适用于血瘀型产褥感染。

益母草酒

材料 益母草200克，当归100克，白酒1000克。

做法 将上药捣碎，用白酒浸泡7天，即可饮用。每晚1次，每次饮服20毫升。

功效

养血调经。适用于血虚闭经。

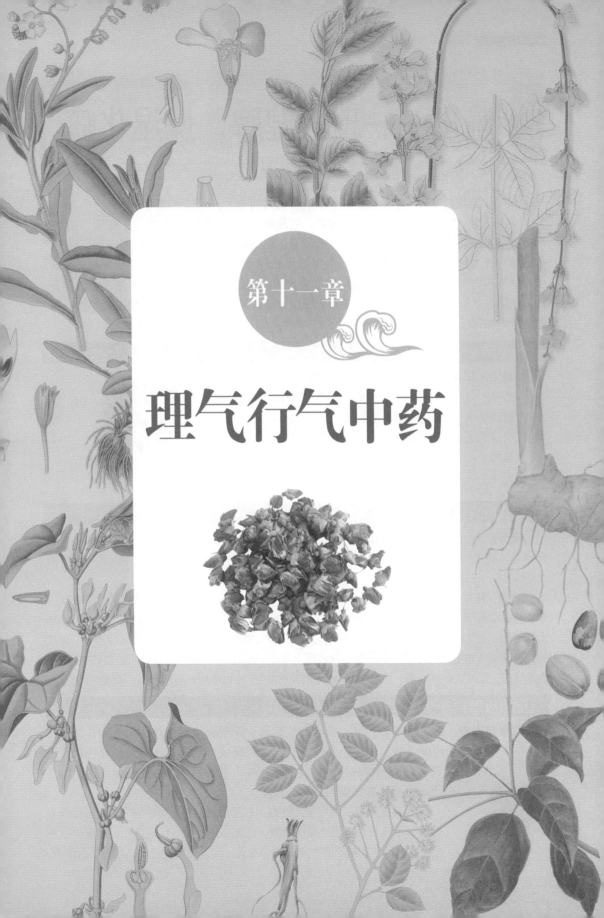

第十一章

理气行气中药

第一节 陈皮——理气健脾，燥湿化痰

陈皮，是我们平时所吃的橘子的皮，放置的时间越久，其药效越强。

中医认为，橘皮苦能泄能燥，辛能散，温能和。能治百病，具有理气、祛燥、祛湿的功效。同补药则补，同泻药则泻，同升药则升，同降药则降。久服还能滋润皮肤，改善面部暗哑无光。目前多以柑皮代替，效果无明显区别，但如用柚皮代替，功效则相差悬殊。橘皮的使用古时也多有讲究，如果用于和中理胃，则留皮内的白丝；如果用于下气消痰，则要祛除白丝。现代研究表明，陈皮对胃肠道有温和刺激作用，可促进消化液的分泌，排除肠道内积气，增加食欲。

【本草档案】

别名：橘皮、广陈皮、新会皮、红皮。

性味归经：味辛、苦，性温。归脾、肺经。

适用体质：气虚、湿热体质。

用法用量：内服：煎汤，3～10克；或入丸、散。

服用禁忌：气虚证、阴虚燥咳、吐血证，以及舌赤少津、内有实热者慎服。

【现代研究】

成分：含川陈皮素、橙皮苷、新橙皮苷、橙皮素、二氢川陈皮素、昔奈福林、黄酮化合物等。陈皮挥发油含量为15%～20%，广陈皮挥发油含量为12%～32%，其中成分有α侧柏烯、柠檬烯等。

药理：陈皮有抑制胃肠蠕动、利胆溶结石、抗溃疡、保肝作用。鲜橘皮煎剂能扩张支气管，有平喘作用，挥发油有刺激性祛痰作用。陈皮醇提物及橙皮苷可增强心肌收缩力，使心输出量增加，冠脉流量增加；陈皮煎剂还可使血压升高。橙皮苷具有抗炎、抗过敏作用；广陈皮具有抑菌及预防流感病毒感染的作用。陈皮煎剂对小鼠子宫有抑制作用，高浓度则使之完全呈松弛状态。此外，陈皮尚有一定的降血脂、改善动脉粥样硬化作用，有缩短、凝血时间作用。

【配伍应用】

陈皮配人参：陈皮味辛苦性温，具有理气健脾、燥湿化痰的功效；人参味甘微苦性平，能大补元气、补脾益肺、生津、安神益智。二药配伍，增强益气健脾、理气和胃之功，并能顾护脾胃，促进消化，使人参补而不滞，更好地发挥补益作用。适用于脾胃虚弱而兼气滞者。

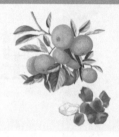

陈皮配半夏：陈皮辛苦性温，有健脾理气、化痰燥湿之功；半夏味辛性温，不仅具有燥湿化痰的功效，还能降逆止呕。二药伍用，陈皮得半夏之助，痰清气自降，理气和胃之力尤著；半夏得陈皮之助，则气下而痰清，

保健功效

理气健脾

陈皮因其苦温而燥，故最适宜治疗寒湿阻中之气滞。若食积气滞，脘腹胀痛，可配山楂、神曲等同用，如"保和丸"（《丹溪心法》）；若脾虚气滞，不思饮食、食后腹胀，可与党参、白术、茯苓等同用；治疗中焦寒湿脾胃气滞，脘腹胀痛、恶心呕吐、泄泻等，常与苍术、厚朴等同用；若外感风寒，内伤湿滞之腹痛、呕吐、泄泻，可配藿香、苏叶等同用，如"藿香正气散"（《和剂局方》）。

燥湿化痰

陈皮辛行苦泄而能宣肺止咳，既能燥湿化痰，又能温化寒痰，为治痰之要药。可与半夏、茯苓等同用，治湿痰咳嗽，如"二陈汤"（《和剂局方》）。若治寒痰咳嗽，多与干姜、细辛、五味子等同用，如"苓甘五味姜辛汤"（《伤寒论》）；若脾虚失运而致痰湿犯肺者，可配党参、白术同用，如"六君子汤"（《医学正传》）。

通痹止痛

陈皮，辛行温通、入肺走胸，而能行气通痹止痛。治疗胸痹胸中气塞短气，可配伍枳实、生姜，如橘皮"枳实生姜汤"（《金匮要略》）。

化痰之力尤胜。二药相使为用，理气健脾、降逆止呕、燥湿化痰作用显著。

陈皮配苍术：陈皮辛苦性温，有理气健脾、燥湿化痰之功；苍术辛苦温，不仅燥湿健脾，还能祛风散寒，明目。二药配伍，燥湿健脾、理气和胃作用增强，适用于湿浊中阻，脘痞呕恶，纳少便溏等。

【选购与储存】

陈皮气香，味辛苦。以瓣大、整齐、外皮色深红、内面白色、肉厚、油性大、香气浓郁者为佳。挑选陈皮最简单的方法是手感。用手去感触陈皮，年份越短皮身就越软，因为短年份的陈皮仍含有大量果糖和水分，所以易受潮软身。而年份越长的陈皮，皮身的手感就越硬，容易碎裂。储存方面，宜置于阴凉干燥处，防霉，防蛀。

【家庭调理药膳】

陈皮油烫鸡

材料 陈皮25克，嫩公鸡1只，姜、葱、冰糖、花椒、盐、香油、食用盐、卤汁各适量。

做法 ❶陈皮洗净后切粗丝，分成两份；鸡宰杀干净；姜、葱洗净拍破。❷锅内注入清水适量，下入姜、葱、花椒、盐，置中火上烧沸，下鸡和一半陈皮煮至再沸，约20分钟后将鸡捞出凉凉。❸锅中倒入卤汁，置中火上烧开后将鸡下入卤汁内卤熟捞出。另取锅加入少许卤汁，下入冰糖、盐，收浓成汁，调好味，抹在鸡上。❹炒锅再置中火上，倒入食用油，炼至油泡散尽冒青烟后，离火，待油温略降后将余下的陈皮撒入锅内炸酥。❺将鸡用油反复淋烫两遍，使其颜色红亮。最后，在鸡上再抹一层香油。切斩装盘后可将炸酥的陈皮丝撒在上面。

功效

补肺和胃、行气化痰。适用于脾虚肺弱而致不寐易惊、咳嗽咳痰、气短乏力、头晕耳鸣、心悸喘息、纳少食呆、大便不畅等。

陈皮茯苓粥

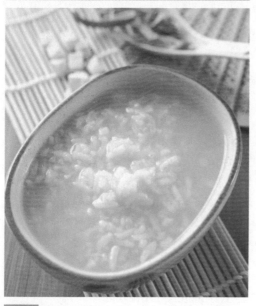

材料 陈皮20克（或鲜者30克），茯苓30克，粳米100克。

做法 ①先将陈皮、茯苓煎取药汁去渣，然后加入粳米煮粥。②或将陈皮晒干和茯苓共为细末，每次3~5克，调入已煮沸的米粥中，同煮粥。每日1~2次，连服10~15天。

功效 理气健脾、化痰安神。

陈姜带鱼

材料 陈皮10克，带鱼500克，生姜10克，

胡椒2克，豆豉6克，油、盐、味精适量。

做法 ①带鱼洗净切段、油炸。②带鱼段加入生姜、陈皮丝、胡椒面、豆豉、盐、味精、清水200毫升，煮沸30分钟即成。食鱼饮汤。

功效 温中和胃、理气化痰。

陈皮白术粥

材料 陈皮、砂仁各3克，白术12克，茯苓15克，姜皮1克，粳米100克。

做法 将以上5味药煎汁去渣，然后加入粳米同煮为稀粥即可。

功效 健脾行水。适用于脾虚所致失眠多梦、四肢浮肿、小便短少等。

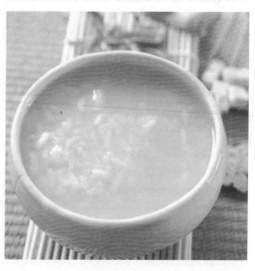

第二节 枳实——破气除痞，化痰消积

　　枳实为芸香科植物酸橙的幼果，成熟后即为酸橙，我们常吃的香橙是酸橙的变种。由于六朝以前医方，唯有枳实，无枳壳，古人言枳实者，便是枳壳。其实枳实、枳壳出自一

物。"生则皮厚而实",曰枳实;"熟则壳薄而虚",曰枳壳。后人简单区分是将果实小、嫩的称为枳实,个大的称为枳壳,功效区别不是很明显。

朱丹溪说枳实为"能冲墙倒壁,滑窍破痰之药也",可见其力量威猛。枳实能够消实痞、破坚积、除胸胁痰癖。最常用来治疗心下痞(胃脘满闷),它所治的心下痞一般有两种,一是《金匮要略》中说的"心下坚,大如盘,水饮所作",心下胃脘部位痞硬坚满,出现如盘样大小的块状物,痰饮独立致积;一是脾胃运化功能失调,不能运化精微而导致痰湿停滞。

【本草档案】

别名:橙、金球、鹄壳。

性味归经:苦、辛,微寒。归脾、胃、大肠经。

适用体质:血虚体质。妇女月经不调合并便秘的患者尤其适用。

用法用量:煎服,3～10克,大量可用至30克。炒后性较平和。

服用禁忌:枳实辛散苦泄,性烈而速,破气力强,能伤正气,耗散真气,故无气聚邪实者忌用。脾胃虚弱及孕妇慎用。

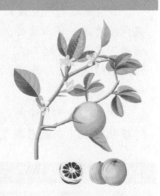

【现代研究】

成分:果皮含挥发油(主要为右旋柠檬烯、枸橼醛、右旋芳樟醇等)、黄酮苷(主要为橙皮苷、新橙皮苷、柚皮苷),以及 N 甲基酪胺、对羟基福林等。

药理:枳实煎剂可使心收缩力增强,振幅增大。枳实水煎剂有明显的升压作用。升压作用是通过收缩外周血管,增加总外周阻力,使收缩压和舒张压均明显升高。枳实挥发油及水煎剂对小鼠胃肠推进运动均有显著促进作用。酸橙枳实水煎剂对离体的小鼠及兔肠管呈抑制作用。枳实水煎剂对未孕及已孕兔离体、在体子宫均有显著的兴奋作用,能使子宫收缩的节律增加。此外,枳实提取物还有抗炎、提高机体免疫功能和抗变态反应作用。

【配伍应用】

枳实配青皮:枳实味苦辛酸温,具有破气消积、化痰除痞的功效;青皮味苦辛温,能消积化滞、疏肝破气。二药配伍,可增强破气消积化滞之功,适用于食积气滞之证。

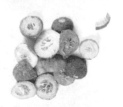

枳实配厚朴:枳实具有破气消积、化痰除痞之功;厚朴味苦辛温,可下气除满、燥湿消痰。二药配伍,可增强行气散结、消痰除满作用,适用于食积胀满、大便秘结之证。

枳实配白术:枳实辛散温通,化痰除痞、破气消积;白术燥湿利尿、补气健脾、止汗、安胎。适用于脾胃虚弱、消化不良、饮食停滞、胸脘痞满、大便不爽等。

【选购与储存】

枳实以皮青黑、肉厚色白、瓤小、体坚实、香气浓者为佳。最易混淆的是青皮,两者功效和外形都较为相似,但只要抓住枳实皮厚,"翻肚如盆口唇状"的特点还是比较好区分的。枳实储存时要置阴凉干燥处,防霉,防蛀。

保健功效

破气除痞

枳实辛行苦降，善消积导滞、破气除痞。可与山楂、麦芽、神曲等同用，治饮食积滞，脘腹痞满胀痛，如"曲麦枳术丸"（《医学正传》）；若治湿热泻痢、里急后重，多与黄芪、黄连同用，如"枳实导滞丸"（《内外伤辨惑论》）。胃肠积滞、热结便秘、腹满胀痛，则与大黄、芒硝、厚朴等同用，如"大承气汤"（《伤寒论》）。

化痰消积

枳实既能行气化痰以消痞，又能破气除满而止痛。治胸阳不振、痰阻胸痹之胸中满闷、疼痛，多与薤白、桂枝、瓜蒌等同用，如"枳实薤白桂枝汤"（《金匮要略》）；治心下痞满，食欲不振，可与半夏曲、厚朴等同用，如"枳实消痞丸"（《兰室秘藏》）；治痰热结胸，可与黄连、瓜蒌、半夏同用，如"小陷胸加枳实汤"（《温病条辨》）。

行滞止痛

枳实善破气行滞而止痛，治疗气血阻滞之胸胁疼痛，可与川芎配伍，如"枳芎散"（《济生方》）；若属寒凝气滞，可配桂枝，如"桂枳散"（《本事方》）。

【家庭调理药膳】

枳壳白及粥

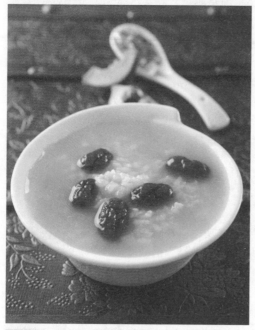

材料 枳壳、白及各15克，糯米100克，大枣5颗，蜂蜜25克。

做法 ❶先煎枳壳、白及，取汁去渣。❷将糯米、大枣、蜂蜜放入药液中同煮至粥熟。

功效 益胃生肌、止血、行气、止痛。适用于胃及十二指肠溃疡疼痛、腹胀，或上消化道出血、肺结核、支气管扩张咯血。

油焖枳实萝卜

材料 枳实10克，白萝卜、虾米适量。

做法 ❶水煎枳实，取汁备用。❷将萝卜切块，用猪油煸炸，加虾米，浇药汁适量，煨至极烂，加葱、姜丝、盐适量调味即可食之。

功效 顺气通便，常用于气虚便秘者。

牛肚枳壳砂仁汤

材料 炒枳壳12克，牛肚250克，砂仁5克，味精、盐各适量。

做法 ❶将牛肚刮洗干净，切成小块；砂仁捣碎，与炒枳壳一起用细纱布袋装好，扎紧口备用。❷将药袋与牛肚片同入砂锅，加水适量，先以大火烧开，后用小火慢炖至肚片熟烂，捞去药袋，调味即成。

功效

补气、健脾、消胀。适用于脾胃气虚所致眩晕不寐、食欲不佳、食后脘腹胀满不舒，以及胃下垂而属脾胃气虚者。

功效

行气消痰、散结消痞。适用于脾胃气滞，痰湿水饮所致的脘腹满闷、饮食不消、心下坚痞、咳嗽胸痛、热结便秘及胃下垂等。

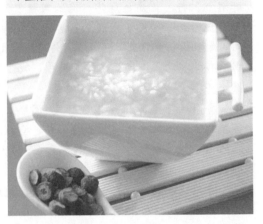

枳实粥

材料 枳实10克，大米100克。

做法 ① 将枳实择净，放入锅中，加清水适量，浸泡5～10分钟后，水煎取汁。② 将大米放入药液中煮为稀粥即成，每日1剂，连续2～3天。

第三节 香附——疏肝解郁，调经止痛

香附为莎草的根茎。香附在《别录》以前都称为莎草，古代常用此草制作蓑笠和雨衣。莎草的根块相续而生，可以合香，所以后人称为香附子。

中医认为，香附具有疏肝解郁、调经止痛、理气宽中之功效，善治肝郁气滞之胁痛、痛经、月经不调、闭经、崩漏等。因此历代医家均称香附为妇科良药。李时珍称之为"气病之总司、女科之主帅"。清朝赵瑾叔在《本草诗》中对香附的描述最为贴切："雀头香可达封函，香附连根未许芽。气病总司权实重，女客主帅品非凡。渔翁胃雨堪为笠，孝子垂缕好作衫。人乳童尿和酒醋，由来西制必用盐。"根据炮制方法的不同，可分为香附、醋香附、香附炭、酒香附、四制香附。

【 **本草档案** 】

别名：莎草根、香附子、三棱草根、头草、回头青、雀头香、水香棱、水巴戟、水莎、侯莎、莎结、夫须、续根草。

性味归经：味辛、微苦、微甘，性平。归肝、脾、三焦经。

适用体质：气郁体质。

用法用量：煎服，6～9克。

服用禁忌：血虚气弱者不宜单用。阴虚血弱者慎用。

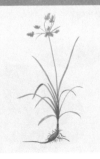

保健功效

疏肝理气

香附主入肝经气分，以散肝气之郁结为长，味苦疏泄以平肝气之横逆，故为疏肝解郁、行气止痛之要药。用治寒凝气滞、肝气犯胃之胃脘疼痛，可配高良姜用，如"良附丸"（《良方集腋》）；治肝气郁结之胁肋胀痛，多与柴胡、川芎、枳壳等同用，如"柴胡疏肝散"（《景岳全书》）；治气、血、痰、火、湿、食六郁所致胸膈痞满、呕吐吞酸、饮食不化等，可配川芎、栀子等同用，如"越鞠丸"（《丹溪心法》）。

调经止痛

香附辛行苦泄，善于疏理肝气、调经止痛，为妇科调经之要药。治月经不调、痛经，可单用，若治乳房胀痛，多与柴胡、青皮、瓜蒌皮等同用，或与柴胡、川芎、当归等同用，如"香附归芎汤"（《沈氏尊书》）。

理气调中

香附味辛能行而长于止痛，不仅能疏肝解郁，还能入脾经，而有宽中、消食下气等作用，故临床上也常用于治疗脾胃气滞证。如脘腹胀痛、胸膈噎塞、嗳气吞酸、纳呆，可配砂仁、甘草同用，如"快气汤"（《和剂局方》），或上方再加乌药、苏叶同用，如"缩砂香附汤"（《世医得效方》）。

【现代研究】

成分：含挥发油。油中主要成分为 β-蒎烯、香附子烯、α-香附酮、β-香附酮、广藿香酮、α-莎香醇、β-莎草醇、柠檬烯等。此外，尚含生物碱、黄酮类、苷类、酚类及三萜类等。

药理：不同剂量的香附挥发油均能明显催眠作用。香附挥发油能明显延长东莨菪碱的麻醉时间，但不影响麻醉深度。香附生物碱、苷类、黄酮类和酚类化合物的水溶液有强心、减慢心率及降血压作用。香附流浸膏对离体子宫实验有抑制作用，使其收缩力减弱、肌张力降低；不同剂量香附挥发油对离体肠管均呈现抑制作用。香附醇提取物对角叉菜胶和甲醛引起的大鼠足肿胀有明显的抑制作用。此外，香附还具有解热镇痛、降温、抗菌、保护支气管痉挛及雌激素样作用。

【配伍应用】

香附配当归：香附味辛能散，苦能疏泄，具有理气解郁、调经止痛的功效；当归辛苦温，善于补血调经、活血止痛、润肠通便。二药配伍，一理气一和血，互补为用，气血共理，则增强疏肝和血、调经止痛的效力。适用于月经不调、小腹胀痛、胸胁刺痛、乳房胀痛。

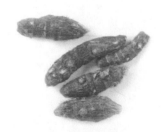

香附配艾叶：香附辛散苦降，不寒不热，善于理气开郁、调经止痛，为妇科调经之良药；艾叶辛苦温，温经散寒、理气暖宫。二药配伍，一气一血，气血并调，温经散寒、调经止痛功效显著。适用于肝郁挟寒、月经不调、经行腹痛，或少腹冷痛、宫冷不孕、胎动不安、带下绵绵等。

香附配紫苏：香附味辛微苦，性平，疏肝解郁、调经止痛、理气调中；紫苏味辛甘温，行气宽中、安胎。香附入血分，行血中之气；紫苏走气分，以行气宽中。二药配伍，一血一气，气血双调，理气解郁、行气止痛、消胀除满之力增强。适用于气血不调、胸腹胀满不舒，以及妊娠呕吐、腹胀等。

【选购与储存】

香附在挑选时以粒肥大、质坚实、紫棕色、毛须净、香气浓者为佳。储存前密闭，置于阴凉干燥处，防蛀。

【家庭调理药膳】

香附粥

材料 香附3克，鸡蛋1只，粳米100克。

做法 先将香附与鸡蛋加水一同煮至鸡蛋熟，然后用粳米煮粥后加入香附汁，最后调入红糖与鸡蛋同服。每日2次，温热服用。

功效

温经止痛、补益气血。适用于闭经。

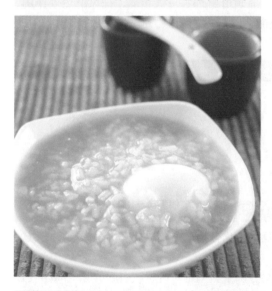

香附根酒

材料 香附根60克，白酒、冷开水备250毫升。

做法 ❶将香附根洗净切碎，与白酒、冷开水一同置于酒坛内，密封。❷每日摇晃1次，3～5日即成。每日3～5次，不拘时频频饮服。

功效

理气解郁、调经止痛。适用于乳腺炎肿胀、胸胁胀痛、脘腹疼痛、心中郁闷、食欲不振、月经不调。

香附川芎茶

材料 香附子120克，川芎60克，腊茶适量。

做法 ❶前2味焙干，研细末，拌匀备用。❷每日2次，每次取上末3克，以腊茶3克水煎或沸水冲泡，候温送服。

功效

祛风理气、活血止痛。适用于偏正头痛连及眼睛胀痛，或高血压头痛眩晕等。

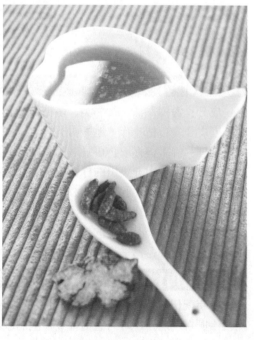

香附酒

材料 香附60克，白酒750毫升。

做法 ① 将香附去除杂质，用凉开水快速淘洗，滤干，放入瓶中。② 倒白酒封口浸7日，滤汁备用。

功效

疏肝理气、调经止痛。

第四节 佛手——疏肝解郁，理气和中

佛手又叫佛手柑，原产于印度，后引入中国，为芸香科常绿小乔木或灌木的干燥果实。果实色泽金黄，香气浓郁，形状奇特似手，千姿百态，让人感到妙趣横生，被称为"果中之仙品，世上之奇卉"，雅称"金佛手"。佛手果实肉质白嫩、香脆甘甜，不仅有较高的观赏价值，而且具有珍贵的药用价值。

佛手根、茎、叶、花、果均可入药。佛手有疏肝解郁、理气止痛、祛风清热等作用，与菊花一起煮茶，能舒展体内肝气，同时还能清除肝内的郁热。肝火较吐且胸满胀闷的人，可经常服用。

【本草档案】

别名：枸橼、九爪木、五指橘、佛手柑。

性味归经：味辛、苦，温。归肝、脾、胃、肺经。

适用体质：气郁、痰湿体质。

用法用量：煎服，3～10克。

服用禁忌：阴虚有热、气虚无滞者慎用。

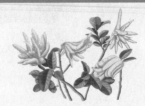

【现代研究】

成分：含挥发油、黄酮类、多糖类、香豆素类化合物。主要成分有佛手内酯、柠檬内酯、橙皮苷、布枯叶苷（地奥明）等。

药理：佛手醇提取物可显著延长睡眠时间。佛手煎剂可对抗组胺引起的豚鼠离体气管收缩。从川佛手中分离出的柠檬内酯，对组织胺所致豚鼠离体气管收缩有对抗作用。佛手醇提取物能显著增加豚鼠离体心脏的冠脉流量和提高小鼠的耐缺氧能力，还对大鼠因垂体后叶素引起的心肌缺血有保护作用。对氯仿肾上腺素诱发的心律失常有预防作用。醇提取物静脉注射麻醉猫有一定的抑制心脏和降压作用。佛手醇提取物对肠管有明显的抑制，有解痉作用。此外，佛手尚有一定的抗炎、抗病毒、抗凝血和止血作用。

【配伍应用】

佛手配伍木香、香附：用于肝郁气滞之胁肋胀痛、脘腹痞闷，以及肝胃不和之胃脘疼痛。治肝胃气痛，还可与羌活鱼等量泡酒服。

保健功效

疏肝解郁

佛手辛行苦泄，具有疏肝解郁、行气止痛之功效。擅于治疗肝郁气滞及肝胃不和之胸胁胀痛、脘腹痞满等，可与柴胡、香附、郁金等同用。

理气和中

佛手辛行苦泄，气味芳香，能醒脾理气、和中导滞。常用于治疗脾胃气滞之脘腹胀痛、呕恶食少等，多与木香、香附、砂仁等同用。

燥湿化痰

佛手芳香醒脾，苦温燥湿而善健脾化痰，辛行苦泄又能疏肝理气。治咳嗽日久痰多、胸膺作痛者，可与丝瓜络、瓜蒌皮、陈皮等配伍。

佛手配伍半夏、茯苓、枳壳等：用于痰饮停聚，胸闷喘咳，咯痰不利之证。

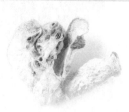

佛手配伍丝瓜络、郁金、枇杷叶等：因佛手具有燥湿化痰之力，且有疏肝行气之功，常用于咳嗽日久而痰多者，尤宜于咳嗽不止、胸闷作痛之证，临床上一般不用于外感咳嗽初起。

佛手配伍陈皮：佛手辛苦温，具有疏肝解郁、理气和中、燥湿化痰之功；陈皮辛苦性温，理气健脾、燥湿化痰。佛手药性平和，善理肝胃之气；陈皮药性较强，善理脾胃气滞又兼健脾之功。二药合用，增强理气燥湿化痰之功。适用于脾胃或肝胃气滞证，以及痰多咳嗽等。

【选购与储存】

一般说来，川佛手片以片厚均匀、绿皮白肉、味清香浓郁者为佳。广佛手片以片大面薄、黄皮白肉、气味香甜者为佳。本品易潮、易虫蛀、易发霉，受热易走失芳香。应包装好，防潮、防热，置阴凉干燥处。

【家庭调理药膳】

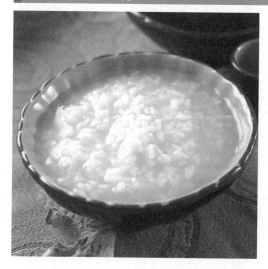

佛手柑粥

材料 佛手柑15克，粳米100克，冰糖适量。

做法 ①将佛手柑洗净，切碎，放入锅内，煎汤去渣。②加入淘洗干净的粳米和冰糖，同煮成粥。

功效

健脾养胃、理气止痛。适用于胃弱气滞、食欲不振、消化不良、胁肋胀痛、痰咳、呕吐等病症。

党参佛手猪心汤

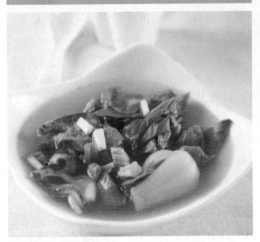

材料 佛手10克，党参15克，猪心1个，绍酒10克，植物油30克，菜胆100克，上汤500毫升，姜、葱、盐适量。

做法 ❶佛手切片，党参润透切片，猪心洗净切片；姜拍松，葱切段；菜胆洗净，切成4厘米长的段。❷再把炒勺置中火上烧热，加入素油，烧至六成热时，下入姜、葱炒香，加入上汤500毫升，烧沸。加入猪心、党参、佛手煮15分钟，再下入菜胆，烧沸，煮3分钟，加盐即成。

功效

宣痹通阳、祛痰化瘀。适于痰瘀型冠心病患者食用。

佛手姜汤

材料 佛手10克，姜6克，白糖适量。

做法 将佛手、生姜去杂洗净，放入铝锅内，加入适量水，煮沸10分钟去渣滤汁，汁内加白糖搅匀即成。

功效

疏气宽胸、和胃止呕。适用于因肝胃不和而引起的胸脘堵闷、疼痛、呕吐、食欲不振、消化不良、叹息等病症。

佛手酒

材料 佛手30克，白酒1000毫升。

做法 ❶将佛手洗净，用清水润透发软后切片，再切成1厘米见方的小块，待风吹略收水气后，下入酒坛内，冉加白酒，封口浸泡。❷每隔5天开坛搅拌1次，浸泡20天后即可开坛，滤去药渣，药酒即成。每日饮用2次，每次10~20毫升。

功效

行气活血。适用于婚后多年不孕，月经先后无定期，或经行不畅、经量少而有块、经色黑、经前乳房胀满、精神抑郁、面色晦暗、舌质暗等。

第五节 玫瑰花——疏肝解郁，活血止痛

玫瑰花香气最浓，清而不浊、和而不猛，具有柔肝醒胃、行气活血、宣通窒滞的功效，但却没有辛温刚燥之副作用，在行气、理气、芳香的众多药物之中，见效最快而且适宜久服而无副作用。玫瑰的果实可食，无糖，富含维生素C，常用于香草茶、果酱、果冻、果汁和面包等。

【本草档案】

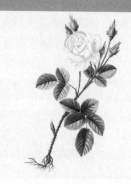

别名：徘徊花、刺客、穿心玫瑰、笔头花、刺玫花。

性味归经：味甘、微苦，温。归肝、脾经。

适用体质：气郁体质。

用法用量：煎服，3～6克。浸酒或熬膏服。

服用禁忌：口渴、舌红少苔、脉细弦劲之阴虚火旺证者不宜长期（大量）饮服，孕妇不宜多次饮用。

【现代研究】

成分：含挥发油，油中主要成分为香茅醇、牻牛儿醇、橙花醇、丁香油酚、苯乙醇。此外尚含有槲皮苷、鞣质、脂肪油、有机酸等。

药理：玫瑰花总提取物局部应用可增加微动脉的血流速度，对微静脉作用不明显。滴加肾上腺素可导致小鼠肠系膜微循环障碍，局部滴加玫瑰花总提取物后，可加快微循环障碍的恢复。此外，玫瑰花尚有一定的促进胆汁分泌的作用，对实验性动物心肌缺血有一定的保护作用。

【配伍应用】

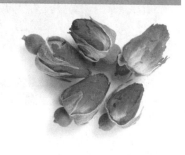

玫瑰花配赤芍、桃仁、红花等：玫瑰花的活血止痛作用，与具有活血化瘀功效的桃仁、红花等配伍，可用于治疗跌打引起的伤痛。

玫瑰花配佛手：玫瑰花味甘微苦性温，入血分，具有疏肝解郁、活血散瘀、调经止痛之功；佛手味辛苦性温，能疏肝解郁、理气和中、燥湿化痰。两药伍用，可增强疏肝解郁、理气和中作用。适用于肝胃气痛、肝郁胸胁胀痛。

玫瑰花配香橼：玫瑰花味甘微苦性温，具有疏肝解郁、活血止痛之功；香橼味辛微苦酸，性温，疏肝解郁、理气和中、燥湿化痰。玫瑰花入血分，活血散瘀、调经止痛；香橼善疏肝理气宽中。两药伍用，可增强疏肝解郁、理气和中作用。适用于肝胃气痛、肝郁胸胁胀痛。

保健功效

疏肝解郁

玫瑰花芳香行气，味苦疏泄，能疏肝解郁、醒脾和胃、行气止痛。常与香附、佛手、砂仁等配伍，治疗肝郁犯胃之胸胁脘腹胀痛、呕恶食少。也可调经解郁胀，治肝气郁滞之月经不调、经前乳房胀痛，可与当归、川芎、白芍等配伍。

活血止痛

玫瑰花味苦疏泄，性温通行，故能活血散瘀以止痛。治疗跌打损伤，瘀肿疼痛，可与当归、川芎、赤芍等配伍。

【选购与储存】

玫瑰的干燥花略呈半球形或不规则团状，花瓣密集，短而圆，色紫红而鲜艳，中央为黄色花蕊，下部有绿色花萼。气芳香浓郁，味微苦。选择上佳的玫瑰花主要原则是：朵大、瓣厚、色紫、香气浓。在储存时注意密封包装，置于阴凉干燥处，防潮。

【家庭调理药膳】

玫瑰豆腐

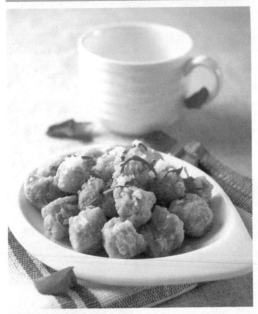

材料 鲜玫瑰花1朵，豆腐2块，鸡蛋1只，面粉、白糖、淀粉、植物油、青丝适量。

做法 ❶将鲜玫瑰花择洗干净，切成丝，放在盘内。豆腐切成小方块。鸡蛋打入碗内，加上湿淀粉、面粉，搅成鸡蛋糊。❷将炒勺洗净，置火上烧热，放入植物油，烧至六成热时，把豆腐块沾上干淀粉，再挂上蛋糊，下油锅炸呈金黄色，捞起，沥去油。❸炒勺内放少许清水，下入白糖搅炒，使其溶化起大泡，直至糖浓缩能起丝时，下入炸好的豆腐块翻炒几下，放入鲜玫瑰丝、青丝，见糖发白时盛入盘内，再撒上白糖即可。

功效

益气和胃、和血散瘀。适用于肝胃气痛、腹胀、消渴、乳痈、肿毒等病症。

玫瑰花烤羊心

材料 鲜玫瑰花50克（或干品15克），鲜羊心50克，盐适量。

做法 ❶将鲜玫瑰花（或干品）放入锅中，加盐煎煮10分钟，待冷备用。❷将羊心洗干净，切成约5厘米长、3厘米宽的小块，穿在烤签上，边烤边蘸玫瑰花盐水，反复在明火上烤炙，烤熟趁热吃。

功效

补血、养心、安神。适用于心血亏虚所致的失眠多梦、心悸怔忡、胆怯易惊、郁闷不乐或神志恍惚等。

玫瑰花茶

材料 干玫瑰花瓣10克。

做法 将玫瑰花瓣去杂，放入茶盅内，冲入沸水，加盖闷片刻，代茶饮。

功效

治肝气郁结肋痛、胃溃疡及十二指肠溃疡等病症。

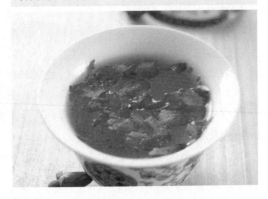

第六节 木香——行气止痛，健脾消食

　　木香是一种常见的药材，其原型是菊科植物木香、川木香的根。木香有很多种，其中，产于印度、巴基斯坦、缅甸者，在我国被称为广木香，这以种类我国已栽培成功。一般来讲，木香于秋冬季节采挖最佳，之后除去泥沙及须根，切断，干燥后撞去粗皮即成药材。

　　关于木香的药用作用，医书中记载颇多，也较为详尽。其中，《别录》载木香可以"疗气劣、肌中偏寒；主气不足，消毒，（治）温疟，行药之精"。意思是说木香可以治疗气劣、肌中偏寒，意指其有一定的行气功效，可有效通气、散寒。另外，通过这段记载可以看出，木香还可以消毒治疟。除此之外，《本草经集注》也曾记载过木香，说它"疗毒肿，消恶气"，意思也是它可以消毒理气。

【本草档案】

　　别名：云木香、广木香。

　　性味归经：味辛、苦，性温。归脾、胃、大肠、胆、三焦经。

　　适用体质：胃气虚弱者禁用。

　　用法用量：煎服，1.5 ~ 6 克。

　　服用禁忌：辛温香燥，易伤阴血，故阴虚、津亏、火旺者慎用。

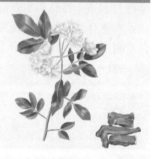

【现代研究】

　　成分：含挥发油。油中成分为紫杉烯 β 木香羟、木香内酯、二氢脱氢木香内酯、木香醇、水芹烯等。有机酸成分有棕榈酸、天台乌药酸，其他还有甘氨酸、瓜氨酸等 20 种氨基酸，以及胆胺、木香碱等。

　　药理：木香生物碱有抑制中枢神经作用。木香对胃肠道有兴奋和抑制双向作用。木香单味药能通过加快胃肠蠕动促进胃排空，有明显的利胆作用。此外，木香粉对白色葡萄球菌、枯草杆菌、大肠杆菌及伤寒杆菌有抗抑作用，还有一定的利尿及促进纤维蛋白溶解等作用。

【配伍应用】

　　木香配黄连：木香辛温芳香，有行气消胀之功；黄连苦寒，气薄味厚，清热燥湿、泻火解毒、厚肠止泻。两药同用，一温散，一寒折，调升降，理寒热，共奏调气行滞、厚肠止泻、止痢之效。是治疗湿热泻痢、腹痛、里急后重的有效方。

　　木香配大黄：木香有健脾消食之功；大黄苦寒，泻下攻积、清热泻火、解毒、止血、活血祛瘀，具有较好的活血祛瘀作用。二者相配，一行气，一活血，互补为用，行气通便。适用于腹胀胁满，大便不下。

┌─────────────────────────────────┐
│   **保健功效**   │
└─────────────────────────────────┘

行气止痛

木香是行气止痛的有效药,可用于治疗脾胃气滞证、泻痢里急后重、腹痛胁痛、黄疸、疝气疼痛、气滞血瘀胸痹等。

健胃消食

木香能疏三焦气分,尤擅行脾胃气滞,用治饮食积滞脘腹胀痛、大便秘结或泻而不爽等颇为有效。

疏肝利胆

木香辛行苦降,能疏理肝胆,故可用治脾失运化、肝失疏泄而致湿热郁蒸,气机阻滞之脘腹胀痛、胁痛、黄疸等,效果颇佳。

木香配神曲、胡荽:胡荽能开胃消食,可增进食欲;神曲能消食化积、健脾开胃;木香能行气调中。三者共用,行气健脾消食。治饮食积滞,胃纳不佳者效果颇彰。

【选购与储存】

木香气芳香浓烈而特异,味先甜而后苦,稍刺舌。以条匀、质坚实、没性足、香气浓郁者为上品。容易和木香混淆的是川木香。这是两种不同的植物,主要区分点在于纹理形状。木香有放射状纹理及褐色小点,川木香虽然也有放射状纹理但其中心呈枯朽状。在储存方面,木香适宜放置于干燥通风处。

【家庭调理药膳】

木香黄连炖大肠

材料 肥猪大肠500克,木香10克,黄连6克,生姜6克,食盐、大蒜、花椒、葱段、味精等各适量。

做法 ❶将猪大肠翻洗干净。❷将木香、黄连焙干,之后研末。❸将木香黄连末装入猪大肠内,两头用线扎紧,之后放入砂锅中。❹锅中加适量清水、生姜、食盐及各种调料等,开火,煨炖。❺煮制猪大肠至熟烂后,去药渣,大肠切成段即可,饮汤食肠。每日1剂,分3次食完,连续5~7日即可。

功效

清热利湿、行气止痛。适用于巨结肠等疾病。

┌───┐
│ 第│   │
│ 七│ **薤白——通阳散结,行气导滞**   │
│ 节│   │
└───┘

薤白为植物小根蒜和薤的地下鳞茎。中药处方中写薤白、南薤白、菜白均指生薤白,是原药去杂质及须根,洗净晒干,生用入药者。主要用于通阳散结、行气导滞。现代研究，本品具有保护心血管、抗肿瘤、抗菌的作用。薤白挥发油还具有抗衰老的作用。《随息居饮食谱》："薤，辛温。散结定痛，宽胸止带，安胎活血，治痢。多食发热。忌与韭同食。"薤白为烹饪材料，亦可加入各类菜肴中烹调以调味。

【本草档案】

别名：薤根、火葱、菜芝、泓荟。

性味归经：味辛、苦，性温。归肺、胃、大肠经。

适用体质：气郁体质。

用法用量：煎服，5~10克。

服用禁忌：辛散行气，气虚者慎服。为滑利之品，无滞者不宜使用。胃弱纳呆及不耐蒜味者不宜服用。久服对胃黏膜有刺激性，易发噫气，用时应注意。

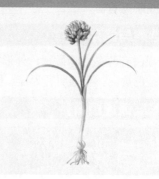

【现代研究】

成分：含挥发油、皂苷、含氮化合物、前列腺素等，如大蒜氨酸、甲基大蒜氨酸、大蒜糖、薤白苷等。

药理：薤白使离体兔心冠脉流量减少，然后出现心脏收缩力迅速衰减。薤白对心率有轻度抑制作用。薤白能明显解除支气管平滑肌痉挛。薤白挥发油有降血脂、抗动脉粥样硬化作用。薤白的乙醇提取物对促癌物合成有抑制作用，薤白及含有薤白的制剂同样具有抗癌作用。此外，薤白还有抗氧化、抗心肌缺氧、镇痛、抗高血压等作用。

【配伍应用】

薤白配大腹皮：薤白味苦辛性温，具有通阳散结、行气止痛之功；大腹皮味辛微温，能行气导滞、利水消肿。二药配伍，增强了行气导滞之功，适用于胃肠气滞之脘腹痞满胀痛，泻痢里急后重。

薤白配瓜蒌、半夏、枳实、桂枝等：用于胸痹心痛、脘痞不舒，或兼见喘息咳嗽之证。如"枳实薤白桂枝汤"（《金匮要略》）；如阴寒内盛，前方可增入附子、蜀椒，以逐寒消阴。气滞血瘀者，本品可与蒲黄、五灵脂，或红花、郁金配伍。胸胁疼痛若因于痰凝

保健功效

补血活血

薤白辛散苦降、温通滑利，散阴寒之凝滞，通胸阳之闭结，为治胸痹之要药。治寒痰阻滞、胸阳不振所致胸痹证，常与瓜蒌、枳实、半夏等配伍，如"瓜蒌薤白半夏汤""瓜蒌薤白白酒汤""枳实薤白桂枝汤"等（《金匮要略》）；若治痰瘀胸痹，则可与丹参、川芎、瓜蒌皮等同用。

温通经脉

薤白辛行苦降，具有行气导滞、消胀止痛之功。治胃寒气滞之脘腹痞满胀痛，可与砂仁、高良姜、木香等同用；若治胃肠气滞，泻痢里急后重，可单用本品或与木香、枳实配伍。

血瘀者，可与瓜蒌、旋覆花、新绛（多以苏木或红花代之）等配伍，如"蒌薤绛复汤"（《重订广温热论》）。

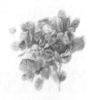

薤白配枳实：薤白味辛苦而性温，辛能散苦能降、能温通滑利，具有通阳散结，行气止痛之功，适用于胸痹、咳唾不舒、脘腹痞结、大便不爽或泄泻不畅。

【选购与储存】

薤白有蒜臭，味微辣，外形很有特点，是一种较易鉴别的中药药材。以粒大、质硬、饱满、色黄白、半透明者为佳。储存时置于干燥处，防虫，防潮。

【家庭调理药膳】

薤白粥

材料 薤白10克，粳米50克。

做法 将米淘洗净，薤白去杂洗净，同放锅内，加水适量煮成粥。

功效

宽胸止痛、行气散结。适用于胸痹作痛、脘痞不舒、痢疾、肠炎、疮疖等病症。

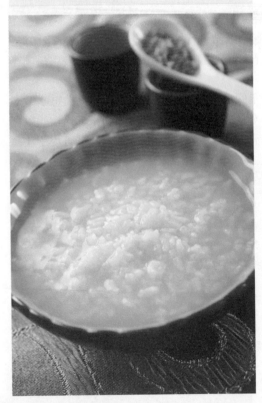

薤白三七鸡肉汤

材料 薤白60克，三七12克，鸡肉（连骨）500克，陈皮6克，生姜、红枣、米酒适量。

做法 ❶鸡肉洗净，切块；三七洗净，打碎成小粒状；陈皮水浸洗净；薤白除去根须，洗净，生姜、红枣（去核）洗净。❷把三七、鸡肉、陈皮、生姜、红枣放入开水锅内，武火煮沸后，文火煲2小时，放入薤白再煮沸片刻，调味，放入米酒搅匀。

功效

行气消肿、通阳散结。可用于痰瘀凝滞胸痹症，症见胸部隐痛或胁肋不适、喉中有痰、倦怠乏力等。亦可用于冠心病、高脂血压、胸膜炎、肋间神经痛、非化脓性肋软骨炎、胸部撞伤等属于痰瘀凝滞胸部见有上症者。

薤白葱汤

材料 干薤白10～15克（鲜者30～60克），葱白3根。

做法 先把薤白、葱白洗净切碎，同入锅内，加水煮。每日分2～3次温服。

功效

行气宽胸。适用于冠心病胸闷、心前区疼痛。发热患者不宜用。

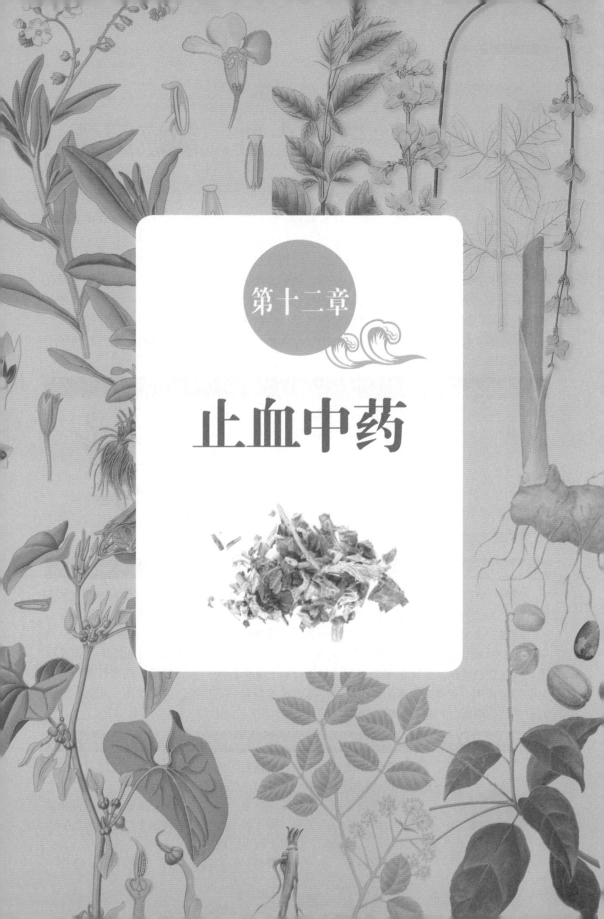

第十二章

止血中药

第一节 小蓟——凉血止血，散瘀解毒

小蓟又叫猫蓟，叶多刺，所以又叫青刺蓟、刺蓟菜、刺儿茶、小恶鸡婆等。根又称刺萝卜。田野中比较多见。

还有一味中药是大蓟。两者叶虽相似，但功效悬殊。大蓟多长在山谷，其根能治疗痈肿；小蓟多生长在平原或沼泽，不能消肿，但能活血。在壮族草药方歌中，对大、小蓟有这样的描述："红花大蓟牛口刺，凉血止血灼伤治。大蓟小蓟仙鹤草，各种血症疗效好。"其根和全草均能入药，而根的药性相对优良。有出血症时可以直接剖取鲜草捣烂加入沸水冲服即可达到收敛的作用。如果入煎剂不可以久煎，最好保持其新鲜之性，煎四五沸即停火取汤服用。

【本草档案】

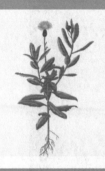

别名：猫蓟、刺蓟菜、刺儿菜、千针草。

性味归经：味甘、苦，凉。归心、肝经。

适用体质：血瘀体质。

用法用量：煎服，10～15克。鲜品可用30～60克，亦可捣汁或研末服。外用适量捣敷或煎汤外洗。

服用禁忌：性寒凉，易伤脾胃之阳气，凡脾胃虚寒而无瘀滞者忌服。

【现代研究】

成分：含生物碱、黄酮、三萜以及简单酚酸。其中止血活性成分有刺槐素-7-鼠李糖苷、芦丁、咖啡酸、绿原酸、原儿茶醛、儿茶酚胺类以及蒲公英甾醇等。

药理：小蓟能收缩血管，升高血小板数目，促进血小板聚集以及增高凝血酶活性，抑制纤溶，从而加速止血。小蓟煎剂有直接的拟交感神经药的作用。对白喉杆菌、肺炎球菌、溶血性链球菌、金黄色葡萄球菌、绿脓杆菌、变形杆菌、大肠杆菌、伤寒杆菌等有一定的抑制作用。动物实验证明，小蓟对甲醛性关节炎有一定程度的消炎作用。此外，小蓟尚有一定的降脂、利胆、利尿、镇静、抑肿瘤等作用。

【配伍应用】

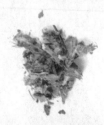

小蓟配生地黄：小蓟和生地黄均能凉血清热止血，生地黄能滋阴养血。二药相配，适用于血淋和月经过多等血热出血证。

小蓟配白茅根：小蓟凉血止血，为常用凉血止血药；白茅根味甘性寒，为清热凉血的良药，用于血热妄行的多种出血，兼具清热凉血利尿之功。二药相配，适用于尿血、血淋等。

小蓟配茜草：小蓟凉血清热；茜草活血化瘀。两药相配，适用于

保健功效

凉血止血

小蓟性属寒凉，善清血分之热而凉血止血，擅于治疗血热妄行所致出血、吐咯衄血、便血崩漏等者皆可选用。单用本品捣汁服，治九窍出血；《食疗木草》以本品捣烂外涂，治金疮出血；临证治疗多种出血证，常与大蓟、侧柏叶、茅根、茜草等同用，如"十灰散"（《十药神书》）。因本品兼能利尿通淋，故尤善治尿血、血淋，可单味应用，也可配伍生地、滑石、山栀、淡竹叶等。

散瘀解毒

小蓟能清热解毒、散瘀消肿，用治热毒疮痈初起肿痛之证。可单用鲜品捣烂敷患处，也可与乳香、没药同用，如"神效方"（《普济方》）。

血病证，有凉血止血而无留瘀之弊的妙用。

小蓟配钩藤：钩藤味甘，微寒，能清肝热、平肝风、降血压、除眩晕；小蓟味微辛，主入心、肝经。两药相合为用，适用于肝经有热、头胀头痛及肝阳上亢、头晕目眩以及风热头胀头晕等。

【选购与储存】

小蓟气弱，味微苦。以色绿、叶多、无杂质者为佳。有时候人们会把小蓟和大蓟弄混，区分其实也不难。小蓟为带根的全草或地上部分，茎中空，茎有柔毛，叶有蛛丝状白毛，气微，微苦。而大蓟则为簇生根，纺锤形稍弯，质坚，断面粉质，气特殊味甘。小蓟储存时置于通风干燥处。

【家庭调理药膳】

小蓟豆浆羹

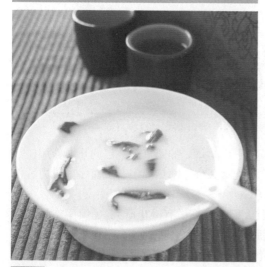

材料 小蓟幼苗250克，豆浆1碗，精盐、味精各适量。

做法 将小蓟去杂洗净，入沸水锅中焯一下，捞出过凉，沥干水分，与豆浆共置锅内，煮沸2~3分钟，调入精盐、味精即成。每日1剂。

功效 清热润燥、散瘀消肿。

小蓟花生酒

材料 干小蓟500克，生带红皮花生仁500克，白酒250毫升，米醋1000毫升。

做法 ❶将小蓟洗净切碎，加水2000毫升，煎至1000毫升，滤渣后浓缩至500毫升，装瓶备用。❷将花生仁、白酒、米醋共装瓷坛内密封浸泡7天，即为"酒醋花生仁"及"花生酒"，备用。患者每天早晨吃酒醋花生仁10粒，晚上取小蓟10毫升、花生酒10毫升，加白开水100毫升兑服，连服30天为一疗程。一般服1~3个疗程。

功效

用于治疗高血压。

大小蓟速溶茶

材料 鲜大蓟（或小蓟）2500克，绵白糖500克。

做法 将鲜大蓟洗净切碎，加水适量。中火煮1小时去渣，以文火浓缩，停火待温，入绵白糖吸净药液，冷却晾干轧粉装瓶备用。每次服10克，滚开水冲服，每日3~4次。

功效

凉血止血。适用于功能性子宫出血患者。

小蓟牛肉汤

材料 鲜小蓟30克，鲜白茅根30克，牛肉200克，生山楂20克。

做法 ❶ 将鲜小蓟、鲜白茅根一起放入500毫升清水中，小火煎煮30分钟，滤出药汁。❷ 再加入清水400毫升，小火煎煮20分钟，滤出药汁。❸ 将两次药汁相兑，与牛肉、山楂一同放入锅中，再加适量清水、白糖、食盐、酱油，温火将牛肉煮烂即可。

功效

适用于术后止血，促进刀口愈合。

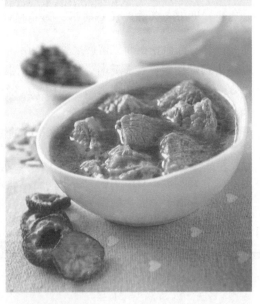

第二节 # 仙鹤草——收敛止血，止痢

仙鹤草又叫龙牙草，是蔷薇科植物龙牙草的干燥全草。仙鹤草有一定的止血作用，是常见止血药的一种，其性收敛，还可以止痢。对久泻久痢、寒热疟疾、气血亏虚脱力劳伤等均有一定的效果。

关于仙鹤草的药用作用，记载很多，而且人们一直都没有停止研究。《滇南本草》中曾记载："治妇人月经或前或后，赤白带下，面寒腹痛，日久赤白血痢。"说的是仙鹤草可以治疗女性月经不调、白带、腹痛等病症。近年来，人们对仙鹤草也有新的研究，像《现代实用中药》就有记载："为强壮性收敛止血剂，兼有强心作用。适用于肺病咯血，肠出血，胃溃疡出血，子宫出血，齿科出血，痔血，肝脓肿等症。"

【本草档案】

别名：龙芽草、脱力草、狼牙草、金顶龙牙、黄龙尾、毛脚茵。

性味归经：味苦、涩，性平。归心、肝经。

适用体质：非出血不止者不用。

用法用量：煎服，3～10克；大剂量可用30～60克。外用适量。

服用禁忌：服后可引起心悸、颜面充血与潮红等现象。

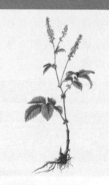

【现代研究】

成分：含仙鹤草素、仙鹤草酚、仙鹤草内酯、仙鹤草醇、鞣质、挥发油及维生素等。

药理：仙鹤草醇浸膏能收缩周围血管，有明显的促凝血作用。仙鹤草素能加强心肌收缩，使心率减慢。其所含鹤草酚对猪带绦虫、囊虫蚴、幼虫、莫氏绦虫和短壳绦虫均有确切的抑杀作用，对疟原虫和阴道滴虫有抑制和杀灭作用。此外，仙鹤草尚有镇痛、抗菌消炎、抗肿瘤等作用。

【配伍应用】

仙鹤草配阿胶：仙鹤草功专收敛止血，又可有效补虚，具有强壮作用；阿胶则功擅补血止血、滋阴润燥。两药配伍合用时，具有更强的止血作用。此外，仙鹤草能调补气血；阿胶可养血润燥。因此它们相合还可以有效养血补虚，是治疗虚劳咳血、咯血、崩漏、尿血等兼有阴血亏虚者的有效药物。

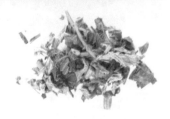

仙鹤草配益母草：益母草长于活血调经，可有效祛瘀生新；而仙鹤草擅长止血，兼能扶正。两药相遇，通涩并用，通不破泄，涩不留邪，相反相成，共奏祛瘀调经止血之功，可有效治疗瘀血阻滞所致崩漏下血、月经过多、产后恶露不止等症。

保健功效

收敛止血

仙鹤草是常见止血药物之一，其性收敛，故有很强的收敛止血功用。主治各种出血证，血小板减少性紫癜、过敏性紫癜、血友病、消化道出血、功能性子宫出血属血不归经者均可用之，且疗效颇佳。

止泻止痢

仙鹤草具很强的敛涩之性，因此能涩肠止泄止痢，又因其药性平和，故对于血痢及久病泻痢尤为适宜，是此类病症的有效药物。

补虚

仙鹤草有一定的补虚强壮作用，可有效滋补，帮助恢复体力。因此，还可用于治疗劳力过度所致的脱力劳伤等症。

【选购与储存】

仙鹤草上部茎为绿褐色，或淡黄棕色，外被白色柔毛，叶围灰绿色，皱缩而卷曲。偶见花枝或果枝。气微，味微苦涩。成品中，以梗紫红色、枝嫩、叶完整者为佳。仙鹤草在储存时应置通风干燥处，注意防潮。

【家庭调理药膳】

仙枣赤豆粥

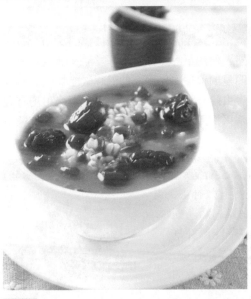

材料 薏米100克，赤小豆50克，仙鹤草60克，枣（干）50克，白砂糖30克。

做法 ❶将薏米、红豆洗净，之后入温水中浸泡半日。❷将仙鹤草用纱布包好，备用；枣去核备用。❸将仙鹤草袋、枣、红豆、薏米共同放入锅中，加适量水，开火，煮成稀粥。❹粥将成之时，加入白糖调味即可。

功效

止血止痢、补虚。

仙鹤草水

材料 仙鹤草适量，热水适量。

做法 将干燥的仙鹤草置于茶杯当中，之后倒入热水，浸泡10～15分钟即可。可根据不同病症采取漱口方式或擦拭方式进行使用。

功效

以冷却的浸泡液擦拭皮肤可改善腹泻，减轻皮肤刺激。用温热的浸泡液漱口可减缓口腔刺激、喉咙痛等。

二草粥

材料 稻米100克，仙鹤草60克，败酱草80克，白砂糖20克。

做法 ❶取仙鹤草、败酱草分别用水洗净，然后共同放入锅内。❷锅中加入适量清水，开火，煮沸，25分钟后，滤去渣留汁备用。❸将大米淘洗干净，倒入锅中，之后加入上一步煎好的药液。❹用武火烧沸，再用文火30分钟后，入白糖调味即可。

功效

收敛止血、止痢，养胃和胃。

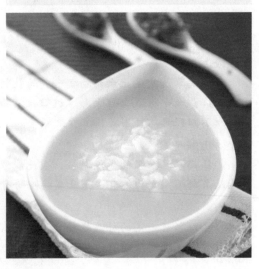

仙菊茶

材料 仙鹤草30克，菊花15克，金银花15克，甘草6克，石英24克，白砂糖30克。

做法 ❶ 将仙鹤草、菊花、金银花、甘草、石英分别洗净，然后共同置于铝锅内。❷ 锅中加入适量清水，大火烧沸，之后改用小火煮20分钟左右。关火，滤去渣留汁，然后在药汁内加入白糖搅匀即成。

功效

散风清热、平肝明目。用于风热感冒、头痛眩晕、目赤肿痛、眼目昏花。

第三节 | 紫珠草——散瘀止血，消肿止痛

紫珠草是马鞭草科植物杜虹花或紫珠叶的一种通俗称谓。这两种植物在我国分布均较为广泛。前者于陕西及河南南部至长江各省有产，后者则多分布于东南沿海各地。两种植物通常都生于灌木丛中，是生命力较强的植物物种。紫珠草药用价值很高，通常都作为消肿止痛等症的有效药进行应用。

在我国的医书典籍中，有很多关于紫珠草的记载。其中，《本草拾遗》里就提到了紫珠草的解毒消肿功用，言其可"解诸毒物，痈疽，喉痹，毒肿，下瘘，蛇虺虫螫，狂犬毒，并煮汁服；亦煮汁洗疮肿，除血长肤"。意思就是紫珠草对痈疽、毒肿、狂犬毒等均有一定的效果。除《本草拾遗》外，《福建民间草药》也曾提及过紫珠草，言其"活瘀，止血，消炎，解郁"。

【本草档案】

别名：紫珠草、止血草。

性味归经：味苦、涩，性凉。归肝、肺、胃经。

适用体质：过敏性体质禁用。

用法用量：煎服，10～15克；研末，1.5～3克。外用适量。

服用禁忌：紫珠注射液可引起过敏性休克。

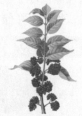

【现代研究】

成分：含氨基酸、酚类、鞣质、还原性物质、苷类、黄酮和内酯等。

药理：紫珠可使局部血管收缩，缩短凝血时间及凝血酶原时间，对纤溶系统有显著的抑制作用。此外，紫珠草煎液对金黄色葡萄球菌、白色葡萄球菌、链球菌、大肠杆菌、福氏痢疾杆菌、伤寒杆菌、绿脓杆菌等均有抑制作用。

【配伍应用】

紫珠配地榆：紫珠性凉泄热、味涩收敛，具有清热凉血、收敛止血的作用；地榆则味

保健功效

凉血止血

紫珠草有一定的凉血、收敛止血功用。可用于肺、胃等各种内外出血证，以及痈肿疮毒，水火烫伤等，效果颇为明显。其他如拔牙后出血、上消化道出血属肺胃有热出血，化脓性皮肤溃疡、妇女阴道炎属热毒蕴盛者。

散瘀消痈

紫珠苦涩性凉，有清热解毒敛疮之功，用于治疗痈肿疮毒，水火烫伤等均有一定的效果。

抗菌

紫珠草有一定的抗菌作用，其对大肠杆菌、弗氏痢疾杆菌、金黄色葡萄球菌、链球菌等有抑制作用。

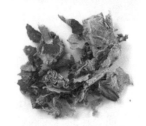

苦沉降，酸涩收敛、微寒清热，因此具有清热凉血、收敛止血之功。二者配伍合用，具有凉血止血、解毒疗疮的功效，用于治疗各种出血证及痈肿疮毒，对于水火烫伤等均有一定的效果。

紫珠草配金银花：紫珠草可消肿止痛，而金银花善于解毒。两药相遇后，相互补充，不仅可有效消肿，还可解毒散瘀，用于治疗痈肿疮毒等症，效果较好。

紫珠草配仙鹤草：紫珠草和仙鹤草均可止血，不同在于紫珠草兼可散瘀，仙鹤草则能止痢。两者相合之后，各抒所长，可治各种出血，且效果更好，拔牙后的出血不止等，均可使用本方止血。

紫珠草配白茅根：紫珠草和白茅根均有一定的止血功用，不同在于白茅根还可清热利尿。两药相配之后，可令止血功能更强，且兼能利水，用于治疗血精症，有一定的效果。

【选购与储存】

紫珠草以叶子大而绿，珠粒饱满者为佳。而且在选购时需要注意，紫珠草和紫珠叶指的是同一物品。在储存方面，紫珠草适宜放置于干燥通风处储存，注意防潮。

【家庭调理药膳】

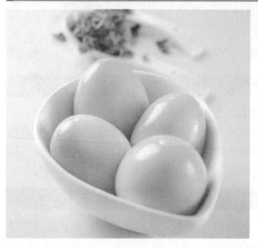

紫珠草袋鸡蛋

材料 鲜紫珠草120克（干品60克），鸡蛋4个。

做法 ①紫珠草清理干净，与鸡蛋一起放入砂锅内，加水，小火炖煮至蛋熟。②将鸡蛋取出，剥去蛋壳，再煮10分钟，蛋发黑后即可，每次吃蛋1个，每日2次。

功效

散瘀消肿。适用于肝硬化早期。

银耳紫珠莲草汤

材料 银耳12克，紫珠草9克，旱莲草9克，白糖适量。

做法 ❶紫珠草、旱莲草洗净；银耳洗净，切小块。❷紫珠草和旱莲草混合后，倒入砂锅中，加清水适量，开火煎30～40分钟，去药渣取汤。❸将砂锅再次置于火上，银耳放入锅中的药汁内，炖煮，待银耳煮熟后，加入适量白糖即可。饮汤吃银耳，每天1次。

功效

收敛止血。用于妇女崩漏、咯血、衄血、尿血、便血、生血症等。

水牛角生地紫珠草

材料 水牛角9克，生地30克，丹皮20克，藕节15克，侧柏炭15克，紫珠草30克。

做法 ❶将水牛角锉成细末。❷将水牛角末，生地、丹皮、藕节、侧柏炭、紫珠草共同放入锅中，加水煎服。每天1剂。

功效

对吐血不止有疗效。

蛋清紫珠草

材料 紫珠草6克，蜂蜜或鸡蛋清适量。

做法 ❶将紫珠草研成细末。❷用蜂蜜或鸡蛋清将紫珠草调匀，之后分成3份，分别于早餐、中餐和晚餐后服下。

功效

具有收敛止血、解毒疗疮的功效。适用于咯血、呕血、鼻出血、尿血、便血及子宫出血等，尤其对肺胃出血疗效更佳。

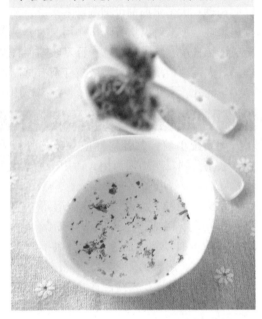

第四节 大蓟——凉血止血，散瘀消痈

大蓟又称虎蓟，大、小蓟外形相似，花如髻。大蓟高三四尺，叶皱；小蓟高一尺左右，叶不皱，外形仅此差异。功效与小蓟也有不同。虽然大小蓟都能破血，但大蓟又可以治疗痈肿，而小蓟则只能主血，不能消肿。小蓟相对药力稍微，虽有退热的作用，但不似大蓟还能健养下气。大蓟做菜虽有微芒，但并无毒性作用。大蓟用于止血，单味即奏效。大蓟新鲜根用冷开水洗净后捣烂，外敷，即可治疗汤火烫伤、疮疡等红肿热痛症状。

【本草档案】

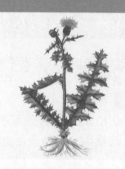

别名：虎蓟、马蓟、山牛蒡、野红花。

性味归经：味甘、苦，性凉。归心、肝经。

适用体质：血瘀体质。

用法用量：煎服，10～15克，鲜品可用30～60克。
外用适量，捣敷患处。

服用禁忌：脾胃虚寒而无瘀滞者忌用。入汤剂不宜
久煎。

【现代研究】

成分：三萜和甾体类、挥发油类、长链炔醇类和黄酮苷类化合物。

药理：大蓟水煎剂可抑制纤溶系统，能显著缩短出血、凝血时间，具有止血作用。大
蓟根水剂、煎液对犬均有降压作用。对金黄色葡萄球菌、伤寒，以及副伤寒杆菌、大肠杆
菌、绿脓杆菌、脑膜炎球菌、百日咳嗜血杆菌、白喉杆菌、痢疾杆菌、炭疽杆菌均有抑制
作用。大蓟酒精浸剂对人型结核杆菌有抑制作用，水提取物对单纯疱疹病毒有明显的抑制
作用。此外，大蓟还有消炎利尿、抗癌作用。

【配伍应用】

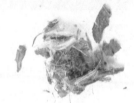

大蓟配小蓟：二者均性凉，味苦甘，入血分，功能凉血止
血、散瘀消肿二药相须为用，适用于血热妄行的吐血、衄血、尿
血及崩漏下血，以及疮痈肿毒。

大蓟与地榆：大蓟清热凉血解毒、散瘀消痈，善治上部出
血，如吐血、咯血，也可以治疗崩漏下血及热毒痈肿；地榆善
治下部的出血，如便血、痔血、血痢、崩漏等。二药伍用，具
有凉血止血、解毒消痈之功，适用血热所致的各种出血证及热毒痈肿。

大蓟配牡丹皮：大蓟苦甘性凉，归心肝二经血分，主治热结血分，灼伤络脉所致的各
种出血证；牡丹皮苦辛，微寒，入心肝二经血分，长于清透营分。两药配伍，适用于血热
迫血妄行的各种出血证。

【选购与储存】

大蓟全草以色灰绿、无杂质者为佳；根以条粗壮、无须根、无芦头者为佳。现在市面

保健功效

凉血止血

大蓟寒凉而入血分，能凉血止血，主治血热妄行之诸出血证，尤其多用于吐血、
咯血及崩漏下血。

散瘀消痈

大蓟既能凉血解毒，又能散瘀消肿，无论内外痈肿都可运用，单味内服或外敷
均可，以鲜品为佳。如《闽东本草》以鲜大蓟煎汤内服治肺痈；《日华子本草》以
大蓟叶生研调服治肠痈。若外用治疮痈肿毒，多与盐共研，或鲜品捣烂外敷。

上有伪品存在，区别方法主要从以下两个方面。从外形分辨，正品茎上无叶状翅，茎上密被灰白色毛，茎髓白色，冠毛呈羽状；气味上，正品气微，味淡甘甜，微苦；而伪品气特异，味苦微甜，略涩。储存时，最好放置于通风干燥处。

【家庭调理药膳】

大蓟根鸡蛋

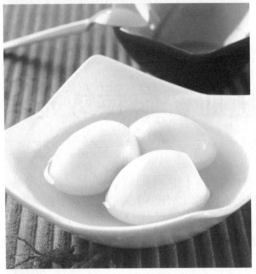

材料 鲜大蓟根60克，柴鸡蛋2个。

做法 将鲜大蓟与鸡蛋熬即成。每日1次，连服1周。

功效

润肺解毒、育阴止血。适用于由肺经伏火引起的鼻渊、鼻衄。

大蓟土茯苓猪肉丝汤

材料 大蓟根、土茯苓各35克，熟猪瘦白肉250克，冬笋、火腿各25克，料酒、酱油各15克，味精3克，细盐2克，姜丝、大茴香少许，高汤1000克。

做法 ❶ 将猪瘦肉切成丝。冬笋剥去壳根，洗净，切成细丝，用开水焯一下。火腿切成细丝。大蓟根、土茯苓洗净，切碎，下入锅内，加水煮成药汁，留药汁，去渣。❷ 将火腿丝、笋丝、肉丝放入大汤碗。加入大茴香、姜丝、料酒、细盐、药汁、高汤（盖过肉丝菜面为度），上笼蒸约30分钟，取出食用。

功效

滋阴润燥、凉血解毒、除湿散结，用于气虚血燥等症。

大蓟粥

材料 大蓟100克，粳米100克，大葱、盐、味精、香油各适量。

做法 ❶ 将大蓟择洗干净，入沸水锅焯一下水，再用冷水浸去苦味，捞出切细。❷ 粳米淘洗干净，用冷水浸泡半小时，捞出，沥干水分。❸ 取砂锅加入冷水、粳米，先用旺火煮沸，再改用小火煮至粥将成时，加入大蓟，待滚，用盐、味精调味，撒上葱末，淋上香油，即可盛起食用。

功效

凉血、止血、活血化瘀，适用于痔疮患者服用。

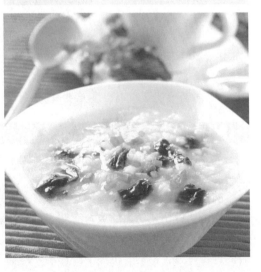

大蓟速溶饮

材料 鲜大蓟2500克，鲜茅根90克，鲜芦根60克，白糖粉500克。

做法 ①大蓟、茅根、芦根洗净切碎装入纱布袋内，扎紧袋口，放入锅内加水适量，大火烧沸，改为小火煎1小时。去药袋留液，再煎煮浓缩至稠黏欲干时，停火待温。②在浓缩的药汁内，加入白糖粉，拌匀晾干后，压碎装瓶备用。每次取20克，用开水冲饮，每口3次，连服10~15天。

功效

清肺热解毒、活血止血。用于肺毒血热、胸痛、咯血较明显的肺癌患者。

第五节 地榆——凉血止血，解毒敛疮

地榆入药是根茎部分，为临床上常用的止血药，叶子似榆而长，初生布地，所以得名。其花子紫黑色如豉，故又名玉豉。在中药中，归于止血药，常用于急救治疗子宫出血。也可作为痔疮、湿疹和创伤的洗液或药膏。此外地榆还具有收敛作用，用于肠胃疾病如痔疮、便血、溃疡性结肠炎等。《本草纲目》中记载："地榆除下焦热，治大小便血证。止血取上截切片炒用。其梢则能行血，不可不知。"地榆的嫩苗、嫩叶及花穗都可以食用。野生地榆去除苦味后不仅可以制作沙拉，还可以炒食，如将地榆浸泡在啤酒或夏季清凉饮料中，味道更佳。

【本草档案】

别名：玉豉、酸赭。

性味归经：味苦、酸、涩，微寒。归肝、大肠经。

适用体质：湿热、血瘀体质。

用法用量：煎服，10~15克，大剂量可用至30克。或入丸、散剂。外用适量。止血多炒炭用，解毒敛疮多生用。

服用禁忌：地榆性寒酸涩，凡虚寒性便血、下痢、崩漏及出血有瘀者慎用。对于大面积烧伤的病人，不宜使用地榆制剂外涂，以防其所含鞣质被大量吸收而引起中毒性肝炎。地榆药液经高压消毒后，其抑菌力明显减弱，甚至丧失。

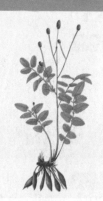

【现代研究】

成分：地榆含有地榆糖苷Ⅰ、Ⅱ，地榆皂苷A、B、E，其皂苷元为熊果酸。此外，尚含地榆素、地榆皂苷二内酯、矢车菊苷等。还含少量维生素A。止血主要成分为鞣质。

药理：地榆煎剂可明显缩短出血和凝血时间，生地榆止血作用明显优于地榆炭。地榆制剂对烧伤烫伤及伤口的愈合有明显的作用，能降低毛细血管的通透性，减少渗出，减轻组织水肿，且药物在创面形成一层保护膜，有收敛作用，可减少皮肤擦伤，防止感染。地榆促进伤口愈合，具有抗炎消肿作用。地榆煎剂对鸽静脉注射洋地黄引起的呕吐有止吐作

┌─────────────── 保健功效 ───────────────┐

凉血止血

　　地榆味苦性寒入血分，擅长泄热而凉血止血；味兼酸涩，又能收敛止血，可用于治疗多种血热出血之证。又因其性下降，故尤宜于下焦之便血、痔血、崩漏下血。用治痔疮出血，血色鲜红者，常与槐角、防风、黄芩、枳壳等配伍，如"槐角丸"（《和剂局方》）；用治便血因于热甚者，常配伍生地黄、白芍、黄芩、槐花等，如"约营煎"（《景岳全书》）；用治血热甚，崩漏量多色红，兼见口燥唇焦者，可与生地黄、黄芩、牡丹皮等同用，如"治崩极验方"（《女科要旨》）。本品苦寒兼酸涩，功能清热解毒、凉血涩肠而止痢，对于血痢不止者亦有良效，常与甘草同用，如"地榆汤"（《圣济总录》）。

解毒敛疮

　　地榆味苦寒能泻火解毒，味酸涩能敛疮，为治水火烫伤之要药，可单味研末麻油调敷，或配大黄粉，或配黄连、冰片研末调敷。本品清热凉血，又能解毒消肿，若初起未成脓者，可单用地榆煎汁浸洗，或湿敷患处；若已成脓者，可用单味鲜地榆叶，或配伍其他清热解毒药，捣烂外敷局部。

└───────────────────────────────────────┘

用。地榆还有一定的抗菌作用，对某些致病真菌也有不同程度的抑制作用。地榆水、乙醇、甲酸提取液抑瘤率达50%。

【配伍应用】

　　地榆配槐角、黄芩等：治便血、痔血，如"槐角丸"（《和剂局方》）；治血痢久而不愈，可与黄连、木香、诃子等配伍，如"地榆丸"（《证治准绳》）；治崩漏，可与蒲黄、棕榈炭等配伍，如"清经止崩汤"（《中医妇科治疗学》）。

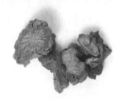

　　地榆配茜草：地榆性沉降下行，善治下焦的出血证；茜草凉血清热止血。两药合用，适用于下焦之便血、痔血、崩漏下血等。

　　地榆配黄柏：地榆苦寒兼酸涩，能清热解毒；黄柏苦寒坚阴，能清热燥湿，泻火解毒，善退虚热。两药伍用，增强滋阴退热、解毒除湿的功效，适用于水火烫伤，皮肤湿疹等。

【选购与储存】

　　地榆的一大外形特点是，横断面形成层环不明显，皮部黄色，木部淡黄色。不呈放射状排列。而且气弱，味微苦涩。以条粗、质坚、断面粉红色者为佳。储存时置于通风干燥处，防潮。

【家庭调理药膳】

地榆槐花蜜饮

材料 地榆60克，槐花30克，蜂蜜30克。

做法 ❶先将挖取或购买的地榆洗净，切成片，放入砂锅加水适量，煎煮2次，每次40分钟。❷合并2次浓煎液，回入砂锅，加入槐花，视需要可酌加清水，大火再煎煮10分钟，用洁净纱布过滤，去渣，收取滤汁放入容器，待其温热时，兑入蜂蜜，拌匀即成。早晚2次分服。

功效

　　清热凉血、抗癌止血。适用于宫颈癌、阴道出血等症。

地榆炒石耳

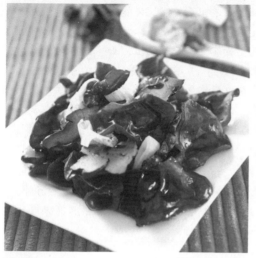

材料 地榆150克，干石耳30克，植物油、花椒粒、盐、葱、酱油、味精、香油适量。

做法 ❶干石耳去杂洗净，用温水泡软，撕成大碎片待用；地榆洗净，沥干水。❷炒锅内放植物油烧至六成热，下花椒粒、石耳、食盐炒几下，速放葱花、地榆、酱油合炒至熟，放适量味精、香油，起锅即成。

功效 清热解毒、疏肝降压，适用于高血压、高脂血症。

地榆酒

材料 地榆60克，米酒适量。

做法 将地榆研成细末，用米酒煎服。每次6克。

功效 清热凉血。对月经过多，或过期不止、经色深红、质稠有块等有一定疗效。

地榆粥

材料 地榆20克，大米100克，白糖适量。

做法 ❶将地榆择净，放入锅中，加清水适量，浸泡5~10分钟后，水煎取汁。❷药汁内加大米煮粥，待粥熟时下白糖，再煮一二沸即成，每日1剂，连续3~5天。

功效 清热凉血。适用于衄血、咯血、吐血、尿血、痔疮出血、崩漏、血痢不止及水火烫伤等。

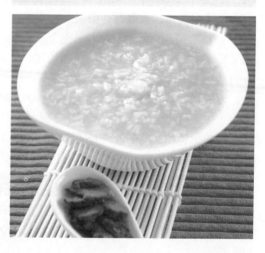

第六节 白茅根——凉血止血，清热利尿

　　白茅根，叶如矛，节具白色柔毛，所以得名。其根牵连，又叫茹根。春夏时节，人们肝火、心火较盛，白茅根性寒，家庭中常将白茅根鲜品洗净与金银花或藕节用水煎煮即可代茶饮，具有清火生津、凉血止血的功效。还可用于预防和治疗因上火所致的鼻出血。

《本经》记载：主治劳伤虚羸，补中益气，除瘀血，闭寒热，利小便。目前认为急性肾炎、急性肾盂肾炎、膀胱炎、尿道炎等泌尿系感染者宜食；咯血、鼻出血、小便出血者宜食；高血压病人宜食；急性发热性病人、烦热口渴者宜食；急性传染性黄疸肝炎者宜食；小儿麻疹者宜食。

【本草档案】

别名：白茅、茹根、兰根、地筋。

性味归经：味甘，性寒。归肺、胃、膀胱经。

适用体质：湿热、阴虚体质。

用法用量：煎服，15～30克。鲜品加倍，以鲜品为佳，可捣汁服。多生用，止血亦可炒炭用。

服用禁忌：脾胃虚寒、溲多不渴者忌服。

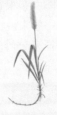

【现代研究】

成分：含糖类化合物葡萄糖、蔗糖、果糖、木糖、淀粉；简单酸类及钾盐柠檬酸、苹果酸、草酸、白茅素、芦竹素、羊齿醇等；其他尚含类胡萝卜素类及叶绿素、维生素等。

药理：白茅根能显著缩短出血和凝血时间，可起到止血作用。对肺炎球菌、卡他球菌、流感杆菌、金黄色葡萄球菌，以及福氏、宋氏痢疾杆菌等均有抑制作用，有一定抗HBV病毒能力。此外，白茅根还有镇咳祛痰功效。

【配伍应用】

白茅根配苎麻根：白茅根归肺、胃、膀胱经，善清肺、胃、膀胱之热而凉血止血，清热利尿，清泄肺热，清胃止呕，利湿退；黄苎麻根性味甘寒，归心肝经，入血分，用治各种内、外伤出血之证，又可凉血止血、安胎、解毒、利尿。两药相配，适用于各种血热出

保健功效

凉血止血

白茅根味甘性寒入血分，能清血热而凉血止血，常用于治疗多种血热出血之证，且单用有效，或配伍其他凉血止血药同用。如《千金翼方》治吐血不止，《妇人良方》治鼻衄出血，皆以茅根煎汁或鲜品捣汁服用；若治咯血，与藕同用，均取鲜品煮汁服，如"二鲜饮"（《医学衷中参西录》）。本品不仅善治上部火热之出血，又因其性寒降，入膀胱经，能清热利尿，导热下行，故对膀胱湿热蕴结而致尿血、血淋之证，尤为适宜。

清热利尿

白茅根能清热利尿，而能利水消肿、利尿通淋、利湿退黄。如《医学衷中参西录》治水肿、小便不利，《肘后方》治热淋，均单用本品煎服，也可与其他清热利尿药同用；治湿热黄疸，常配茵陈、山栀等。

清肺胃热

白茅根既能清胃热而止呕，又能清肺热而止咳。用治胃热呕吐，常与葛根同用，如"茅根汤"（《小品方》）；用治肺热咳喘，常配桑白皮同用，如"如神汤"（《圣惠方》）。

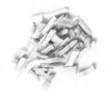

血证。

白茅根配栀子：白茅根性味甘寒、清热利尿、清泻肺胃之热；栀子苦寒清降、清泻三焦火邪、清心除烦、凉血解毒、消肿止痛。两药均具有清热凉血、清利湿热退黄的作用。两药相配，适用于血热妄行的各种出血病症及湿热黄疸。

【选购与储存】

在选购白茅根是要注意观察它的色泽，形状等，尽可能选到优质的白茅根已达到最好的药效。一般来说，好的白茅根气微，味微甜。以条粗、色白、味甜者为佳。此外还可以从粉末特征来分辨。上品的白茅根粉末应为黄白色。在储存白茅根时应置于通风干燥处，防潮、防蛀。

【家庭调理药膳】

茅根赤豆粥

材料 鲜茅根200克，粳米200克，赤豆200克，红糖适量。

做法 ❶将鲜茅根去杂洗净，放锅内加水适量，煎汁去渣。❷赤豆加入药汁中煮至熟，再加入粳米煮至成粥，放红糖搅匀即成。

功效

清热、解毒、利尿消肿。适用水肿、尿结石、尿血、烦热、消渴等病症。

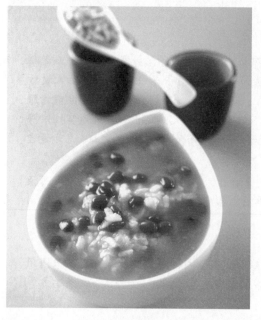

白茅根煲猪膀胱

材料 鲜白茅根100克，鲜车前草60克，猪膀胱1只。

做法 猪膀胱洗净，切块，和白茅根、车前草煲汤。饮汤食猪膀胱。每日2次。

功效

适用于淋症膀胱湿热型。症见尿频、尿急、尿痛，小便黄赤或混浊而短少，或有砂石，或有尿血，发热或兼恶寒，口干口苦，腰痛，舌红，苔黄腻，脉滑数。

白茅根蛤蜊

材料 白茅根75克，红白萝卜各1条，绿花椰菜半朵，蛤蜊500克，植物油、生粉、葱丝适量。

做法 ❶白茅根加水250毫升，煮15分钟后沥渣，蛤蜊蒸好放凉，挖出蛤肉备用。❷红白萝卜切块，放入滚水中煮10分钟后捞起备用。❸绿花椰菜放入滚水中，烫熟备用。❹热油锅，加入红白萝卜及白茅根水以小火焖煮至熟软，再加入绿花椰菜以及生粉勾芡，最后将蛤肉洒上拌匀即可。

功效

清热、化痰、消食、降脂，有利于减肥。

第七节 三七——化瘀止血，活血定痛

入药三七为大叶三七的根茎。由于每株长三个叶柄，每个叶柄只生七个叶片，所以得名。三七是中国特有的名贵中药材，也是我国最早的药食同源植物之一，自古以来就被公认为具有显著的活血化瘀、消肿定痛功效。

《本草纲目拾遗》中写道："人参补气第一，三七补血第一，味同而功亦等，故称人参三七。"扬名中外的中国秘方"云南白药"就有三七的成分。目前药店内可以购买成品"三七粉"。因服用方法不同，效果也有所区别，如直接服用，主要用于预防冠心病、高血脂、高血压等症，同时还能祛斑美容。加热后服用，主要用于体质虚弱、食欲不振、神经衰弱、过度疲劳等。

【本草档案】

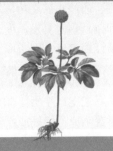

别名：山漆、金不换。

性味归经：味甘、微苦，性温。归肝、胃经。

适用体质：血瘀体质。

用法用量：多研末服，每次 1～1.5 克，亦可入煎剂，3～10 克，外用适量，研末外掺或调敷。

服用禁忌：孕妇慎服。

【现代研究】

成分：含皂苷、黄酮苷、氨基酸等。止血活性成分为三七氨酸。

药理：能够明显缩短出血和凝血时间，具有抗血小板聚集和溶栓作用。能够促进多功能造血干细胞的增殖，具有造血作用。三七总皂苷可以对抗多种实验性心律失常，显著增加冠脉流量，降低心肌耗氧量和氧利用率。三七制剂或三七总皂苷有明显的降压作用。三七总皂苷能显著抑制实验性动脉粥样硬化兔主动脉内膜斑块的形成。三七有改善血液流变学及肾脏微循环，减少尿蛋白排泄、保护肾功能的独特疗效。三七粉能阻止家兔肠道吸收脂肪，降低总脂质水平和甘油三酯含量。三七中的人参三醇皂苷具有镇静、安定、催眠的作用。此外，三七还具有保肝、抗炎、抗氧化、抗衰老等作用。

【配伍应用】

三七配川芎：三七为止血化瘀、消肿定痛之佳品；川芎辛温走窜，能升能散，能降能泄，可上行巅顶，下达血海，外彻皮毛，旁达四肢，为血中之气药。两药合用，行血中之气，散血中之瘀，疗瘀血不去、新血不生所致的出血证尤为适宜。

三七配白及：三七能止血化瘀，有止血不留瘀的特点；白及质黏而涩，为收敛止血的要药，尤擅治肺胃的出血证，还有消肿生肌

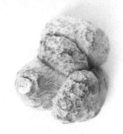

保健功效

化瘀止血

三七味甘微苦性温，入肝经血分，功善止血，又能化瘀生新，有止血不留瘀，化瘀不伤正的特点。治吐血、衄血、崩漏，单用本品，米汤调服；若治咳血、吐血、衄血及二便下血，可与花蕊石、血余炭合用，如"化血丹"（《医学衷中参西录》）；治各种外伤出血，可单用本品研末外掺，或配龙骨、血竭、象皮等同用，如"七宝散"（《本草纲目拾遗》）。

活血定痛

三七能活血化瘀而消肿定痛，为治瘀血诸证之佳品，为伤科之要药。凡跌打损伤，或筋骨折伤、瘀血肿痛等，本品皆为首选药物。可单味服用时，以三七为末，黄酒或白开水送服；本品散瘀止痛、活血消肿之功，对痈疽肿痛也有良效。如《本草纲目》治无名痈肿，疼痛不已，以本品研末，米醋调涂；若皮破者，亦可用三七粉外敷。

之功。两药相配，一散一收，既可收敛止血，又可化瘀止痛，共奏止血化瘀消肿之功。

三七配丹参：三七活血散瘀，更擅定痛。丹参苦能泄降，微寒清热，入心、肝二经血分，具有凉血散瘀的特点，尤善祛瘀生新。在病变初起，两药相配，相辅相成，使活血散瘀、通经止痛之功倍增，用于冠心病心绞痛，有良好的化瘀止痛作用；缓解期用之可巩固疗效，预防复发。尚无器质性改变时，则重用丹参，少佐三七；反之，病程日久，又有器质性损害者，则主取三七，佐以丹参。

【选购与储存】

三七以个大、体重、质坚、表面光滑、断面灰黑色、生长有小"钉头"者为佳。储存时置阴凉干燥处或贮于密闭容器内，防蛀。

【家庭调理药膳】

三七蒸鸡

材料 三七20克，母鸡1只，料酒、精盐、味精、姜片、葱段、清汤适量。

做法 ① 将母鸡宰杀，去毛、内脏、爪尖，洗净，剁成块放入盆内。三七一半打粉，另一半蒸软切成薄片。② 将三七片放入鸡腹，置于盆内，再加入料酒、精盐、味精、姜、葱，注入清汤，入笼蒸2小时，取出即成。

功效 补虚益血。适用于久病体虚，产后血虚，吐血、咳血、跌打瘀血等症。

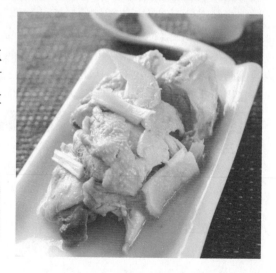

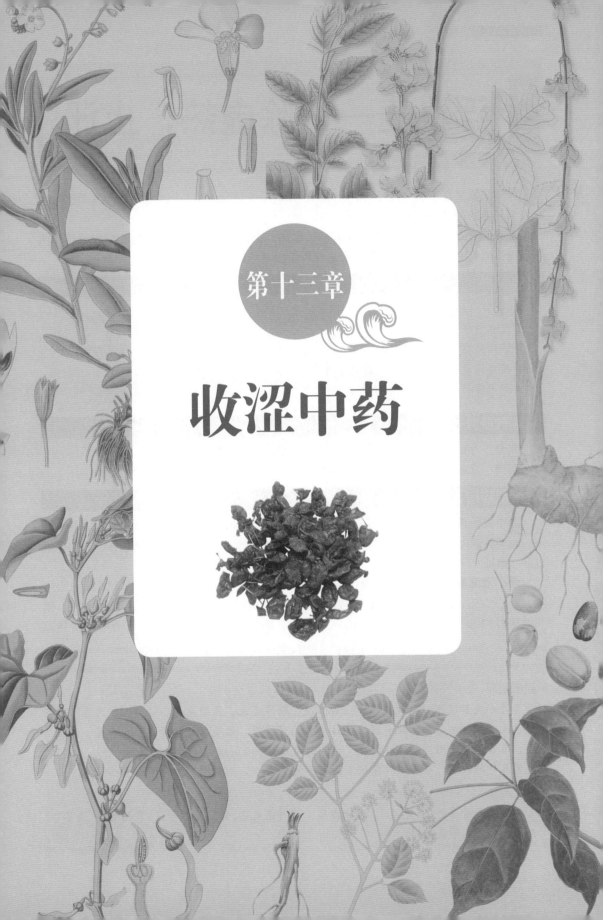

第十三章

收涩中药

第一节

浮小麦——除虚热，止汗

　　浮麦也就是在用水淘洗过程中取漂浮起来的小麦，为禾本科一年生或越年生草本植物小麦未成熟的颖果，枯浮无肉，体轻性燥。

　　浮小麦善于发散皮腠之热，具有益气除热，止自汗盗汗、骨蒸劳热、妇人劳热的功效。现代研究证明，浮小麦有降血脂，保肝作用。

【本草档案】

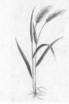

别名：浮水麦、浮麦。

性味归经：味甘，凉。归心经。

适用体质：阴虚、气虚体质。

用法用量：煎服，15～30克；研末服，3～5克。

服用禁忌：表邪未尽、汗出者忌用。

【现代研究】

成分：含淀粉及酶类蛋白质、脂肪、钙、磷、铁、维生素等。

药理：具有降血脂、保护肝脏作用。

【配伍应用】

　　浮小麦配黄芪：浮小麦甘凉益气，能清热除烦、养心退热而止汗；黄芪甘温，补气升阳，能实腠理而固表止汗。二药伍用，相得益彰，益气固表，养心清热而止汗，适用于表虚自汗诸证。

　　浮小麦配麻黄根：浮小麦药性平和，甘能益气，凉可除热，入心经，盖汗为心之液，养心退热，故其能益气除热、凉心止汗；麻黄根甘平，入肺经，可实表止汗，因其性善行周身肌表，引药至卫分而固腠理。二药伍用，相互促进，益气养心、清热凉

◁ 保健功效 ▷

固表止汗

　　浮小麦甘凉入心，能益心气、敛心液；轻浮走表，能固皮毛、实腠理，为养心敛液、固表止汗之佳品。凡自汗、盗汗者，均可应用。治气虚自汗者，可与黄芪、煅牡蛎、麻黄根等同用，如"牡蛎散"（《和剂局方》）；治阴虚盗汗者，可与五味子、麦冬、地骨皮等药同用。可单用炒焦研末，米汤调服。

益气除热

　　浮小麦甘凉并济，能益气阴、除虚热。治阴虚发热，骨蒸劳热等证，常与玄参、麦冬、生地、地骨皮等药同用。

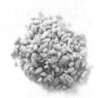

气、固表止汗功效益彰，适用于体虚多汗、自汗诸证以及阴虚有热盗汗等。

　　浮小麦配地骨皮、鳖甲：浮小麦甘凉，长于固表止汗、除虚热；地骨皮甘寒，善凉血退蒸除热；鳖甲为咸寒滋阴除热之品。三药伍用，滋阴除热止汗。适用于阴虚潮热、心烦口干、盗汗等。

【选购与储存】

　　正品的浮小麦无臭，味淡，以身干、粒干瘪、大小均匀、有光泽、无杂质者为佳。储存时置于通风干燥处，防潮防蛀。

【家庭调理药膳】

浮小麦沙虫粥

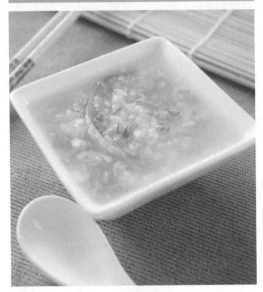

材料 浮小麦60克，沙虫30克，粳米100克。

做法 沙虫洗净与小麦共同煮烂，再入粳米煮成稀粥，每日2次温热食用。

功效

　　滋阴敛汗。适用于小儿盗汗，纳呆体瘦等症。

浮小麦方

材料 浮小麦、红枣各15克。

做法 浮小麦与红枣共煎成汁，临睡前半小时服下。

功效

　　补中益气、敛汗。

浮小麦羊肚汤

材料 浮小麦50克，羊肚200克，葱、姜、花椒、盐适量。

做法 ❶羊肚洗净切块，放入浮小麦，加水适量，煮汤。调味服食。❷浮小麦不吃，只饮汤食羊肚。

功效

　　健脾益气、止汗。适用于小儿脾虚自汗、阴虚盗汗等症。

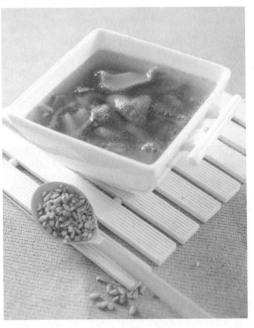

黑豆浮小麦汤

材料 浮小麦50克，黑大豆50克。

做法 ❶ 将黑大豆和浮小麦分别淘洗干净，一并放入锅内，加清水足量。❷ 先用武火煮沸，再用文火煎熬60分钟左右，以黑大豆熟烂为度。每日1剂，饮汤食豆。

功效

滋阴补虚、收敛止汗。适用于阴虚所致的盗汗、潮热颧红、五心烦热等。

第二节 五味子——收敛固涩，益气生津

五味子可以保护人体五脏：心、肝、脾、肺、肾。早在两千多年前，王宫贵族和中药名师已普遍采用这种传统沿用的强身妙品。五味子，顾名思义是一种具有辛、甘、酸、苦、咸五种药性的果实。

五味子因产地不同，功效有异，南方生长的颜色红，北方生产的颜色黑，滋补功效以北方产五味子更优。《本草经集注》谓："今第一出高丽，多肉而酸甜，次出青州、冀州，味过酸，其核并似猪肾。"《新修本草》载："其叶似杏而大，蔓生木上，子作房如落葵，大如樱子。一出蒲州及蓝田山中。"

【本草档案】

别名：五梅子、山花椒。

性味归经：味酸、甘，性温。归肺、心、肾经。

适用体质：阳虚体质。

用法用量：煎服，3～6克；研末服，每次1～3克。

服用禁忌：凡表邪未解、内有实热、咳嗽初起、麻疹初期，均不宜用。

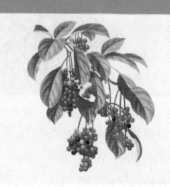

【现代研究】

成分：北五味子主含挥发油、有机酸、鞣质、维生素、糖及树脂等。种子挥发油中的主要成分为五味子素。

药理：五味子对神经系统各级中枢均有兴奋作用，五味子挥发油能对抗戊巴比妥的催眠作用；但五味子素与五味子乙醇提取物有镇静与催眠作用。五味子还有镇咳和祛痰作用。能增加冠脉血流量、抗心肌梗死、双向调节血压。对金色葡萄球菌、肺炎杆菌、肠道沙门氏菌、绿脓杆菌等均有抑制作用。对病毒也有一定的抑制作用。五味子素对肝细胞有保护作用，还有一定的抗溃疡作用。五味子有与人参相似的适应原样作用，能增强机体对

保健功效

敛肺滋肾

五味子味酸收敛，甘温而润，具有上敛肺气、下滋肾阴的功效，为治疗久咳虚喘之要药。本品长于敛肺止咳，配伍麻黄、细辛、干姜等，可用于寒饮咳喘证，如"小青龙汤"（《伤寒论》）。治肺虚久咳，可与罂粟壳同用，如"五味子丸"（《卫生家宝方》）；治肺肾两虚喘咳，常与山茱萸、熟地、山药等同用，如"都气丸"（《医宗己任编》）。

补肾涩精

五味子甘温而涩，入肾经，善能补肾涩精止遗，为治肾虚精关不固遗精、滑精之常用药。若治梦遗者，常与麦冬、山茱萸、熟地、山药等同用，如"麦味地黄丸"（《医宗金鉴》）。若治滑精者，可与桑螵蛸、附子、龙骨等同用，如"桑螵蛸丸"（《世医得效方》）。

涩肠止泻

五味子味酸涩性收敛，能涩肠止泻。治脾肾虚寒久泻不止，可与吴茱萸同炒香研末，米汤送服，如"五味子散"（《普济本事方》）；或与补骨脂、肉豆蔻、吴茱萸同用，如"四神丸"（《内科摘要》）。

益气生津

五味子甘以益气，酸能生津，具有益气生津止渴之功。治阴虚内热、口渴多饮之消渴证，多与山药、知母、天花粉、黄芪等同用，如"玉液汤"（《医学衷中参西录》）。治热伤气阴、汗多口渴者，常与人参、麦冬同用，如"生脉散"（《内外伤辨惑论》）。

宁心安神

五味子既能补益心肾，又能宁心安神。治阴血亏损，心神失养，或心肾不交之虚烦心悸、失眠多梦，常与麦冬、丹参、生地、酸枣仁等同用，如"天王补心丹"（《摄生秘剖》）。

非特异性刺激的防御能力。具有提高免疫、抗氧化、抗衰老、抗过敏等作用。此外，五味子还有收缩子宫、提高酶活性等作用。

【配伍应用】

五味子配干姜：五味子酸涩收敛，有敛肺气而滋肾水功效；干姜辛散温通，有逐寒邪而发表温经、燥脾湿而止呕消痰的作用。五味子以酸涩收敛为主；干姜以辛散温开为要。二药参合，一收一散，一开一阖，互制其短，而展其长，利肺气、平喘逆、化痰饮、止咳嗽。主治肺寒咳嗽，痰稀而多、状如白沫，或寒痰为患，阻滞气机，咳逆上气等。

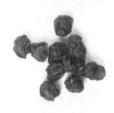

五味子配细辛：五味子酸涩收敛，收敛肺气。细辛宣肺散邪，温肺化饮；二药合用，五味子之酸敛，制细辛之辛散，细辛之辛散，又制五味子之酸敛；二药参合，一散一敛，一开一阖，相互制约，相互促进，止咳平喘甚妙。主治感冒风寒、咳吐白痰，或寒饮咳喘诸证；肺肾两虚、久咳虚喘等亦能应用。

【选购与储存】

选购五味子时，上品以油性大、紫红色、肉厚、气味浓，质量最佳。具体标准为：干货。呈不规则球形或椭圆形。表面紫红色或红褐色，皱缩，肉厚，质柔润，内有肾形种子卜2粒。果肉味酸。种子有香气，味微苦。储存时置阴凉干燥通风处，防潮。炮制品需要贮放在干燥容器内，密闭，防潮。

【家庭调理药膳】

杜仲五味子茶

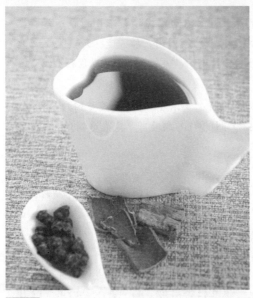

材料 五味子9克，杜仲12克。

做法 将杜仲和五味子装入用纱布制成的药袋，再放入暖瓶中，冲入800毫升沸水，盖上瓶盖闷泡30分钟，即可饮用。药茶汤可分多次饮用，但应在当日用完。

功效

补肾涩精、养肝明目。适用于肾气虚弱、阳痿、遗精、腰腿酸软、精神萎靡、头晕、目眩、神经衰弱、失眠等。

速溶生脉饮

材料 五味子30克，人参30克，麦冬60克，白糖300克。

做法 ❶人参、麦冬、五味子以冷水泡透1小时，加水适量煎煮。❷每半小时取煎汁1次，加水再煎，共煎3次，合并煎液，再继

续以小火煎煮浓缩至如膏状，停火，加入白糖，混匀，晒干，压碎，装瓶备用。每次10克，以水冲化，顿服。每日2次。可视病情加减，也可以此与米煮粥。

功效

补敛津气、益阴固脱。

枸杞五味子茶

材料 五味子6克，枸杞子15克。

做法 五味子和枸杞子清洗干净，去除杂质，置入暖瓶中，冲入800毫升沸水，盖上瓶盖闷泡20分钟，即可饮用。每日1剂，分多次饮用。

功效

滋阴生津、养肝明目。适用于气阴虚弱所致的盗汗、遗精、梦遗、尿频。适用于疾病后期体质虚弱、自汗、盗汗、小便余沥、失眠、记忆力减退。

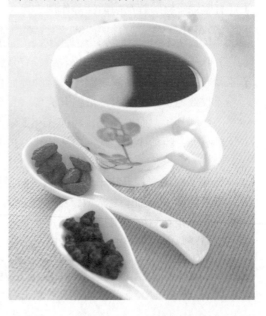

生脉糖浆

材料 五味子5克，党参、麦冬各15克，生地、熟地、枣仁、阿胶各10克，冰糖10克。

做法 前六味药，加水1000毫升煮汁去渣，浓缩至500毫升，将阿胶隔水蒸化兑入，加冰糖10克熔化即成，每服100毫升，每日3次。

功效 益气、养阴、固脱。

第三节 乌梅——敛肺止咳，涩肠止泻

乌梅，木似杏而枝干劲脆，春初时开白花，甚清馥，花将谢时叶子才开始发芽，二月结果如豆，味酸美。

《随息居饮食谱》记载："梅，酸温，温胆生津，孕妇多嗜之。"《本草新编》记载："乌梅止痢断疟，每有速效。"现代研究表明，乌梅中含钾多而含钠较少，因此，需要长期服用排钾性利尿药的患者可以经常服用，以防低钾血症；梅子还含儿茶酸，能促进肠蠕动，因此气虚便秘的人也可以经常服用。梅子中含多种有机酸，能改善肝脏功能的作用。此外，梅子中的梅酸可软化血管，推迟血管硬化，具有防老抗衰作用。女士服用还可以美容。

【本草档案】

别名：梅、春梅、梅实。

性味归经：味酸、涩，性平。归肝、脾、肺、大肠经。

适用体质：气虚体质。

用法用量：煎服，3～10克；大剂量可用至30克。外用适量，捣烂或炒炭研末外敷。止泻止血宜炒炭用。

服用禁忌：性收敛，故外有表证，或内有实热积滞者不宜用。

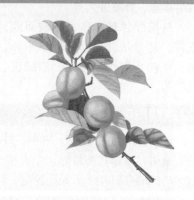

【现代研究】

成分： 含柠檬酸、苹果酸、琥珀酸、酒石酸、碳水化合物、谷甾醇、蜡样物质及齐墩果酸样物质。

药理： 乌梅水煎剂在体外对多种致病性细菌及皮肤真菌有抑制作用。乌梅煎剂能抑制离体兔肠管的运动，能收缩肠壁，促进肠蠕动，消除炎症；有轻度收缩胆囊作用，能促进胆汁分泌；对蛔虫有兴奋、驱除作用。此外，乌梅还具有抗癌、抗过敏、抗衰老、抗辐射、抗疲劳、促凝等作用。

保健功效

敛肺止咳

乌梅味酸而涩,其性收敛,入肺经能敛肺气、止咳嗽。适用于肺虚久咳少痰或干咳无痰之证。可与罂粟壳、杏仁等同用,如"一服散"(《世医得效方》)。

涩肠止泻

乌梅酸涩入大肠经,有良好的涩肠止泻痢作用,为治疗久泻,久痢之常用药。可与罂粟壳、诃子等同用,如"固肠丸"(《证治准绳》)。取其涩肠止痢之功配伍解毒止痢之黄连,亦可用于湿热泻痢,便脓血者,如"乌梅丸"(《圣惠方》)。

安蛔止痛

乌梅极酸,具有安蛔止痛、和胃止呕的功效,为安蛔之良药。适用于蛔虫所致腹痛、呕吐、四肢厥冷的蛔厥病证,常配伍细辛、川椒、黄连、附子等同用,如"乌梅丸"(《伤寒论》)。

【配伍应用】

乌梅配木瓜:乌梅味酸,清凉生津、益胃止渴;木瓜酸温,温香入脾,和肝脾、生胃津、助消化。二药伍用,其功益彰,疏肝和胃、理脾化湿,养胃阴、生胃津、开胃口、增食欲。适用于温热病后、气阴两伤、饮食乏味等;慢性胃病、胃阴受损,以致口干少津、食欲不振、舌红脉细等;慢性胃炎,胃、十二指肠溃疡,胃酸缺乏、食欲不振等。

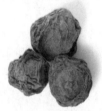

乌梅配生鳖甲:乌梅味酸而涩,酸能入肝;鳖甲味咸,性平,入肝、脾、肾经。能软坚散结、破瘀通经。二药合用,软坚积、散瘀结作用增强,适用于久疟难愈、脾脏肿大等。

乌梅配甘草:乌梅味酸而涩,其性收敛,善于敛肺止咳,同时酸能生津,可生津止渴;甘草味甘质润,性质平和,归肺经,补益肺气、润肺止咳。两药合用,甘酸化阴、生津止渴作用增强,润肺脏、敛肺气、止咳嗽之功大增,适用于虚热消渴、干咳久咳等。

【选购与储存】

乌梅以个大、肉厚、核小、外皮色乌黑、不破裂露核、柔润、味极酸者为佳。从产地上来讲,新疆乌梅最好。个大核小,乌黑油亮,挂着雪一般的白霜,口味独特,酸甜适口。乌梅储存时置于干燥阴凉处,防霉。

【家庭调理药膳】

酸梅汤

材料 乌梅10枚,白糖适量。

做法 将乌梅洗净,放铝锅内加适量水煮沸30分钟,滤去乌梅渣,加入白糖搅匀,饮时加适量凉开水,调至酸甜适口为度。

功效

酸梅汤是夏季很好的解暑解疲饮料,并有一定的健美作用。

第四节 诃子——涩肠止泻，利咽开音

在藏药学经典著作《晶珠本草》里，诃子被称为"藏药之王"。《本草纲目》记载："诃黎勒，梵天主持来也。"诃子树似木患子，花开白色。子的外形似栀子、橄榄，青黄色，皮肉相著。七月、八月实熟时采摘。诃黎皮常用于治疗咳嗽，肉主要用于治疗眼睛干涩、疼痛。在藏医使用的配方中，绝大多数都使用了诃子。使用诃子也要根据不同的疾病，分别使用诃子的果尖、外层果肉、中层果肉、果尾、外皮等，并配合相应的药物。

【本草档案】

别名：诃黎勒、诃黎、诃梨、随风子。

性味归经：味苦、酸、涩，性平。归肺、大肠经。

适用体质：气虚体质。

用法用量：煎服，3～10克。涩肠止泻宜煨用，敛肺清热、利咽开音宜生用。

服用禁忌：凡外有表邪、内有湿热积滞者忌用。

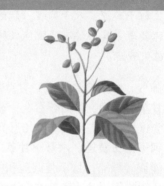

【现代研究】

成分：含大量鞣质，其主要成分为诃子酸、原诃子酸等。尚含诃子素、鞣酸酶、番泻苷 A 等。

药理：诃子水煎剂对痢疾杆菌、绿脓杆菌、白喉杆菌抑制作用较强，对金黄色葡萄球菌、大肠杆菌、肺炎球菌、溶血性链球菌、变形杆菌、鼠伤寒杆菌亦有抑制作用。诃子提取物对流感病毒有灭活作用，对乙型单纯疱疹病毒有明显的治疗作用。乙醇提取物尚有抗真菌的作用。还具有导泻与止泻作用。此外，诃子还有一定的抗肿瘤、抗组胺、解痉、收敛、抗氧化作用。

【配方应用】

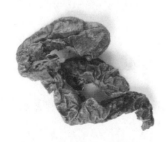

诃子配橘皮：诃子酸涩收敛，利咽敛肺；橘皮辛散走窜，健脾理气、燥湿化痰。诃子以敛为主，橘皮以散为要。二药伍用，一散一敛，相互制约，相互为用，善于敛肺理气清音，适用于咽喉不爽、声音嘶哑等。

诃子配桔梗、甘草：诃子具有涩肠止泻、敛肺利咽功效；桔梗具有宣肺祛痰、散郁利咽、排脓作用；甘草能补中益气、泻火解毒、润肺祛痰、缓急止痛、缓和药性。诃子以

保健功效

涩肠止泻

诃子酸涩性收,入于大肠经,能涩肠止泻,为久泻、久痢之常用药物。可单用,如"诃黎勒散"(《金匮要略》)。若久泻、久痢属虚寒者,常与干姜、罂粟壳、陈皮配伍,如"诃子皮饮"(《兰室秘藏》)。本品酸涩之性,又能涩肠固脱、涩肠止血。治泻痢日久,中气下陷之脱肛,配伍人参、黄芪、升麻等药;若若治肠风下血证,也可配伍防风、秦艽、白芷等药,如"肠风泻血丸"(《本草汇言》)。

利咽开音

诃子酸涩而苦,其既能收又能降,既能敛肺下气止咳,又能清肺利咽开音,为治失音之要药。若治肺虚久咳、失音者,可与人参、五味子等同用;若治痰热郁肺、久咳失音者,常与桔梗、甘草同用,如"诃子汤"(《宣明论方》)。治久咳失音、咽喉肿痛者,常与硼酸、青黛、冰片等蜜丸噙化,如"清音丸"(《医学统旨》)。

敛肺止咳

诃子酸涩,入于肺经,能敛肺气、止咳嗽,多用于治疗肺气虚弱、久咳不愈、短气脉弱者;其性偏凉,既能敛肺止咳,又具有清肺、利咽、开音之功,故可用于肺虚金破失音者。

收敛肺气,降火开音为主;甘草以泻火解毒为要;桔梗宣开肺气,而散外邪,又可载诃子、甘草直奔咽喉。诸药参合,宣肺清咽、开音止咳。适用于声音嘶哑诸证,即现代医学诊断为慢性喉炎,喉头结节(息肉)等喉部疾患。

诃子配伍黄连、木香、甘草:诃子能涩肠止泻、下气消胀;黄连善于清热燥湿止痢;木香能调气导滞;甘草善调药和中,且缓急止痛。诸药配伍,具有清热燥湿、行气止痛、涩肠止痢的作用,适用于湿热泻痢、腹痛、便下脓血、里急后重、肛门灼热等。

【选购与储存】

诃子无臭,味酸涩而后甜。以肉厚、质坚实、个大、表面黄棕色、有光泽、味酸涩者为佳。市面上经常将青果与之混淆。其实两者还是较易分辨的。青果油性很大,且皮色为红棕色而不是黄棕色。从储存角度,诃子宜置于阴凉干燥处,防霉。

【家庭调理药膳】

诃子罗汉茶

材料 诃子10克(捶碎去子),罗汉果半颗,菊花10克,大海子(胖大海)10克。

做法 ❶将所有药材先过水洗一遍。❷药材放入杯中后加热水。药材入味后当茶喝。

功效 润喉祛火。适合慢性咽炎、口干咽燥的人群。

诃子麦冬茶

材料 诃子3克,麦冬6克,木蝴蝶2克,胖大海2枚。

做法 将诃子、麦冬、木蝴蝶、胖大海4味同用开水冲泡。代茶饮用。

功效 养阴清肺、生津开音。适用于肺热阴虚所致的失音。

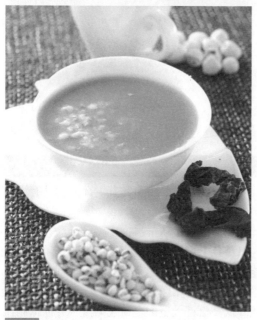

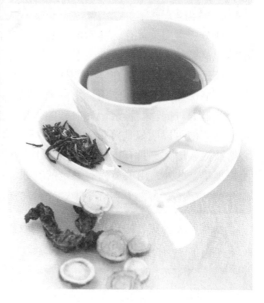

菱苡诃子粥

诃子甘草茶

材料 诃子9克，甘草3克，茶叶适量。

做法 ❶ 将诃子、甘草同炖，去渣取汁。
❷ 将茶叶放入药液中饮用。每日1~2次。
每日1~2剂。

功效

肺气得宣、缓解咽喉疲劳。适合职业性声音嘶哑。

材料 菱角米、薏苡仁、诃子各10克，米汤适量。

做法 将以上3味研末，于1日内分2次用米汤调服。

功效

益胃止呕。适用于食道癌患者。

第五节

山茱萸——补益肝肾，收敛固涩

山茱萸又名山芋肉、药枣、实枣儿、枣皮、肉枣等，为我国常用名贵中药材。山茱萸，主治心下邪气寒热，温中，逐寒温痹，去三虫，久服轻身；有强阴益精、安五脏、通九窍、止小便淋沥之功；久服明目、强力长年。

山茱萸在清朝康熙年间的《绩修商》及乾隆年间的《直隶商州总志》均有记载，且冠以"佳"字，应用的历史悠久。它以补力平和、壮阳而不助火，滋阴而不腻膈，收敛而不留邪等特殊功效被历代医学所喜用。张仲景以山茱萸为君创制了"金匮肾气丸"。古人还把茱萸作为祭祀、佩饰、药用、避邪之物，形成了茱萸风俗。

【本草档案】

别名：山萸肉、枣皮、肉枣、红枣皮、鸡足、实枣儿、药枣、蜀枣。

性味归经：味酸、涩，微温。归肝、肾经。

适用体质：阳虚体质。

用法用量：煎服，5～10克。急救固脱用20～30克。

服用禁忌：温补收敛，故命门火炽，素有湿热而致小便淋涩者不宜应用。

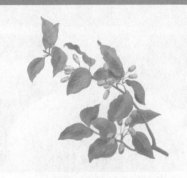

【现代研究】

成分：含山茱萸苷、乌索酸、莫罗忍冬苷、獐牙菜苦素、番木鳖苷。此外，还有没食子酸、苹果酸、酒石酸、维生素A，以及皂苷、鞣质等。

药理：山茱萸煎剂在体外能抑制金黄色葡萄球菌生长，从鲜果肉中得到的酸味液体对伤寒、痢疾杆菌有抑制作用，水浸剂在试管内对堇色毛癣菌有不同程度的抑制作用。山茱萸有明显的对抗肾上腺素性高血糖的作用，能升高肝糖原。从山茱萸乙醚提取剂中分离制得的乌索酸可以明显地降低血糖和尿糖。动物实验证明，山茱萸可使休克动物血压回升、心搏波振幅增大，具有抗休克作用。山茱萸能降低高血糖大鼠的全血比黏度，并能抑制血小板聚集。此外，山茱萸尚有一定的利尿、抗炎、抗癌、抗氧化、抗衰老等作用。

【配伍应用】

山茱萸配地黄、知母：山茱萸酸涩收敛，能收敛止汗、补虚固脱；地黄甘寒，能清热

保健功效

补益肝肾

山茱萸酸微温质润，其性温而不燥，补而不峻，补益肝肾，既能益精，又可助阳，为平补阴阳之要药。治肝肾阴虚、头晕目眩、腰酸耳鸣者，常与熟地、山药等配伍，如"六味地黄丸"（《小儿药证直诀》）；如治疗因命门火衰所致腰膝冷痛，小便不利者，常与肉桂、附子等同用，如"肾气丸"（《金匮要略》）；治肾阳虚者，多与补骨脂、巴戟天、淫羊藿等配伍，以补肾助阳。

固精缩尿

山茱萸具有补肾益精、固精缩尿之功。于补益之中又具封藏之功，为固精止遗之要药。治疗肾虚精关不固之遗精、滑精者，常与熟地、山药等同用，如"六味地黄丸"（《小儿药证直诀》）、"肾气丸"（《金匮要略》）；治肾虚膀胱失约之遗尿、尿频者，常与覆盆子、金樱子、桑螵蛸等药同用。

收敛止汗

山茱萸酸涩性温，具有收敛止汗，固涩滑脱之功效，为防止元气虚脱之要药。用于治疗大汗欲脱或久病虚脱者，常与人参、附子、龙骨等合用，如"来复汤"（《医学衷中参西录》）。

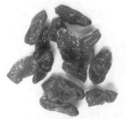

凉血、养阴生津；知母甘寒质润，能滋阴润燥、降火。三药合用，能养阴固表止汗，适用于阴虚盗汗。

山茱萸配伍补骨脂、当归、麝香：山茱萸、补骨脂补肾壮阳；当归养血滋阴；麝香通行经脉、畅行气血。诸药相配，具有壮阳补肾、起阴振痿的作用，适用于肾阳不足所致的阳痿不举或举而不坚，以及遗精滑泄等。

山茱萸配黄芪、五味子：山茱萸气薄味厚，酸涩收敛，能收敛止汗、补虚固脱；黄芪补肺气、益卫气、固表止汗；五味子既能益气生津，又能收敛固涩。三药合用，增强益气固脱，固表止汗之功效，适用于阳虚自汗。

【选购与储存】

山茱萸质柔软。气微，味酸、涩、微苦。由于价格的不断上涨，假货伪品也越来越多。最常见的伪品是酸枣皮、樱桃皮等。山茱萸粉末红褐色，块状山茱萸以块大、肉厚、质柔软、色紫红、无核者为佳。山茱萸在储存时应放置干燥处，防蛀。

【家庭调理药膳】

山茱萸粥

材料 山茱萸20克，粳米100克，白糖适量。
做法 将山茱萸洗净，去核，与粳米同入砂锅煮粥，熟时加白糖调服。5天为1疗程。

功效

补肝益肾、涩精敛汗。适用于肝肾不足、头晕目眩、耳鸣腰酸、遗精、遗尿、小便频数、虚汗不止、肾虚带下患者。

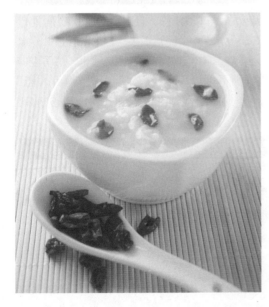

山茱萸蒸子鸭

材料 山茱萸25克，1000克子鸭1只，料酒10克，酱油10克，味精3克，盐5克，姜5克，葱10克，胡椒粉3克。
做法 ① 将山茱萸洗净，沥干水分；鸭宰杀后，去毛桩、内脏及爪，沸水焯洗后用清水洗净；姜切粒，葱切花。② 将鸭放入蒸盆内，抹上盐、味精、酱油、料酒、姜、葱、胡椒粉，腌渍1小时。③ 最后将山茱萸放入鸭腹内，置武火大气蒸笼内，蒸55分钟即成。

功效

补益肝肾、收敛固涩。适用于耳鸣眩晕、自汗盗汗、小便频数、遗情、月经过多、腰膝酸软、更年期综合征等症。

山茱萸酒

材料 山茱萸30～50克，白酒500毫升。
做法 先将山茱萸洗净，装入缸中，再加白酒，然后封紧缸口，每天振摇一次，浸泡7日后服用。每次10～20毫升，每日1～2次。

【功效】

　　补肾、固精、敛汗。适用于肾虚所致的腰膝酸痛、遗精和体虚所致的多汗等。

山茱萸蒸羊肝

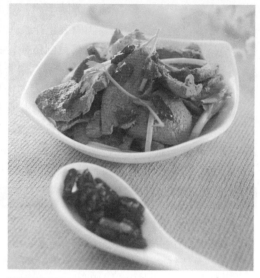

【材料】山茱萸20克，羊肝400克，料酒、酱油、盐、味精、五香粉、白糖、姜、葱、香菜适量。

【做法】❶将山茱萸洗净，去杂质；羊肝洗净，切3厘米长的薄片；香菜洗净，切3厘米长的段；姜切片，葱切段。❷再将羊肝片放入碗内，加入盐、味精、料酒、酱油、白糖、五香粉、姜、葱，抓匀，腌渍30分钟。❸最后将羊肝片放入蒸碗内，加入山茱萸，置武火大气蒸笼内，蒸35分钟，停火；取出蒸碗，撒上香菜即成。

【功效】

　　补益肝肾、收敛固涩。适用于耳鸣眩晕、自汗盗汗、小便频数、遗精、月经过多、腰膝酸软、更年期综合征等症。

第六节　覆盆子——益肝肾明目，固精缩尿

　　覆盆子在国外又被称为红树莓，由于其色美味香，口感独特，且对多种现代疾病具有良好的预防和治疗效果，在国际市场上被誉为"黄金水果""贵族水果""水果之王"。《本草纲目》载："覆盆子、蓬蘽，功用大抵相近，虽是二物，其实一类而二种也。一早熟，一晚熟，兼用无妨。其补益与桑葚同功。若树莓则不可混采者也。"覆盆子植物可入药，有多种药物价值，其果实有补肾壮阳的作用。覆盆子油属于不饱和脂肪酸，可以促进前列腺分泌激素，对于缓解男性疾病有辅助作用。

【本草档案】

　　别名：覆盆。

　　性味归经：味甘、酸，性微温。入肝、肾经。

　　适用体质：血虚体质。妇女月经不调合并便秘的患者尤其适用。

　　用法用量：煎服，5～10克。

　　服用禁忌：肾虚有火，小便短涩者慎用。

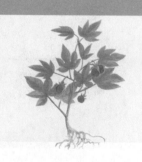

保健功效

固精缩尿

覆盆子甘酸微温，主入肝肾经，既能收涩固精缩尿，又能补益肝肾。善治肾虚所致的遗精、滑精、阳痿、不孕症，常与枸杞子、菟丝子、五味子等同用，如"五子衍宗丸"（《丹溪心法》）；如治肾虚遗尿、尿频者，常与桑螵蛸、益智仁、补骨脂等药同用。

明目

本品能益肝肾明目。对于治疗肝肾不足，目暗不明者，可单用久服，或与枸杞、桑葚子、菟丝子等药同用。

【现代研究】

成分：含有机酸、糖类及少量维生素 C，果实中还含有三萜成分、覆盆子酸、鞣花酸和 β - 谷甾醇。

药理：覆盆子煎剂对葡萄球菌、霍乱弧菌有抑制作用。覆盆子的 4 种提取组分——水提取液、醇提取液、粗多糖和正丁醇均有明显的促进淋巴细胞增殖作用。覆盆子水提液能提高甾体合成酶活性，抑制其酶分解，使合成睾酮能力增强，血液睾酮水平升高。以兔的阴道涂片及内膜切片做观察指标，覆盆子似有雌激素样作用。

【配伍应用】

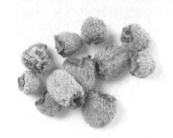

覆盆子配桑螵蛸：覆盆子味甘酸微温，归于肝、肾经，既能固精缩尿，又能补益肝肾；桑螵蛸味甘咸性平，也归肝、肾二经，能补肾助阳、固精缩尿。两药均有补肝益肾的作用，配伍使用，固精缩尿，适用于肝肾不足之遗精、尿频、遗尿等。

覆盆子配沙苑子：覆盆子不仅能补阴益精气，敛耗散之气而生精液，还具有起阳事、固精关的功效；沙苑子甘温，入肝、肾经，能补益肝肾、固精缩尿。两药配伍，可补肾益精、固精止遗，适用于遗精早泄。

覆盆子配杜仲：本品可补可收，善于补肾益精气；杜仲味甘能补，气温助阳，不仅能益肝补肾、补火壮阳，还能强筋骨、壮腰膝。两药合用，补肾益精作用增强，适用于肾虚腰痛、畏寒肢冷等。

覆盆子配金樱子：覆盆子甘温可助阳，入肾、膀胱经，具有温补肾阳而固涩缩尿，固精止遗的功效。金樱子味酸而涩，入肾与膀胱经，功专固敛，能固精缩尿止带下。两药合用，不仅能补肾益精、固精缩尿，还能补涩并用、标本兼治，适用于肾虚，精关不固所致遗精、早泄、腰膝酸软、遗尿、尿频等。

【选购与储存】

覆盆子干燥聚合果为多数小果集合而成，全体呈圆锥形、扁圆形或球形，气清香，味甘微酸。一般说来，覆盆子以个大、饱满、粒整、结实、色灰绿、无叶梗者为佳。储存方面，适宜储存于置阴凉干燥处。

【家庭调理药膳】

覆盆子粥

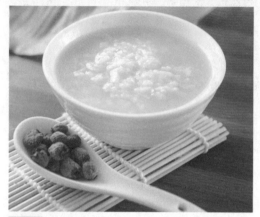

材料 覆盆子（干）30克，粳米100克，蜂蜜15克。

做法 ❶将覆盆子洗净，用干净纱布包好，扎紧袋口。❷粳米淘洗干净，用冷水浸泡半小时，捞出，沥干水分。❸取锅放入冷水、覆盆子，煮沸后约15分钟；拣去覆盆子，加入粳米，用旺火煮开后改小火煮；续煮至粥成，下入蜂蜜调匀即可。

功效

乌发、明目。

覆盆子烧牛肉

材料 覆盆子50克，牛腩肉1000克，植物油、细盐、酱油、黄酒、茴香各适量。

做法 ❶覆盆子快速洗净，加黄酒1匙湿润，备用。牛肉洗净，切成小块。❷起油锅，放植物油2匙。用大火将油烧热后，倒入牛肉，翻炒5分钟，加黄酒2匙，酱油4匙。再焖炒5分钟后，盛入砂锅内，放入覆盆子和茴香少许，加冷水将牛肉浸没。❸中火将牛肉烧开后，改用小火慢炖2小时，加细盐1匙炖1小时。若水不足，可再加水，直至牛肉酥烂，离火。每日2次，每

次1小碗。弃覆盆子渣，分2~3天吃完。

功效

适于泌尿系统术后尿频的患者食用。

覆盆子酒

材料 覆盆子、菊花各40克，天寥木20克，白酒750毫升。

做法 前3味去除杂质，制为粗末，装入生绢袋（或纱布袋）中，扎紧袋口，与白酒一起置于瓶中浸泡，加盖密封，每日摇晃1次。7日后即可使用。每次10毫升，每日3次，口服。

功效

清肝、熄风、通络。适应于头目眩晕、脚膝顽麻无力。

芡实覆盆子粥

材料 覆盆子20克，芡实50克，大米150克。

做法 ❶先将覆盆子加水煮汁，取汁去渣，❷芡实，大米放入药汁中，小火煮成粥，粥成加适量白糖即可食用。

功效

收敛补肾。适用于肾虚遗尿。

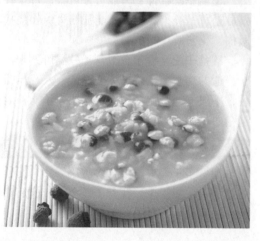

第七节 芡实——益肾固精，健脾止泻

　　芡实茎上的花很像鸡冠，所以又有鸡头的名字。芡味甘平，肥而不腻。经常咀嚼食之能使津液流通，转相灌溉，其功效在乳石之上。

　　秋凉后如马上食入大量难以消化的补品，势必加重脾胃的负担，甚至损害消化功能。芡实含碳水化合物极为丰富，含脂肪很少，因而极容易被人体吸收。人体经过芡实调整之后，再服用其他补品消化系统就能适应了。

【本草档案】

　　别名：鸡头、雁喙、水流黄。

　　性味归经：味甘、涩，性平。归脾、肾经。

　　适用体质：阳虚、湿热体质。

　　用法用量：煎服，10～15克。

　　服用禁忌：芡实性涩敛，大小便不利者不宜用。凡湿热为患所致之遗精白浊、尿频带下、泻痢者忌用。

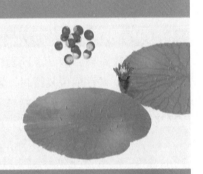

【现代研究】

　　成分：含淀粉、蛋白质、脂肪、碳水化合物、钙、磷、铁、硫胺素、核黄素、尼古酸、抗坏血酸等。

　　药理：芡实具有滋养、滋润、收敛作用。

【配伍应用】

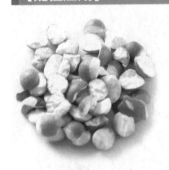

　　芡实配山药：芡实益肾而长于收涩，能固下元，扶脾以止泻，固涩而止带；山药性平不燥，功效和缓，平补脾肾，尤以补脾气而益肾阴为特长。两药合用，健脾益肾，两脏同补，补脾益肾，益肾助脾，可用于脾肾两虚、带下过多、腹泻不止等。

　　芡实配莲子：芡实益肾固精摄尿，扶脾止泻，固涩止带，偏于补肾涩精；莲子益肾固涩，健脾止泻，养心安神，而偏于养心健脾。两药均为甘平固涩之晶，伍用则健脾止泻、补肾固精、止带力增强，适用于脾虚之久泻、白带过多及肾虚精关不固之遗精。

　　芡实配金樱子：金樱子气味俱降，酸涩收敛，功专涩精气，止小便遗泄；芡实生于水中，健脾利湿之功显著，又善益肾固精止带。二药伍用，相得益彰，益肾固精，补脾止泻，缩小便，止带下的力量增强，适用于脾肾两虚、慢性泄泻诸证以及肾气不固，男子遗精，女子赤、白带下证。

保健功效

益肾固精

　　芡实甘涩收敛，善于益肾固精。治肾虚不固所引起的腰膝酸软、遗精滑精者，常与金樱子相须而用，如"水陆二仙丹"（《仁存堂经验方》）；亦可与莲子、莲须、牡蛎等配伍，如"金锁固精丸"（《医方集解》）。

健脾除湿

　　芡实不仅能健脾除湿，还能收敛止泻。可用治脾虚湿盛，久泻不愈者，常与白术、茯苓、扁豆等药配伍。

除湿止带

　　芡实能健脾益肾、收敛固涩、除湿止带，为治疗带下证之佳品。可治疗因脾肾两虚引起的带下清稀，常与党参、白术、山药等同用。若治湿热所引起的带下黄稠，则配伍清热利湿的黄柏、车前子等，如"易黄汤"（《傅青主女科》）。

【选购与储存】

　　芡实以粒完整、饱满、断面白色、粉性足、无碎末者为佳，各种商品中，以南芡实（圆芡）为佳。储存前包装密封，置于阴凉处，防潮、防虫蛀。

【家庭调理药膳】

芡实粉核桃粥

材料 芡实粉50克，核桃肉25克，白糖适量。

做法 ❶将核桃肉用温水浸泡，去皮切碎，放入铝锅内，加水适量煮沸。❷将芡实粉用冷水浸透搅成糊状，徐徐注入锅内，不断搅拌，煮至成粥，调入白糖即成。

功效

　　补脾、固肾。适用于肾虚喘咳、腰膝酸软、阳痿、遗精、小便频数、淋浊等病症。

芡实糯米粥

材料 芡实50克，糯米100克，白糖适量。

做法 将芡实米去杂洗净，放入铝锅内，加水适量煮沸，放入糯米同煮成粥，调入白糖，出锅即成。

功效

　　健脾胃、固肾精。适用于遗精、淋浊、带下、小便频数等病症。

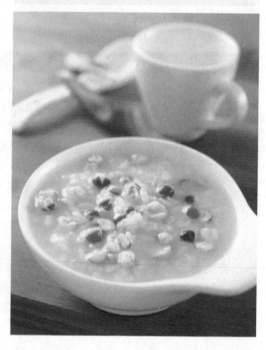

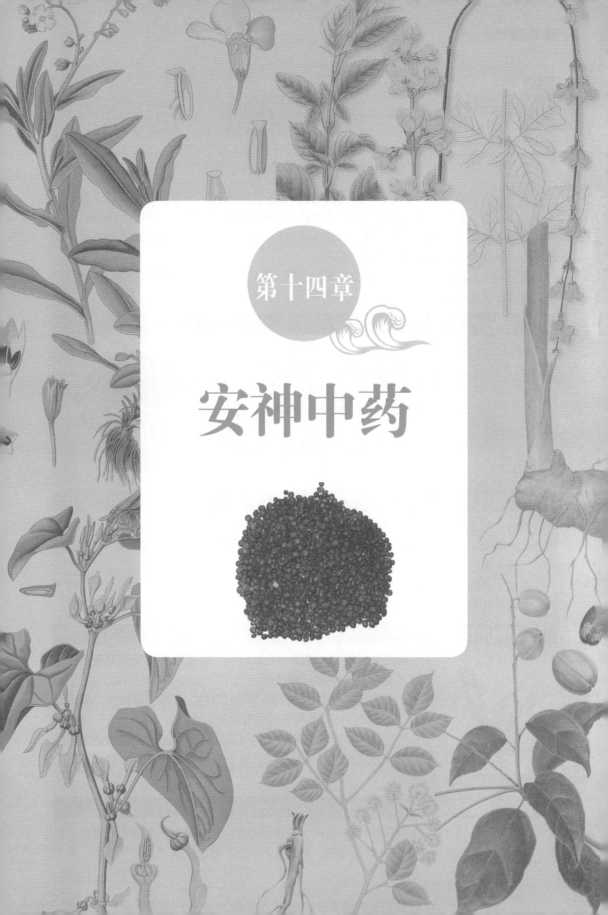

第十四章

安神中药

第一节　灵芝——养心轻身，抗衰老

灵芝是一种较名贵的中药材，多用以补养心血管疾病。能补心血、益心气，有补气安神、止咳平喘之效，故可用于治疗气血不足或心神失养等所致的心神不宁、失眠、惊悸等。另外，灵芝入肺经，可补益肺气，有温肺化痰、止咳平喘之功效，因此常可用于治痰饮证，尤其对痰湿型或虚寒型等疗效甚好。

灵芝中的赤色灵芝多生长在安徽的霍山之上，紫色的灵芝生长在热带或温带的山谷之中。所有的灵芝种类都是无毒的。

【本草档案】

别名：灵芝草、菌灵芝、木灵芝。

适用体质：灵芝过敏者不宜使用。

性味归经：味甘，平。归心、肝、肺经。

用法用量：煎服，每次6～12克；研末吞服时，每次1.5～3克。

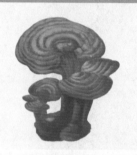

服用禁忌：实证慎服。《本草经集注》：恶恒山。畏扁青、茵陈蒿。

【现代研究】

成分：灵芝化学成分比较复杂，目前已知其含糖类（还原糖和多聚糖）、多种氨基酸、甾类、三萜类、挥发油、蛋白质、多肽、香豆精苷、生物碱、树脂、油脂、多种酶类等。此外，灵芝中还含有钼、锌、镉、钴、锰、铁、磷、铜等多种微量元素。

药理：可有效对抗垂体后叶素所引起的急性心肌缺血。此外，灵芝还有双向免疫调节功能，灵芝的热水浸出物还有降压、降脂作用。

【配伍应用】

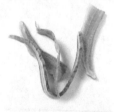

灵芝配酸枣仁：灵芝归心、肝经，有很好补气安神功效；酸枣仁则可有效养血安神。两药配伍合用，可增强彼此药效，令益气、补血、安神作用更强，用于治疗气血不足，心神失养所致失眠多梦之证，效果颇佳，是此类疾病的有效药。

灵芝配人参：灵芝味甘平，可有效补养气血；人参则能大补元气，是大补之药。二者配伍后，用于治虚劳诸证等效果颇佳，是治疗此类病症的常见药方之一。

【选购与储存】

灵芝的药品性状常见的有两种基本情况。一个是赤芝。这种灵芝呈半圆形或肾形，菌盖木栓质，有柄。表面为褐黄色或红褐色，有光泽。表面有环状棱纹和辐射状皱纹，菌肉

美容养颜

根据现代研究，灵芝可以有效地净血，消除血液中的胆固醇、脂肪、血栓，以及其他不纯物质，供给各器官充分营养物质和氧气，使细胞迅速再生，保持青春活力。灵芝可以改善皮肤粗糙、滋润美化皮肤。

强身健体

灵芝味甘能补，可有效强身健体，根据现代研究证明，灵芝可有效升高白细胞，提高T细胞比值，增强巨噬细胞吞噬能力。对人体有减少疾病的发生、增强抗病能力的作用。

其他

根据现代科学实验研究，灵芝的药用作用很广，不仅确实有抗衰老作用，还有保肝、降血糖、调节自主神经功能，另有降低胆固醇、升高白细胞、扩张冠状动脉、改善冠状动脉循环、止咳祛痰、增强体力、提高机体抗病能力的作用。而且，久服灵芝还能预防和治疗常见的冠心病、慢性气管炎、高脂血症、糖尿病、慢性肝炎、神经衰弱等。

为锈褐色。菌管硬，与菌肉色同。菌柄为近圆柱形，侧生或扁生。另一种是紫芝。紫芝呈半圆形或肾形，菌盖同上。表面为紫黑色或近黑色，有似漆样光泽。总体说来，上品灵芝是以完整、色紫红、有光泽者为佳。

灵芝应该储藏于干燥的环境下，有助于防霉防蛀。

【家庭调理药膳】

灵芝酒

材料 灵芝30克，黄酒500毫升。

做法 ❶将灵芝洗净、切碎、晒干，之后装入细口瓶中，再倒入黄酒，封紧瓶口。❷每日振摇1次，浸泡7天以上。每次服用20～30毫升，一日2次。

功效

养心安神、补肺健脾。灵芝酒适用于心气血虚所致的心悸、失眠、健忘和肺肾阴虚所致的咳嗽气喘，动则加重，以及脾胃虚弱所致的纳谷不香、食后脘腹饱胀等。

灵芝黄芪汤

材料 灵芝15克，黄芪20克，黄精15克，鸡血藤15克。

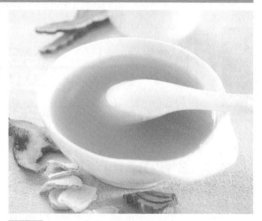

做法 ❶将以上四味药材洗净，放入砂锅，加适量水浸泡2小时，之后开火煎煮50～60分钟，去渣取汤温服。❷药渣可再加清水适量，煎煮30～40分钟，之后取汤温服。每日1剂，早晚各服1次即可。

功效

补气养血。适用于气血两虚所致的纳差食少、身倦乏力、面色少华，并能用于白细胞减少症。

灵芝三七饮

材料 灵芝15克，三七粉4克。

做法 将灵芝洗净，放入砂锅内，加适量清水，浸泡2小时，之后开火煎煮约60分钟，取汤送服2克三七粉。

功效

　　益养心、活血脉。适用于心虚夹瘀所致的心悸心痛、形寒肢冷、唇舌发紫、脉涩或结代等。

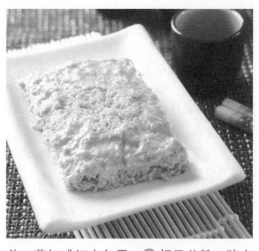

灵芝肉饼

材料 灵芝6克，猪瘦肉250克，鸡蛋1枚，姜、葱、盐、味精等调料各适量。

做法 ❶将灵芝研末，猪瘦肉剁成肉糜，姜、葱切成细末备用。❷把灵芝粉、猪肉糜、姜、葱、盐、味精共同放入碗内，打入鸡蛋拌匀，上笼旺火蒸熟即可。佐餐吃肉饼，每天1次，宜常食。

功效

　　益气养阴、安神美颜，可治疗神经衰弱。

第二节　柏子仁——养心安神，通大肠

　　中医认为，柏子仁主入心经，味甘质润，有养心安神、润肠通便之功效，且药性平和，故养心安神效果尤佳。可用于心阴不足、心血亏虚，或心肾不交所致心悸、怔忡等症，此外对虚烦不眠，头晕、健忘，梦遗等效果亦很显著。此外，柏子仁富含油脂，有润肠通便之功，是治疗阴虚血亏，老年、产后等肠燥便秘的主药。关于柏子仁的养心安神、润肠通便的作用早有记载。《药性论》说它"能治腰肾中冷，膀胱中冷脓宿水，兴阳道，去头风，主小儿惊痫"。可见柏子仁可强肾健体、治疗肾虚的作用也早就为古人所知了。

【本草档案】

　　别名：柏实、柏子、柏仁、侧柏子。

　　性味归经：甘，平。归心、肾、大肠经。

　　适用体质：便溏及多痰者慎用。

　　用法用量：煎服，每次10～20克。大便溏者宜用柏子仁霜代替柏子仁。

　　服用禁忌：久服致大便燥结。

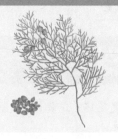

【现代研究】

成分：主要成分为脂肪油，并含少量挥发油、皂苷及植物甾醇、维生素A、蛋白质等。

药理：临床证明，柏子仁单方注射液可使促进睡眠，使睡期明显延长。此外，柏子仁还具有显著的恢复体力的作用，并可润肠通便。

【配伍应用】

柏子仁配蛤蚧：柏子仁主入心经，能养心血、安心神；蛤蚧则有益精血、温肾助阳之能。两药相配而用，可有效增强精血孕育之功，对于治疗精血不足之不孕效果颇佳。

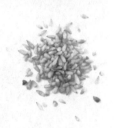

柏子仁配侧柏叶：柏子仁可有效滋养阴血、通心脉；侧柏叶则能收敛心神，有清心凉血之功用。两药配伍应用时，可轻养、轻清、轻敛，不滞腻、不苦寒闭遏，用于治疗心阴心血不足、虚烦不寐等。

柏子仁配龙眼肉：柏子仁性柔润，有养心血、安心神之功；龙眼肉则能补心脾、养血安神。两药相须而用，可使补益心脾、安神宁心之功增强，用于治疗心脾阴血不足之心悸怔忡、虚烦不眠、头晕等。

柏子仁配五味子：柏子仁可养心神；五味子能敛心气。二者配伍为用，可有效养心安神，敛阴气而止汗，用于治疗虚烦不寐、怔忡、心悸及阴虚盗汗等。

【选购与储存】

柏子仁多呈长卵形或长椭圆形，表面为黄白色或淡黄棕色，外包膜质内种皮，果实顶端略尖，有深褐色的小点，基部钝圆。在选购柏子仁的时候，应当选择质软、气微香、味淡、个大、饱满、黄白色、油性大而不泛油者。柏子仁应置于阴凉干燥处储藏，注意防潮。

保健功效

养心安神

柏子仁归心经，味甘质润，具有一定的养心安神功用，可用于治疗血不养心所引起的虚烦不眠、惊悸怔忡等，治疗此类病症时常与酸枣仁、五味子、茯苓等同用，以增强药效。治疗心脾两虚之气血不足所致者，则常配黄芪、党参、当归、白芍、酸枣仁、生地等益气养血安神药。若是用来治疗盗汗者，则可用本品与人参、牡蛎、五味子同用。如用于治疗心肾不足，则可与山茱萸、覆盆子、山药、远志等同用，效果亦佳。

润肠通便

柏子仁味甘平，质润，有一定的润燥通便功用，可用来治阴虚血少的肠燥便秘，常与其他种子类药同用。久病、产后血虚所致之肠燥便秘者，则需配生首乌、当归、生地、肉苁蓉等滋阴养血之品，效果颇佳。

益阴止汗

柏子仁归心、肾经，安神之功甚强，对于心肾不交所引起的心悸、失眠等效果甚佳。也可以用来治疗气虚、心阴虚损、心慌自汗、盗汗、神疲、面少华色等，常与人参、牡蛎、麻黄根、五味子等伍用。

【家庭调理药膳】

柏子仁粥

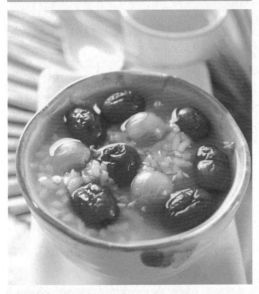

材料 龙眼肉（桂圆）30克，柏子仁15克，红枣20枚，粳米50克。

做法 将龙眼肉、柏子仁、红枣、粳米分别洗净，之后混合入锅，加水后煮成粥即可。

功效

益气补血、养心健脑。健忘、记忆力差、多梦、面色少华、易头晕头昏者常服有益。

柏子仁炖猪心

材料 猪心1个，柏子仁15克，盐、酱油、料酒、葱花等各适量。

做法 ❶ 将猪心清洗干净，之后横向切成厚片，锅中加适量清水，烧开，将猪心放入热水中焯一下，滤去血腥和内脏的涩味。❷ 砂锅加水，烧开，之后把焯烫过的猪心片直接放入到煮沸的砂锅中，加柏子仁同煮沸，之后微火煮20分钟左右。❸ 待炖至猪心软烂以后，加适量盐、酱油、料酒和葱花调味后即可出锅。

功效

补血养心、益肝宁神、养心安神、润肠通便。治疗因心血不足所致的心悸不宁、失眠多梦。

双仁桂圆羹

材料 柏子仁9克，酸枣仁12克，生龙骨、生牡蛎各9克，炒乳香、炒没药各3克，龙眼肉30克，藕粉25克。

做法 ❶ 将前6味药材充分混合后装入纱布袋中，封口，之后与清水1000ml共同入锅，用文火煎1小时后，去药袋取汁，加藕粉用温水拌匀成浆。❷ 桂圆肉入锅，用武火烧沸再用文火煮1小时。❸ 将藕粉浆加入锅内，用筷子单方向快速搅拌至藕粉熟透成糊状即可。每天上午半空腹时一次食下，亦可睡前1小时服食。

功效

养血安神。适用于心悸、失眠、健忘、烦躁不安等心血亏虚证。发热期间不宜食用。

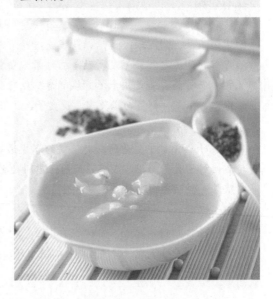

第三节 合欢皮——解郁安神，和五脏

合欢皮为安神中药的一种，性甘平，入心、肝经，有解郁安神、活血消肿之功效，善解肝郁，能使五脏安和、心志欢悦，故可用之治疗情志不遂、忿怒忧郁、失眠多梦、烦躁不安等，为此中要药。合欢皮入心、肝血分，能很好地活血祛瘀、续筋接骨。《本草纲目》谓其有"和血消肿止痛"之能，因此跌打损伤、筋断骨折、血瘀肿痛等症亦可用本品进行治疗。另外，合欢皮还能消散内外痈肿，可用于治疗肺痈、疮痈肿毒等。

【本草档案】

别名：合昏皮、夜合皮、合欢木皮。

适用体质：溃疡病及胃炎患者慎服，风热自汗、外感不眠者禁服。

性味归经：味甘，平。归心、肝、肺经。

用法用量：煎服，每次6～12克。外用时适量。

服用禁忌：孕妇慎用。

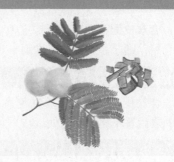

【现代研究】

成分：合欢皮中含有皂苷、黄酮类化合物、鞣质、多种木脂素及糖苷等。

药理：合欢皮能有效延长戊巴比妥钠睡眠时间，还能有效增强妊娠子宫的节律性收缩，并有一定的终止妊娠抗早孕效应。

另据试验，合欢皮煎剂大鼠灌胃给药可抑制其腹膜肥大细胞脱颗粒，体外试验也有类似作用。合欢皮煎剂可明显抑制抗原（马血清）对大鼠的致敏过程和抗体产生过程。合欢皮还能增强机体免疫功能，且有抗肿瘤作用。

【配伍应用】

合欢皮配丹参：合欢皮能解郁安神，有活血、消肿、止痛之功；丹参可活血化瘀，具养血清心之能。两药配伍后，可养血活血、解郁除烦、调畅气血，兼安定心神，且药性平和稳妥，无香燥之弊。用于治疗冠心病、心绞痛、胸痹等效果甚佳，是此类病症的有效药。

合欢皮配白芍：合欢皮主入心、肝经，可安神解郁，有一定的解郁和血、宁心安神之功用；白芍则味酸入肝，其养血柔肝效果甚好，可使肝体得濡，肝用恢复正常，从而达到肝气条达。二者相伍而用，可有效益血和血、柔肝养心、定魄安神，能使精神欢畅、喜悦无比。用于治疗肝气郁结、心神不宁而致的神情抑郁、焦虑恍惚、烦躁失眠等。

保健功效

消散臃肿

合欢皮有消散痈肿之功，可有效消散内外臃肿，常用于治疗痈疽疮肿等，常与蒲公英、野菊花、紫花地丁等清热解毒药配伍同用；治疗跌打损伤、瘀血肿痛时，可与乳香、没药、当归、木瓜、赤芍等活血消肿药同用，有一定的和血消肿止痛作用。

活血消肿

合欢皮有一定的活血消肿之功效，常用于肺痈咳嗽有热烦满者，单味煎服即可有效，若用于肺痈日久不愈者，亦可配白蔹煎服或加配黄芪补托敛疮，效果甚佳。现代临床中还常将合欢皮配鱼腥草、冬瓜仁、桃仁、芦根等同用，以加强其消痈排脓之力。

安神解郁

合欢皮归心、肝经，有解肝郁之功，可用于治疗情志抑郁或忿怒引起的心烦失眠，单用本品内服即可有效，但一般效力较弱，故常配郁金、柏子仁、远志、夜交藤等同样具安神解郁作用的药品，以加强疗效。

合欢皮配夜交藤：合欢皮归心经，有一定的宁心安神之功；夜交藤功能安神。两药配伍合用，则宁心安神效果增强，对于心烦失眠等症效果颇佳。

【选购与储存】

合欢皮以皮红嫩、珍珠疙瘩（皮孔）明显、内表面白者为佳。合欢皮应贮干燥容器内，之后置于通风干燥处。

【家庭调理药膳】

安眠补养汤

材料 乌骨鸡、鸭肉各500克，鸡血藤、仙鹤草、夜交藤各20克，狗脊、羌丝子、旱莲草、桑寄生、女贞子各12克，白术、合欢皮、生地、熟地黄、续断各8克，人参5克，味精2克，盐4克，姜、大葱各10克。

做法 ❶将14味中药洗净，之后用清水煎煮成药汁，滤去渣滓，取汁备用。❷将鸡、鸭清理干净，切成大小一致的块，用沸水焯烫后备用。起锅，加入适量清水，入鸡肉和鸭肉，大火烧沸。❸将葱切成段，姜切成薄片，之后与药汁一同放入锅中。然后小火煮2小时，捞出姜片和葱段，加入适量味精和食盐调味即可。

功效

安神补气、强健筋骨，适合气血双虚、常失眠、营养不良的患者食用。

第四节 酸枣仁——养心益肝，安神，敛汗

酸枣仁味甘，归心、肝经，有养心益肝、安神敛汗之功效，能有效养心阴、益肝血，为养心安神之要药，故常用于治疗血虚失养所致的心悸、怔忡、健忘、失眠、多梦、眩晕

等症。另外，酸枣仁味酸能敛，故用于治体虚自汗、盗汗等效果佳，其敛阴、生津、止渴之功，可用于治津伤口渴咽干。

关于酸枣仁作用的记载颇丰。李时珍在《本草纲目》中说"酸枣实，味酸性收，故主肝病，寒热结气，酸痹久泄，脐下满痛之症。其仁甘而润，故熟用疗胆虚不得眠、烦渴虚汗之症，生用疗胆热好眠，皆足厥阴、少阳药也。"

【本草档案】

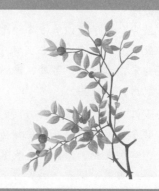

别名：山枣仁、山酸枣。

性味归经：味甘、酸，平。归心、肝、胆经。

适用体质：凡有实邪郁火及患有滑泄症者慎服。

用法用量：煎服，每次 9 ~ 15 克。研末服时，每次 1.5 ~ 2 克。炒后质脆易碎，便于煎出有效成分，可增强疗效。

服用禁忌：肝旺烦躁、肝强不眠者禁用。

【现代研究】

成分：酸枣仁中含皂苷（酸枣仁皂苷 A、酸枣仁皂苷 B），同时还含有三萜类化合物、黄酮类化合物、脂肪油、多种氨基酸、维生素 C、多糖及植物甾醇等。

药理：酸枣仁对中枢神经系统有一定的抑制作用。单用时有明显的镇静催眠作用，与多种镇静催眠药同用时，有明显的协同作用。此外，酸枣仁尚有抗惊厥、镇痛及降低体温的作用。另据实验表明，酸枣仁水提物能使心率减慢，致使收缩力增强，还可对乌头碱所致的心律失常起到一定的防治作用，同时能抑制血小板聚集。还有一定的降血压、降血脂、抗心肌缺血和抗动脉粥样硬化等作用。

【配伍应用】

酸枣仁配柏子仁：酸枣仁甘酸性平，有补养肝血、宁心安神、益阴敛汗之功；柏子仁质地滋润，有甘平入心、养血宁神之能，同时又可润肠。二者伍用，可有效补肝养心。适用于心肝血虚怔忡、惊悸、失眠、多汗、便秘等症，效果颇佳。

酸枣仁配生栀子：酸枣仁能补肝益阴、养心安神；生栀子可清泻心火而除烦闷。两药配伍合用，清心安神之效更强。治疗营血不足、阴虚火炎而致烦躁不眠等症效果甚佳。

酸枣仁配黄连：酸枣仁可有效养心血安心神，养肝血而除虚烦；黄连则能清心泻火除烦。两药相合而用，一酸甘，一苦寒，酸得苦寒，增强泄热之功，苦得酸甘，化阴而不燥。治疗心血不足、心火亢旺、心神不安之烦躁不寐，甚则彻夜不寐，或口腔糜烂、口苦，或伴心悸等症效果甚好。

【选购与储存】

酸枣仁以粒大、饱满、有光泽、外皮红棕色、无核壳者为佳。伪品滇枣仁为鼠李科植物滇刺枣的去壳的种仁，其形状与酸枣仁极为相似，扁圆形，一面平坦，无纵线纹，平滑有光泽，表面棕黄色。酸枣仁应置阴凉干燥处储藏，注意防蛀。

保健功效

养心益寿

酸枣仁味甘则补，入心则滋养心血，故有一定的滋补强壮、保健益寿之功效，常用可有效养心益寿。此时可用酸枣仁单味或与人参、麦冬、五味子配伍常服。目前，可用于老年冠心病、高血压、快速心律失常、神经衰弱、神经官能症等。

生津敛汗

酸枣仁除了可以养心安神之外，还能够生津敛汗，用于心气不足之自汗等颇为有效。此时可用酸枣仁配伍五味子、生地、牡丹皮、糯稻根须等，亦可用其配伍人参、茯苓为末，水饮服。另外，消渴、口干舌燥，可用本品与酸石榴子、乌梅、麦冬、桂心等配用，疗效甚佳。

养心安神

酸枣仁有很强的养心安神功效，常用于治疗虚烦失眠、心悸怔忡等。若用于心气不足、心神失养，则可使用酸枣仁配伍人参、朱砂、乳香。若心脾两虚则用酸枣仁配伍人参、黄芪、茯苓、当归等。肝虚有热，胆气不足所致惊悸、恐惧、虚烦不寐等，可使用酸枣仁配伍知母、川芎等进行治疗，效果不俗。此外，酸枣仁亦可单用，为末煮粥食之。

【家庭调理药膳】

酸枣仁粥

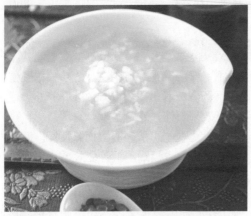

材料 酸枣仁30克，粳米60克，红糖适量。

做法 ❶将酸枣仁捣碎，之后用纱布袋包好。❷粳米淘净，之后加水适量，与酸枣仁同入砂锅，煮至米烂汤稠，停火；取出纱布袋，加红糖，盖紧闷6分钟即可。

功效

养肝、养心敛汗、宁心安神。

生地酸枣仁粥

材料 鲜生地50克，酸枣仁50克，粳米100克。

做法 ❶将鲜生地、酸枣仁切成小块，之后加水砚磨成汁。❷将上一步中所得之物去渣取汁，之后与粳米共煮为粥即可。

功效

滋阴养肾、清热安神。

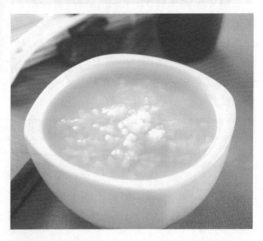

第五节　远志——安神益智，祛痰开窍

远志苦辛性温，善宣泄通达，有安神益智、祛痰开窍、消散痈肿之功效，既能开心气而宁心安神，又能通肾气而强志不忘，是为安定神志、交通心肾、益智强识之佳品，故常用于治疗心肾不交、失眠、惊悸以及健忘证等，颇为对症。远志味辛通利，可利心窍而逐痰涎，可用于治痰阻心窍、癫痫抽搐、惊风发狂等。另外，远志苦温性燥，入肺经，能祛痰止咳，治疗痰多黏稠、咳吐不爽或外感风寒，咳嗽痰多等亦颇为有效。

【本草档案】

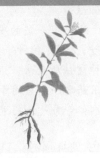

别名：葽绕、蕀蒬、棘菀、细草、小鸡腿、小鸡眼、小草根。

性味归经：味苦、辛，温。归心、肾、肺经。

适用体质：心肾有火，阴虚阳亢者忌服。

用法用量：煎服，每次3～9克。外用时适量。化痰止咳宜炙用。

服用禁忌：凡实热或痰火内盛者，以及有胃溃疡或胃炎者应慎用本品。

【现代研究】

成分：远志含有皂苷，远志酮、生物碱、远志醇、细叶远志定碱、脂肪油、树脂等成分。

药理：临床表明，远志有镇静、催眠及抗惊厥等作用。另外，远志还有祛痰、镇咳、降压、兴奋子宫、抗衰老、抗突变、抗癌等作用。

【配伍应用】

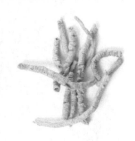

远志配石菖蒲：远志与石菖蒲同入心经，均具祛痰开窍之功，但石菖蒲多偏于辛散以宣其痰湿；远志则偏于苦降上逆之痰窒。两药配伍合用时，可使气自顺而壅自开，气血不复上菀，痰浊消散不蒙清窍，神志自可清明。是治疗痰气上冲、心窍受蒙所致的神志不清，昏聩不语或癫狂惊痫等的对症药。同时二者配伍也用于痰浊气郁影响神明所致的心悸、善忘、惊恐、失眠，以及耳聋、目昏等症。

远志配朱茯神：朱茯神能宁心安神；远志可交通心肾，兼有安神益志之功。二者配用，可使心阳下交于肾，肾阴上承于心，能让睡眠正常，可使记忆力健全，是治疗心肾不交之惊悸、少气、失眠等的对症药之一。

【选购与储存】

远志分为筒状和棍状两种，桶状远志为细圆柱形，中空，略弯曲。表面呈灰黄色或

保健功效

消散痈肿

远志除安神之外，还可以消散痈肿，多用于痈疽肿毒、乳痈肿痛属寒凝气滞、痰湿阻络，或情志忧郁所致者，此时常单用浸酒饮或研末后酒送服，亦可煎浓汁涂搽患处，颇为有效。

祛痰开窍

远志可有效祛痰开窍，多用于痰蒙心窍所致精神错乱、语言无序、喜笑不休等，常与菖蒲、天竺黄、郁金、胆南星、白矾等配伍同用，以增强豁痰开窍之功。而痰迷心窍所致的精神错乱、神志恍惚、惊痫等，可用远志与石菖蒲、郁金、白矾等同用。此外，咳嗽痰多、咯痰不爽、痰饮咳嗽或外感风寒者均可应用，能使痰涎稀释易于咯出，此时可单用生远志制成浸膏、酊剂等服用，亦可使用远志配伍桔梗、贝母、杏仁、紫菀等祛痰止咳药进行治疗，两者均颇为有效。

安神益智

远志有一定的安神作用，多用于惊悸、失眠，或夜寐多梦等神经衰弱症，常配朱砂、龙齿、茯神等镇静安神药同用，药效颇佳。而治疗健忘、神思恍惚因脏腑不足、心神虚怯所致者，则可用远志配人参、茯苓、石菖蒲等，效果颇佳，是此类病症的常用药之一。若用于治疗属心脾气血两虚者，则常用蜜炙远志配人参、当归、麦冬、酸枣仁等补气血药进行治疗。

灰棕色，粗糙不平，肉有纵直刀缝。质脆，断面浅棕色，中空、平坦。气微香，味苦、微辛，有刺舌感，手捏有细腻感。远志棍则有木心，表面横沟纹较少，而有纵沟纹，有少数支根；木心易与皮部分离；气味同于远志筒。注意防霉、防蛀。

【家庭调理药膳】

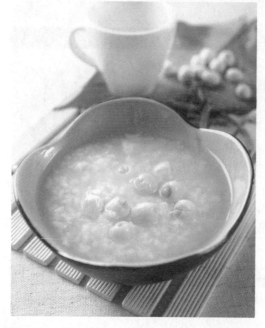

远志莲子粥

材料 远志30克，莲子15克，粳米50克。

做法 ❶先将远志加水浸泡，泡去心皮后与莲子混合研为粉末，备用。❷将粳米淘洗干净，加水入锅煮粥。❸粥熟之后，入远志和莲子粉，再煮2沸即可。

功效

益心志、聪耳明目。适用于失眠、健忘、怔忡、心悸等症。

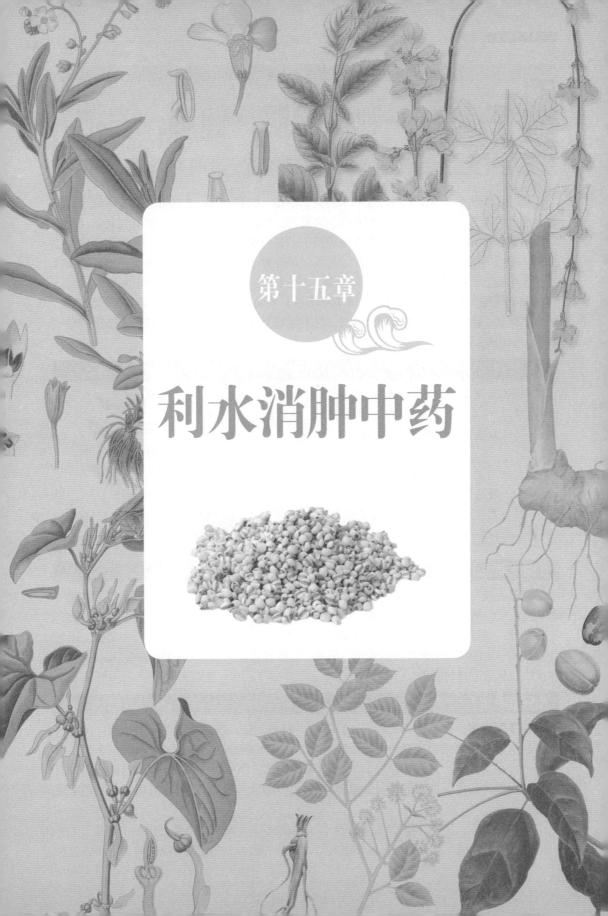

第十五章

利水消肿中药

第一节 茯苓——利水渗湿，健脾，安神

茯苓甘淡性平，淡渗利湿，有利水消肿、渗湿、健脾、宁心之功效，历来被视为利湿之圣药，尤善于利水通窍，亦为利水渗湿之要药。故常用于水湿停滞，膀胱气化不行所致小便不利、水肿等症。又因茯苓兼能健脾补中，是治痰主药，因此脾虚失于运化所致痰饮目眩、心悸怔忡等症常选用本品治疗。另外，茯苓对于湿热蕴结、小便淋漓不尽，以及肾经相火亢盛之证等亦有一定疗效。

关于茯苓，医书中有很多记载，《本草纲目》中说茯苓"盖松之神灵之气，伏结而成，故谓之伏灵、伏神也……主治胸胁逆气，忧恚惊邪恐悸，心下结痛，寒热烦满咳逆，口焦舌干，利小便。"

【本草档案】

别名：茯苓皮、茯苓块、赤茯苓、白茯苓。

性味归经：味甘、淡，平。归心、脾、肾经。

用法用量：煎服，每次9～15克。或入丸、散剂。

服用禁忌：虚寒精滑或气虚下陷者忌服。

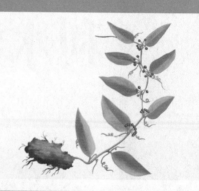

【现代研究】

成分：茯苓中含多糖类及三萜类成分，如 β–茯苓聚糖等。此外，茯苓中还含有茯苓酸、蛋白质、脂肪、卵磷脂、胆碱、组氨酸、麦角甾醇等。

药理：茯苓能降低胃液分泌及游离酸的含量，使心肌收缩力增强、让心率加快，同时还能起到一定的抑制中枢神经的作用。另外，茯苓还可以利尿、降血糖、抗肿瘤、抗病原微生物、促进造血功能等。

【配伍应用】

茯苓配泽泻：茯苓性质平和，补而不峻，利而不猛，既可扶正，又能祛邪；泽泻性寒，利水渗湿泄热之功甚强，善于泻肾经之相火，可利膀胱之湿热。二药配伍合用，相互配合，互为促进，泽泻得茯苓，利水而无伤脾气；茯苓得泽泻，利水除湿之力倍增，是一切水湿停留之证的对症药，如水肿、淋浊、小便不利、泄泻等皆可用两者配伍来进行治疗。

茯苓配猪苓：茯苓既补又利，且可补可泻；猪苓的利水湿之力胜过茯苓，但憾于无补益之效。二者合用，可令利水渗湿作用大增，且具有利而不伤正的特点，对于水湿内停所

┌─ 保健功效 ─┐

保健养生

茯苓的养生效果很好，食用即可达到此等效果。一般来讲茯苓可单味应用，或与慧苡仁、山药等煮粥同食。亦可做成其他膳食，常用则可强身健体养生益寿。

健脾补气

茯苓可以有效健脾，一般脾胃气虚者可用茯苓配伍白术、党参、炙甘草等进行治疗，如四君子汤、五味异功散、六君子汤、香砂六君子汤等，均有一定效果。

宁心安眠

茯苓有一定的宁心作用，可用于治疗心脾两虚之惊悸、失眠。此时常配伍远志、石菖蒲、龙齿、朱砂等，如安神定志丸、不忘散、归脾汤等。

利水消肿

茯苓有很强的利水消肿作用，通常，水肿、小便不利及停饮等水湿证皆可使用茯苓来进行治疗。治水肿常用茯苓配伍猪苓、泽泻、白术等。属脾肾阳寒者用导水汤；肾阳虚衰者用真武汤；水湿泛滥肌肤者以五皮饮；阳虚气化不行、四肢肿甚以防己茯苓汤；水湿郁遏、水肿心热便干者以疏凿饮子；寒湿小便不利以五苓散。

致尿少水肿、泄泻便溏、淋浊带下等症效果甚佳。

茯苓配党参： 茯苓甘淡而平，有利水渗湿之功，且兼具健脾助运之能；党参则甘温，长于健脾益气。二药配伍合用，健脾益气作用大增，用于治疗脾胃虚弱之食少便溏、体倦；脾虚水湿内停之水肿、小便不利、泄泻等效果颇佳。

茯苓配黄芪： 茯苓性甘淡，长于健脾利水渗湿；黄芪性甘温，善于补气升阳，其健脾利水消肿之功甚伟。二药配伍，可使健脾益气、利水消肿之力增强，是治疗脾胃气虚之食少、体倦、便溏，脾虚所致的水肿、白浊、白带增多者等的有效药。

【选购与储存】

茯苓分为个、皮、块三种，三者均以体重坚实、外皮呈褐色而略带光泽、皱纹深、断面白色细腻、黏牙力强者为佳。

茯苓应置阴凉干燥处储存，平时注意防潮、防霉。

【家庭调理药膳】

草果豆蔻包

材料 茯苓粉30克，草果粉5克，白豆蔻10克，面粉750克，绿豆200克，白扁豆200克，豆腐100克。

做法 ① 将面粉常规发酵，发酵成后，加入上三样药粉，揉均匀，备用。② 将绿豆、白扁豆煮烂，去汤捣泥，加豆腐、调料做成馅。③ 取面粉擀皮、入馅，做成包子，上笼蒸熟，取出温服食。

功效 健脾化湿、甘寒清热。

八宝鸡

材料 茯苓、党参、炒白术、白芍各5克，当归、熟地黄各7.5克，甘草、川芎各3克，母鸡一只（2500克左右），猪油、猪杂骨各750克，姜、葱、料酒、味精、食盐等调味料适量。

做法 ❶将上述所列中药装用洁净纱布袋包好，母鸡宰杀后去毛及内脏，洗净备用；猪肉洗净备用；杂骨捣碎备用；生姜拍裂、葱切成段备用。❷将鸡肉、猪油、药袋、杂骨同放入铝锅内，加适量水，先用大火烧开，之后打去浮沫，再加入葱、姜、料酒等，然后改用文火煨炖。❸炖制肉烂熟之后，取出药袋不用，之后捞出鸡肉、猪肉切好，再放入锅内，加入少许盐、味精调味即成，随量食用。

功效

调补气血。

枸杞茯苓茶

材料 枸杞子50克，茯苓100克，红茶适量。

做法 将枸杞子与茯苓充分混合后，共研为粗末，每次取10克，加红茶适量，用开水冲泡代茶饮。

功效

健脾益肾、利尿通淋。

山药茯苓包子

材料 山药、茯苓各100克，面粉200克，白糖、猪油、青丝、红丝各适量。

做法 ❶将山药、茯苓研粉，之后加水浸泡成糊状。❷取面粉发酵作包子面坯。❸将山药、茯苓等上笼蒸半小时后，调入面粉、白糖、猪油、青丝、红丝，拌匀成馅。❹包成包子之后，上笼屉蒸熟即可。

功效

益脾胃、补气阴、涩精气。可治疗脾气虚弱所致的食少、便溏、消渴、尿频、遗尿、遗精等症。脾胃虚弱者长夏应长期食用本膳，以加强脾胃功能，防止发生消化系统疾病。

茯苓粉粥

材料 茯苓粉30克，粳米30克，大枣（去核）7枚。

做法 先将米淘洗干净，之后放锅中，加水，开火熬煮，煮数沸后，放入红枣，继续熬煮，煮至粥成时放入茯苓粉，搅和均匀，随时服用。

功效

清热润燥、化痰和中。

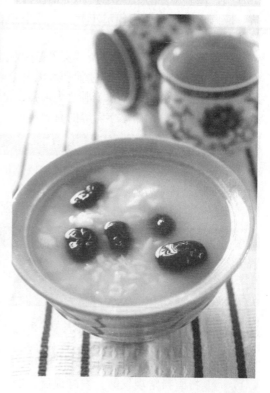

第二节 薏苡仁——利水渗湿，健脾，除痹

薏苡仁淡渗利湿，甘以益脾，有利水消肿、渗湿、健脾、除痹、清热排脓等功效，尤以健脾利湿为其所长，功似茯苓。对脾虚湿滞者尤为适用。薏苡仁主入脾、胃经，其性微寒，不伤胃，可补脾而不滋腻，淡渗而不峻利，药性较为和缓，为清补淡渗之佳品，常用于治疗脾虚湿盛之水肿腹胀、食少泄泻、脚气浮肿、带下等症。又因薏苡仁性偏凉，可有效清利湿热，因此亦可用于湿热淋证、砂石热淋等。

关于薏苡仁的健脾、补肺、清热、利湿作用，医书中有很多记载，《纲目》中就说其能"健脾益胃，补肺清热，去风胜湿。炊饭食，治冷气；煎饮，利小便热淋"。

【本草档案】

别名：薏苡、苡米、薏仁米、沟子米。

性味归经：味甘、淡，凉。归脾、胃、肺经。

适用体质：孕妇慎服。

用法用量：煎服，每次 9 ~ 30 克。清利湿热宜生用，健脾止泻宜炒用。或入散剂。

服用禁忌：脾虚无湿，大便燥结者慎服。

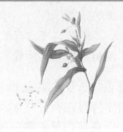

【现代研究】

成分：薏苡仁中含有脂肪油、薏苡仁酯、薏苡素、薏苡仁内酯，以及薏苡多糖、氨基酸、维生素 B_1 等成分。

药理：薏苡仁中含有的低浓度脂肪油对蛙的离体心脏呈兴奋作用，高浓度时则表现为麻痹作用。另外，其对兔耳壳血管灌流时，低浓度可使血管收缩，高浓度则能使之扩张，家兔静脉注射后，血压有下降。另据实验表明，薏苡仁还有镇静、镇痛作用。

此外，薏苡仁油小量时可兴奋呼吸，大量则具有麻痹作用。薏苡仁还有一定的抗癌作用。

【配伍应用】

薏苡仁配白术：薏苡仁归脾经，长于利水渗湿；白术则善于益气健脾燥湿。两药配伍合用，可相互促进，使健脾祛湿之功得以增强，对于脾虚湿盛之大便溏泻、身倦乏力者效果甚佳，是治疗此类病症的常用方之一。

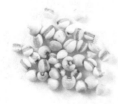

薏苡仁配冬瓜皮：薏苡仁和冬瓜皮都有一定的利水作用，不同在于，薏苡仁长于健脾利水；冬瓜皮可有效利水消肿。二者配伍用，则具健脾利水消肿之功，是治疗湿热盛而脾虚之浮肿、小便短少者的有效药。

薏苡仁配麻黄：薏苡仁和麻黄皆有利水除湿之用，不同在于

保健功效

补气健脾

湿温病在气分。可用薏苡仁配伍杏仁、蔻仁、半夏、厚朴等，如三仁汤。另外，薏苡仁单味或与山药等煮粥食用，健脾保健。

利水消肿

薏苡仁可有效利水，有利水消肿、渗湿之功用，用于治疗脾虚湿盛之泄泻、水肿、小便不利等均有效果。此时配伍党参、白术、茯苓等效果更佳。因药力和缓，用量宜大。

祛湿

薏苡仁对风湿痹痛、筋脉拘急等均有效果。可单用本品煮粥，或配伍防己、草薜、木瓜、牛膝等同用。若风湿在表，一身尽痛、发热，又可使用薏苡仁配伍麻黄、杏仁、甘草等。

清热利湿

薏苡仁主入脾、胃经，有清热、利湿之功效，对于治疗湿热下注之脚气浮肿或淋浊等均有效果。其与牛膝、黄柏、苍术等同用效果更佳，如"四妙丸"等。

清热排毒

薏苡仁可以有效清热排脓疗内痈。一般治肺痈配苇茎、冬瓜仁、桃仁等，如苇茎汤。治肠痈则配伍败酱草、牡丹皮、桃仁、附子等。

薏苡仁长于除湿通痹，麻黄则善于发汗解表利水。二药配伍应用，有祛风散寒除湿之功，对于风湿在表、一身尽痛、筋脉不伸之痹证等有一定的疗效。

薏苡仁配通草：薏苡仁可有效利湿热健脾；通草则能很好地清热利湿。二药配伍用，有清热利湿健脾之功效，是治疗湿热蕴脾所致之小便不利、纳呆乏力者的有效药，也是治疗此类病症的常用药之一。

【选购与储存】

薏苡仁质坚硬，破开后内部为白色，有粉性。气微，味甘淡。以粒大、饱满、色白、完整者为佳。有黑色斑点的不要购买。

储存时，薏苡仁应置于通风干燥处，注意防蛀。

【家庭调理药膳】

薏苡仁八宝粥

材料 薏苡仁25克，红枣15克，糖青梅5个，糯米150克，白扁豆15克，莲子15克，核桃仁15克，桂圆肉15克，白糖适量。

做法 ❶把薏苡仁、白扁豆、莲子用温水泡发，备用。红枣泡发，核桃仁捣碎，糯米淘净，备用。❷所有配料一起下锅，加水，用大火烧沸后改用小火熬成稀粥即可。每天早、晚两次分食。

功效 健脾开胃、祛湿止泻、清暑宁心。对腹痛、腹泻、暑热症、厌食症、单纯性消瘦症、胃肠神经官能症均有疗效。

薏苡仁粥

材料 薏苡仁50克，粳米50克。

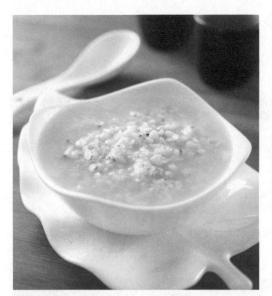

功效

滋阴补虚、健脾止泻。对暑热症、尿路感染、月经不调、慢性腹泻、自汗、盗汗、肺结核、颈淋巴结核均有疗效。

郁李苡仁饭

材料 郁李仁60克，薏苡仁200克。

做法 ①将郁李仁洗净、研烂，之后用水滤取药汁。②将薏苡仁同郁李仁汁共入锅内，煮成饭即可。分2次食。

功效

利水消肿。郁李仁与薏苡仁功效相似，其味微苦不甚适口，故仅取汁用。用于水肿、小便不利、喘息胸满等。

做法 薏苡仁研为粗末，之后与粳米共同入锅，加水煮成稀粥即可，每日1～2次，连服数日。

功效

补脾除湿。用于脾虚水肿，或风湿痹痛、四肢拘挛等。

薏苡仁莲子百合粥

材料 薏苡仁50克，百合20克，大米60克，莲子（去心）30克，红糖适量。

做法 把薏苡仁、百合、莲子洗净，之后与米充分混合，入锅，加水，开火煮粥，待粥成之后，加入红糖即可。每天早、晚分食。

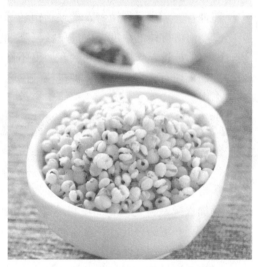

第三节 五加皮——祛风湿，强筋骨，消水肿

五加皮为常见利水中药，入肝、肾经，中医认为其味辛苦性温，辛则气顺而行散，苦则坚骨而益精，温则祛风而胜湿，故有祛风湿、补肝肾、强筋骨、利水之功效，尤善祛风湿、通经络、健筋骨、起痿弱，常用于治疗风湿痹痛、关节不利等症，效果甚佳。古医书中对五加皮记载很多,《本草经疏》对其描述是"肝肾居下而主筋骨,故风寒湿之邪,多自二经先受,此药辛能散风,温能除寒,苦能燥湿,二脏得其气而诸证悉瘳矣。又湿气浸淫,则五脏筋脉缓纵……"充分说明了五加皮的补肝肾、祛风湿功用。五加皮不仅可用于治病,其食疗效果也颇为可观。

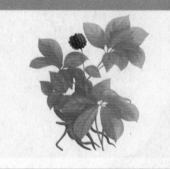

【本草档案】

别名:南五加皮、刺五加、刺五甲。

性味归经:味辛、苦,温。归肝、肾经。

适用体质:对肝肾不足有风湿者最为适用

用法用量:煎服,每次4.5～9克。或酒浸,或入丸、散剂。

服用禁忌:阴虚火旺者忌用。另外,入煎剂或酒浸剂最好用南五加,尽可能不用北五加。

【现代研究】

成分:主要含丁香苷、刺五加苷 B_1、右旋芝麻素等,另外还含有一定量的硬脂酸、棕榈酸、亚麻酸、维生素 A、维生素 B_1、挥发油等。

药理:五加皮具有镇静、催眠、镇痛等作用。另据动物实验表明,五加皮有效药理成分能提高血清抗体的浓度、促进单核巨噬细胞的吞噬功能、具有一定的抗应激作用,此外还有一定的抗排异作用。另外,五加皮还具有一定的抗溃疡、保肝作用。

五加皮还有一定的抗炎、促进核酸的合成、降低血糖、性激素样作用,以及一定的抗肿瘤作用。

【配伍应用】

五加皮配威灵仙:五加皮和威灵仙均有祛风胜湿之功。不同在于五加皮长于强筋骨,而威灵仙则善于通筋脉。两药相配而用,可增强祛风湿、强筋骨、止痹痛的功效。另外,二者常与独活相配,以增强祛风止痛效力,对治疗风湿痹痛、腰膝冷痛等效果甚好。

五加皮配桑寄生:五加皮和桑寄生都能祛风湿、疗痹痛。不同在于五加皮兼强筋骨;桑寄生则有一定的补肝肾、养血通络之能。两药配伍,可明显提高补肝肾、强筋骨、止痹痛之功效,是治疗痹证日久、肝肾不足所致的腰膝酸软疼痛等的有效药。

五加皮配杜仲:五加皮可祛湿除痹,又能益气补肾;杜仲则可补肾壮骨,兼具除湿止痛之功。两药配用,则补肾壮腰除痹的功效更加显著,是治疗肾虚或兼寒湿所致的腰痛及关节酸软肿痛等的有效药。

五加皮配远志:五加皮外散风寒湿邪,内补肝肾而壮筋骨;远志则善除痰湿。二者配伍合用,对治疗湿盛之脚气水肿、关节疼痛甚者等颇为有效。

【选购与储存】

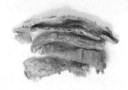

五加皮以条粗长、皮厚、整齐、无木心者为佳。与其容易混淆的是香五加。二者主要从气味和口感上加以区分。五加皮气微香,味微辣而苦;香五加有浓厚的香气,味苦,稍有麻舌感。五加皮在储存时应置干燥处,注意防霉、防蛀。

保健功效

利水消肿

　　五加皮除祛风湿、强筋骨之外，尚有一定的利水消肿之功，可用于治疗水肿、小便不利等。五加皮用于治疗此类病症时，常与茯苓皮、生姜皮、大腹皮等配伍同用，以增强利水之功，如"五皮饮"等。

祛风湿

　　五加皮归肝、肾经，其味苦性温，能祛风而胜湿，有很强的祛风湿功效，一般来讲，风湿关节痛、四肢拘挛、屈伸不利等均可用五加皮进行治疗。用法多为单用浸酒服，如五加皮酒。也有与别药配伍应用者，一般多与独活、威灵仙、防风等祛风湿药配伍，疗效甚好。

强筋骨

　　五加皮归肾经，可强筋健骨，用于治疗肝肾不足而致腰膝酸软、小儿行迟等效果颇佳。五加皮与杜仲、续断、淫羊藿等伍用，用于治腰膝疼痛等效果亦佳；另外，五加皮同木瓜、川牛膝为伍研末服，可有效治疗小儿行迟等。

【家庭调理药膳】

五加皮粥

材料 刺五加皮10克，大米100克，白糖少许。

做法 ❶将五加皮择净，放入盆中，用冷水浸泡5～30分钟，之后捞出，入锅水煎取汁。❷将大米与药汁同置锅内，开火，同煮为粥，待粥熟时调入白糖或冰糖，再煮一二沸即成，每日1剂。

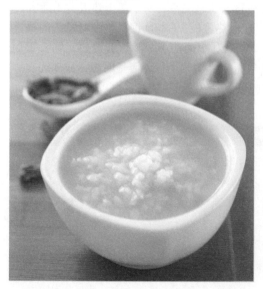

功效

　　祛风利湿、补益肝肾、强筋健骨。适用于风湿痹痛、四肢拘挛、腰膝酸软、小儿行迟等，尤其适用于风湿痹痛兼肝肾不足者。

五加皮当归酒

材料 五加皮、当归、牛膝各适量，红曲、梁米各适量。

做法 先将五加皮洗净，去骨，之后和当归、牛膝一起加水入锅煎汁，煎成后去渣取汁，再加曲、米酿酒。每次饮一小盅，早晚2次。

功效

　　壮筋骨、散风除湿。适用于风湿痹痛无热症者。

五加皮酒

材料 五加皮300克，白酒1000毫升。

做法 将五加皮锉成小块，之后用纱布包好，放入酒中浸泡，密封瓶口，浸10日后可饮，每次温饮30~50毫升，1日2次。

功效

祛风湿、壮筋骨。适用于肝肾不足，风湿为患的腰膝疼痛、脚痛不能行走或足胫肿重无力等。

五加皮炖鸡

材料 土鸡半只，五加皮适量，黑枣10颗，枸杞20颗。

做法 ① 将五加皮放入锅中，加足量水。② 半只鸡清洗切块，放入水中，并加入黑枣及枸杞。③ 一起炖煮40~60分即可。

功效

祛风湿、强筋骨。

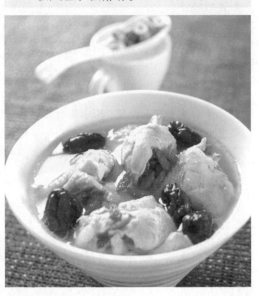

第四节 泽泻——利水消肿，渗湿泄热

泽泻味甘淡而性寒，长于行水，善泻伏水，可去留垢、行痰饮、止呕吐，具利水消肿、渗湿、泄热之功效，故心下水饮所致头晕目眩，水湿内停所致水肿、泄泻等均可使用本品进行治疗。泽泻主入肾、膀胱经，性寒能泄肾与膀胱之热，对下焦湿热者尤为适宜。

有关泽泻的记载，多言其具有利水、渗湿、泄热之能。《本草纲目》中对泽泻的描述是："气平，味甘而淡。淡能渗泄，气味俱薄，所以利水而泄下。脾胃有湿热，则头重而目昏耳鸣。泽泻渗去其湿，则热亦随去，而土气得令，清气上行，天气明爽，故泽泻有养五脏、益气力、治头旋、聪明耳目之功。"说的就是泽泻善于祛湿，可令清气上行，从而达到明爽，用于养五脏、益气力等。

【本草档案】

别名：水泽、如意花、车苦菜、天鹅蛋、天秃、一枝花。

性味归经：味甘，寒。归肾、膀胱经。

适用体质：气虚下陷者慎服。

用法用量：煎服，每次5~10克。或入丸、散剂。

服用禁忌：性寒，无湿热者应慎用本品。

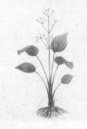

保健功效

降脂保健

泽泻具降血脂，抗动脉硬化、降血压、抗脂肪肝及轻度降低血糖等作用。故用于治疗和预防中老年人动脉硬化、高脂血症、脂肪肝、冠心病、脑血管疾病，可单味泡服，或用泽泻为末，水调服。

利水消肿

泽泻味甘、寒。主肾、膀胱经，有利水消肿之功效，对于治疗水湿停滞之小便不利、水肿、泄泻、淋浊、带下、痰饮等效果颇佳。常配伍茯苓、猪苓、白术等药，如三白散等。另外，带下湿热下注，以龙胆泻肝汤效果亦佳。

补肾泻火

泽泻入肾经，长于泻肾相之火，故可用于肾阴不足，相火亢盛之遗精、眩晕等证。此时，常用泽泻配伍熟地、山萸肉山药、茯苓、牡丹皮等，如"六味地黄丸"。

【现代研究】

成分：主要含三萜类化合物、倍半萜类化合物，如泽泻醇F，以及泽泻萜醇和挥发油、天门冬素、树脂等。

药理：泽泻有显著的利尿作用且能使血压降低。另据试验表明，泽泻具有明显的降胆固醇作用和抗动脉粥样硬化作用，还能降低甘油三酯，防治动脉粥样硬化。此外，泽泻还有抑制结石形成、增加冠脉流量、抗炎、抑菌、抗凝、止痉、调节免疫、降血糖等一系列作用。

【配伍应用】

泽泻配白术：泽泻性寒，具泻肾经之相火，利膀胱之湿热之能；白术性温，有健脾而燥湿之效。二药配伍合用时，互为彰显，使攻中寓补，补中寓攻，白术负责健脾升清阳，泽泻统领利水降浊阴。二者相合，共奏健脾利湿之功，对脾虚湿停所致的小便不利、水肿泄泻、淋浊带下等症有效。

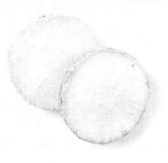

泽泻配木通：泽泻长于泻肾经相火、利膀胱湿热；木通则善于上清心肺之火，下去膀胱小肠之湿，可使湿热火邪下行由小便而出。二者相配，可使利水湿、泻心火之力增强，是治疗热淋、血淋、石淋、小便短赤涩痛、水肿、黄疸等症的有效药。

泽泻配牡丹皮：泽泻能泻火，尤长于泻肾经之相火；牡丹皮则具凉血而清肝胆之功。二者伍用时，可肝肾同治，共奏泻虚火之功效，对治疗虚火头晕目眩、骨蒸潮热等有效。

【选购与储存】

泽泻块茎气微，味微苦。以个大、质坚、色黄白、粉性足者为佳。荆三棱常与泽泻混淆，在购买时注意区分。前者在气味口感上是味道较淡，咀嚼时候微辛。本品应置于干燥处进行储藏，注意防潮，防蛀。

【家庭调理药膳】

泽泻粥

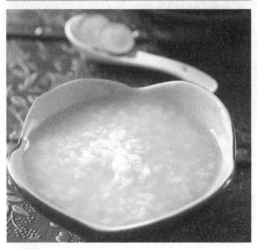

材料 泽泻10克，大米100克，白糖适量。

做法 ❶将泽泻择净，放入锅中，加清水适量，水煎取汁。❷将大米加入到泽泻汁中，煮粥，待将熟时调入白糖，再稍煮片刻即成，每日1～2剂。

功效

利水、渗湿、泄热。适用于小便不利、水肿、泄泻、淋浊、带下、痰饮，以及肾阴不足，相火亢盛所致的遗精、眩晕等。

泽泻茶

材料 泽泻20克，白术15克，茶（以绿茶为佳）适量。

做法 将按比例配好的水和药同煎，水开后文火煎15分钟左右，去渣留汁，再加温至水滚开，之后倒入保温瓶中，饮时用杯盛，加入适量绿茶泡开，随饮。

功效

减肥降脂，用于治疗各种肥胖症，中、重度肥胖症患者用之尤佳。

附子泽泻狗肉汤

材料 狗肉150克，制附子9克，泽泻12克，桂枝9克，山萸肉9克，生姜12克。

做法 ❶狗肉洗净、切块；制附子、泽泻、桂枝、山萸肉、生姜分别用清水洗净，备用。❷将以上备用料一起放入砂煲内，加清水适量，武火煮沸后，改用文火煲3小时，去药渣、调味即成。

功效

温补肾阳、涩精利水。可用于老年甲状腺功能减退属肾阳不足者，症见头面、四肢虚肿，双下肢尤甚，畏寒乏力，自汗出等。

鸡蛋泽泻汤

材料 鸡蛋2个，泽泻30克，白术30克。

做法 取泽泻、白术，加水600毫升，煎煮20分钟后，去渣取汁，之后打入鸡蛋，煮至蛋熟即可。

功效

利水渗湿、化痰清窍。可用来治疗痰湿中阻所致的头晕，兼见头重如蒙、胸闷恶心、食少多寐等。

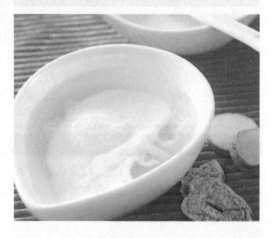

第五节 猪苓——利水消肿，渗湿

猪苓甘淡性平，淡主渗湿，开腠理，通水道，利小便，其利水消肿、渗湿之效甚强。故凡是水湿滞留、淋浊尿闭、水肿胀满、湿热黄疸、脚气浮肿及泄泻不止者，均可选用本品进行治疗。其他如急性肾炎、慢性腹泻、肝硬化腹水、产后癃闭、急性肾小球肾炎、胃肠炎、肾病综合征、慢性肾衰、霉菌性阴道炎、尿道炎属于水湿偏盛者亦可使用本品。

关于猪苓的利尿渗湿作用，很多医书中都有相关记载，《本草纲目》载："猪苓亦是木之余气所结，如松之余气结茯苓之义。他木皆有，枫木为多耳……淡渗，气升而又能降。故能开腠理，利小便，与茯苓同功。但入补药不如茯苓也。"

【本草档案】

别名：豕零、豭猪屎、豕橐、豨苓、地乌桃、野猪食、猪屎苓。

性味归经：味甘、淡，平。归肾、膀胱经。

适用体质：有湿症而肾虚者忌。

用法用量：煎服，每次6～12克。或入丸、散剂。

服用禁忌：利水之功较强，内无水湿及小便过多者忌用。

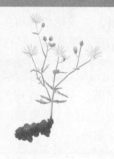

【现代研究】

成分：主要含多糖类，如猪苓葡聚糖，以及甾类化合物、结合型生物素、粗蛋白等。

药理：猪苓煎剂利尿强度比咖啡因、木通或茯苓强。五苓散（猪苓、茯苓、白术、泽泻、桂枝）在增加尿量的同时，并能增加钠、钾的排泄。其利尿机理可能是抑制了肾小管对电解质和水的重吸收。另外，猪苓为一种非特异性免疫刺激剂。它的抑瘤作用也可能与此有关。还有就是猪苓多糖能减轻四氯化碳对小鼠肝脏的损伤，使肝组织病理损伤减轻、血清谷丙转氨酶活力下降。

【配伍应用】

猪苓配白术：猪苓归肾、膀胱经，有利水功效，尤长于渗湿利水；白术则善于益气健脾。二者配伍之后，可以互相促进，有健脾益气、渗湿利水之功效。适用于湿盛中阻，分清别浊失调之水泻、尿少、身倦纳呆等，且是此类病症的常用药方之一。

猪苓配大腹皮：猪苓和大腹皮均有一定的利水作用，差别在于猪苓长于渗湿利水，大腹皮则长于下气行水。两药伍用，可互相促进，有很好的利水除胀之功效。适用于水肿胀满、小便不利者。

猪苓配伍阿胶、滑石：猪苓甘淡利尿；阿胶滋阴润燥；滑石清

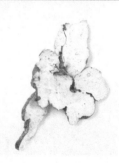

解热渗湿

猪苓味甘淡平，归肾、膀胱经，其渗湿之效甚强，故可用于治疗流行性出血热、尿路结石等，常与滑石、泽泻等配伍，是治疗此类病症的常见有效方。

利水消肿

猪苓归膀胱经，有一定的利水消肿功用。可用于因水湿停滞所致的小便不利、水肿、泄泻、淋浊、带下等的治疗。用于治疗此类病症时，可单味用亦可配入复方，与别药伍用，一般视情况而定。若用于治疗阴虚有热的小便不利、淋浊等，则多以猪苓配阿胶、茯苓、滑石等，效果甚佳。另外，猪苓性平偏凉，治症尤以偏热者为宜，故常与白术、获荟、泽泻等伍用。

食用保健

猪苓除了治病之外，食用时还有一定的保健功能，可单味研末服。健康人常食之能增强体质、防病，又能抗癌，年老体虚偏肥胖者服之更宜。另外，猪苓还有一定的延缓细胞衰老的作用，是抗癌、保健、养生之佳品。

热通淋。三药配伍合用，有清热、渗利、滋阴之功效，且利水而不伤阴，滋阴而不敛邪，用于治疗水热互结、邪热伤阴、小便不利之证效果甚佳，是此类病症的常用药方之一。

【选购与储存】

猪苓以个大、外皮黑褐色、肉色粉白、体较重者为佳。猪苓的伪品外形和正品极相似，质地较韧，易撕裂，断面不齐整，无法用手捻出粉末。从储存上说，猪苓适宜放置于通风干燥处。

【家庭调理药膳】

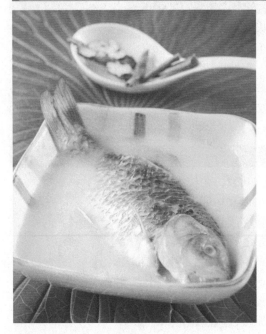

猪苓瓜皮鲫鱼汤

材料 鲫鱼500克，猪苓30克，冬瓜皮30克，生姜4片。

做法 ①鲫鱼去鳞、鳃及内脏，之后洗净备用；猪苓、冬瓜皮、生姜洗净，备用。②将以上几种材料一起放入砂煲内，加适量水，用大火煮沸，之后改用文火煲2小时，调味后即可食用。

功效

健脾去湿、消肿利水。可用于肝硬化腹水，营养不良性水肿属脾虚水湿内停者。症见形体消瘦、体倦食少、小便不利、轻度腹水，或下肢浮肿、皮肤黄疸。

猪苓粥

材料 猪苓10克，大米100克，白糖少许。

做法 将猪苓择洗干净，放入锅中，加适量清水，之后水煎取汁，再加入大米煮粥，待熟时调入白糖，稍煮片刻即成，每日1剂。

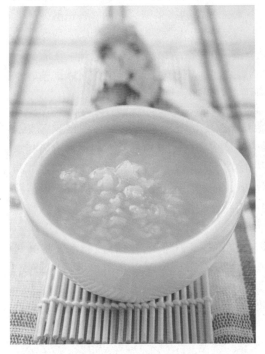

功效

利水渗湿。适用于小便不利、水肿、泄泻、淋浊、带下等。

杏仁猪苓大枣汤

材料 杏仁6克，猪苓10克，大枣15枚。

做法 先将杏仁和大枣在水中泡1小时，然后入锅煮1小时，食果饮汤。

功效

宣肺润肠、止咳平喘、益气生津。适于咳嗽喘促、胸肋满胀、气短、肺癌。

玉米须猪苓牛肉汤

材料 牛肉100克，玉米须30克，猪苓10克，生薏苡仁30克，陈皮5克，黑豆50克，生姜10克，大枣10枚，精盐适量。

做法 ❶ 将牛肉洗净，切成小块。❷ 全部用料一同放入砂锅中，加适量水，大火烧开后，改用小火煮2小时，加精盐调味即成。

功效

清暑利湿、健脾益气。

第六节 # 冬瓜皮——利水消肿，清热解暑

冬瓜皮味甘淡利湿，性微寒能清热，有一定的利水消肿、清热解暑之功效，尤以清热利水见长，又以水肿偏有热者为宜，故其为水肿胀满、小便不利等症之常用药。冬瓜皮性凉，有很好的清热解暑作用，因此治疗夏日暑热口渴、小便短赤等亦常用本药。医书中关于冬瓜皮的药用作用记载很多，大都言其能清热利水、消肿，如《滇南本草》说其能"止渴，消痰，利小便。治中风"。《本草再新》则言其可"走皮肤，去湿追风，补脾泻火"。同时，冬瓜皮不仅可以入药，更是一种食材，可用于日常的药膳当中。

【本草档案】

别名：白瓜皮、白东瓜皮。

性味归经：味甘，凉。归脾、小肠经。

适用体质：因营养不良而致之虚肿慎用。

用法用量：煎服，每次 15 ～ 30 克。或入散剂。

服用禁忌：药性寒凉，脾胃虚寒者慎用。

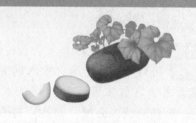

【现代研究】

成分：含蜡类及树脂类物质、烟酸、胡萝卜素、葡萄糖、果糖、蔗糖、有机酸，另含维生素 B_1、维生素 B_2、维生素 C。

药理：非肾性水肿恢复期患者内服冬瓜皮煎剂 100 克，并饮水 1000 毫升，在服药后 2 小时内排出尿量较对照组显著增加，2 ～ 4 小时之间，则较对照组减少。人体试验，本品 62 克煎至于 100 毫升口服，另以水 100 毫升做自身对照，证明有利尿作用。

【配伍应用】

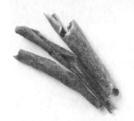

冬瓜皮配白茅根：冬瓜皮和白茅根均甘淡渗利，善清热利水消肿，差别在于白茅根除渗利功用外，尚有养阴生津之功。两药相须而用时，可互相增效，清利而不伤阴，又不伤脾胃，以清淡灵通为长，使清热利水消肿作用增强。适用于水肿、腹水、脚气等水湿内停属湿热所致者。

冬瓜皮配西瓜皮：冬瓜皮归小肠经，可有效利水，将其与西瓜皮、白茅根、玉蜀黍蕊、赤豆等配伍合用，可治肾脏炎、小便不利、全身浮肿等症。

冬瓜皮配蜂蜜：冬瓜皮可解暑热口渴，同时还有一定的止咳功效，其与蜂蜜合用可以有效治疗治咳嗽，是日常首选药方之一。

【选购与储存】

冬瓜皮体轻，质脆。无臭，味淡。以皮薄、条长、色淡绿、有粉霜、干燥、洁净者

保健功效

清热消暑

冬瓜皮味甘，凉，故有清热消暑之功效，可用于暑热等症，是较为有效的清热消暑药物。用冬瓜皮治夏日暑热口渴、小便短赤等效果甚佳，此时可用冬瓜皮、西瓜皮等量，煎水代茶饮；若是用于治疗暑湿证，则可用本品与生薏苡仁、滑石、扁豆花等同用，效果会更好。

利水消肿

冬瓜皮归脾、小肠经，故有利水消肿之功效，尤以热性水肿为宜。若是用于治疗体虚浮肿，则可用冬瓜皮、赤小豆、红糖适量，煮烂，食豆服汤。现代常用于急、慢性肾炎等，冬瓜皮单用力薄，故临床中常用其配茯苓皮、猪苓、泽泻等利水消肿药物伍用，增强其利水消肿之效果，以增强疗效。

为佳。

应置于干燥通风处储藏。

冬瓜皮粥

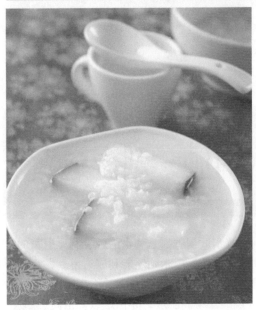

材料 新鲜连皮冬瓜80～100克，粳米100克。

做法 将冬瓜用刀刮后洗净，切成3厘米见方小块，再同粳米一起置于砂锅中，一并煮成稀粥。或先用冬瓜仁煎水，去渣，再将粳米放入，煮粥，即成。

功效

利水消肿、清热除湿。

二皮饮

材料 冬瓜皮50克，西瓜皮50克。

做法 将冬瓜皮和西瓜皮分别洗净、切块，同置砂锅内，注水适量，以火煎之，去渣得液后，凉温即可。

功效

清热、解毒、利湿。适用于婴幼儿鹅口疮。

冬瓜六一汤

材料 冬瓜皮40克，滑石15克，厚朴10克，生甘草5克。

做法 取冬瓜皮、生甘草、厚朴、滑石（用布包），一起放入锅内，加水1000毫升，煎煮15～20分钟，之后滤取汁，即成。

功效

解暑化湿。适用于夏季感受暑湿之邪。

三皮赤豆汤

材料 茯冬皮、生姜皮、冬瓜皮各10克，赤小豆30克。

做法 ①将茯冬皮、生姜皮、冬瓜皮洗净，之后用纱布袋包好，封口。②将赤小豆洗净，之后与药袋一起放入砂锅内，加水1000毫升，先用武火煮沸后，再改用文火煮至赤小豆烂熟，去药袋，再煮片刻即成。喜甜食者可加红糖调味。

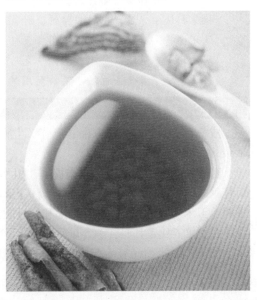

功效

健脾利水，可治疗妊娠中晚期羊水过多、面浮肢肿、腹部膨胀、小便不利等症。

冬瓜皮柚水

材料 冬瓜皮50克，袖子核15克，白糖适量。

做法 ❶ 将柚子核去壳存仁，将冬瓜皮洗净，备用。❷ 将柚子核与冬瓜皮共入容量适宜之砂锅内，加适量清水，先用大火烧沸后，再改文火煮熬20分钟左右，然后用纱布过滤，去渣得汁，加入适量白糖调味，即成。

功效

滋阴降火、行郁利尿。适用于阴虚内热、午后潮热、心烦口渴者。

第七节　玉米须——利水消肿，利湿退黄

玉米须主归膀胱经，另归肝、胆经，能利膀胱水而消肿，是利水消肿、利湿退黄的常用药，尤宜于水湿停蓄之水肿、小便不利等症。除此外，玉米须还能利尿通淋，尤宜于膀胱湿热之小便淋漓涩痛。医书中有很多关于玉米须的记载，其中，李时珍在《本草纲目》中说道："玉蜀黍种出西土，种者亦罕。其苗叶俱似蜀黍而肥矮，亦似薏苡。苗高三四尺。六七月开花成穗如秕麦状。苗心别出一苞，如棕鱼形，苞上出白须垂垂。久则苞拆子出，颗颗攒簇。子亦大如粽子，黄白色。可炸炒食之。炒拆白花，如炒拆糯谷之状。"

【本草档案】

别名：玉蜀黍须、蜀黍须、包谷须。

性味归经：味甘，平。归膀胱、肝、胆经。

适用体质：一般人群均可使用。

用法用量：煎服，每次30～60克。鲜者加倍。

服用禁忌：煮食去苞须；不作药用时勿服。

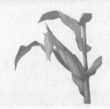

【现代研究】

成分：含脂肪油、挥发油、皂苷、生物碱、树胶样物质、树脂、苦味糖苷及谷甾醇、苹果酸、柠檬酸等。

药理：玉米须提取液口服或皮下注射均有明显利尿作用。利尿作用主要是肾外性的，对肾脏的作用很弱。玉米须水浸液静注于麻醉犬、猫和兔，都有降压作用。另据动物实验证明，玉米须有显著增加胆汁分泌和促进胆汁排泄的作用，能使胆汁内之有机物和渣质减少，黏稠度、比重和胆红素含量降低。

此外，玉米须尚有治疗维生素K缺乏所致之凝血功能障碍、镇静、降低胆固醇、降血糖的作用。

保健功效

利胆退黄

玉米须归胆经，因此有一定的利胆作用，常用于肝胆湿热之肝胆疾患、黄疸型肝炎等，应用于此类病症之时，常与茵陈等同用以增强效果。另外，玉米须也可用于胆囊炎、胆结石等，此时可与金钱草、鸡内金、郁金等同用，以增强药效，达到更好的治疗效果。

通乳散结

玉米须除以上两种功用之外，尚有通乳散结的作用，可用于乳汁不通，甚或成痛之症，单味煎服或泡水频饮即可有效。另外，玉米须还可用于治疗高血压病、糖尿病等，亦有一定的疗效。

利水消肿

玉米须归膀胱经，故可利尿，有很好的利水消肿之功用，常用于治疗水肿腹满、小便不利等，用于此类病症之时，可单味煎服，亦可与冬瓜皮、茯苓皮等利水消肿药物伍用，以增强利水效果，达到更好的疗效。若是用于治疗白浊、血尿等，则可使用玉米须配草、侧柏叶之类配用。现代多用玉米须治疗肾炎水肿、热淋、石淋等，常配海金沙、车前草等同用。

【配伍应用】

玉米须配冬瓜皮、赤小豆：玉米须有一定的利水消肿功用，冬瓜皮也是利水消肿的药物之一，两者配合更能增强利水之功效，再加上赤小豆之后，可使利水功用更强，三者合用，可有效治疗水肿、小便不利等。

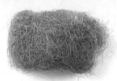

玉米须配茵陈、平地木：玉米须有一定的平肝利胆功效，而茵陈则可以利胆退黄，两药配伍，利胆功效更伟，再加上平地木，便成为有效的治湿热黄疸药物。

玉米须配金钱草、满天星等：玉米须有平肝利胆之功效，可有效治疗肝炎黄疸，若配金钱草、满天星、郁金、茵陈等同用，可使利胆效果增强，让疗效更佳。

玉米须配萆薢：玉米须能利水消肿，对小便不利等症有一定的疗效，用其与萆薢配伍可有效治疗尿路感染。

【选购与储存】

玉米须气无，味淡。以无杂质者为佳。与藏红花干品外形类似，但较易分辨，购买时只需要稍加留意其气味即可。玉米须在储存时应置于阴凉干燥处。

【家庭调理药膳】

玉米须天花粉汤

材料 玉米须90克，天花粉30克，猪瘦肉100克。

做法 将猪瘦肉洗净、切块后入锅，加清水炖至将熟时，加入玉米及天花粉，小火煮成汤即成。每日2次，饮汤吃肉。

功效

清热生津，善治肺热津伤，能消除烦渴，用于糖尿病多饮症。

玉米须炖蚌肉

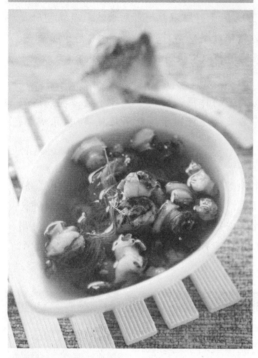

材料 玉米须5克，蚌肉200克。

做法 将玉米须与蚌肉一起放入砂锅内，加清水适量，大火烧开后，文火煮烂熟即成。

功效

利湿邪、通便、平肝清热、降压、利胆退黄。可辅治胆囊炎、泌尿系结石、黄疸型肝炎，以及高血压、糖尿病、急性肾炎水肿、尿路感染等。

玉米须炖龟

材料 玉米须100克，乌龟1只，姜、葱、黄酒、食盐各适量。

做法 ❶将乌龟放入热水盆中，排出尿水，再放入开水盆焯烫死，去头、爪和内脏；玉米须洗净，用纱布袋包好备用。❷将乌龟和药袋一起放入砂锅内，加入姜、葱、黄酒、食盐和适量清水，置武火上烧沸后，转用文火炖熬至熟即可。

功效

养阴补血、消渴降压。适用于口渴神倦、高血压、糖尿病等。

玉米须饮

材料 玉米须适量。

做法 将玉米须洗净，放入锅内，加适量清水，煮30分钟后滤渣留汁即成。可随意饮用，宜温服，需连续服用。

功效

清热化石，用于结石症。

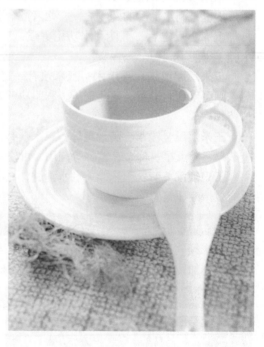

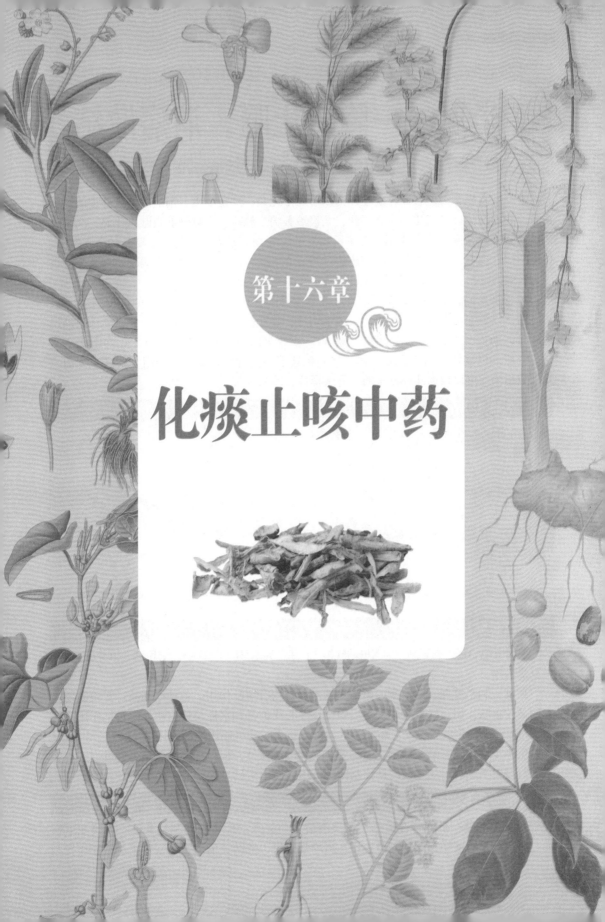

第十六章

化痰止咳中药

第一节 半夏——降逆止呕，消痞散结

半夏性温燥，善燥湿而化痰浊，内用可燥湿化痰、降逆止呕、消痞散结，外用能消肿止痛，为燥湿化痰、温化寒痰之要药，尤善治脏腑之湿痰。半夏既能燥湿以化痰，又可降逆以和胃，有很好的止呕作用，对多种病症的呕吐均有效果。此外，半夏又具辛开散结、化痰消痞之功效，不但可用于治疗痰热互结之心下痞、结胸证，对气滞痰凝之梅核气等也颇为有效。

关于半夏的记载很多，李时珍在《本草纲目》中曾详细介绍了半夏的几种制法："洗去皮垢，以汤泡浸七日，逐日换汤，晾干切片，姜汁拌焙入药。或研为末，以姜汁入汤浸澄三日，沥去涎水，晒干用，谓之半夏粉。或研末以姜汁和作饼子，日干用，谓之半夏饼。或研末以姜汁、白矾汤和作饼，楮叶包置篮中，待生黄衣，日干用，谓之半夏曲。"日常应用中，可以根据几种制法的差异选择适合的品类。

【本草档案】

别名：三叶半夏、三叶老、三步跳、麻玉果、燕子尾。

性味归经：味辛，温；有毒。归脾、胃、肺经。

适用体质：一切血证及阴虚燥咳、津伤口渴者忌服。

用法用量：煎服，每次 3 ~ 10 克。一般宜制过用。外用适量。

服用禁忌：反乌头。其性温燥，故凡阴虚燥咳、血证、热痰、燥痰患者应慎用。

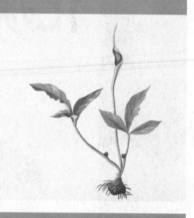

【现代研究】

成分：含 3- 乙酰氨基 -5- 甲基异唑、丁基乙烯基醚、茴香脑、苯甲醛、β - 榄香烯、半夏蛋白等。

药理：制半夏丸、制半夏、生半夏的流浸膏均有镇吐作用。各种炮制品对实验动物均有明显的止咳作用。半夏水浸剂对实验性室性心律失常和室性早搏有明显的对抗作用。此外，半夏还有一定的抗肿瘤、抗早孕、镇静、抗炎、降低眼内压等作用。

生半夏对口腔、喉头和消化道黏膜有强烈的刺激性，但这种刺激作用可通过炮制、煎煮而减轻或消除。因此应该严格控制使用，不能使用生品。

【配伍应用】

半夏配瓜蒌：半夏辛开散结，化痰消痞之功甚强；瓜蒌则能利气开郁，导痰浊下行而宽胸散结之力甚伟。两药配伍应用，可增强化痰、散结、消痞之功，可用于治疗痰气互

保健功效

消痞散结

半夏可有效消痞散结，能用于痰热互结、心下痞满疼痛或呕吐泄痢者，常配伍黄连、瓜蒌、干姜等同用。如果用于治疗痰气互结、瘿瘤、瘰疬等，则可用半夏配昆布、海藻、黄药子、牡蛎等化痰软坚药。若是梅核气、痰气交阻、喉间似有异物梗阻、吞吐不得之类，则可用半夏配厚朴、苏叶、茯苓等同用。

降逆止呕

半夏还有一定的降逆止呕功效，可用于饮停心下、呕吐不渴、目眩心悸等，此时常与生姜、茯苓同用，以增强药效。用于胃热呕吐或胆热犯胃者常配黄连、陈皮、枳实、竹茹同用；而兼寒者则加藿香、丁香。此外，若是用于治疗胃虚呕吐或胃不和而卧不安者则常配人参、白术、秫米、厚朴等。

燥湿化痰

半夏性温燥，善化痰浊，有很强的燥湿化痰功效，常用于湿痰阻肺、咳嗽气喘等，用于此类病症时，可将半夏配陈皮、茯苓等同用。而风痰眩晕、恶心呕吐者则可配天麻、蔓荆子、白术、茯苓等熄风化痰药。

结、胸阳不振之胸痹疼痛不得卧者，临床效果佳。

半夏配细辛：半夏辛散温通，长于温化寒痰；细辛则辛温发散，外能发散风寒，内能温肺化饮。两药配伍用时，相得益彰，共奏温化寒痰之功，适用于寒饮咳喘之证，是此类病症的有效药之一。

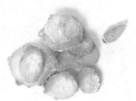

半夏配生姜：半夏味苦善降，尤长于降逆止呕；生姜则辛散温通，功专温中止呕，素有"呕家圣药"之称。两药配伍合用，可有效增强温中和胃、降逆止呕之功，适用于治疗痰饮或胃寒所致呕吐之证，是此类病的对症方之一。

半夏配昆布：半夏内服能消痰散结，外用能消肿止痛；昆布则咸能软坚，善消痰散结。二者配伍用，可增强消痰散结之功，适用于瘿瘤、瘰疬等。

【选购与储存】

在挑选半夏时以个大、皮净、色白、质坚实、粉性足者为佳，以个小、去皮不净、色黄白、粉性小者为次。储存时适宜放置通风干燥处，注意防蛀。（注：生半夏系毒品，应遵照《医疗用毒性药品管理办法》加工、贮藏，应用。）

【家庭调理药膳】

半夏秫米汤

材料 半夏5克、小米15克。

做法 将半夏、小米一同加水煮粥食用。

功效

适宜间断型失眠伴有噩梦者食用。

半夏煲猪心

材料 猪心、白萝卜、沉香、半夏、姜、葱、精盐、料酒、胡椒面、鸡精粉各适量。

做法 ❶ 将猪心切厚片，之后冲洗干净，备用；白萝卜去皮洗净，切块；沉香、半夏捣碎，用纱布包住，备用。❷把猪心、沉香半夏包放入煲中，倒入适量清水，放入姜、葱、料酒、胡椒面等，之后小火煲。❸猪心熟时，拣去姜、葱、沉香半夏包不用，然后放入萝卜块，调入精盐、鸡精粉，续煲至萝卜熟透时即可。

加白糖和匀即可。

功效

燥湿化痰、降逆止呕。

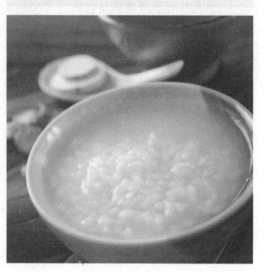

功效

降气、化痰、平喘，适用于支气管哮喘急性发作期（体质虚寒者）的食用。

半夏山药粥

材料 山药30克，清半夏30克。

做法 ❶山药研末，备用。❷煮半夏取汁一大碗，去渣，调入山药末，再煮沸，酌

第二节　罗汉果——清肺利咽，化痰止咳

罗汉果味甘性凉，归肺、大肠经，故善清肺热，化痰饮，有较强的清肺利咽、化痰止咳、润肠通便之功用，且能止咽痛，故临床中常用于治痰嗽气喘、咽痛失音等。又因罗汉果甘润化津，可润肠通便，也常用于治肠燥便秘者。其他如咳喘，咽痛，便秘、急慢性支气管炎、上呼吸道感染等属于热痰壅肺者，急性扁桃腺炎、急性咽喉炎属于热毒蕴结者，习惯性便秘属津亏肠燥者等均可使用本品进行治疗，效果亦佳。

关于罗汉果的清肺润肠等功用，医书中也都有所记载，《岭南采药录》中说罗汉果可"理痰火咳嗽，和猪精肉煎汤服之"。《广西中药志》言其可"止咳清热，凉血润肠。治咳嗽，血燥胃热便秘等"。

【本草档案】

别名：拉汗果、假苦瓜、光果木鳖、金不换、罗汉表、裸龟巴。

性味归经：味甘，凉。归肺、大肠经。

适用体质：脾胃虚寒者忌服。

用法用量：煎服，10～30克；或开水泡服。

服用禁忌：脾胃虚寒者忌服。

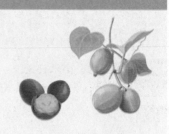

保健功效

生津润燥、滑肠通便

罗汉果有一定的生津、润燥、滑肠、通便功用，临床中可用来治疗暑热伤津口渴等，此时可煎汤服，也可以泡茶饮，均有一定功效。本品也可用于治疗肠燥便秘，不过用于此类病症时单用力薄，故可配火麻仁、郁李仁等以加强润肠通便作用。

清肺化痰、解毒利咽

罗汉果有一定的清肺化痰、解毒利咽之功用，可用于治疗肺热咳嗽或肺燥咳嗽、咽干舌燥、咯痰不利等，此时可单味煎服，也可以制成冲剂服用，亦可配黄芩、浙贝母、瓜蒌等同用。用于咽喉炎、急慢性扁桃体炎时，可煎汤频饮，或与胖大海、木蝴蝶同用，以增强清肺利咽开音之作用。

【现代研究】

成分：三萜苷类，包括塞门苷Ⅰ、罗汉果苷、罗汉果新苷等，还含大量葡萄糖、果糖，又含锰、铁、镍等20种无机元素，蛋白质，维生素C、维生素E等。果仁含油脂成分，其中有脂肪酸油亚油酸、油酸、棕榈酸等。

药理：罗汉果水提物具有较明显的镇咳、祛痰作用。罗汉果能显著提高实验动物外周血酸性 α-醋酸萘酯酶阳性淋巴细胞的百分率，提示可增强机体的细胞免疫功能。

【配伍应用】

罗汉果配蜂蜜：罗汉果性甘凉，质轻，其生津润肠通便之功用甚强；蜂蜜则味甘性平，有较强润肠通便之效。两药配伍合用，可增强润肠通便之功，用于肠燥便秘等效果甚佳，是此类病症的对症方之一。

罗汉果配桑白皮：罗汉果甘凉质轻，善于清肺化痰、利咽止痛；桑白皮则甘寒性降，尤善泻肺平喘、利水消肿。两药相须为用后，有很强的清泻肺热、止咳化痰之功。用于治疗肺热咳喘、痰黄浓稠者效果甚佳。

【选购与储存】

罗汉果气微，味甜。以个大饱满、表面褐色者为佳。当然，也并不是大的罗汉果就等于优质果，在挑选罗汉果的时候，还要注意以下几点：形状是好看饱满的椭圆形；表面颜色是很均匀的浅黄到深褐，表面没有黑斑；把罗汉果掂在手中，觉得很轻巧，表面绒毛很明显；气味是一种很好闻的药香，没有让人不适的味道。

罗汉果宜置于干燥处储存，注意防霉、防蛀。

【家庭调理药膳】

罗汉无花果茶

沸水中煮15分钟后当茶饮用。

功效

可保护嗓子，对治疗风热袭肺的声音嘶哑有较好的疗效。

材料 罗汉果、无花果各20克。

做法 罗汉果与无花果分别洗净后，切片入

罗汉果猪肺汤

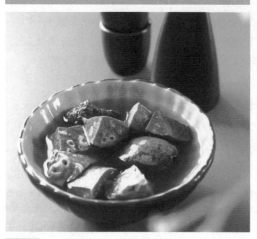

材料 罗汉果1个，猪肺250克。

做法 先将猪肺切成小块，挤出泡沫与罗汉果一起加清水适量煮汤，调味服食即可。

功效

滋补肺阴、清利咽膈。

罗汉果红枣茶

材料 罗汉果2枚，莲藕1节，干红枣7粒，冰糖45克，清水600毫升。

做法 ① 将莲藕洗干净，之后削去外皮，切成一厘米厚的圆片；干红枣在温水中浸泡15分钟至发起，之后冲洗干净备用。② 将清水和冰糖放入锅中，大火烧开后放入罗汉果和红枣，改小火慢慢熬煮约20分钟。然后

将莲藕片放入，再用小火慢慢煮制15分钟即可。烹调时可将罗汉果拍破，这样味道会更加浓郁，药力也会更易渗入汤汁。

功效

消炎清热、利咽润喉。还可降血脂，辅助治疗高脂血症。

罗汉果减肥健身茶

材料 罗汉果10克，蜂蜜适量，山楂片10克，净水250克。

做法 ① 将罗汉果洗净、压碎，山楂洗净，备用。② 将山楂与罗汉果同放锅中，之后加清水适量，开火煮，煮熟后，去渣留汁倒入杯中。最后将蜂蜜适量放入杯中，搅匀，作夏季饮料饮用。

功效

可保嗓子，还可治疗风热袭肺引起的声音嘶哑、咳嗽不爽、咽痛等症。

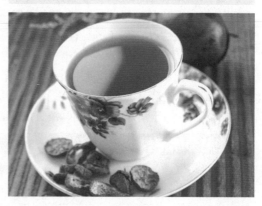

第三节 柴胡——和解退热，升举阳气

柴胡在古代书中读"茈"胡，在《本草纲目》中有"嫩则可茹，老则采而为柴，苗有芸蒿、山菜、茹草之名"的描述，药用的柴胡其实是草的根名。柴胡最早载于《神农本草

经》，列为上品。治伤寒，有大、小柴胡及柴胡加龙骨、柴胡加芒硝等汤，所以后人治寒热，中西医都把柴胡作为最主要的消炎、退烧药。

【本草档案】

别名：茈胡、地薰，山菜、茹草，柴草。

性味归经：味苦、辛，微寒。归肝、胆经。

适用体质：湿热、气虚体质。

用法用量：煎服，3～10克。和解退热宜生用，疏散肝郁宜醋炙，骨蒸劳热当用鳖血拌炒。

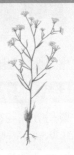

服用禁忌：肝阳上亢，肝风内动，阴虚火旺及气机上逆者忌用或慎用。

【现代研究】

成分：挥发油含香荆芥酚、苯酚等；酸性油含樟脑酸、茴香酸等。另含马鞭草烯酮、黄樟醚、棕榈酸、阿魏酸、烟酸、琥珀酸等。

药理：柴胡煎剂对用疫苗及温刺引起的发热均有明显的解热作用。柴胡皂苷抑制炎症组织组胺释放及白细胞游走，具有抗炎作用。柴胡注射液能够明显减轻肝细胞变性及坏死，具有抗肝损伤作用。柴胡多糖实验表明有一定的抗辐射作用。

【配伍应用】

柴胡配枳壳：柴胡功善疏肝解郁而升清；枳壳功专行气消积、宽中除胀而降浊。二者配伍，升降同用，能和肝脾、理气机，使气机升降有序。常用治肝脾不和，气机不利所致的胸胁脘腹满闷胀痛、食欲不振、大便不调等。

柴胡配白芍：柴胡能疏肝解郁；白芍能养血柔肝、缓急止痛。二药相合，疏肝与柔肝并用，理气与和血并行，既能疏肝理气，又有和血止痛之功。常用治肝气郁结、气血不和

保健功效

解表退热

柴胡辛能散风，微寒清热，轻浮上行，解表之力较弱，但能清利头目、疏散头面之邪，故风热感冒所致头昏头痛者较为多用，常与薄荷、菊花等疏散风热、清利头目药同用。若风邪上攻之偏头痛，常配伍川芎、白芷、细辛等祛风止痛药。

疏肝解郁

柴胡辛行苦泄，善条达肝气、疏肝解郁，故可用治肝失疏泄，气机郁阻所致的情志抑郁、胸胁，或少腹胀痛、妇女月经失调、痛经等。若肝郁血虚、脾失健运，妇女月经不调、乳房胀痛、胁肋作痛、神疲食少、脉弦而虚者，常配伍养血柔肝、益气健脾之品。

升举阳气

柴胡因能升举脾胃清阳之气，故可治中气不足，气虚下陷所致的脘腹重坠作胀、食少倦怠、久泻脱肛、子宫下垂、肾下垂等脏器脱垂，常与补气升阳药同用，以加强补气升阳之作用。

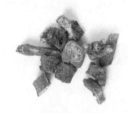

所致的胸胁脘腹疼痛、月经不调等。

柴胡配金钱草：柴胡善于疏利肝胆气机；金钱草能清利肝胆湿热，兼能利胆排石退黄。二药相合，清疏并用，有清利肝胆湿热、排石退黄之效。常用治湿热黄疸、胁肋胀痛。

柴胡配细辛：柴胡善于疏肝理气解郁、调畅气血；细辛善于祛风止痛。二药配伍，辛散疏通，轻浮上达，共奏疏肝活血、祛风止痛之功。常用治气血不和、风邪上扰所致的头痛。

【选购与储存】

柴胡分北柴胡和南柴胡。北柴胡根圆柱形或长圆锥形，有分支，表面淡棕色或黑褐色，质坚韧。南柴胡根呈长圆锥形，常弯曲，少分支，表面红棕色或棕褐色，质较脆。不管是哪种，都以条粗长、须根少者为佳。储存时置阴凉干燥处，防霉，防蛀。炮制品贮于干燥容器内，密闭。

【家庭调理药膳】

柴胡粥

材料 柴胡10克，大米100克，白糖适量。

做法 ① 将柴胡择净，放入锅中，加清水适量，水煎取汁。② 加大米煮粥，待熟时调入白糖，再煮一、二沸即成，每日1~2剂，连续3~5天。

功效

和解退热、疏肝解郁、升举阳气。适用于外感发热，肝郁气滞所致的胸胁乳房胀痛、月经不调、痛经等。

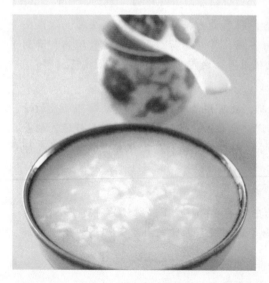

柴胡降脂粥

材料 柴胡8克，泽泻、白芍、茯苓各10克，粳米20克。

做法 将上述材料洗净同放入锅内大火煮沸后，改小火煮40分钟，煮成粥后食用，每日1次。

功效

适用于两胁胀满、情志不畅、烦躁易怒的患者。

加味柴胡疏肝粥

材料 柴胡、枳壳、香附、白芍各9克，合欢花12克，当归、川芎、沉香、路路通各6克，粳米100克，白糖适量。

做法 先将上药煎汁去渣，后入粳米煮粥，临熟加入白糖调味，稍煮5分钟即成。空腹温热食用。

功效

疏肝理气、解郁安神。适用于中风后痴呆，症见智力减退、烦躁易怒、情绪不安、失眠多梦等。

决明子柴胡药粥

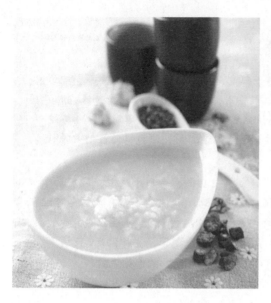

材料 柴胡15克，决明子20克，菊花15克，冰糖15克，大米100克。

做法 ❶ 决明子，柴胡，菊花放入砂锅内加三碗水煎煮，去渣取汁。❷ 将大米放入药液中煮粥，趁热加入冰糖至融化。每日分两次服完。

功效

　　清热疏肝，对于肝阳上亢、肝郁化火型的高血压并伴有小便黄赤，大便秘结等症状的患者能起到辅助降压的作用。

第四节　川贝母——清热润肺，化痰止咳

　　川贝母性微寒而苦，有清热化痰、润肺止咳、散结消肿之功效，既能清泄肺热化痰，又味甘质润而润肺止咳，故尤宜于内伤久咳及燥痰、热痰之证。另外，川贝母对于治阴虚久咳、肺劳久嗽等有一定的作用。

　　关于川贝母的药用作用，医书中记载很多，《本经》中说川贝母"主伤寒烦热，淋沥邪气，疝瘕，喉痹，乳难，金疮风痉"。《别录》里记载其能"疗腹中结实，心下满，洗洗恶风寒，目眩，项直，咳嗽上气，止烦热渴，出汗，安五脏，利骨髓"。

【本草档案】

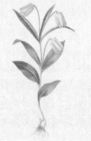

　　别名：虻、黄虻、苘、贝母、空草、贝父、药实、苦花、苦菜、勤母。

　　性味归经：味苦、甘，微寒。归肺、心经。

　　适用体质：脾胃虚寒及有湿痰者不宜用。

　　用法用量：煎服，每次3～10克。研末服，每次1～2克。

　　服用禁忌：不宜与乌头类药材同用。

【现代研究】

　　成分：含多种生物碱，如川贝母含青贝碱、松贝碱甲和松贝碱乙，还含有川贝碱和西贝碱；暗紫贝母含有松贝宁及蔗糖，甘肃贝母含有岷贝碱甲、岷贝碱乙；梭砂贝母含有白

保健功效

解郁散结

川贝母有很强的解郁散结之功用，常用于郁症、忧思郁结、胸闷脘胀等，可单用，或与厚朴同用，亦可配郁金、当归、柏子仁等同用，以增强效果。乳痈、痈疽肿毒等可加入蒲公英、天花粉、连翘、赤芍等提高清热解毒之功效。治疗瘿瘤时，可与昆布、海藻、夏枯草、莪术配用，或与玄参、牡蛎、皂角刺等配用，化痰软坚散结效果佳。

清热化痰

川贝母归肺经，有较强的清热化痰、润肺止咳之功效，常用于咳嗽、风寒暴咳喘急等，此时可用其与桔梗、杏仁、甘草等配用。中风窍闭、惊痫等见有痰热者可配伍天竺黄、竹沥、菖蒲等同用，涤痰清热开窍效果甚佳。肺热咳嗽、痰热互结、痰黄稠黏、胸闷、声音哑者，可用本品配知母、石膏、黄芩、瓜蒌、桑白皮等。宣肺化痰、止咳平喘、阴虚燥咳不愈者，则可用本品配百合、麦冬、五味子、紫菀、款冬花等。

炉贝碱、炉贝碱。

药理：贝母有镇咳作用以及不同程度的祛痰作用，同时还有一定的降压作用。此外，贝母碱能增加子宫张力，贝母总碱还有抗溃疡作用。

【配伍应用】

川贝母配北沙参：川贝母甘寒质润，尤善润肺止咳，兼能清肺化痰；北沙参甘润苦寒，长于补肺阴、清肺热。二者同用，共奏养阴润肺、化痰止咳之功，适用于阴虚肺燥有热之干咳少痰、咳血或咽干音哑等。

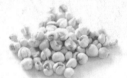

川贝母配知母：川贝母性甘寒，有润肺止咳之功用，兼能清肺化痰；知母则苦甘性寒质润，长于泻肺热、润肺燥。两药伍用，相得益彰，增强清肺润燥之力，适用于肺热燥咳、咯痰黏稠者。

川贝母配枇杷叶：川贝母归肺经，清肺润肺，止咳化痰之功用甚佳；枇杷叶苦寒性降，长于清肺止咳。两药配伍，共奏润肺、化痰、止咳之功。适用于内伤久咳及燥咳、热痰之证。

【选购与储存】

川贝母以鳞茎质坚实、粉性足为佳，以个小、色淡黄、有三四鳞片为最佳，色白者熏硫黄过量。

应置于干燥通风处进行储藏，注意防霉、防蛀。

【家庭调理药膳】

贝母甲鱼

材料 川贝母5克，活甲鱼500克，鸡清汤1升，精盐、料酒、大葱、生姜、花椒各适量。

做法 ❶先将甲鱼宰杀，去头及内脏后切块，备用。❷将处理好的甲鱼放入蒸钵中，之后加入贝母、鸡清汤、精盐、料酒、花椒、葱、姜，上笼蒸1小时即可。趁热空腹连汤服食。

功效

滋阴润肺、清热止咳。适用于阴虚咳喘、低热盗汗等症。

川贝蒸鸡

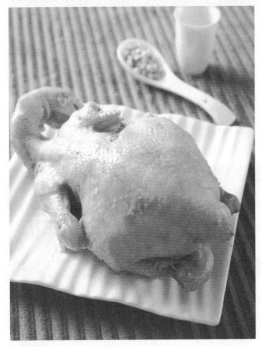

材料 净肉鸡1只（约1500克），川贝母20克，葱、姜、花椒、精盐、料酒、味精等调料适量。

做法 ① 将净肉鸡入沸水中汆一下，洗净；将川贝母研成细粉，涂抹在鸡腹内外，置于盆中，加入适量水、葱、姜、花椒、精盐、料酒等。② 入笼蒸约2小时至肉烂熟，去除葱、姜、花椒，加入味精即成。

功效 温中益气、补虚、润肺止咳。适用于体虚或病后燥渴、虚劳咳嗽、肺结核及阳痿等症。

贝母枇杷膏

材料 枇杷叶70克，川贝母7克，麦芽糖70克，蜂蜜适量。

做法 枇杷叶煎水2次，滤取浓汁，加川贝末、麦芽糖、蜂蜜熬成膏即可。

功效 宣肺、化痰、止咳。适用于慢性支气管炎等症。

贝母粥

材料 川贝母5~10克，粳米50~100克，白糖适量。

做法 ① 将川贝母洗净，烘干研末，粳米淘洗干净，放入锅内。② 加水适量，用武火煮沸后，改用文火煮至米开，调入川贝母粉末、白糖，搅拌均匀后再煮二、三沸即可。

功效 滋阴润肺、化痰止咳，可治疗老年慢性气管炎、肺气肿、咳嗽气喘、肺虚久咳、痰少咽燥，或痰热咳嗽、咯痰黄稠等症。

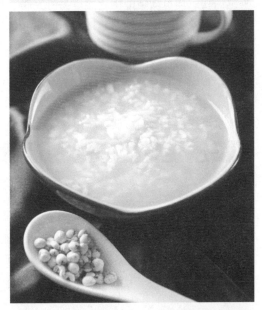

贝母酿梨

材料 川贝母12克，雪梨6个，冬瓜条100克，糯米100克，冰糖100克，白矾3克。

做法 ❶ 将糯米蒸熟，冬瓜条切成黄豆大小颗粒，川贝母研成粉末，白矾溶化成溶液。❷ 雪梨去皮，由蒂把处切下作盖，挖出梨核，浸没在白矾溶液内，以防变色。然后将梨在沸水中烫一下，捞出放入凉水中冲凉后，放入碗内。❸ 将糯米、冬瓜条粒、冰糖屑拌匀，再将川贝粉和入，分别装入雪梨中，盖好蒂把，放入碗内，上蒸笼蒸约60分钟左右，至梨烂即成。另在锅内加清水300克，置武火烧沸后，放入冰糖，溶化收浓汁，待梨出蒸笼时，逐个浇在梨上。

功效

　润肺化痰、止咳止血。适用于肺阴虚证的干咳无痰或痰少难出、肺痈咳嗽咯血等症。感冒咳嗽、痰饮喘咳，凡痰多清稀易咯出者不宜服用。

第五节　苦杏仁——润肺，消食积，散滞气

　　苦杏仁味苦微温，有止咳平喘、润肠通便之功效，以苦泄润降为主，善肃降，兼宣发肺气而能止咳平喘，是为治咳喘之要药。临床中，凡邪气壅肺、肺气不降之咳喘者，无论外感内伤，均可随症配伍用之。另外，苦杏仁质润而多脂，又能润肠通便，对肠燥便秘等亦颇为有效。除以上外，急性支气管炎、大叶性肺炎、上呼吸道感染、支气管扩张、声带息肉、慢性咽炎、习惯性便秘等属于肺郁气滞者也可应用本品治疗。

　　杏仁始载于《神农本草经》，列为下品。之后其他医书也对其进行了记载。《名医别录》中说苦杏仁"生晋山川谷"。《本草纲目》说的则是："诸杏，叶皆圆而有尖，二月开红花，亦有千叶者，不结实。"两者都对杏树做了一定的描述，前者说的是杏的产处，后者则重点描述了杏的特征。

【本草档案】

　　别名：杏仁。

　　性味归经：味苦，微温；有小毒。归肺、大肠经。

　　适用体质：阴虚咳喘及大便溏泄者忌用。

　　用法用量：煎服，每次3～10克，宜打碎入煎。或入丸、散剂。

　　服用禁忌：有小毒，故用量不宜过大；婴儿慎用。

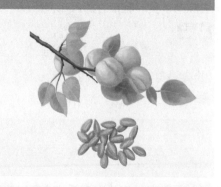

【现代研究】

　　成分： 含苦杏仁苷及脂肪油、蛋白质，各种游离氨基酸。尚含苦杏仁酶、苦杏仁苷酶、绿原酸、肌醇、苯甲醛、芳樟醇等。

保健功效

润肠通便

苦杏仁归大肠经，因此有一定的润肠通便功效，可用于治疗胃肠燥热、脾约便秘等，此时常配郁李仁、火麻仁、桃仁、柏子仁等同用，兼热者可配川贝母、瓜蒌仁；兼血虚者可配当归、生地等，均有一定的效果。

止咳平喘

苦杏仁归肺经，故有一定的止咳平喘功效，可用于咳喘、风寒客肺、咳喘胸闷等，临床中治疗以上病症时，常用苦杏仁配麻黄、甘草同用，若寒从热化、咳逆气急、身热口渴，则可再加石膏。如果是风热咳嗽或温燥咳嗽，则可使用苦杏仁配桑叶、沙参、浙贝、栀子等；用于寒饮咳嗽、咯痰清稀，则可用本品配干姜、细辛、五味子、半夏、茯苓等以温肺散寒，效果甚佳。若是用于咳嗽、风寒或凉燥咳嗽等，可用本品与苏叶、半夏、桔梗、陈皮、紫菀等同用，以增强止咳效果。

药理： 苦杏仁能抑制咳嗽中枢而起镇咳作用，可抑制胃蛋白酶的活性，从而影响消化功能。另据实验表明，苦杏仁苷及水解生成的氢氰酸和苯甲酸体外试验均证明有微弱的抗癌作用。

此外，苦杏仁还有一定的杀虫、抑菌、抗突变作用，所含蛋白质成分还有明显的抗炎及镇痛作用。

【配伍应用】

苦杏仁配麻黄： 苦杏仁味苦降泄，有止咳功用，尤长于止咳平喘；麻黄则辛散苦泄，既能发汗解表，又能宣肺平喘。二者相须为用时，可相互补充，宣降并施，增强止咳平喘之力，适用于风寒束表，肺气壅遏或肺热壅之咳喘实证，是此类病症的常见有效方之一。

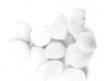

苦杏仁配石膏： 苦杏仁味苦入肺经，长于止咳平喘；石膏则甘辛大寒，尤善清肺经实热。二者合用，一温一寒，互为表里，有清肺泄热、止咳平喘之功，尤其适用于治疗肺热咳喘、发热口渴者。

苦杏仁配柏子仁： 苦杏仁归大肠经，质润多脂，又善润肠通便；柏子仁则味甘质润，富含油脂，有很强的润肠通便之效。两药相合而用，可互相促进，使润肠通便之力增强，适用于各种原因所致肠燥便秘证，临床效果甚佳。

【选购与储存】

苦杏仁气微，与水共研可产生苯甲醛香气。选购时以粒大、饱满、个完整为佳。应置于阴凉干燥处储藏，注意防蛀、防泛油。杏仁霜应置石灰箱内。

【家庭调理药膳】

四仁锅巴

材料 杏仁10克，薏仁15克，砂仁10克，白蔻仁6克，粳米锅巴250克，滑石20克，通草6克。

做法 ❶将上面所列药材同入锅煎汤，得液150毫升时，去渣。❷药汁滚沸浇在粳米锅巴上，温服。

功效

宣上、畅中、利下。

杏仁粥

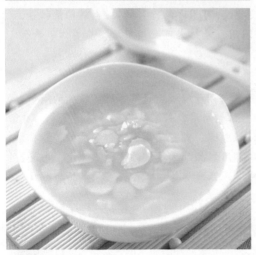

材料 杏仁（去皮尖）15克，粳米50克。

做法 将杏仁、粳米淘洗干净后，混合，加水两碗，开火煮粥，煮至粥熟后，趁热分服，令其微汗出。

功效 发散风寒、止咳化痰。

咸杏仁黄瓜

材料 甜杏仁15克，鲜嫩黄瓜50克。

做法 ❶将干甜杏仁用温水泡发后去皮，之后入沸水煮，待杏仁微熟后停火。❷黄瓜切成丁状，用适量盐水浸泡，微有咸味即可，黄瓜泡成后，与杏仁同拌，略调作料即可食用。

功效 润肺止咳。

豆豉杏仁

材料 豆豉10克，甜杏仁20克（去皮），青盐少许。

做法 将豆豉、甜杏仁用青盐浸泡，有咸味适口为止，可酌量而食。

功效 宣肺润燥。

杏仁薄荷粥

材料 杏仁30克（去皮尖），鲜薄荷10克，粳米50克。

做法 将杏仁放入沸水中煮到七分熟，之后放入粳米同煮，将要熟时，放入薄荷，煮熟即可。

功效 辛散透表、温肺止喘。

芝麻杏仁粥

材料 黑芝麻5克，杏仁10克，粳米50克。

做法 ❶将黑芝麻洗净，杏仁去皮、尖，再把二者分别研粉，备用。❷将粳米洗净，常法煮粥，至米开时，加入芝麻、杏仁，继续用小火煮至粥熟即成。

功效 养血滋阴、润肠通便，适用于产后阴血亏虚、肠燥便秘、口干口渴等症。

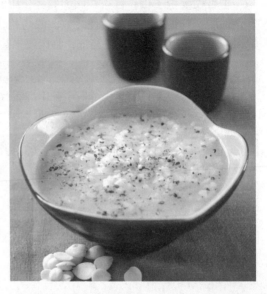

第六节 芥子——温肺化痰，利气，散结消肿

芥子辛温，主入肺、胃经，能散肺寒、利气机、通经络、化寒痰、逐水饮，有温肺化痰、利气、散结消肿之功效。故可用其治疗寒痰壅肺，以及气机不利所致的咳喘痰多、胸闷气短、痰白质黏、悬饮咳喘、胸满胁痛等，效果颇佳。芥子辛散温通，善通行经络，可有效散"皮里膜外"之痰，又能消肿、散结、止痛，是治疗痰湿流注之阴疽肿毒，以及痰湿阻滞经络所致肢体麻木或关节肿痛等的有效药。

临床中，芥子主要用于寒痰喘咳、悬饮、阴疽流注、肢体麻木、关节肿痛等症。其他如急慢性支气管炎、支气管哮喘、渗出性胸膜炎、结核性胸膜炎、感冒、急慢性鼻炎属于寒痰停饮者、风湿性关节炎等亦可使用本品进行治疗。

芥子的入药史很早，栽培也较早，李时珍在《本草纲目》中就曾介绍过芥子的相关内容："白芥处处可种，但人知莳之者少尔。以八、九月下种，冬生可食。至春深茎高二、三尺，其叶花而有丫，如花芥叶，青白色。茎易起而中空，性脆，最畏狂风大雪，须谨护之，乃免折损。"

【本草档案】

别名：白芥子、黄芥子、芥菜子、青菜子。

性味归经：味辛，温；有毒。归肺、胃经。

适用体质：阴虚火盛，气虚久嗽者忌用。

用法用量：煎服，每次 3 ~ 10 克。一般宜炮制后用。外用时应适量。

服用禁忌：辛温走散，耗气伤阴，久咳肺虚及阴虚火旺者忌用；消化道溃疡、出血者及皮肤过敏者忌用。

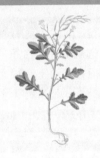

【现代研究】

成分：含芥子油苷、白芥子苷、脂肪油、芥子碱、芥子酶及多种氨基酸等。

药理：小剂量能引起反射性气管分泌增加，而有恶心性祛痰作用。白芥子苷水解后的产物白芥油有较强的刺激作用，可致皮肤充血、发泡。水浸剂对皮肤真菌有抑制作用。

白芥子油对皮肤黏膜有较强的刺激作用，能引起局部充血、灼痛，甚至发疱，因此使用时应该严格控制用量。

【配伍应用】

白芥子配马钱子：白芥子辛散温通，既可温肺化痰，又能通络散结；马钱子则最善搜筋骨之风湿，开通经络、透达关节之功效甚强。两药相合，可有效增强活血、通络、止痛之力，适用于寒湿痹阻之肢体麻木、关节肿痛等症，是此类病症的有效药之一。

白芥子配细辛：白芥子归肺经，长于温化寒痰；细辛则辛温发散，外能发散风寒，内

保健功效

散结通络止痛

芥子辛温，故可用于寒痰阻络、气血不畅、臂痛、牵引背胛，或肢体痹痛麻木等，此时可配木鳖子、没药、桂心、木香等温经活血通络药，可有效增强效果。此外，跌扑肿痛或肿毒初起，可单用本品研末醋调外敷。用于寒痰留滞经络、气血不足而发为阴疽、流注、鹤膝风等症时，可用本品配熟地、鹿角胶、肉桂、麻黄等同用，能加强温经散寒、祛痰散结作用。

温肺豁痰利气

芥子归肺经，有很好的散肺寒、化寒痰功效，可用于寒痰壅滞、咳喘痰多清稀、胸闷气促等，治疗此类病症时，常与苏子、莱菔子等降气化痰药配用。另外，如用于痰滞食积、脘腹饱满、食欲不振、恶心呕吐，或时吐痰，则可用白芥子、莱菔子、山楂子混合煎服。用于治疗痰饮停滞胸胁、咳唾引痛，则可用本品与大戟、芫花等祛痰逐饮药配用，效果甚佳。用芥子与甘遂、细辛、延胡索为末，姜汁调敷肺俞、心俞、膈俞等穴位，可有效防治哮喘。

能温肺化饮。两药相遇之后，可互为促进，共奏温化寒痰之功，适用于寒饮咳喘证。

白芥子配甘遂：白芥子辛温，善化寒痰、逐水饮；甘遂则苦寒性降，长于善行经隧之水湿，泻下逐饮力峻。两药相配而用，寒温并施，共奏豁痰逐饮之功，适用于悬饮咳喘，胸闷胁痛之证。

【选购与储存】

选购上好的白芥子要以粒大、饱满、色黄白、无杂质为主要标准。黄芥子经常与之混淆，但在味道上有很大不同。白芥子极其辛辣，而黄芥子没有。

白芥子适合贮于干燥容器内，置阴凉干燥处，防蛀，防潮。

【家庭调理药膳】

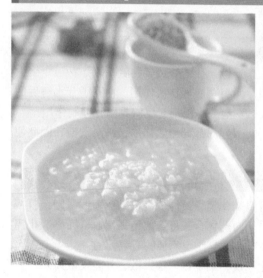

白芥子粥

材料 白芥子10克，大米100克。

做法 ❶将芥菜子择洗干净，放入锅中，加清水适量，浸泡5~10分钟后，开火水煎，之后去渣取汁备用。❷将大米淘洗干净，置于白芥子汁锅内，开火煮粥即可，服食，每日1剂，连续2~3天。

功效

温肺祛痰、通络止痛。适用于咳嗽气喘、胸膈满闷、肢体关节疼痛、麻木等。

三子糯米粉

材料 白芥子、萝卜子、紫苏子、糯米、白糖各适量。

做法 将白芥子、萝卜子、紫苏子、糯米均炒熟，之后与白糖混匀，碾成炒米粉状即可。

功效 化痰止咳。

白芥莲子山药糕

材料 白芥子粉5克，莲子粉100克，鲜怀山药200克，陈皮丝5克，红枣肉200克。

做法 先将怀山药去皮切片，再将枣肉捣碎，与莲子粉、白芥子粉、陈皮丝混合和面，加适量水，调和均匀，蒸糕作早餐用，每次50~100克。

功效 益气、化痰、通痹，可用于脾胃气虚型痛风。

白芥子炖金瓜

材料 白芥子20克，金瓜350克，清汤1000克，盐5克，鸡精3克，糖1克。

做法 ❶将金瓜去皮切块，白芥子洗净待用。❷净锅上火，放入清汤、白芥子、金瓜，大火烧开后，转小火炖40分钟调味即成。

功效 宣通肺气、温通经络、舒通经络凝聚之寒痰，用于痰湿流注关节、肢体疼痛等症。

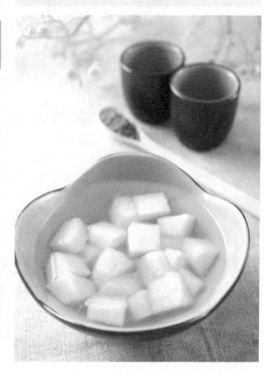

第七节
皂荚——祛顽痰，通窍开闭

中医认为，皂荚辛能通利气道，咸能软化胶结之痰，有祛顽痰、通窍开闭、祛风杀虫之功效，可使呼吸道黏膜分泌增加，故可用于治疗顽痰胶阻于肺而见咳逆上气、稠痰难咯、不能平卧者等。用时可单用研末，枣汤送服。

皂荚味辛而性窜，外用入鼻则嚏，入喉则吐，能通窍开闭，因此可用于中风、痰厥、癫痫、喉痹等痰涎壅盛，关窍阻闭等，效果颇佳。常配细辛共研为末，吹鼻取嚏，即通关散。

关于皂荚的药用作用，医书中有很多记载，《本经逢原》说皂荚"按大小二皂，所治稍有不同，用治风痰，牙皂最胜，若治湿痰，大皂力优"。《本草图经》中记载其可"疏风气"。

【本草档案】

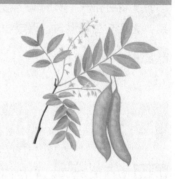

别名：鸡栖子、皂角、大皂荚、长皂荚、悬刀、长皂角、大皂角。

性味归经：味辛、咸，温；有小毒。归肺、大肠经。

适用体质：孕妇、气虚阴亏及有出血倾向者忌用。

用法用量：研末服，1~1.5克。亦可入汤剂，1.5~5克。外用适量。

服用禁忌：内服剂量不宜过大，以免引起呕吐、腹泻。其辛散走窜之性强，非顽疾证实体壮者慎用。

【现代研究】

成分：含三萜类皂类、鞣质、蜡醇、二十九烷、豆甾醇等。

药理：皂荚能使猫呼吸道分泌物增加而产生祛痰作用。皂荚对大肠杆菌、宋内氏痢疾杆菌、变形菌、伤寒杆菌、副伤寒杆菌、绿脓杆菌、霍乱弧菌等革兰阴性肠内致病菌有抑制作用。猪牙皂在体外有杀死丝虫幼虫的作用。皂荚所含的皂荚苷有毒，对胃黏膜有强烈的刺激作用，导致胃黏膜被破坏而吸收中毒，故用量过大、误食种子或豆荚，及注射用药均可致毒性反应。

【配伍应用】

皂荚配麻黄：皂荚味辛咸，辛能通利气道，咸能软化胶结之痰，功专祛除顽痰；麻黄则辛散温通，既可发汗解表，又能宣肺平喘。皂荚与麻黄相合时，可增强化痰平喘之力，适用于顽痰阻肺、咳喘痰多者，临床效果颇为理想。

皂荚配细辛：皂荚味辛散而性窜，入鼻则嚏，入喉则吐，故能开噤通窍；细辛则辛散

保健功效

解毒杀虫

皂荚有小毒，故此有一定的解毒杀虫之功效。痈疽溃后时可使用本品与天南星、大米、陈小粉炒焦研末后蜜水调敷。外用时可治痈疽肿毒初起，亦可与蓖麻仁捣烂同敷。

豁痰祛风

皂荚入肺经，有豁痰祛风、开窍通关之功效，故多用于痰多阻塞、咳痰不爽、气喘不利、胸膈胀满等症，此时可单用本品蜜丸服，或与半夏、麻黄、杏仁等化痰平喘药同用以增强效果。当用于头风头痛时，则可用皂荚配当归、川芎内服，或单用研末，吹鼻取嚏，效果亦佳。如果用于治疗风痰闭窍、卒然中风、喉中痰壅者，则可用本品配细辛研末吹鼻取嚏，或配明矾，研末温水服用。若是用于喉痹肿痛，由痰浊壅塞者，则可使用本品研末吹喉，使痰涎吐出，也可以醋调厚敷于颈下，亦有一定的疗效。

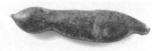

温通，既能发散风寒，又可通窍止痛。两药伍用，吹鼻取嚏，可共奏通窍开闭之功，适用于痰涎壅盛，关窍阻闭之中风、痰厥及癫痫等。

皂荚配明矾：皂荚味辛散而性窜，入喉则吐，能开噤通窍；明矾则酸苦涌泄而能祛除风痰。两药配伍合用，以温水调服，有很好的涌吐痰涎而豁痰开窍醒神之功效，适用于痰涎壅盛之喉痹证。

【选购与储存】

好的皂荚种子应当是扁椭圆形，外皮黄棕色而光滑，质坚。气味辛辣，嗅其粉末则打喷嚏。简单说来，好皂荚以肥厚、饱满、质坚者为佳。储存上适合放置于阴凉通风处。

【家庭调理药膳】

皂荚猪肚

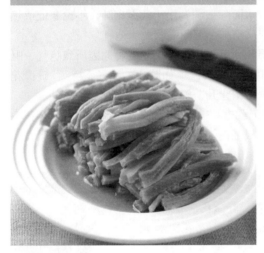

材料 猪肚1只，皂荚5克。

做法 猪肚洗净，皂荚也洗净，之后将皂荚放入猪肚当中，入锅煮，待到猪肚熟烂后即可，食肉。

功效

排毒养颜，可用于治疗皮肤癣。

皂荚乳香酒

材料 皂荚一个，皂荚刺（大者）1枚，乳香（为鸡头实大）1块，白酒100克。

做法 ❶ 将皂荚切成10余片，用乳香入银器内炒。❷ 待炒锅起烟之后，再入皂荚刺同炒，等乳香缠在皂荚刺上时，倾入白酒（醇酒），同煎令沸。过滤去渣即成。

功效

搜风、拔毒、消肿、排脓。适用于肿毒、疮毒、癣疮等症。

皂荚鸽子

材料 鸽子1只，皂荚5克。

做法 鸽子洗净，皂荚也洗净，之后将皂荚放入鸽子肚子当中，入锅煮，待到鸽子熟烂后即可，食肉。

功效

排毒养颜，可用于治疗皮肤癣。

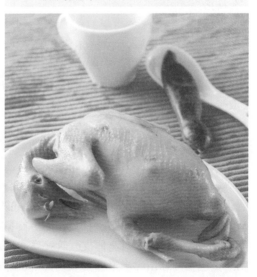

皂荚酒

材料 皂荚（剥去筋皮炙令黄）30克，酒1000克。

做法 将皂荚放入酒内，之后两者纳入石容器中，加热煮沸即可。

功效 治水肿入腹苦满急，妨害饮食。

第八节 旋覆花——降气行水化痰，降逆止呕

旋覆花苦辛咸而性微温，苦降辛开，咸能软坚，温能宣通，有降气行水化痰，降逆止呕之功效，故可降气化痰而平喘咳，消痞行水而除痞满。用于痰涎壅肺，不论寒证或热证，通过配伍皆可应用。因本品性温，故治寒痰壅肺、痞闷喘咳尤为适宜。

旋覆花又善降胃气而止呕噫，有良好的降气止呕作用，常用于各种原因所致噫气、呕吐诸证。《本草备要》云："入肺、大肠经，消痰结坚痞，唾如胶漆，噫气不除。"旋覆花以降为能，既降肺气，又降胃气，故前人有"诸花皆升，旋覆独降"之说。

关于旋覆花的记载很多，《本草纲目》中记载道："花状如金钱菊。水泽边生者，花小瓣单；人家栽者，花大蕊簇，盖壤瘠使然。其根细白。俗传露水滴下即生，故易繁，盖亦不然。"

【本草档案】

别名：覆、盗庚、戴椹、飞天蕊、金钱花、野油花、滴滴金、夏菊、金钱菊、艾菊、迭罗黄、满天星、六月菊、黄熟花、水葵花、金盏花、复花、小黄花、猫耳朵花、驴耳朵花、金沸花、伏花、全福花。

性味归经：味苦、辛、咸，微温。归肺、胃经。

适用体质：病人涉虚者不宜多服，利大肠，戒之。

用法用量：煎服，3～10克，布包。

服用禁忌：阴虚劳嗽、津伤燥咳者忌用。因其有绒毛，易刺激咽喉作痒而致呛咳、呕吐，故须布包入煎。

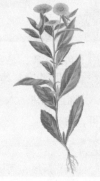

【现代研究】

成分：含黄酮、大花旋覆花内酯、单乙酰基大花旋覆花内酯、二乙酰基大花旋覆花内酯等。旋覆花另含旋覆花旋佛术内酯、杜鹃黄素、胡萝卜苷、肉豆蔻酸等。欧亚旋覆花另含天人菊内酯、异槲皮苷、咖啡酸、绿原酸等。

药理：有明显的镇咳、祛痰作用。旋覆花黄酮类对组胺引起的豚鼠支气管痉挛性哮喘有明显的保护作用，对离体支气管痉挛亦有对抗作用，并有较弱的利尿作用。另外，煎剂对金黄色葡萄球菌、炭疽杆菌和福氏痢疾杆菌有明显的抑制作用。欧亚旋覆花内酯对阴道

保健功效

行水化痰

旋覆花归肺、胃经，因此有一定的行水化痰功效，是行水化痰的常用有效药之一，可用于治疗积年上气，此时常与皂荚、大黄等配伍合用。如果是治风痰呕逆、饮食不下、头目昏闷，则可用本品与枇杷叶、川芎、细辛、赤茯苓等合用，以增强化痰之功效。若是用于治疗痰饮在胸膈呕不止者，则常用本品与半夏、茯苓、青皮等合用，以增强行水之功效。当用于治疗风湿痰饮上攻、头目眩胀时，可用旋覆花与天麻、甘菊花等合用。当用于治疗伤寒发汗、若吐若下、噫气不除时，则可用本品与人参、生姜、代赭石、甘草、半夏、大枣等合用，效果甚佳。

滴虫和溶组织内阿米巴均有强大的杀灭作用。

【配伍应用】

旋覆花配紫苏子：旋覆花辛温通降，功专降气行水化痰；紫苏子则辛温润降，尤长于降肺气、化痰涎。二药相合，可增强降气化痰作用，气降痰消则咳喘自平，适用于痰壅气逆、咳嗽气喘、痰多胸痞之证，是此类病症的有效药之一。

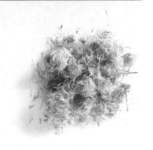

旋覆花配桑白皮：旋覆花苦降辛开，长于降气化痰而平喘咳；桑白皮则甘寒性降，功专泻肺热、平喘咳。两药相配而用，可相互补充，寒温同用，共奏清肺热而平喘咳之功，适用于肺热痰黄咳喘之证，且效果甚佳。

旋覆花配半夏：旋覆花味苦辛，归胃经，长于降逆止呕；半夏则辛散温通，味苦而降逆和胃，为止呕要药。两药相伍而用，可增强温中和胃、降逆止呕之功，适用于痰饮或胃寒所致呕吐证。

旋覆花配瓜蒌：旋覆花辛开散结，降气化痰消痞；瓜蒌能利气开郁，导痰浊下行而宽胸散结。两药相伍而用，可增强化痰散结消痞之功。适用于痰气互结、胸阳不通之胸痹疼痛不得卧者，疗效甚伟。

旋覆花配香附：旋覆花辛温通降，功善降气化痰、舒畅气机；香附则辛行苦泄，长于疏理肝气，调经止痛甚强。两药伍用，可收调和气血而止痛之效，适用于气血不和之胸胁痛者。

【选购与储存】

旋覆花具有一个明显的特征：质柔软，手捻易散。气微弱，味微苦咸。在选购时以朵大、金黄色、有白绒毛，无枝梗者为佳。储存时适合置于阴凉干燥处。

【家庭调理药膳】

旋覆花粥

材料 旋覆花、郁金各10克，葱白5茎，粳米100克，丹参15克。

做法 ❶将旋覆花用干净纱布包好，郁金切片，然后同丹参一起放入砂锅内，加适量的清水煎煮，取药液1000毫升。❷用药液同粳米煮粥，待粥熟时，加入葱白（切碎），搅匀即成。

参苡粥

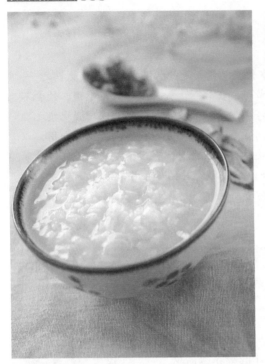

材料 苡米30克，北沙参15克，莱菔子9克，旋覆花9克。

做法 先将北沙参、莱菔子和旋覆花三种混合用布包好，之后加水煎汤去渣，然后用药汁与苡米煮粥，粥成之后即可。

功效

行水化痰。适用于食道癌。

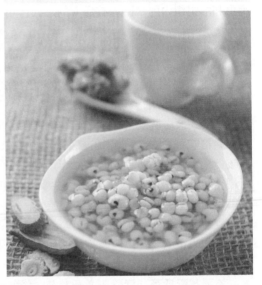

功效

行气散结、活血通络，治疗肝胆郁滞所致的胸胁胀痛、痞闷不舒，以及暖气、恶心等症。对西医所称的肋软骨炎、肋间神经炎、慢性肝炎、慢性胆囊炎、冠心病有保健作用。

第九节 白前——降气化痰

白前辛开苦降，性微温而不燥烈，既能降气，又能祛痰止咳，有降气化痰之功效，为肺家咳喘之要药。多用于治肺气壅实、咳嗽痰多、气逆喘促之证，无论属寒属热，外感内伤，或新嗽久咳，皆可应用本品进行治疗。白前主产于浙江、安徽、江苏、湖北、江西、湖南等地。于秋季采挖最为合适，采挖后洗净，晒干生用或蜜炙用即可。主要用于咳嗽痰多、气喘。西医诊为急慢性支气管炎、支气管哮喘、感冒、急慢性咽炎等属于痰浊阻肺者等。

关于白前的记载很多，《别录》说它"主胸胁逆气，咳嗽上气"。描述的就是白前的止咳功用。其他一些医书中也都有相关记载，且大都是在描述白前的止咳化痰功用。

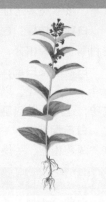

【本草档案】

别名：鹅管白前、竹叶白前。

性味归经：味辛、苦，微温。归肺经。

适用体质：凡咳逆上气，咳嗽气逆，由于气虚气不归元，而不由于肺气因邪客壅实者，禁用。

用法用量：煎服，3～10克。或入丸、散剂。蜜炙白前性较缓和，长于润肺止嗽，无耗气伤阴之弊，故可用于肺阴不足，气逆干咳者。

服用禁忌：祛痰作用颇强，但对胃黏膜有一定刺激性，如有胃病或有出血倾向者应慎用；因功专辛散下气，故肺虚干咳者不宜使用。

【现代研究】

成分：柳叶白前根茎中含 β-谷甾醇、高级脂肪酸及华北白前醇。芫花叶白前根中含有白前皂苷 A～K，白前皂苷元 A、白前皂苷元 B，白前新皂苷 A、白前新皂苷 B 及白前二糖。

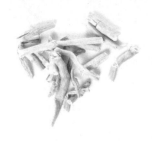

药理：白前各种提取物均有明显的镇咳作用，水、醇提取物又具有明显的祛痰作用。水提取物对乙酰胆碱和组胺混合液诱发的豚鼠哮喘有明显的预防作用。此外，白前的水提取物具有非常显著的抗炎作用。白前又具有镇痛及抗血栓形成作用。需要注意的是，

白前对胃黏膜有刺激作用，能引起局部充血、灼痛，内服过量可引起呕吐、腹痛、腹泻。

【配伍应用】

白前配荆芥：白前辛苦微温而不燥烈，功专降气化痰以平咳喘；荆芥辛散气香，长于

保健功效

降气润肺

白前性温而不燥，有一定的降气润肺功效，可用于肺阴不足、痰热内阻、咳嗽痰黄、口干咽燥等，用本品与沙参、麦冬、马兜铃、枇杷叶、川贝母等润肺化痰药配用即可。而肺虚咳嗽，如属肺气不足、寒痰内阻、咯吐白沫痰、面色白、神疲体倦等，则可选用白前与黄芪、冬花、紫菀、麻黄等补气温化寒痰之品配用。

止咳化痰

白前归肺经，有一定的止咳化痰功效，多用于外感风寒咳嗽、咯痰不爽，或兼恶风畏寒等症，常与荆芥、桔梗、百部等配伍同用以疏表宣肺，增强效果。痰涎壅肺、肺气上逆、久咳气喘、喉中痰鸣、不得安卧、浮肿短气、胸胁胀满者，可单用本品研末服，或配半夏、紫菀、大戟等同用，效果亦佳。此外，热咳、风邪痰热阻肺、发热喘息、咯痰黄稠者，或久咳痰中带血及小儿百日咳等，可使用本品配桑白皮、知母、贝母、沙参、石膏等，提高效果，更好的清热化痰、肃肺降气。

发表散风。两药伍用，一表一里，升降并举，共奏解表宣肺、化痰止咳之功，适用于外感风寒、咳嗽痰多之证。

白前配桔梗：白前辛开苦降，微温不燥，长于降气化痰；桔梗辛散苦泄，功专宣肺祛痰利咽。二者相合，共奏宣肺降气、化痰止咳之功，适用于咳嗽痰多、胸闷不畅。

白前配桑白皮：白前辛开苦降，微温不燥，长于祛痰，降肺气而平咳喘；桑白皮甘寒性降，主入肺经，以泻肺热、平喘咳为专长。两药配伍而用，可增强泻肺平喘、降气化痰之功，适用于肺热壅盛、咳喘痰黄者。

白前配紫菀：白前辛苦微温，善于降气化痰；紫菀甘润苦泄，善于润肺、化痰、止咳。两药相配，一燥一润，则痰消嗽宁，适用于风寒犯肺、咳嗽咽痒、咯痰不爽之证。

【选购与储存】

白前分为柳叶白前和芫花叶白前。两者均以根茎粗、须根长、无泥土及杂质者为佳。购买时虽要分清楚种类，按需购买。在储存上，应置于干燥通风处。

【家庭调理药膳】

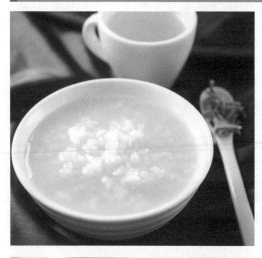

白前粥

材料 白前10克，大米100克。

做法 将白前择洗干净，放入锅中，加清水适量，浸泡5~10分钟后，水煎取汁，之后加大米煮粥，服食，每日1剂，连续2~3天。

功效

祛痰、降气、止咳。适用于肺气壅实，痰多而咳嗽不爽，气逆喘促之症。

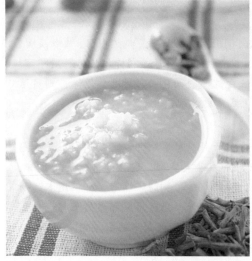

前胡粥

材料 白前5克，前胡2克，大米100克。

做法 将白前、前胡择洗干净，放入锅中，加清水适量，浸泡5~10分钟，之后水煎取汁，加大米煮粥，服食，每日1剂，连续2~3天。

功效

降气祛痰、宣散风热。适用于外感风热，或风热郁肺所致的咳嗽、气喘、痰稠、胸闷不舒等。

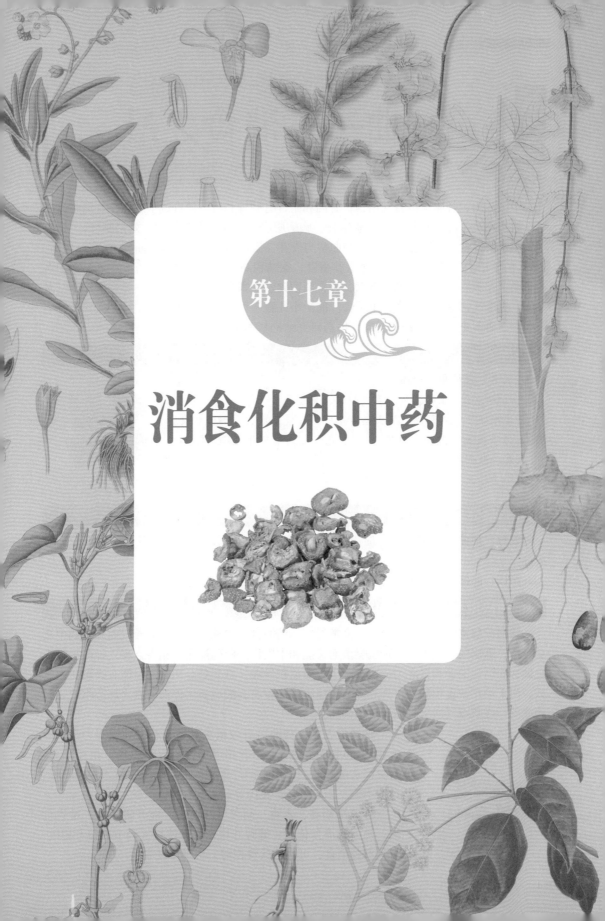

第十七章

消食化积中药

神曲——消食之最

第一节

中医认为，神曲辛以行气消积，甘温和中，有健脾和胃、消食调中之效，善消谷食积滞，故可用之治疗食积胀满、不思饮食、胸痞腹胀，或腹痛泻痢等症，效果颇佳，另外，本品用于消谷食尤为适宜。临床中神曲常与麦芽、山楂同用，习称焦三仙。

《药性论》中说神曲可以"化水谷宿食，癥结积滞，健脾暖胃。"《汤液本草》则记载神曲能"疗脏腑中风气，调中下气，开胃消宿食。主霍乱心膈气，痰逆，除烦，破癥结及补虚，去冷气，除肠胃中塞，不下食。能治小儿腹坚大如盘，胸中满，胎动不安，或腰痛抢心，下血不止。"这些记载与现代医药研究结论基本相同。

【本草档案】

别名：六神曲、六曲。

性味归经：味甘、辛，温。归脾、胃经。

适用体质：脾阴虚，胃火盛者不宜用；能落胎，孕妇宜少食。

用法用量：煎服，每次6～15克，大剂量可用至30克。也可入丸、散剂。

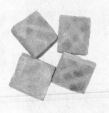

服用禁忌：妇女授乳者忌用。

【现代研究】

成分：神曲中含酵母菌、淀粉酶、维生素B、麦角甾醇、蛋白质及脂肪、挥发油等成分。

药理：能促进消化液分泌从而助消化。

【配伍应用】

神曲配陈皮：神曲甘温调中，辛散行气，消酒食而除陈腐之积、导滞气而和胃调中之功甚伟；陈皮则辛开苦降，理气燥湿而又能和中安胃。两药配用，相得益彰，神曲得陈皮之助，能增强消食和胃之力，更有利于神曲消积导滞；且二药合用时，又能有燥湿化痰之效。用于治疗饮食积滞，胃失和降之腹痛腹胀、嗳腐吞酸或痰湿停滞所致之恶心呕吐、脘腹胀闷，或咳嗽气逆、胸闷等效果颇佳。

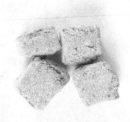

神曲配苍术：神曲可有效消食和胃；苍术则燥湿力强，湿去则脾胃可得以健运。二者相遇后，可互为彰显，相互补充，共奏消食健脾之功，用来治疗食积内停，湿阻脾胃之脘闷腹胀、食欲不振、恶心呕吐、腹泻等效果甚佳。

神曲配胡荽、木香：胡荽气味芳香，能开胃消食，增进食欲；神曲能消食化积、健脾开胃；木香能行气调中。三者相伍，行气健脾消食，可用治饮食积滞、胃纳不佳者。

保健功效

健脾和胃、消食化积

神曲归脾、胃经，故有很强的健脾和胃、消食化积之功效。临床中多用于外感夹食积、外感风寒、内伤饮食、恶寒发热、脘腹胀闷、嗳腐厌食等症，神曲有解表化滞的作用，因此常与紫苏、藿香、连翘、山楂、青皮等配用。遇到脾虚食少、大便不实、倦怠乏力者，则可用神曲与党参、白术、山药、鸡内金、谷芽等同用。用于伤食泄泻时则常配山楂、麦芽、莱菔子、枳壳、白术等。而用于暴泻不止时则多数为神曲与吴茱萸配用。此外，麻疹疹出不透患者，可用神曲单味煎服；膨胀，如产后瘀血不运及小儿食积所致者，可用神曲炒研为末，砂仁煎汤送服，效果亦颇佳。

神曲配枳实：枳实破气消积、化痰除痞；神曲健脾和胃、消食调中。二药配伍，行气消痞、消食导滞效力显著，适用于积气滞、脘腹痞满。

【选购与储存】

挑选神曲时以陈久、无虫蛀者为佳。储存时最好将其放置于干燥通风处。

【家庭调理药膳】

神曲粥

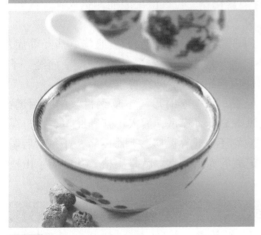

材料 神曲15克，大米50克。

做法 ❶将神曲研为细末，放入锅中，加清水适量，浸泡10分钟后开火，水煎取汁。❷将大米放入神曲汁中，共同煮为稀粥，每日1剂，连续3～5天。

功效

健脾胃、助消化。适用于消化不良、食积难消、恶心呕吐、胃脘疼痛、嗳腐吞酸、脘腹胀满、大便溏泄、肢软乏力等。

山楂神曲粥

材料 山楂5克，炒神曲20克，粳米50克。

做法 ❶用纱布将山楂和神曲包好放入锅中，加水后煎煮半小时，之后去掉药渣，留汁。❷将粳米放入神曲汁中，煮成稀粥。吃的时候加适量白糖调味即可，每天2次。

功效

健脾和胃、消食导滞。对于小儿脾胃不和导致的食欲不振、浊气上逆的呃逆等症状，都有很好的疗效。

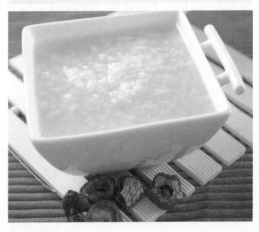

神曲茵陈粥

材料 神曲10克，茵陈15克，竹叶5克，大米50克。

做法 将诸药择净，水煎取汁，之后加大米煮粥，每日1剂，连续5~7天。

功效

健脾利湿。适用于肝炎脘腹胀满、纳食不香、大便溏薄、小便短黄等。

二芽神曲粥

材料 炒谷芽、炒麦芽、神曲各10克，大米50克，白糖适量。

做法 将诸药择净，水煎取汁，之后加大米煮粥，待熟时入白糖调味，之后再煮一二沸即成。每日1剂，连续7天。

功效

健脾开胃。适用于厌食症及小儿疳积。

第二节 山楂——消食化积益脾胃

中医认为，山楂味酸而甘，微温不热，有消食化积、行气散瘀之能，主入脾、胃经，故健脾开胃、增进消化的功效强，为消腥膻油腻、肉食积滞之要药。

临床中，山楂主要用于治疗饮食积滞、泻痢腹痛、疝气痛、瘀阻胸腹痛、痛经等症，其他如消化不良及其他胃功能之疾患属食积不化者，冠心病心绞痛、子宫肌瘤、痛经、子宫内膜异位、胎盘滞留等属于瘀血阻滞等也可使用本品治疗，效果亦佳。

关于山楂的药用作用，很多医书中都有记载，其中李时珍《本草纲目》中介绍道："赤爪、棠、山楂，一物也。古方罕用，故《唐本》虽有赤爪，后人不知即此也。自丹溪朱氏始着山楂之功，而后遂为要药……凡脾弱食物不克化，胸腹酸刺胀闷者，于每食后嚼二、三枚，绝佳。"明确说明了很多医书中所记载的赤爪、棠，就是山楂，并阐明了山楂的入药历史以及其药用作用。

【本草档案】

别名：梁梅、杭子、鼠查、羊梾、赤爪实、棠梾子、赤枣子、山里红果、酸枣、山里果子、茅楂、猴楂、映山红果、海红、酸查。

性味归经：味酸、甘，微温。归脾、胃、肝经。

适用体质：脾胃虚，兼有积滞者，当与补药同施，亦不宜过用。

用法用量：煎服，每次10~15克，大剂量时可用至30克。

服用禁忌：生用多食，令人嘈烦易饥，损齿，龋齿、脾胃虚而无积滞者应慎用。

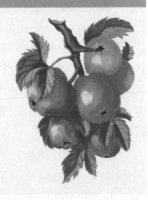

保健功效

增进食欲

山楂可活血养血,可有效软化血管、降压、降血脂,故又可用来治疗高血压、冠心病、高脂血症等。

行气散瘀

山楂味酸甘,微温不热,有一定的行气散瘀之功效,可用于产后瘀阻腹痛、恶露不尽、瘀血经闭等证,常与当归、川芎、益母草、元胡等药配伍,以增强药效。而疝气偏坠胀痛者,多用山楂核与小茴香,橘核等同用,效果亦佳。

消食化积

山楂归脾、胃经,可有效化积消食,温脾和胃之功较强,对食物积滞、腹痛泄泻等有一定的效果。一般来讲,用山楂治食积不消,可单用煎服,或与蜂蜜为丸服,如山楂丸;亦可与神曲、麦芽等伍用,以增强消食化积之功,如保和丸;兼见脘腹胀痛、泄泻者,可用山楂配伍木香、枳壳等同用或单用炒煎服。

【现代研究】

成分:山楂的主要药理成分为黄酮类化合物,如槲皮素、槲皮苷、矢车菊素、牡荆素、金丝桃苷等。另含有一定量的山楂酸、齐墩果酸、绿原酸、咖啡酸、熊果酸、琥珀酸等多种有机酸。

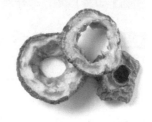

药理:实验表明,山楂提取物有强心、降压、增加冠脉流量、扩张血管及抗心律失常等作用,其中起降压作用的为山楂水解物山楂总黄酮和三萜酸类等,但以三萜酸类降压作用效应最强。另外山楂还具有明显的降血脂和减轻动脉硬化病变的作用。另外,服用山楂后可增加胃中的酶类及胃液分泌量,可有效促进消化,并助消化脂肪类食物。

此外,山楂还有一定的抗菌作用,实验表明其对志贺氏、福氏、宋内氏、斯密氏痢疾杆菌、变形杆菌、绿脓杆菌、白喉杆菌、大肠杆菌,以及溶血性链球菌、金黄色葡萄球菌等,均有较强的抑制作用。

【配伍应用】

山楂配神曲:山楂善消食化积,有破气化瘀、破泄之力;神曲则味甘辛而性温,其辛不甚散,甘而不甚壅,温而不甚燥,具醒脾助运、导滞之能。两者相合而用,可增强消食除积、破滞除满之力,对于饮食停滞之脘腹胀痛、嗳气腐臭、矢气频频,或腹泻、大便臭如败卵等疾有很好的疗效。

山楂配麦芽:山楂味酸甘,性微温,可有效消食化积、散瘀行滞,尤擅消肉食之积;麦芽则味甘而性微温,对消食和中有奇效,长于消面食之积。两药配伍合用,可增强消食之力,让肉食油腻之积及面食之积皆消,对于饮食不节,胃纳过度所致的食积不化、腹痛腹胀、矢气频频,或泄泻、大便臭如败卵等症有显效。

【选购与储存】

挑选山楂时要依据不同种类来选择上品。简单说来,北山楂以片大、皮红、肉厚者为佳；南山楂以个均、色棕红、肉厚者为佳。储存上，要放置于通风干燥处，防霉，防蛀。炮制品贮于干燥容器中，密闭。

【家庭调理药膳】

酸辣汤

材料 焦山楂60克，胡椒粉6克，红糖30克。

做法 焦山楂水煎取液，入胡椒粉，红糖搅匀，频饮。

功效

健脾开胃、温中散寒。

胡椒鸡

材料 山楂15克，老母鸡1只，胡椒30克，红糖15克。

做法 将鸡毛褪净，去内脏后，切成块，与胡椒、山楂、红糖一起放入锅内，添水，大火烧沸后改用小火炖煮，待鸡肉煮烂后，吃肉喝汤。

功效

温中散寒、消积止痢。

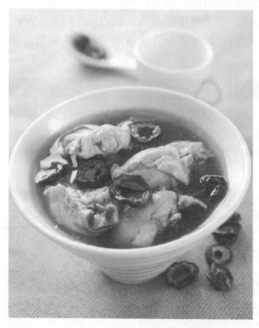

山楂肉丁

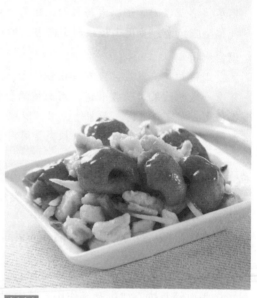

材料 鲜山楂100克，瘦猪肉200克，冰糖50克，精盐4克，绍酒5克，味精、葱、香油、姜、蛋清、淀粉各适量。

做法 ❶猪肉切成3毫米见方的肉丁，放入碗内，加精盐、味精、绍酒腌一下，然后加蛋清、淀粉上浆。❷用一小碗加入水、淀粉、精盐、味精，兑成卤汁。山楂洗净去核，把冰糖放入炒勺，加适量水熬化，见糖汁浓时把山楂倒入，待糖汁粘在山楂上倒出。❸炒勺内加适量的菜油，四成热时，把浆好的肉丁下锅散开、滑透，起勺倒入漏勺内。原炒勺内留少许底油，下葱、姜炸锅，倒入滑好的肉丁，再把兑好的卤汁泼流入勺，翻炒均匀，淋香油，出勺装盘，然后把糖汁山楂倒在肉丁的上面即可。

功效

消食积、健脾胃、散瘀血。

导滞茶

材料 炒山楂15克，炒麦芽15克，茶叶10克，无花果7枚。

做法 水煎频服。

功效

消食止泻。

山楂饮

材料 鲜山楂50克（干品25克），红糖25克。

做法 山楂煎水250克，加红糖调匀饮用。

功效

活血化瘀。

第三节 鸡内金——消食健胃止遗尿

中医认为，鸡内金为作用较强的消食药，有健脾消食、涩精止遗、通淋化石等作用，大凡积滞，不论肉积、乳积、谷积及其他积滞，皆可使用本品治疗。《千金要方》中则独用于消化不良引起的反胃吐食。

鸡内金微寒，入膀胱经，有清下焦膀胱湿热之能，又有缩尿涩精止遗之用，故亦可用来治疗梦遗滑精、尿频遗尿等。此外，鸡内金尚有清热利湿、通淋排石、化坚消石之功效，可用于治疗淋证，肾、膀胱结石等。

关于鸡内金的药用作用，很多医书中都有记载，《纲目》对其的描述是"治小儿食疟，疗大人（小便）淋漓、反胃，消酒积，主喉闭、乳蛾，一切口疮，牙疳诸疮。"

【本草档案】

别名：鸡肫胵、鸡肫内黄皮、鸡肫皮、鸡黄皮、鸡食皮、鸡合子、鸡中金、化石胆、化骨胆。

性味归经：味甘，平。归脾、胃、小肠、膀胱经。

用法用量：煎服，每次3～9克，大剂量可用至20克；也可研末吞服。

服用禁忌：脾虚无积者慎服。

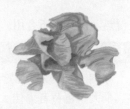

【现代研究】

成分： 鸡内金中含有促胃液素、淀粉酶、少量蛋白酶、角蛋白及多种氨基酸。

药理： 鸡内金口服后，可提高胃液分泌量、酸度及消化力，可促进胃运动功能加强，使排空率加快。不过鸡内金助消化作用出现较迟，但维持度较久。

此外，鸡内金对排除体内放射性元素锶有一定程度的促进作用。

【配伍应用】

鸡内金配麦芽： 鸡内金性甘平，能有效生发胃气、养胃阴，具有健脾消食之功；麦芽

保健功效

散瘀化石

鸡内金有一定的散瘀化石之功，可用于砂淋、石淋，即泌尿系结石，湿热互结而成砂石，小便淋痛或尿来中断。用于此类病症时，可用鸡内金与朴硝、消石、石韦、海金砂、黄芪等同用。

敛疮生肌

鸡内金还有敛疮生肌的作用，可用于口疮、牙疳臭烂等，可单用本品或与枯矾研末搽用。

缩尿止遗

鸡内金同时归膀胱经，故又有缩尿止遗之功效，可用于肾虚小便滑数不禁，或遗精遗尿，配桑螵蛸、菟丝子、鹿茸等，效果亦佳。若是治疗小便频数量多，常与黄芪、龙骨、黄连、地黄等同用。

消食运脾

鸡内金归脾、胃经，有消食运脾、温脾和胃之功，多用于治疗食积不化、脘腹痞胀、嗳腐吞酸、不思饮食或大便泄泻等症，常与神曲、山楂、麦芽等药伍用，以增强化滞消积之功。若是用于脾虚泄泻、日久不愈、饮食减少及小儿疳积，则可使用鸡内金配健脾益气之品，如白术、山药、扁豆、茯苓等。用于治疗积滞固结、脘腹胀痛、大便秘结，则可用鸡内金与木香、厚朴、槟榔、大黄等伍用以增行气导滞通便之功。此外，兼寒湿偏重者，可用鸡内金与白术、干姜、枣肉同用。

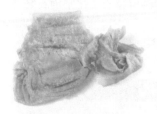

则能舒肝解郁，有启脾开胃、消食和中之效。二者相须为用，可互相促进，相得益彰，使胃气生、脾气健、肝气舒，可有效增强消食导滞功能，用于治疗脾胃虚弱、食欲不振者，饮食停滞者，久病后纳差者效果颇佳。

鸡内金配海金沙：鸡内金生用时刻通淋消石化瘀，炒用时能消食开胃；海金沙则有利水通淋之效，善泻小肠、膀胱血分之湿热。两药配伍合用，可增强通淋化石、清热消积之作用，用以治疗石淋颇为有效。

【选购与储存】

鸡内金质薄脆，易折断，断面呈胶质状，有光泽。气微腥，味淡微苦。以干燥、完整、个大、色黄者为佳。

置干燥处存放即可。

【家庭调理药膳】

鸡内金山药饼

材料 鸡内金30克，干山药100克，面粉500克。

做法 将鸡内金、干山药混合后共同研粉，之后加入面粉，和成面团，再加入黑芝麻、白糖等揉匀，烙成薄饼10张，每天吃1张，10天为1个疗程，可连用2～3个疗程。

功效

治疗小儿疳积、营养不良性贫血、缺钙、缺铁等。

鸡内金粥

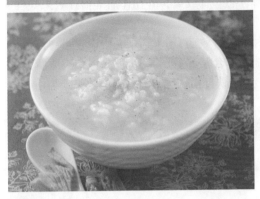

材料 鸡内金5克，大米50克。

做法 ① 将鸡肉金择净，研为细末后备用。② 取大米淘净，放入锅内，加清水适量煮粥，待沸后调入鸡肉金粉，煮至粥成服食即可，每日1剂，连续3~5天。

功效

健胃消食、固精止遗。

鸡内金炒米粉

材料 鸡内金30只，糯米1000克，白糖适量。

做法 ① 将鸡内金用中火炒至发黄鼓起、质脆时取出，之后研粉，粉成后，过100目筛备用；再将糯米浸泡2小时，捞出晾干后，上笼蒸熟，再烘干，磨成粉，过100目筛，备用。② 将两味混匀，装瓶备用即可。每次2汤匙，每日2次，可加白糖，用

开水冲调服之，3个月为1疗程。

功效

补中益气、健胃消食、化石止泻、强健身体。适宜于小儿与老人的日常保健，而对于脾胃虚弱、消化不良，或有结石、胃下垂者，更为适宜。

猪肚内金汤

材料 猪肚250克，鸡内金12克，参须12克，生姜12克。

做法 将猪肚洗擦干净；鸡内金、参须与生姜洗净共同放入煲内；放水3碗，煲3小时，即可饮用。

功效

健胃润燥、调中气、愈十二指肠溃疡、刺激胃肠之荷尔蒙、加强胃消化能力、调中补气。

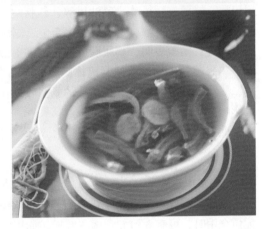

第四节 鸡屎藤——消食健脾，化痰止咳

中医认为，鸡屎藤入脾、胃经，有消食健脾、化痰止咳、清热解毒、止痛之功，故可用来治疗食积腹胀、腹泻等，单味水煎服即有效。此外，鸡屎藤味甘寒可解热毒，苦寒能

泻火清热，又兼具化痰止咳之效，因此又可用于治热毒泻痢、咽喉肿痛、痈疮疔肿、热痰咳嗽、烫伤火伤等症。

此外，鸡屎藤还有良好的止痛效果，对胃、胆、肾绞痛，外伤作痛等治疗效果颇佳。止痛以注射剂疗效为佳。

鸡屎藤是止痛解毒、消食导滞、除湿消肿等的有效药，《采药书》中说它可"治风痛肠痛，跌打损伤，流注风火瘴毒，散郁气。洗疝，合紫苏煎汤"。也就是说，鸡屎藤除了可以消食化积之外，还具有一定的活血功用，用于跌打损伤等也有一定的效果。当用于洗疝的时候，与紫苏煎汤同用最佳。

【本草档案】

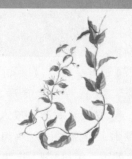

别名：斑鸠饭、女青、却节、臭藤根、臭藤、毛葫芦、五香藤、臭狗藤、鸡矢藤、清风藤。

性味归经：味辛、苦，微寒。归脾、胃、肝、肺经。

用法用量：煎服，每次15～60克。外用时应适量。

服用禁忌：服用鸡屎藤制剂后，患者呼吸时和尿中常有鸡屎藤特有的臭味，此症状停药即可消失。另外，鸡屎藤注射液用药后局部可产生疼痛，但较轻微。

【现代研究】

成分：鸡屎藤全草含猪殃殃苷、鸡屎藤苷、鸡屎藤次苷、γ-谷甾醇等。茎及叶中含甲硫酸、蜡醇、豆甾醇、菜油甾醇、软脂酸、鸡屎藤糖苷等。其果实则含挥发油成分二甲基二硫化物、苯甲醇、苯乙醇、山奈酚、槲皮素、咖啡酸、乌索酸甲酯等。

药理：实验表明，鸡屎藤叶或根的注射液可提高小鼠痛阈，有明显镇痛作用。另据试验，鸡屎藤总生物碱能抑制离体肠肌的收缩作用，并可拮抗乙酰胆碱的致痉作用。此外，鸡屎藤注射液还有抗组织胺所致的肠肌收缩作用，但试验中对氯化钡引起的肠痉挛性收缩无影响。

此外，静脉注射鸡屎藤制剂时，对麻醉猫有较强的降压作用，且降压效果与剂量成正比。

【配伍应用】

鸡屎藤配红小芭：鸡屎藤归肺经，有化痰止咳之功效，可用于各种咳嗽，其与红小芭配伍合用时，可有效治妇女虚弱咳嗽，如用两药适量炖鸡服用，则效果更佳。

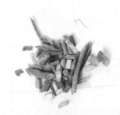

鸡屎藤配路边姜：鸡屎藤有清热解毒、消食导积之功用，可用来治疗各种痢疾等，用其配伍路边姜同用，可有效治疗红痢。若二者适量炖肉服，可增强药效。

鸡屎藤配绿豆：鸡屎藤能清热解毒，绿豆亦是解毒之佳品，将鸡屎藤与绿豆配伍应用，两者相互补充，相须为用，可令解毒效果大大增加，能有效解毒。

【选购与储存】

鸡屎藤气特异，味微苦、涩。以条匀、叶多、气浓者为佳。有时容易与鸡血藤混淆。

保健功效

消食化积

鸡屎藤归脾经，有化积消食、健脾补气之功用，能有效健脾除湿、益气补虚，可用于治疗小儿瘦弱、脾弱气虚、食积疳积，及成人气虚浮肿、臌胀、耳鸣、腹泻、遗尿，妇女虚弱白带等。以及虚弱劳伤、虚痢、痒子瘰疬之由于气虚不愈者。

清热解毒

鸡屎藤味辛苦，故有一定的清热解毒功效，可用于治风痛肠痈、外部损伤、流注风火瘴毒、散郁气等，同时还可用于治疗寒湿痛等症。

祛风活血、止痛消肿

可用于治疗风湿酸痛、跌打损伤、肝脾肿大、无名肿毒。

其实仔细观察，鸡血藤断面有赤褐色层圈是很好区分的。

鸡屎藤的储存地点是干燥处。

【家庭调理药膳】

鸡屎藤粑仔

材料 鸡屎藤粉1杯，姜丝和清水适量，红糖2汤勺。

做法 ❶ 将一杯鸡屎藤粉和半杯清水共同倒入盆中，调成面团，放在一边醒10分钟。❷ 切一些姜丝。之后煮一锅清水，在里面下入姜丝。❸ 用勺子盛一小块面团。把面团放在手里用手掌搓一下，放到锅中煮熟。全部下完粑仔后放入红糖煮5分钟即可。

功效

清热、消炎、解毒、润肺醒脑。

祛风猪蹄汤

材料 猪蹄500克，黑豆250克，鲜鸡屎藤50克，鲜白露刺50克，鲜山棉花50克，鲜紫菜莉50克，香菜、当归各少许。料酒、盐、白糖、味精、鸡精各适量。

做法 ❶ 将鸡屎藤、白露刺、山棉花分别切4厘米长小段，紫菜莉切厚1厘米左右的片，之后共同入砂锅中加水煮45分钟，取汤汁备用。❷ 将猪蹄剁成块，入沸水锅中焯水2分钟，捞出控干，黑豆泡洗净备用。❸ 将猪蹄、黑豆、料酒、汤汁、当归放入煲中，下盐、白糖调味，小火煲1小时左右，下味精、鸡精调味，点缀香菜即可上桌。

功效

补虚损、通乳脉。

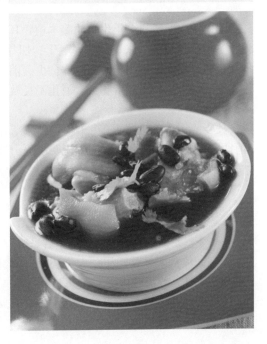

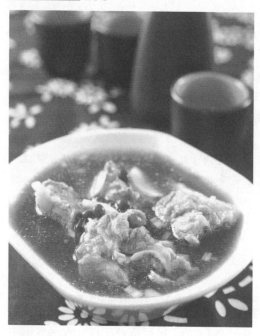

鸡屎藤赤小豆煲猪脊骨

材料 鲜鸡屎藤约300克，赤小豆250克，猪脊骨约400克，陈皮1个，姜2片。

做法 ① 先将猪脊骨放入沸水中煮5分钟，飞水洗去血糜备用；洗净所有材料备用。

② 瓦煲加水后置于火上，待水烧至滚沸，将所有材料倒入瓦煲中，继续用猛火加热，等再次滚沸后，改用文火炖煮4小时左右，下盐调味即可。

功效

消暑去积、健脾开胃、解毒。可去大肠、小肠的毒，尤其可以解酒毒。

第五节 隔山消——消食健脾，理气止痛

　　隔山消为萝藦科多年生草质藤本植物耳叶牛皮消的块根，主产于四川、云南、江苏等地。冬季采挖最佳，采挖后洗净晒干，切片即可，生用。中医认为，隔山消有消食健脾、理气止痛之功效，可用于治疗脾虚食少、消化不良、脾胃气滞、脘腹胀痛、痢疾等症，其他如急慢性胃炎、十二指肠炎、消化不良及其他胃功能之疾患属脾虚挟积证等，亦可使用本品进行治疗。

　　关于隔山消的记载很多，《本草纲目》谓其"主腹胀积滞"。《分类草药性》则言其可"消食积、下乳，补虚弱"。明确说明了隔山消的消食导积作用。

【本草档案】

　　别名：隔山撬、隔山牛皮消、白首乌、白何首乌、山瓜蒌。

　　性味归经：味甘、苦，平。归脾、胃、肝经。

　　用法用量：煎服，每次9～15克；研末吞服比煎服效果好。外用时应适量。

　　服用禁忌：过量服用易引起中毒，故应严格控制用量。

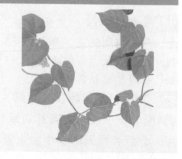

保健功效

理气止痛

隔山消味甘苦平，有一定的理气止痛功效，可用于治疗各种痞气顽疾。治痢疾时，本品单用即可。要是用来治疗食疟，则可使用隔山消与地枯牛，两者混合后用米汤服用即可。若是治小儿痞块，则可用隔山消煎水加白糖当茶喝。如果是用于治小儿疳疾、隔食，并能开胃健脾，则可使用隔山消与苦荞头、鸡屎藤、马蹄草、鱼鳅串、侧耳根通用，以增强药效，可得到更好的效果。

消食健脾

隔山消归脾胃经，因此有一定的消食健脾功用，临床中多用于治疗各种脾胃疾病。用于治疗食积饱胀时，单用本品即可，多打成粉之后以水冲服。如果是用于治气膈噎食、转食，则可用隔山消与鸡胗皮、牛胆南星、朱砂、急性子等合用，以增强消食健脾之功用，效果甚佳。若用于治多年老胃病，则可用隔山消与鸡屎藤合用，若炖猪肉服则效果更佳。

【现代研究】

成分：隔山消含有磷脂类成分，如磷脂酰胆碱、磷脂酰肌醇、磷脂酰乙醇胺及白首乌苷 A、白首乌苷 B、白首乌苷 C 等。除此外，还含有多种甾体苷、白首乌二苯酮及萝藦毒素等。

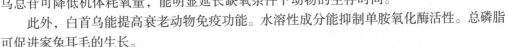

药理：实验表明，白首乌总苷对 S180 肉瘤等在体内外均有明显的抑制作用。可增强动物机体的免疫功能。另据实验，白首乌总磷脂有明显的强心作用。白首乌总苷可降低机体耗氧量，能明显延长缺氧条件下动物的生存时间。

此外，白首乌能提高衰老动物免疫功能。水溶性成分能抑制单胺氧化酶活性。总磷脂可促进家兔耳毛的生长。

【配伍应用】

隔山消配鸡内金：隔山消味苦甘平，归脾、胃经，有很强的消食化积之功用，是常见的消食药物之一；鸡内金也具有一定的消食功用。两药配伍合用之后，可互相促进，令消食之功更伟，化积之能更强，是治疗腹胀等的对症方，疗效甚佳。

隔山消配鸡屎藤：隔山消归脾胃经，有很强的健脾和胃之功用；鸡屎藤亦有一定的消食化积、健脾之功效。二者相配而用，可令消食健脾和胃之功用更强，可有效治疗积滞胃肠、恶心呕吐等，是此类病症的有效方法。

【选购与储存】

在选购隔山消时，要尽量选择块大、质坚硬、断面色黄白的，这样的一般均为上品。

由于隔山消受潮后会影响药性的发挥，所以，只适合贮于干燥容器内，置通风干燥处为佳。

【家庭调理药膳】

山消饼

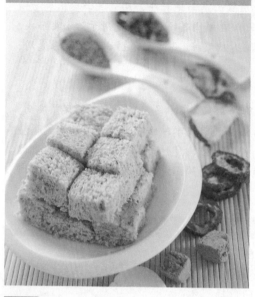

材料 苦荞头、隔山消、鸡屎藤各100克，焦山楂20克，麦芽、谷芽各30克，莱菔子15克，建曲20克，山药粉50克，面粉500克，白糖适量。

做法 ❶ 将苦荞头、隔山消、鸡屎藤烘干后研成细末；焦山楂、麦芽、谷芽、莱菔子、建曲共研成细末，备用。❷ 将山药粉、面粉、与上两种药末混匀，加水揉和，之后加适量酵母粉发酵，发好后揉入白糖，上笼大火蒸熟。出笼后切成块状，每块重约20克。饭前吃1～2块，可连吃1周以上。

功效

开胃口、化食积、健脾胃。适宜于小儿食伤脾胃、饮食积滞胃肠、腹胀腹痛，或恶心呕吐、腹泻烂渣样便、打臭嗝等消化不良之症。

山消内金饮

材料 隔山消 15克，鸡内金 6克 (焙焦研成细末)。

做法 将隔山消煎水，之后吞服鸡内金3克。一日2次。

功效

消食健脾，可用于腹胀。

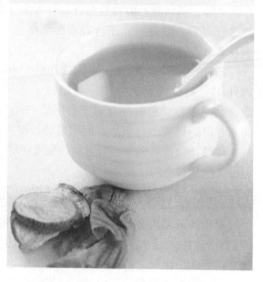

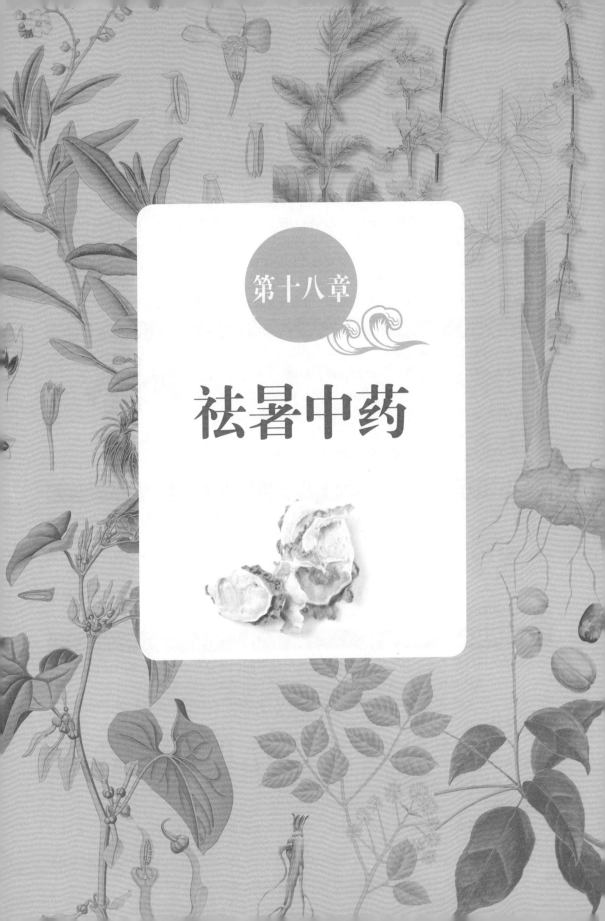

第十八章

祛暑中药

第一节

苦瓜——清热祛暑

　　苦瓜味苦，性寒；归心、肺、脾、胃经。中医认为其具有消暑清热、解毒、健胃、除邪热、聪耳明目、润泽肌肤、强身、使人精力旺盛，不易衰老等功效。可用于治疗发热、中暑、痢疾、目赤疼痛、恶疮等症，是消暑佳品。

　　苦瓜的入药史很早，很多医药典籍中都有相关记载，其中《本草纲目》就对苦瓜的来源等做了相关介绍，"苦瓜原出南番，今闽、广皆种之。五月下子，生苗引蔓，茎叶卷须，并如葡萄而小。七八月开小黄花，五瓣如碗形。结瓜长者四五寸，短者二三寸，青色……"

【本草档案】

　　别名：锦荔枝、癞葡萄。

　　性味归经：味苦；性寒。归心、脾、肺经。

　　用法用量：内服：煎汤，每次 6～15 克，鲜品每次 30～60 克；或煅存性研末。外用：适量，鲜品捣敷；或取汁涂。

　　服用禁忌：脾胃虚寒者慎食，食之可令人吐泻腹痛。

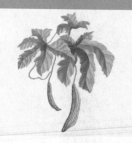

【现代研究】

　　成分：苦瓜果实中含苦瓜苷。此外，苦瓜中尚含 5- 羟基色胺和多种氨基酸，如谷氨酸、脯氨酸、α－氨基丁酸、瓜氨酸、丙氨酸、β－丙氨酸、苯丙氨酸、半乳糖醛酸、果胶等。又含少量类脂，如油酸，亚油酸，亚麻酸，桐酸等。

　　药理：降血糖作用。实验表明，正常的以及患四氧嘧啶性糖尿病的家兔灌服苦瓜浆汁后，血糖明显降低。

【选购与储存】

　　分辨苦瓜片是否是上品的重要标准是观察皱纹中间的部分是否有种子或种子脱落后留

保健功效

清热解毒

　　苦瓜味苦性寒，因此具有很好的清热解毒之功用，可用于夏日中暑等。另外，苦瓜又能清热祛火，可有效治疗上火、燥热等症状，是常见的有效去火药品。苦瓜能消烦去燥，为夏日养生之佳品。

健脾除热

　　苦瓜归脾经，有很好的健脾之功效，可有效开食健脾，又能很好的祛除暑热，是解暑之佳品。

下的孔洞，如果有的话一般为上品。此外，青边、肉白、片薄、子少都是上品的标准。

苦瓜适合放置于干燥处。

【家庭调理药膳】

清炒苦瓜

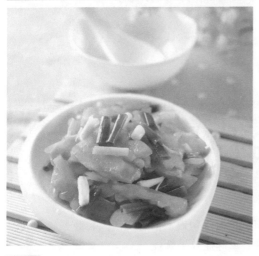

材料 苦瓜3根，小葱2根，盐、味精、糖、麻油各适量。

做法 ① 将苦瓜洗净，纵向一剖为二，形成两根半圆柱形。再将剖为一半的苦瓜反扣在砧板上，切成片，备用。小葱切段，备用。② 先将小葱放入油锅内爆香，之后下入苦瓜，迅速翻炒，与此同时，加入盐、糖，约炒1分钟后，加入味精，继续翻炒半分钟熄火，淋上少量麻油，即可装盘。

功效

去火消暑、生津解热。

灯芯苦瓜饮

材料 灯芯草20克，鲜苦瓜150克，食盐、味精各适量。

做法 把灯芯草、苦瓜一起放入锅内，用文火煮半小时，去渣取汁，加食盐、味精调味即可。

功效

清心降火、利尿通淋，可治疗夏天暑热伤人所致的身热、汗多、心烦、口渴、倦怠乏力、尿少色黄等症。

苦瓜镶肉

材料 苦瓜1条，绞肉300克，胡萝卜50克，葱、姜、香、酱油、淀粉、盐、麻油各少许。

做法 ① 将苦瓜洗净，后切成2厘米圈状，去子；胡萝卜和姜去皮、切末；葱洗净切末；将以上几种一起放入碗中，加绞肉及调味料搅拌均匀，填入苦瓜内，盛在盘中。② 锅中倒入适量麻油烧热，爆香姜末，加入适量水煮滚，淋在苦瓜上，再连盘放进蒸锅蒸15分钟后取出，撒上香菜末即可。

功效

祛暑解热、止渴生津。

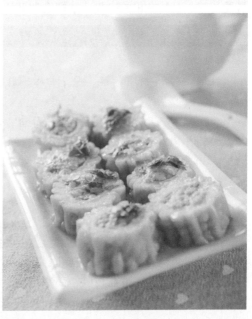

苦瓜鲈鱼煲

材料 苦瓜150克，鲈鱼150克，胡萝卜25克，盐、味精、料酒、高汤、胡椒粉、生粉各适量，蛋清1个。

做法 ❶将鲈鱼洗净，去骨切片；苦瓜洗净，去子，切斜刀片；胡萝卜洗净，切大刀片。❷鲈鱼片用生粉、蛋清、盐、料酒、味精上浆，并用少许生油拌匀。❸起油锅，将鱼片、苦瓜、胡萝卜分别入锅滑上油，然后捞出沥干油分。之后原锅内加入适量高汤并用上述调料调味，投入鱼片、苦瓜、胡萝卜片，翻匀后用水生粉勾芡，淋入适量生油，装入烧热的煲内即可上桌。

功效

清热降火、祛暑消温。

第二节

荷叶——治疗暑热病症

中医认为，荷叶具有清暑利湿、升发清阳、止血等功效，治暑湿泄泻、眩晕、水气浮肿、雷头风、吐血、衄血、崩漏、便血、产后血晕等症效果颇佳。

《本草拾遗》中说荷叶"主血胀腹痛，产后胞衣不下，酒煮服之；又主食野菌毒，水煮服之"。《日华子本草》则说荷叶可以"止渴，并产后口干，心肺燥，烦闷"。《日用本草》里记载荷叶能"治呕血、吐血"。《滇南本草》则说荷叶可以"上清头目之风热，止眩晕，清痰，泄气，止呕，头闷疼"。《纲目》中对荷叶的记载是"生发元气，裨助脾胃，涩精浊，散瘀血，消水肿、痈肿，发痘疮。治吐血、咯血、衄血、下血、溺血、血淋、崩中、产后恶血、损伤败血"。除以上外，《品汇精要》《本草通玄》《本草备要》《生草药性备要》等亦对其有相关记载，是较为常见的祛暑中药之一。

【本草档案】

别名：莲。

性味归经：味苦、涩、平；归心、肝、脾、胆、肺经。

适用体质：凡上焦邪盛，治宜清降者，切不可用。

用法用量：内服：煎汤，3～10克（鲜品15～30克）；荷叶炭3～6克，或入丸、散。外用：适量，捣敷或煎水洗。

服用禁忌：升散消耗，虚者禁之。

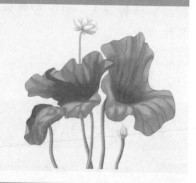

【现代研究】

成分：叶含莲碱、荷叶碱、原荷叶碱、亚美罂粟碱、前荷叶碱、N-去甲基荷叶碱、D-N-甲基乌药碱、番荔枝碱、鹅掌楸碱、槲皮素、异槲皮苷、莲苷、酒石酸、柠檬酸、苹果酸、葡萄糖酸、草酸、琥珀酸、鞣质，还含抗有丝分裂作用的碱性成分。

保健功效

凉血止血

荷叶有止血之功，能有效凉血止血，常用于吐血、衄血等的治疗，可单味烧灰或焙干研末服，亦可配生地黄、生柏叶、生艾叶等同，用以增强效果。用于崩漏下血时则可配黄芩、蒲黄为末服。

升发清阳

荷叶有升发清阳之功效，可治暑泻，常用于风热头痛、寒热、心烦痞满、呕哕等，可与苍术、升麻、葛根同用。用于脾虚清气不升之泄泻者，可与枳实、白术等健脾化滞药同用，以增强效果。

清热解暑

荷叶味苦，有清暑利湿之功效，可有效清热解暑，常用于暑热挟湿及湿温初起等，与连翘、杏仁、瓜蒌皮、茯苓、佩兰、半夏等同用效果更佳。用于暑温后期，余邪未清、头胀目昏、口微渴等时，可与金银花、扁豆花、西瓜等伍用。

【配伍应用】

荷叶配连翘：荷叶有很好的清热祛暑功用，当其与连翘、杏仁、瓜蒌、陈皮、茯苓、制半夏、甘草、佩等配伍时，可用于治疗秋时晚发之伏暑，并治湿温初起。

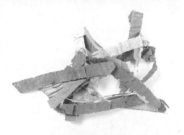

荷叶配升麻：荷叶有一定的祛暑清热功用，用其与升麻、苍术配伍可用于治疗雷头风证，头面疙宿肿痛，憎寒发热，状如伤寒者。

荷叶配生地黄：荷叶可抑阳生阴，用其与生艾叶、生柏叶、生地黄等配伍可治阳乘于阴，以致吐血、衄血者。

荷叶配黄芩：荷叶能治疗崩中下血者，当其与蒲黄、黄芩配伍时，可使功用增强，治崩中下血功效更好。

【选购与储存】

荷叶一般都有消香气，味淡微涩。判断荷叶质量的重要标准是看其是否叶大、完整、色绿、无斑点。如果这几点都具备的话，一般为新鲜上品。

荷叶多放置于干燥通风处。

【家庭调理药膳】

荷叶粉蒸鸡

材料 鲜荷叶1张，鸡1只，炒米粉、肥猪肉各150克，酱油、白糖各20克，食盐、味精、绍酒各适量，汤汁100克。

做法 ❶将鸡宰杀后，去毛及内脏，洗净，剔去骨，剁去爪，再把肉劈成片，加调料、汤汁拌匀，再加炒米粉搅拌均匀，干湿适度，米粉粘实。❷将肥猪肉切成块。❸将荷叶洗净，晾干水分，平摆在案板上，每一鸡片夹一片肥肉，折过来口向下，分成四排整齐地排列在荷叶的中央，包好后装入盘内，上笼蒸约40分钟，取出后放在圆盘内，打开荷叶装盘即成。

功效

升运脾阳、滋润五脏。适用于脾虚体弱、暑湿所伤、食欲不振等。并可作为暑天营养保健食品。

荷叶粥

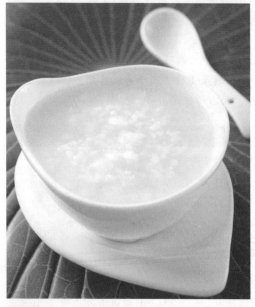

材料 新鲜荷叶1张，粳米100克，冰糖适量。

做法 先将鲜荷叶洗净煎汤，再用荷叶汤同粳米、冰糖煮粥即可。可做夏季清凉解暑饮料，或做点心供早晚餐，温热食。

功效

清暑利湿、升发清阳、止血、降血压、降血脂。适用于高血压、高脂血症、肥胖病，以及夏天感受暑热致头昏脑涨、胸闷烦渴、小便短赤等。

荷叶饭

材料 鲜荷叶1张，大米少许。

做法 ❶ 将鲜荷叶洗净，切丝，大米淘净。❷ 将荷叶水煎取汁，去渣，加大米煮成粥服食。

功效

清热化痰。适用于暑热。

荷叶粉蒸肉

材料 五花肉、鲜荷叶、粳米、籼米等各适量，葱段、姜丝、丁香、桂皮、八角、甜酱、绍酒、酱油、白糖等配料若干。

做法 ❶ 将粳米、籼米淘净，沥干晒燥；把八角、山奈、丁香、桂皮同米一起入锅，用小火炒至呈黄色，冷却后磨成粉。❷ 猪肉刮去皮上细毛，清水洗净，切成长7厘米、宽2厘米的块；再在每块肉上各直切一刀，之后将肉放入盛器，加适量配料拌匀腌渍1小时，使卤汁渗入肉片，再加米粉拌匀，在肉片间的刀口内嵌入米粉。❸ 荷叶用沸水烫一下，切成小张，每张上面放肉1块，包成小方块，上笼用旺火蒸2小时至肉酥烂，溢出荷叶香味即成。

功效

降压、消食、固精气

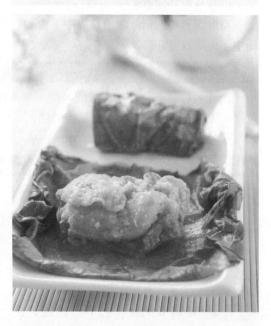

第三节 绿豆——清热解毒，消暑，利水

　　绿豆甘寒，功善清热解毒，以消痈肿，有清热解毒、消暑利水之功效，常用治痈肿疮毒，可单用煎汤频服，或生研加冷开水浸泡滤汁服。又因其能清热消暑、除烦止渴、通利小便，故夏季常用绿豆汤冷饮，以治暑热、烦渴、尿赤等。除以上外，绿豆还善解热毒，为附子、巴豆、砒霜等辛热毒烈之剂中毒及食物中毒的解毒良药。可以生品研末加冷开水滤汁顿服，或煮汤频服，解毒效果颇佳。另外，其他如急慢性肾小球肾炎、肾病综合征属于水湿内停者，神经性尿闭、膀胱括约肌痉挛、尿路结石、尿路肿瘤、尿道损伤、尿道狭窄、前列腺增生所致小便不利等属于下焦热盛者，亦可使用绿豆进行治疗，也都有一定的效果。

【本草档案】

　　别名：青小豆。

　　性味归经：味甘，寒。归心、胃经。

　　用法用量：煎服，15～30克。外用适量。

　　服用禁忌：脾胃虚寒，肠滑泄泻者忌用。

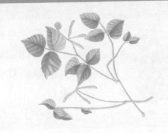

【现代研究】

　　成分：含蛋白质、脂肪、糖类、胡萝卜素、维生素A、维生素B、烟酸，以及钙、磷、铁等。

　　药理：绿豆中的某些成分直接有抑菌作用。通过抑菌试验证实，绿豆衣提取液对葡萄球菌有抑制作用。绿豆中含有的植物甾醇结构与胆固醇相似，植物甾醇与胆固醇竞争酯化酶，使之不能酯化而减少肠道对胆固醇的吸收，并可通过促进胆固醇异化，或在肝脏内阻止胆固醇的生物合成等途径使血清胆固醇含量降低。另外，有实验发现，绿豆对吗啡和亚硝酸钠诱发小鼠肺癌与肝癌有一定的预防作用。

　　绿豆中还含有丰富的蛋白质，生绿豆水浸磨成的生绿豆浆蛋白含量颇高，内服可保护胃肠黏膜。绿豆蛋白、鞣质和黄酮类化合物，可与有机磷农药、汞、砷、铅化合物结合形成沉淀物，使之减少或失去毒性，并不易被胃肠道吸收。

【配伍应用】

　　绿豆配大附子：绿豆有一定的利水之功，其与大附子配伍可使利水功效增强，用治疗湿重水气等效果甚佳。

　　绿豆配青豆：绿豆味寒甘，有一定的利水功效，用其与青小豆、冬麻子、陈皮配伍合用，可使利水功效得到增强，对于小便不通颇为有效。

保健功效

清热解毒

绿豆有一定的解毒功效，可用于热毒痈肿疮疖，单味生研过滤取汁服，外用时可与赤小豆、黑豆、姜黄等研末同用。治疗烦闷呕吐之类可单味大剂煎服，或配黄连、甘草等伍用。用于丹毒游风时则可与大黄研末同用。

消暑止渴

绿豆甘寒，可有效消暑止渴，多用于热病津伤口渴者，可用绿豆与银花、连翘、麦冬、生地等清热养阴生津药伍用。对夏季感受暑热之邪、烦热口渴，可单味煎煮饮之，亦常与滑石、苡仁、甘草等配伍同用。

利水

绿队利水，可用于小便赤涩淋漓不利等，可配伍火麻仁、陈皮同用，效果更佳。

绿豆配大黄：绿豆有清热解毒消暑之功用，大黄能利水消肿，安和五脏。用绿豆与大黄配伍，可有效治疗小儿遍身火丹并赤游肿。

绿豆配赤豆：绿豆与赤小豆、黑豆、川姜等配伍合用，可有效治疗痈疽。

【选购与储存】

在挑选绿豆的时候，不仅要看颗粒是否饱满，更重要的是要看种皮的状态是否薄而韧，剥离后露出淡黄绿色或黄白色的种仁。此外，经受过虫害的绿豆其营养成分会大打折扣，所以在挑选的时候应仔细观察是否有虫口。

在储存上，绿豆一定要放置于干燥通风处。

【家庭调理药膳】

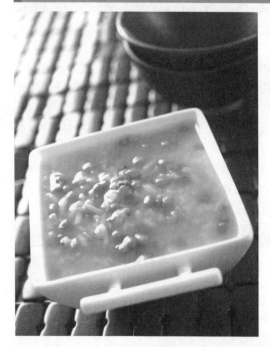

绿豆粥

材料 绿豆100克，粳米250克。

做法 将绿豆加水浸泡4小时，除净杂质，放入铝锅内把粳米淘洗干净，也放入铝锅内，加水适量，置武火上浇沸。再改用文火炖煮，至绿豆、粳米熟透即成。

功效

清热，解暑烦渴、水肿、腹泻、痢疾、丹毒，解毒利水。适用于暑热、痈肿等病症，是夏天解暑的佳膳。

南瓜绿豆汤

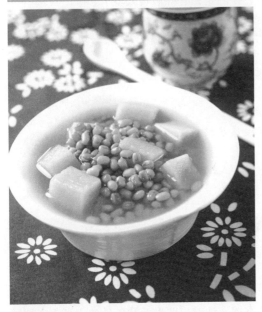

材料 绿豆、南瓜各适量。

做法 ❶绿豆洗净，南瓜去皮切块。❷高压锅内放入水，放入洗净的绿豆大火煮沸后，盖阀冒气后，转小火。煮10分钟，关火。待高压锅冒完气，放入切好的南瓜，再次开大火，高压锅盖阀冒气后，关火，放气后依个人口味用糖等调味即成。

功效

解毒清心、消暑止渴，用于暑热烦渴、汗多尿少者。

绿豆花汤

材料 绿豆60克，金银花15克。

做法 将绿豆加水煮至豆熟，放入金银花（纱布包）一同煮沸，以汤色碧绿而不浑浊为佳。去金银花，连豆饮服。

功效

用于暑热烦渴、小便短赤，或热病发热心烦等。亦可用于热痱、疮疹等。

绿豆前子汤

材料 绿豆60克，车前子30克。

做法 将绿豆和车前子（纱布包），加水煎汤服。

功效

用于热淋小便不利、赤涩疼痛、湿热腹泻。

第四节 藿香——化湿，止呕，解暑

藿香辛散而不峻烈，微温而不燥热，有化湿、止呕、解暑之功效，故能运脾胃、调中焦、化湿浊，为治疗湿阻中焦、中气不运的常用药。又因为藿香脾主运化，喜温燥而恶阴湿，若暑月外感风寒、内伤生冷而致脾失运化，症见恶寒发热，头痛脘痞、呕恶泄泻等均可用之。藿香辛散温通，能化湿浊、运脾胃、和中止呕，多用于治疗呕吐，脾胃湿浊引起的呕吐尤宜。其他如慢性胃肠炎属于湿阻中焦者，胃肠神经官能症、胃肠型感冒、急性胃肠炎属于暑湿表证者等亦可使用本品进行治疗。

藿香入药源于《本草正义》，之后很多药书中都有记载，《本草纲目》中说"藿香方茎有节中虚，叶微似茄叶。洁古、东垣惟用其叶，不用枝梗。今人并枝梗用之，因叶多伪故耳"。意思是藿香茎节是中空的，叶片与茄子的叶相似，以前的医药介绍中都用藿香叶入药，很少使用枝梗，但后来枝梗也开始入药了，原因是藿香叶假货太多了。

【本草档案】

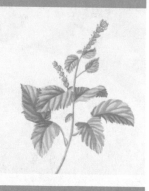

别名：土藿香、猫把、青茎薄荷、排香草、大叶薄荷、绿荷荷、川藿香、苏藿香、野藿香、猫尾巴香、猫巴虎、拉拉香、八蒿、鱼香、鸡苏、水麻叶。

性味归经：味辛，微温。归脾、胃、肺经。

适用体质：胃弱欲呕及胃热作呕，中焦火盛热极，温病热病，阳明胃家邪实作呕作胀，禁用。

用法用量：煎服，5～10克。也可入丸、散剂，鲜品加倍。

服用禁忌：阴虚血燥者不宜用。

【现代研究】

成分：主含广藿香酮、广藿香醇、苯甲醛、香油酚、桂皮醛，另有多种倍半萜类化合物，黄酮类化合物主要为芹黄素、鼠李黄素、商陆黄素等。

药理：藿香水煎剂、乙醚浸出液、醇浸出液及水浸出液对于多种致病真菌均有抑制作用，藿香中的黄酮类物质有抗病毒作用。广藿香挥发油对皮肤癣菌和条件致病真菌有抑制作用。另外，藿香的挥发油能促进胃液分泌，增强消化力，对胃肠有解痉作用；能明显抑制小肠推进功能；大剂量时可抑制胃的排空，从而调整紊乱的消化系统。

【配伍应用】

藿香配滑石：藿香芳香化湿，健脾和中；滑石清热解暑，渗湿利水。二者合用，调和脾胃、化湿止泻的功效显著，适用于脾虚湿盛的呕吐泄泻。

藿香配佩兰：藿香气味芳香，功能醒脾化湿，为芳香化湿浊的要药，善于化湿浊、止

保健功效

祛暑清热

藿香味辛，微温，可有效祛暑清热，能治疗暑湿及湿温证初起。通常来说，暑湿证多为夏季外感恶寒发热、头痛脘痞、呕恶泄泻者，可用藿香与紫苏、半夏、厚朴等伍用。湿温初起，湿热并重者，可用藿香与清热去湿的滑石、黄芩、茵陈蒿等同用，效果颇佳。

运脾和胃

藿香归脾、胃经，可有效运脾和胃，对于脘腹胀满、食欲不振、恶心呕吐等有一定的效果，常与苍术、厚朴、半夏等同用，以使效果更佳。

止呕

藿香还有一定的止呕作用，可用于治疗恶心呕吐，常与半夏、砂仁、陈皮等配伍应用。此外，藿香挥发油能促进胃液分泌，增强消化，亦可用鲜品炒鸡蛋，增进食欲，故有保健作用。

呕吐；佩兰气味清香，性平不燥，善祛中焦秽浊陈腐之气。两药伍用，相得益彰，化湿解暑功效倍增，适用于夏令伤暑，湿浊中阻的胸闷、腹满、呕恶，或热病挟湿的脘腹胀满、恶心欲吐等。

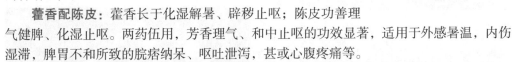

  藿香配砂仁：藿香偏于化湿止呕；砂仁偏于健胃和中。二药配合，理气和中止呕功效较好，适用于妊娠呕吐及气滞脘闷的胃纳不佳。

  藿香配陈皮：藿香长于化湿解暑、辟秽止呕；陈皮功善理气健脾、化湿止呕。两药伍用，芳香理气、和中止呕的功效显著，适用于外感暑温，内伤湿滞，脾胃不和所致的脘痞纳呆、呕吐泄泻，甚或心腹疼痛等。

【选购与储存】

  藿香气香，味微苦。茎顶端有时有穗状轮伞花序，呈土棕色。在选购时以茎枝色绿、叶多、香气佳者为佳。藿香不宜久存久放，为了延长其最佳的使用时效，要将其放置阴凉干燥处，防潮，防光照和风吹。炮制品贮干燥容器中，密闭。

【家庭调理药膳】

藿香七鲜茶

材料 鲜藿香、鲜佩兰、鲜荷叶、鲜竹叶、鲜薄荷、鲜芦根、鲜石斛各10克。

做法 上述七味洗净切碎，共入锅中加水适量，煎汁去渣即成。代茶频饮，每日1剂。

功效

  芳香化浊、清凉解暑、生津止渴。适用于小儿夏季热之发热口渴等症。

藿兰菊豆英草汤

材料 鲜藿香12克，鲜佩兰12克，野菊花10克，绿豆衣12克，蒲公英12克，生甘草6克。

做法 将上述诸药共入锅中，加水400毫升，煎至200毫升。10岁以下儿童药量减半，加水200毫升，煎至100毫升。代茶饮用。

功效

  清热解毒。适用于小儿痱子等症。

藿香粥

材料 藿香末10克，粳米50克。

做法 先将粳米入锅中，加水煮粥，待米花将开时，加入藿香粉，再炖至粥熟即成。每日早晚各服1剂。

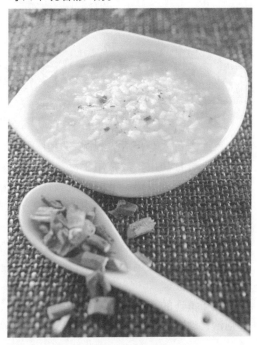

功效

解暑祛湿、开胃止呕。适用于夏季感觉暑湿之邪、发热胸闷、食欲不振、呕恶吐泻、精神不振等症。

藿香佩兰二花汤

材料 藿香、扁豆花、佩兰、银花各9克，白糖少许。

做法 将上述诸品共入锅中，水煎10分钟，去渣取汁，加入白糖溶化即成。每日1剂，连服3~5日。

功效

散热解毒。治疗暑湿伤表型流行性感冒。

藿香荆芥防风粥

材料 藿香5克，荆芥5克，防风10克，粳米50克。

做法 将荆芥、防风、藿香共入锅中，水煎去渣取汁，再同粳米煮为稀粥。每日1剂，连用3~5日为一疗程。

功效

驱邪解表、和胃止呕。适用于外邪犯胃引起的呕吐。

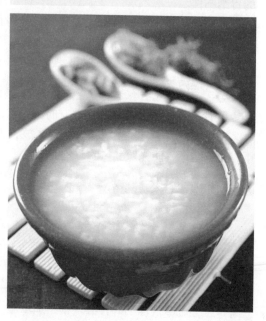

第五节 黄连——清热燥湿，泻火解暑

黄连大苦大寒，清热利湿之力胜于黄芩，尤长于清中焦湿火郁结，有很强的清热燥湿、泻火解毒功用，故常用于湿热中阻、气机不畅、恶心呕吐、湿热泻痢、腹痛、里急后重，以及泻痢身热、下痢脓血等症，是此类病症的常用药之一。因其善除脾胃大肠湿热，故为湿热泻痢之要药。主要用于湿热痞满、呕吐吞酸、湿热泻痢、高热神昏、心烦不寐、痈肿疔疮、目赤牙痛、消渴、湿疹、湿疮、耳道流脓等。其他如急性胃炎、贲门痉挛、幽门痉挛、上消化道出血属于上焦热盛者，肝炎、胰腺炎、胆囊炎、黄疸属于肝胆湿热者，细菌性痢疾、阿米巴痢疾、急慢性肠炎属于大肠湿热者等亦可使用本品进行治疗，效果甚佳。

关于黄连的药用作用，医书中记载很多，《本草纲目》中的记载是"五脏六腑皆有火，平则治，动则病，故有君火、相火之说，其实一气而已。黄连入手少阴心经，为治火之主药"。意思就是各脏器都是有火的，而黄连入手少阴心经，有很强的祛火作用，因此被列为治火降火的要药。

【本草档案】

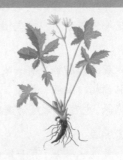

别名：川连、姜连、川黄连、姜黄连、姜川连、萸连、萸黄连、酒连、尾连。

性味归经：味苦，寒。归心、脾、胃、胆、大肠经。

适用体质：本品苦燥易伤阴津，阴虚津伤者慎用。

用法用量：煎服，2～5克。外用适量。

服用禁忌：黄连大苦大寒，过服久服易伤脾胃，脾胃虚寒者忌用。

【现代研究】

成分：主含原小檗碱型生物碱，如小檗碱、粉防己碱（小檗胺）、黄连碱、巴马丁、甲基黄连碱等；并含有阿魏酸、氯原酸等酸性成分。

药理：黄连有抗病原微生物作用，对葡萄球菌、链球菌、肺炎球菌、霍乱弧菌、炭疽杆菌及除宋内氏以外的痢疾杆菌均有较强抗抑作用；黄连煎剂对沙眼衣原体、阴道滴虫、锥虫、黑热病原虫等均有抑制作用。黄连还能兴奋心脏，增强心肌收缩力，具有抗心律失常作用。另外，黄连及其提取成分具有利胆、抑制胃液分泌、抗溃疡作用，可抑制胃肠运动，具有较强的抗腹泻作用。

除以上外，黄连还有镇痛、镇静及肌肉松弛作用。并能抑制组织代谢、降低组织耗氧、降低眼内压，并具有抗利尿、预防脑梗死等作用。

【配伍应用】

黄连配吴茱萸：黄连苦寒，有一定的清热燥湿、泻火解毒、清心除烦之功；吴茱萸能温胃暖肝、开郁散结、降逆止呕。两药相合，一寒一热，清温并施，可有效清泻肝火、降逆和胃，又能清火调气散结，适用于肝火偏旺、肝胃不和之吞酸嗳腐、泄痢、胸胁作痛等症，效果甚佳。

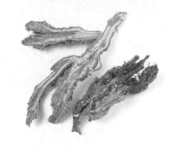

黄连配半夏：黄连苦寒降泄，善清泄胃热而燥湿，可开中焦气分之热结；半夏辛开，能温燥脾湿，祛痰降逆，以开中焦之湿结。两药配伍合用，寒热互用以和其阴阳，辛开苦降以调其升降，能泻心消湿热之痞、化痰浊之结，适用于痰热互结、气机失畅之胸腹闷胀、心下痞满、呕吐呃逆等。

黄连配大黄：黄连和大黄均具有苦寒泄热之特性，但功效稍有差异。黄连解毒凉血，善守，而大黄气味重浊，泻火通便、凉血解毒，善下行。两药配伍用，一走一守，降火泻热、凉血解毒之力大增，既能清气分实热，又能泻血分火毒，适用于邪热内结之心下痞满、胃肠湿热火毒壅滞之腹痛下痢等，效果甚佳。

黄连配水牛角：黄连味苦寒，可有效清热燥湿、泻火解毒凉血，重在气分；水牛角则清热凉血，重在血分。二者相合为用，可去气分、血分及内外一切热邪，适用于温热病热入营血之高热神昏、发斑吐衄等。

保健功效

解毒

黄连有一定的解毒功用，可用于疔疮痈肿等，常与当归、赤芍、蒲公英、紫花地丁、银花等配伍合用，或与黄柏、归尾、生地、姜黄制成膏敷。

泻火

黄连归胆经，有一定的泻火功用，可用于热病火热炽盛、邪犯心包、高热神昏等，多配黄柏、山栀、黄芩、石膏等药。若是肝火上炎、目赤肿痛，则多配山栀、夏枯草、菊花等，也可单味煎汤洗眼。心火亢盛之心烦懊、失眠惊悸等，则常配朱砂、甘草诸药。

清热燥湿

黄连味苦寒，有一定的清热燥湿功效，可用于泄泻、初起表证未罢、邪热入里寒热、胸膈满闷等症，可配葛根、黄芩等同用。如果是湿热阻滞、肠胃气机不畅、下痢赤白、腹痛等，常配木香。若是用于热痢脓血、腹痛后重、肛门灼热等，则可与白头翁、秦皮、黄柏等配用。用于下痢日久不愈、阴血耗伤时，常与地榆、阿胶、诃子等伍用。

【选购与储存】

黄连以身干、粗壮、无须根、形如蚕者为佳品。入水后无沉淀物，也是分辨真伪品的简易方法。黄连一般适合储存在通风干燥处。

【家庭调理药膳】

黄连阿胶鸡子黄汤

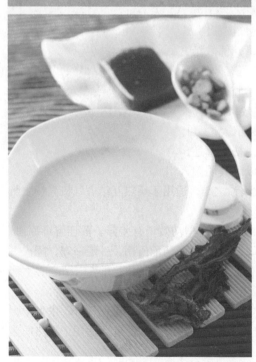

材料 鸡子黄2枚，黄连12克，黄芩3克，阿胶9克，白芍3克。

做法 先煮黄连、黄芩、白芍、加水8杯，浓煎至3杯，去渣后，加阿胶烊化，再加入鸡子黄，搅拌均匀即可。热滚，分3次服。

功效

清热育阴。适用于热邪入营、伤耗营阴心液、发热不已、心烦不得卧、舌红绛而干、脉细数。

黄连姜汁茶

材料 黄连6克，绿茶10克，姜汁3克。

做法 将黄连、绿茶用沸水冲泡，加盖闷5分钟后倒入姜汁。

功效

清热、和胃、止痢。适用于白痢。

第十九章

泻下中药

第一节 紫菀——润肺下气，消痰止咳

中医认为，紫菀甘润苦泄，性温而不热，质润而不燥，有润肺、化痰、止咳之功效，尤长于润肺下气、开肺郁、化痰浊而止咳。故临床遇咳嗽之证时，无论外感、内伤，亦不问病程长短、寒热虚实，皆可用本品进行治疗。除此外，取其开宣肺气之功，亦可用于治疗肺痈、胸痹及小便不通等。

关于紫菀的药用作用和价值早在很久以前就有所记载，李时珍在《本草纲目》中也有过相关描述："紫菀以牢山所出根如北细辛者为良，沂兖以东皆有之。今人多车前、旋覆根赤土染过伪之。紫菀肺病要药，肺本自亡津液，又服走津液药，为害滋甚，可不慎。"

【本草档案】

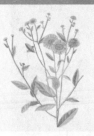

别名：紫菀、小辫儿、夹板菜、驴耳朵菜、软紫菀。

性味归经：味苦、辛、甘，微温。归肺经。

适用体质：劳伤肺肾、水亏金燥而咳喘者不宜服用本品。

用法用量：煎服，每次5～10克。外感暴咳宜生用，肺虚久咳宜蜜炙用。

服用禁忌：有实热者忌服。

【现代研究】

成分：紫菀中含有紫菀皂苷、紫菀苷、紫菀五肽、紫菀氯环五肽、紫菀酮、丁基–D–核酮糖苷、槲皮素、无羁萜、表无羁萜醇、挥发油等。

药理：实验表明，紫菀的水煎剂及苯、甲醇提取物均有显著的祛痰作用；另外，紫菀的根及根茎的提取物中分离出的结晶之一有一定的止咳作用。此外，体外试验证明，紫菀对大肠杆菌、伤寒杆菌、副伤寒杆菌、痢疾杆菌、绿脓杆菌等均有一定抑制的作用。

另外，紫菀中所含的槲皮素有利尿作用。

【配伍应用】

紫菀配荆芥：紫菀味辛苦，归肺经，可有效润肺、化痰、止咳；荆芥则辛温透散，发表散风之功强，且微温不烈，药性和缓。两药相合而用，可标本兼顾，既祛风解表，又化痰止咳，对风寒犯肺、咳嗽气喘者颇为有效。

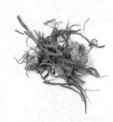

紫菀配百部：紫菀甘润苦泄，润肺化痰止咳之效佳；百部则甘润苦降，长于润肺止咳，且兼有杀虫灭虱之功。两药配伍合用，可增强润肺止咳之力，对治疗各种咳嗽无痰或有痰等效果颇佳。

紫菀配白前：白前辛苦微温，善降气化痰；紫菀则辛苦甘润，长于润肺、化痰、止咳。二者相遇之后，互为彰显，一燥一润，则痰消嗽宁，适用于风寒犯肺、咳嗽咽痒、咯痰不爽之证。

利尿通淋

紫菀除清痰止咳、宣肺平喘之功效外，尚有一定的利尿通淋之用，可用于治疗妇人卒不得小便，使用紫菀为末，以水服用即可。

宣肺平喘

除止咳外，紫菀还有一定的宣肺平喘功效，且利水消肿功效甚佳。而用于治疗肺虚咳嗽、咯吐脓血者，则可用本品配人参、知母、阿胶、贝母、五味子等益气养阴性药品。一般肺热久嗽、身热如灼、二便不利、形体消瘦者，可用紫菀进行治疗，应用中可将紫菀与枇杷叶、木通、大黄、杏仁、桑白皮等配用。若是治伤寒后肺痿劳嗽、唾脓血腥臭，连连不止，渐将羸瘦，则可使用紫菀与桔梗、天门冬、贝母、百合、知母、生干地黄合用，以增强宣肺平喘之功效，达到更好的治疗效果。

消痰止咳

紫菀归肺经，有消痰止咳之功效，可用于风寒咳嗽等，用于此类病症时，常与白前、荆芥、桔梗、百部等配伍同用，以增强疏风、散寒、止咳之功效。若遇上气喘急、不得平卧、心腹胀满、身面浮肿等，则可用本品与麻黄、杏仁、大腹皮、桑白皮、猪苓等配用。用于治疗、喉中痰鸣如水鸡声等时，则可用紫菀配麻黄、细辛、冬花、半夏、射干等。治久咳不瘥，可用本品与款冬花、百部合用，效果甚佳。

紫菀配款冬花：款冬花辛温而润，长于润肺止咳化痰；紫菀甘润苦泄，功专润肺化痰止咳。两药相伍，相合而用，可增强化痰止咳之力，适用于外感、内伤引起的各种咳嗽证。

【选购与储存】

紫菀微有香气，味甜微苦。以根长、色紫、质柔韧、去净茎苗者为佳。紫菀要放置阴凉干燥处储存，注意防潮。

第二节 香薷——发汗解表，"夏月解表之药"

《本草纲目》记载："香薷有野生，有家莳。中州（河南）人三月种之，呼为香菜，以充蔬品。"香薷在古时多作为家庭蔬菜食用，因其气香，草还是嫩芽的时候叶子毛茸茸的，所以取此名。因为外形像蜜蜂的花房，所以又被称为蜜蜂草。为夏天解暑的要药，有"下月解表之药"的称谓。

人们多选用叶大而尖、有刻缺、方茎，颇似黄荆叶的香薷入药，这样的香薷香味最浓，药效也更好。据现代研究，香薷可刺激消化腺的分泌及胃肠蠕动，从而有促进食欲的作用。同时能对肾血管产生刺激而使肾小管充血，滤过压增大，呈现利尿、消肿的作用。因此，夏日常用香薷煮粥服食或泡茶饮用，既可预防中暑，又可增进食欲，是食药两用的清热之品。但该品有耗气伤阴之弊，气虚、阴虚、表虚多汗者不宜选用。

【本草档案】

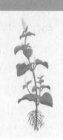

别名：香柔、香茸、香菜、蜜蜂草。

性味归经：味辛，微温。归肺、脾、胃经。

适用体质：阳虚体质。

用法用量：煎服。3～9克。用于发表，量不宜过大，且不宜久煎；用于利水消肿，量宜稍大，且须浓煎。

服用禁忌：本品辛温发汗之力较强，表虚有汗及暑热证当忌用。

【现代研究】

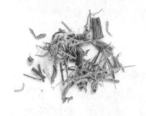

成分：香薷同属植物香薷全草含挥发油棕榈酸、亚油酸、亚麻酸、熊果酸等。

药理：香薷所含之挥发油不仅有发汗解热作用，还能刺激消化腺的分泌及胃肠蠕动，对金黄色葡萄球菌、伤寒杆菌、脑膜炎双球菌等均有较强的抑制作用。海州香薷的水煎剂有抗病毒作用。香薷酊剂能刺激肾血管而使肾小球充血，滤过性增大而有利尿作用。石香薷挥发油对先天非特异性及特异性免疫功能均有显著增强作用。此外，香薷还具有镇痛、镇静、祛痰、镇咳、刺激消化腺分泌等作用。

【配伍应用】

香薷配金银花、连翘：香薷辛温，善于发汗解表；而金银花、连翘均辛凉，在透表，清泄郁热等方面功效甚佳。三药配伍相合，寒温相制为用，具有辛凉透热之功。常用于治疗暑月外感寒湿，郁而化热，或外感暑热所致的发热恶寒、无汗头痛、心烦口渴、脉浮数者，是此类病患的常用方之一。

香薷配杏仁：香薷功善化湿和中；而杏仁偏于肃肺理气，兼可除湿。两药相遇后，既能发散表邪，又能降肺和胃理气。常用治夏月外感寒湿所致的恶寒发热、无汗咳嗽等症。

——— 保健功效 ———

发汗解表

香薷，辛温发散，入肺经，其气芳香，入脾胃又能化湿和中而祛暑，多用于风寒感冒而兼脾胃湿困，症见恶寒、发热、头痛身重、无汗、脘满纳差，苔腻，或恶心呕吐，腹泻者，可收外解风寒、内化湿浊之功。该证多见于暑天贪凉饮冷之人，故前人称"香薷乃夏月解表之药"，常配伍厚朴、扁豆，如"香薷散"（《和剂局方》）。

利水消肿

香薷辛散温通，外能发汗以散肌表之水湿，又能宣肺气启上源，通畅水道，以利尿退肿，多用于水肿而有表证者。治疗水肿、小便不利以及脚气浮肿者，可单用或配伍健脾利水的白术，如"深师薷术丸"（《外台秘要》）。

其他

香薷配橘核、小茴香、槟榔、木瓜等行气化湿药的时候，可以有效治疗寒湿疝气；香薷水煎后含漱，能有效除口臭。还有，用鲜品香薷外用捣敷，可治脓性指头炎等。

香薷配白术：香薷辛散温通，外能发汗以散肌表之水湿，又能宣肺气启上源，通畅水道，以利尿退肿；白术则功专补气健脾，燥湿利水。两药合用，标本兼顾，最能行水消肿，用于治水湿泛溢之通身水肿者，效果颇佳。

香薷配生石膏：香薷辛温，发汗解表，化湿和中，为夏季解肌透表退热要药；生石膏则辛甘大寒，既辛散表热，又清解暑热。两药相遇后，既清且散，可共奏清热解暑、透表退热之功，常用治暑热外感，高热烦渴无汗者，效果颇为可观。

【选购与储存】

香薷以枝嫩、穗多、香气浓者为佳。少见伪品，只要在正规药店购买一般均为正品。

因为香薷的香气容易散失，所以不要放置在通风条件好的房间内，置阴凉处保存，注意防潮。

第三节 大黄——通利水谷，安和五脏

大黄苦寒沉降，善荡涤肠胃，峻下实热，推陈致新，有通利水谷、安和五脏之功效，同时直降下行，走而不守，又有斩关夺门之功，为治疗积滞便秘的要药。大黄主入阳明经，可攻积导滞、泻热通便，尤适用于实热积滞停留肠胃所致的阳明腑实证。

大黄入药历史悠久，始载于《神农本草经》，列为下品。《本草纲目》对其的记载是："大黄乃足太阴、手足阳明、手足厥阴五经血分之药。凡病在五经血分者，宜用之。若在气分用之，是谓诛伐无过矣。泻心汤治心气不足吐血衄血者，乃真心之气不足，而手厥阴心包络、足厥阴肝、足太阴脾、足阳明胃之邪火有余也。"由上段话可知，大黄功用甚伟，它归脾、胃、大肠、肝、心经，对这些脏器的部分病症都有一定的功效，且是泻下通利药物之一，同时也可以祛邪火，是一味应用较广、药效较全的中药材。

【本草档案】

别名：将军、黄良、火参、肤如、蜀大黄、锦纹大黄、牛大黄、锦纹、川军、香大黄、马蹄黄、生军。

性味归经：味苦，寒。归脾、胃、大肠、肝、心包经。

适用体质：脾胃虚寒，血虚气弱，妇女胎前、产后、月经期及哺乳期均应慎服。

用法用量：煎服，每次6～10克。外用时应适量。

服用禁忌：生大黄内服可能发生恶心、呕吐、腹痛等副反应，一般停药后即可缓解。

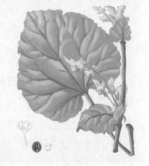

【现代研究】

成分：大黄的主要成分为蒽醌衍生物，包括蒽醌苷和双蒽醌苷，而双蒽醌苷中又有多种番泻苷；另外，游离型的苷元有大黄酸、大黄酚、大黄素、芦荟大黄素、大黄素甲醚等。

药理： 实验表明，大黄有泻下作用，起作用的成分为大黄蒽醌苷。其对胃、十二指肠以及肝损伤等有保护作用，并能促进胆汁和胰腺的分泌。另据实验表明，大黄对微循环具有双向调节作用，能止血，又能活血，还可降血脂。

此外，大黄还有一定的降低尿素氮、利尿、抗炎、解热、抗肿瘤、抗衰老、抗生育等作用。大黄有一定的毒性，生药一般毒性较低，但服用过量也可引起中毒。因此在服用大黄的时候应该严格按照医生的遵嘱使用，切不可乱用，以免引起不良反应。

【配伍应用】

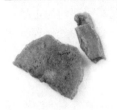

大黄配荆芥穗： 大黄性苦寒，主沉降，为泻下之要药；荆芥穗则味辛芳香，性温而不燥，长于升散。两药相合，一升一降，相互制约，清升浊降，清热通便之功甚伟。

大黄配肉桂： 大黄苦寒通下，有破积导滞、泻火凉血、行瘀通经之力；肉桂辛热温中，益火消阴，有温补肾阳、散寒止痛之能。两药配伍合用后，相互制约，互相促进，又可相互转化，收振脾阳、通大便之能甚伟。

大黄配升麻： 大黄苦寒沉降，气味俱厚，走而不守，抗菌解毒、泻火凉血、逐瘀通经之效佳；升麻则体轻升散，升阳散郁，清热解毒、疏风透疹之功宏。两药配伍，升降兼备，相反相成，可有效清热解毒、凉血止血。

大黄配煅石膏： 大黄可清热凉血解毒；煅石膏能敛疮生肌。两药配伍合用，能凉血解毒、燥湿生肌，研末外敷时可有效治烫伤。

【选购与储存】

因为大黄有特异香气，所以在药材中属于较好鉴别的种类。一般说来，上品的大黄除了香气之外，以外表黄棕色、锦纹及星点明显、体重、质坚实、有油性、气清香、味苦而不涩、嚼之发黏者为佳。

在储存上，大黄适合放置于通风干燥处，防蛀。

保健功效

除湿去热

大黄能够治疗湿热证。其治黄疸时，多配栀子、茵陈蒿。治淋浊则常配木通、车前子等。

凉血止痛

大黄可用于治血热吐血、衄血、目赤、咽痛、牙痛等，常配黄连、黄芩等同用。又能治肠痈时，则多配芒硝、牡丹皮、桃仁。治热毒痈肿、丹毒、烫火伤等，既可内服，亦可外敷。

泻下除热

大黄有泻下之功，可治热结便秘、腹痛拒按、高热不退、神昏谵语者，常配芒硝、厚朴、积实。治阴伤者，可配伍生地、玄参、麦门冬等养阴生津药。治热结兼气血虚者，则配当归、党参等益气养血之品。若属寒积便秘者，常配附子、干姜等同用汤。

大黄还能治瘀血经闭，多与当归、红花等同用，治产后瘀阻腹痛时，配桃仁、䗪虫等破血消癥之品最佳。治跌打损伤、瘀血肿痛，则可配伍桃仁、红花、穿山甲等。

第四节　竹子——治消渴，利水道，清肺化痰

　　竹子是淡竹叶的别名，淡竹叶为禾本科植物淡竹叶的干燥茎叶。在我国多地有产，其中以长江流域至华南各地为最多。一般于夏季末抽花穗前采割，采割后晒干切段，多生用。

　　竹子的利尿功用很强，其通利小便力强，临床中多用于口疮尿赤及热淋涩痛等，是此类病症的有效药，并可治水肿尿少及黄疸尿赤等，效果颇佳。

　　关于竹子，古医药典籍中记载颇多，其中《纲目》说它可以"去烦热，利小便，除烦止渴，小儿痘毒，外症恶毒"。意思就是竹子的利水功用很强，且兼能除烦止渴，同时，也能用来治疗儿童痘毒和外症恶毒。《生草药性备要》也记载了竹子的作用，说它可以"消痰止渴，除上焦火，明眼目，利小便，治白浊，退热，散痔疮毒"。不仅古医药典籍中有所记载，现代医药中也有提及，像《现代实用中药》里就有记载，说它能够"清凉解热，利尿。治热病口渴、小便涩痛、烦热不寐、牙龈肿痛"。

【本草档案】

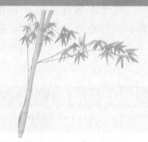

　　别名：竹叶门冬青、迷身草、山鸡米、金竹叶、长竹叶、山冬、地竹、淡竹米、林下竹。

　　性味归经：味甘、淡，性寒。归心、胃、小肠经。

　　适用体质：体虚有寒者禁服。

　　用法用量：煎服，6～9克。

　　服用禁忌：无实火、湿热者慎服。

【现代研究】

　　成分：芦竹素、印白茅素、蒲公英赛醇、无羁萜。

　　药理：竹子的水浸膏给注射酵母混悬液引起发热的大鼠灌胃，有解热作用，且解热效果颇为可观。另据实验表明，正常人以本品10克煎服，利尿作用稍弱，但能增加尿中氯化物的排泄量。

　　此外，本品水煎剂体外试验对金黄色葡萄球菌、溶血性链球菌有抑制作用。本品还有升高血糖的作用。需要注意的是，

　　竹子具有一定的毒性，因此本品宜在医师的指导下使用，切不可随意乱用。

【配伍应用】

　　石膏配竹子：石膏善清胃火；竹子则能清热除烦而利小便。两药相遇，清热泻火、除烦止渴之效更显，是治疗心胃有热之烦热口渴及胃火上炎之口舌生疮、口苦、小便黄赤等症的有效方。

　　竹子配白茅根：竹子可有效利水，其通淋效用较强；白茅根归肺、胃、膀胱经，善清肺胃膀胱之热而凉血止血、清热利尿、清泄肺热、清胃止呕，利湿退热效果强。两种药材

保健功效

清热泻火

　　竹子有很强的清热泻火功效，除烦性强，可用于治疗热病烦渴、口疮尿赤、热淋涩痛等症。其他如疱疹性口炎属于心火上炎者，泌尿系感染等属于下焦热盛者等亦可用本品进行治疗，效果亦佳。

利尿清利

　　竹子甘淡性寒，宽上而利下，故能泄气机、利小便，是为清利而性平之品，药效颇显。若是湿热蕴结膀胱，气化受阻而小便赤涩不通者，可用本品进行治疗。

止咳化痰

　　竹子具一定的清肺化痰之功，又因其能有效清热，故此对发热伴随的咳嗽等有很明显的效果。可用于治疗肺炎高热咳嗽，且效果颇佳。

　　合用之后，互相补充，相互促进，可使利尿退热功能有效增强，是治疗尿血等的有效方之一。

　　竹子配灯芯草：竹子可治消渴，利水道；灯芯草能退热、通淋，是利尿通淋的常见药之一。两者相合而用之后，可另解热利尿功能增强，是治疗热淋症的有效方之一。

　　竹子配黄连：竹子可清肺化痰、去火消渴；黄连则可清热消烦、去火消暑，两药相遇后，可令清热除火功能得以增强，能够有效清热除烦、利尿。

　　竹子配麦冬：竹子可有效清肺，能化涎痰；麦冬则能养阴生津、润肺清心。两药混合配用之后，可有效增强止咳润肺之功用，用于治疗肺炎高热咳嗽颇为对症，是此类病症的有效方之一。

【选购与储存】

　　竹子以体轻、质柔韧、叶大、色绿、不带根及花者为上品，而且，带有独特的清香味道。在储存时，适合放置于干燥通风处，注意防潮。

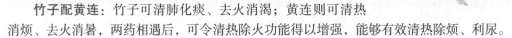

第五节　芦荟——泻下通便，清肝，杀虫

　　中医认为，芦荟大苦大寒，性沉降下行，有泻下通便、清肝、杀虫之效，能清胃肠之热而泻热通便，为峻下之品，同时又能清肝火、除烦热，可治疗胃肠积热、热结便秘，兼见心、肝火旺，烦躁失眠之证。芦荟苦寒入肝经，可清肝热、泻肝火、镇肝风，又能除烦定惊，故芦荟还可用于肝经火盛而便秘溲赤、头晕头痛、烦躁易怒、惊风癫痫等症。芦荟寒能清热、苦能泻热燥湿，为至苦至寒之品，为除热杀虫之要药，因此又常用于虫积腹痛及面色萎黄、形瘦体弱的小儿疳积证。

　　关于芦荟的药用作用，《本草纲目》中的描述是："芦荟原在草部。《药谱》及《图经》

所状，皆言是木脂。而《一统志》云：爪哇、三佛齐诸国所出者，乃草属，状如鲨尾，采之以玉器捣成膏……厥阴经药也，其功专于杀虫清热。"

【本草档案】

别名：卢会、讷会、象胆、奴会、劳伟。

性味归经：味苦，寒。归肝、胃、大肠经。

适用体质：孕妇忌用。

用法用量：入丸、散剂，每次 1 ～ 2 克。外用时应注意用量，不可过量应用。

服用禁忌：脾胃虚弱，食少便溏者忌用。

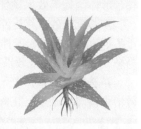

【现代研究】

成分：芦荟中主要含蒽醌及其苷类，如芦荟大黄素、芦荟大黄素苷；此外还含有黄酮类，如槲皮素、芦丁等；另外还含有一定量的葡萄糖、脂肪酸、有机酸、异柠檬酸钙及多种氨基酸。

药理：实验表明，芦荟具有泻下作用，其泻下强度与硫酸镁相当。引起泻下作用的主要成分为蒽醌类衍生物，尤其是芦荟大黄素苷。另外，芦荟（主要是芦荟素 A）还有抗胃损伤和保肝作用。另据实验表明，芦荟具有强心作用，起作用的成分为异柠檬酸钙。芦荟提取物还有降血脂和降血压作用，芦荟醇提物及芦荟素 A 还有抗肿瘤作用。需要注意的是，芦荟具有一定的毒性，切记内服时量不宜过大，还有就是孕妇要忌服。

【配伍应用】

芦荟配人参：芦荟至苦至寒，可消疳除积、清热杀虫；人参甘温益气，能补中健脾。两药合用，互为补充，消疳除热而不伤正，气补中而不恋邪，共奏补中、消疳、除热之功，

保健功效

清肝解郁

芦荟又归肝经，故能有效清肝解郁，临床中可用于肝经实火之头痛、头晕、烦躁易怒、惊痫抽搐等。用于治疗此类病症时，多与龙胆草、栀子、青黛等同用，可使效果更加显著。治大人小儿五种癫痫，则可用本品与生半夏、白术、甘草合用。若是用于治疗小儿脾疳，则可使用本品与使君子配伍合用，疗效甚佳。

泻下通便

芦荟归大肠经，因此有很强的泻下功用，临床中多用于习惯性便秘及热结便秘等，颇为有效。常配伍朱砂，即更衣丸。同时，芦荟叶适用于肝火旺的失眠、心烦易怒、大便秘结者。用于治痔瘘胀痛、血水淋漓时，则可用本品磨化之后和冰片调搽。用于治大便不通时，可用本品与朱砂合用，以增强泻下功能，达到更好的效果。

杀虫

芦荟性沉降下行，因此还有一定的杀虫功效。用于杀虫时，可用芦荟与使君子、人参、白术等配伍，可有效增强药效。用于虫积腹痛、面黄肌瘦的小儿疳积等均有一定的效果。若是治虫牙，可用芦荟研末敷上。此外，外用可治疗癣疮、痤疮等。

对治疗小儿疳积发热、形瘦嗜卧、腹胀便秘等颇为有效。

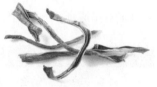

芦荟配胡黄连：芦荟有泻热通便、导滞疗疳之功；胡黄连具消疳退热，兼厚胃肠之效。两药配伍合用，可有效增强消疳、行积、退热的功效，用于治疗小儿疳积潮热、腹胀便秘、形体消瘦等效果颇佳。

芦荟配朱砂：芦荟苦寒，可有效泻火通便；朱砂性寒，能重坠下达，又能清心安神。二药相伍而用，得效最宏，奏功甚捷，对于肠胃燥结，兼见心烦易怒、睡眠不安之证效果甚佳。

芦荟配甘草：芦荟清热除湿，能杀虫止痒；甘草则可泻火解毒。二者相须而用，可有效增强清热、杀虫、止痒的功效，对治疗疥癣瘙痒等颇为有效。

【选购与储存】

芦荟有显著的酸气，味极苦。以色黑绿、质脆、有光泽、气味浓者为佳。购买芦荟的时候，要注意以下几点：一是看叶子，如果是温室栽培的芦荟，叶子是非常漂亮的翠绿色。二是看刺，越是壮实的芦荟，它的刺越扎人。三是看茎和株，看起来软软乎乎、细长无力的千万不要买。茎越粗的越好。芦荟适合储存在阴凉干燥处。

第六节 芫花——泻水逐饮，祛痰止咳

中医认为，芫花辛行苦泄，为泻水逐饮之峻药，逐水泄湿，直达水饮窠囊隐僻之处，有泻水逐饮、祛痰止咳、杀虫疗疮之功效。临床常用来治疗水肿、臌胀，二便不利，且正气未衰者。其他如胸胁停饮、咳嗽痰喘、头疮、白秃、顽癣、痈肿等亦可使用本品治疗，且效果颇佳。另外，治痈肿初起，可以为末，调敷患处；治牙痛，可研末外擦；治冻疮，可与甘草煎汤外洗。

李时珍在《本草纲目》中就对芫花的药性做了很多的解释，并勘误了一条谣传，"慎微曰：《三国志》云：魏初平中，有青牛先生，常服芫花，年百余岁，常如五六十人。时珍曰：芫花乃下品毒物，岂堪久服？此方外迂怪之言，不足信也"。在这段话中，李时珍明确表示了芫花是有一定的毒性的，不可以长时间服用，对《三国志》中的误传进行了校正。

【本草档案】

别名：南芫花、芫花条、药鱼草、莞花、闷头花、老鼠花、癫头花、金腰带、浮胀草。

性味归经：味苦、辛，温；有毒。归肺、脾、肾经。

适用体质：孕妇忌用。

用法用量：煎服，每次 1.5 ～ 3 克。入丸、散剂，每次 1 克。外用时适量，生用。内服醋制，以减低毒性。

服用禁忌：虚弱者忌用。另应注意，本品不宜与甘草同用。

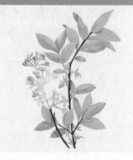

【现代研究】

成分： 芫花含有黄酮类成分，如芫花素、芹菜素等；此外还有二萜原酸酯类化合物，如芫花萜、芫花酯乙等；还含有少量香豆素类成分，如瑞香苷等。

药理： 临床试验表明，芫花有明显的泻下作用，能促进肠蠕动，使其张力提高。此外，芫花具有明显的利尿作用。另据实验表明，芫花中的芫花萜、芫花酯乙能明显增强子宫的收缩力，可直接兴奋子宫平滑肌。芫花还有明显的镇静及抗惊厥作用，可提高痛阈，从而起到镇痛作用。需要注意的是，芫花有一定的毒性。因此要严格控制服用剂量，不可过量服用，最好在专业医师指导下应用。

【配伍应用】

芫花配甘遂： 芫花和甘遂均有峻下逐水的特点，区别在于芫花善逐胸胁水饮，甘遂则善行经遂水饮。两药配伍，可使逐水功效大增，能有效治疗水停胁下、胸腹满痛、呼吸困难等，是治疗此类病症的有效方之一。

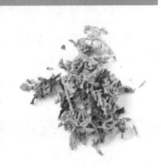

芫花配枳壳： 芫花可泻水逐饮，有破结、除湿、消肿之功；枳壳则能行气破积，具消痞散结之效。两药配合，相得益彰，共奏逐水行气、破积除胀之功，对臌胀腹满及水肿痰饮等效果甚佳。

芫花配大枣： 芫花可祛痰止咳；大枣则能益气和胃，且可缓和药性。二者相须伍用，既能祛痰镇咳，又不伤正气，对治疗慢性支气管炎属于寒湿者颇为有效，是治疗此类病症的常见方之一。

芫花配商陆： 芫花和商陆均有泻下利水、消痈肿之功效。二者配伍应用时，互为彰显，使效果更显著。内服用于治疗湿热所致的水肿；外敷用于治疗痈肿等，效果颇佳。

保健功效

杀虫疗疮

芫花可以用来杀虫疗疮，可用于蛲虫病，与狼牙、雷丸、芜荑、桃仁等为末服。此外还可用于治疗肿毒初起、红硬痛等，用芫花研末和胶调涂即可。疥癣、秃疮等，可单用，研末即可，亦可配雄黄为末以猪脂调膏外涂。

祛痰止咳

芫花除能泄水逐饮之外，还善于祛痰止咳，可用于咳嗽痰喘，单用时即有效，可研末服或煎服，亦可与枣同煮而只食枣肉。现常用芫花来治疗慢性支气管炎寒湿偏重者、痰瘀互结之胸痹胁痛等，此时可与半夏、南星、莪术等同用，以增化痰逐饮、散瘀消痞之功效。

泻水逐饮

芫花有很强的泻下功效，适用于水肿胀满、胸腹积水等证，用于此类病症时，常与泻水逐饮之甘遂、大戟相须为用，以增强泻下功效。若伴有食饮不消，则与甘遂、大黄、巴豆等伍用，以增强逐水消导之功。治单腹胀大时，则可用芫花与枳壳同用，以行气逐水。

【选购与储存】

选购芫花应以花蕾多而整齐，色为淡紫色者为佳。伪品有黄芫花，其表面是浅灰绿色或灰黄色。芫花适合放置在通风干燥处储存，注意防霉、防蛀。

第七节 商陆——泻下逐水，消肿散结

商陆苦寒降泄，其性下行，有泻下逐水、消肿散结之功。专于治水，能通利二便以排泄水湿，具有较好的泻下逐水作用，对治疗水肿臌胀、大便秘结、小便不利之水湿肿满实证等有效。另外，商陆味苦清泄，寒而除热，有一定的消肿、散结、解毒之功，外用时可治疮疡肿毒、痈肿初起者，效果佳。

【本草档案】

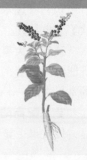

别名：花商陆、见肿消、土冬瓜、地萝卜、章柳、金七娘、莸羊菜、山萝卜。

性味归经：味苦，寒；有毒。归肺、脾、肾、大肠经。

适用体质：脾虚水肿及孕妇忌服。

用法用量：煎服，每次5～10克。醋制以降低毒性。外用适量。

服用禁忌：对水肿胀满、小便不利者，常与甘遂、大戟等配伍应用。用新鲜商陆，酌加食盐，捣烂外敷，可治疮疡肿毒，有消散作用。

【现代研究】

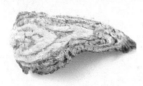

成分：商陆中含商陆碱、三萜皂苷、加利果酸、甾族化合物、生物碱和大量硝酸钾。

药理：实验表明，商陆有一定的利尿作用，试验中用商陆提取物灌注蟾蜍肾，可明显增加其尿量。另外，商陆的利尿作用与药物剂量有关，小剂量时有利尿作用，大剂量反使尿量减少。另据实验表明，商陆有显著的祛痰作用，起作用的成分为商陆皂苷。另外，商陆还有良好的止咳平喘作用。此外，商陆还具有抗炎、抑菌、抗病毒、杀精、抗肿瘤等作用。

商陆有毒，因此，最好在专业医师的指导下使用，以免引起不必要的麻烦。

【配伍应用】

商陆配槟榔：商陆有泻下逐水之功；槟榔具行气利水之能。两药相须，有行气逐水功效，对阳水肿胀、小便不利等有很好的效果。

商陆配苦参：商陆可消肿解毒；苦参能清热解毒。两药配伍合用，可有效清热消肿解毒。此外，用两药鲜品捣烂热敷至患处，可有效治疗跌打损伤及疮疡肿痛等症。

保健功效

消肿散结

商陆不仅能泻下利水，还有消肿散结的功效。可用于治疗痈肿疮毒等，用鲜品捣烂酌加食盐外敷即可，或配伍当归、赤芍、红花、防风、连翘等为膏外敷以加强疗效。如果是腹胁痞块硬痛，可用商陆捣碎蒸熟后外敷，或者用商陆汁、杏仁泥滤汁熬膏服用。若跌打瘀肿疼痛，则用商陆末加热酒调敷。

泻下利水

商陆归大肠经，有一定的泻下功效，可用于治疗水肿尿少等，可单味煎服，也可以与赤小豆、鲫鱼煮食，也有用商陆根汁与甘遂、土狗研末调服的，效果亦佳。若是腹水胀满、大便秘结、小便不利等，则可用商陆与芒硝、甘遂、芫花、猪苓等同用。另外，如遇遍身水肿、二便不利、喘满口渴、水湿壅阻时，则可用商陆配羌活、秦艽、椒目、槟榔等疏风透表药物，以增强逐水消肿功效。

【选购与储存】

在选购商陆时，干燥根质坚，不易折断，气微味微甜，后微苦，久嚼之麻舌的多为上品。最好的品质是片大色白、有粉性、两面环纹明显的。在储存上，一般适宜将其放置干燥处，注意防霉、防蛀。

第八节 巴豆——逐水消肿，祛痰利咽

巴豆辛能行散、热而温通逐寒，能峻下寒积，荡涤胃肠沉寒痼冷，开通闭塞，药力刚猛，有峻下冷积、逐水退肿、祛痰利咽、外用蚀疮之功能，且有斩关夺门之功，可用于寒滞食积、阻结肠道、大便不通、心腹冷痛、痛如锥刺、起病急骤、气急口噤、暴厥者。对于寒积便秘、腹水臌胀、喉痹痰阻、痈肿脓成未溃、疥癣恶疮等均有一定的疗效。其他如便秘属于寒滞食积、急性肾功能衰竭、急性肾小球肾炎、病毒性肝炎、血吸虫病及肝硬化腹水、急慢性肝炎属于水饮积聚、胸膜炎等，也可使用本品进行治疗，有一定的效果。

【本草档案】

别名：双眼龙、大叶双眼龙、江子、猛子树、八百力、芒子。

性味归经：味辛，热；有大毒。归胃、大肠经。

适用体质：孕妇及体弱者忌用。

用法用量：入丸、散剂，每次 0.1～0.3 克，大多数制成巴豆霜用，以减低毒性。外用适量。

服用禁忌：不宜与牵牛子同用。

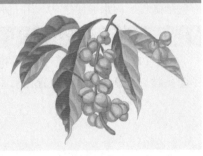

保健功效

蚀疮杀虫

临床中可用于疮痛肿毒，未溃者可蚀疮溃脓、已溃者可拔毒去腐，此时，可用本品配木鳖、黄丹等敷膏涂。若是用于治疗疥癣及一些瘙痒性皮肤病，如神经性皮炎、慢性湿疹等，可单用本品烧出油加酥研如膏薄涂，或配芜荑、硫黄、白矾研末，猪油调涂，效果亦佳。

巴豆是泻下要药，有一定的逐水消肿功用，可用于大腹水肿，可配杏仁炙黄为丸服。

攻下冷积

巴豆味辛热，有一定的攻下冷积之效，可用于痢疾因肠府冷积、腹痛、滞下不爽者等，可与干姜、木香、肉豆蔻、百草霜等同用。用于寒积便秘急症之寒邪食积阻结肠道、大便不通、腹满胀痛剧烈、病起急骤、气血未衰，应用时可单用本品制霜服，也可配大黄、干姜为丸服。

祛痰利咽

巴豆还能祛痰利咽，可用于喉痹痰涎壅塞气道、呼吸急促、窒息欲死者等，此时可用巴豆霜灌服，或鼻饲，或与白矾研末吹喉使之吐泻痰涎。

【现代研究】

成分：含巴豆油 34% ~ 57%，其中含巴豆油酸和甘油酯。油中尚含巴豆醇二酯和多种巴豆醇三酯。此外，还含巴豆毒素、巴豆苷、生物碱、谷甾醇等。

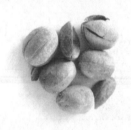

药理：巴豆油可促进肠蠕动，使肠黏膜出血，甚至引起肠坏疽，且能促进胆汁和胰液的分泌。巴豆油乳剂给兔静脉注射能引起血中二氧化碳浓度稍有降低。巴豆毒素能溶解兔、猪、蛇、鸡的红细胞。巴豆油中的活性成分 PMA 是一种有力的血小板凝聚剂。巴豆煎剂对流感杆菌、绿脓杆菌、金黄色葡萄球菌及白喉杆菌均有一定的抗抑作用。巴豆酒浸后的水煎液对实验性鼠疟有抑制作用。此外，巴豆油还有镇痛作用、抑制蛋白质合成等作用。

【配伍应用】

巴豆霜配桔梗：巴豆霜逐寒实而荡肠胃；桔梗宣肺祛痰以畅大肠。二者合用，有泻下寒实、宣肺散结之功，用于寒实结胸所致的胸胁满痛、大便不通诸证。

巴豆霜配杏仁：巴豆霜泻下寒积、逐水祛痰；杏仁宣肺理气、润燥通便。二药同用，有宣肺降气、泻水通便之功，用于水肿、胀满等。

【选购与储存】

巴豆以无臭，味辛辣，粒大、饱满、种仁色黄者为佳。因为巴豆有毒，所以在挑选时不能品尝。巴豆比较适合放置在阴凉干燥处储存。

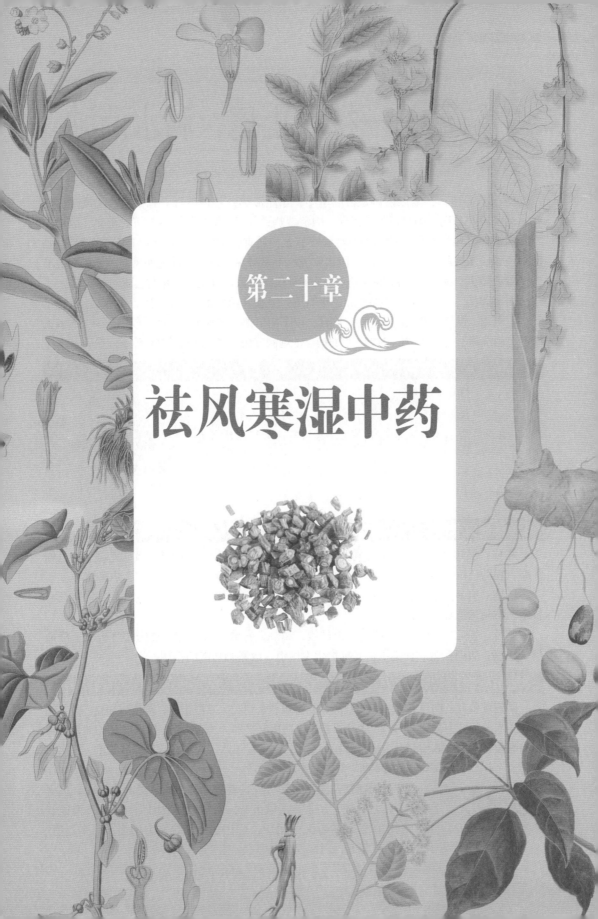

第二十章

祛风寒湿中药

第一节 防己——祛风止痛，利水消肿

防己辛苦性寒，辛以散风，苦以泄湿，寒能清热，善走下行，有很强的祛风湿、止痛、利水消肿功用。防己可外散风邪，内清湿热，并以除湿为长，专泻下焦湿热，故对于治疗风湿热邪阻滞经络所致的关节红肿疼痛尤为适宜。临床中，防己主要用于风湿痹痛、风水痰饮、水肿脚气、小便不利、腹水胀满、下焦湿热疮毒等。其他如风湿、类风湿关节炎、骨质增生、痛风属风湿热痹型，以及各种疾病所致水肿也可使用防己进行治疗。

对于防己，李时珍在《本草纲目》中写道："凡使勿用木条，色黄、腥、皮皱、上有丁足子，不堪用。惟要心有花纹黄色者，细锉，以车前草根相对蒸半日，晒干取用……今人多去皮锉，酒洗晒干用。"说明当时的人们对防己的炮制方法，多为酒洗过之后晾干，然后入药。

【本草档案】

别名：解离、石解。

性味归经：味苦、辛，寒。归膀胱、肺经。

适用体质：大苦大寒易伤胃气，胃纳不佳及阴虚体弱者慎服。

用法用量：煎服，每次 4.5～9 克。

服用禁忌：气分风热，小便不通，禁用。

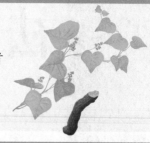

【现代研究】

成分：汉防己的主要成分是粉防己碱、防己诺灵碱、轮环藤酚碱、氧防己碱、防己斯任碱、粉防己碱。木防己的主要成分是马兜铃酸、木兰花碱、尿囊素、兜铃内酰胺等。

药理：有抗心肌缺血、抗心律失常、扩冠、降压、抑制血小板聚集的作用。同时还有抗菌、抗阿米巴原虫作用。

此外，防己还有一定的抗炎、抗过敏、镇痛、抗癌、抗矽肺、抗脂质过氧化、降血糖、解热、肌肉松弛、松弛子宫、抗增生性瘢痕、改善脑功能的作用。

【配伍应用】

防己配黄芪：防己苦寒，归膀胱经，能有效利水消肿、除湿止痛；黄芪则甘温，益气固表而利水消肿能力甚强。另外，黄芪可扶正，防己能祛邪，二者一升一降，补利相兼，升降调和则益气利水之效增强，合用之后相得益彰，对治疗风水、风湿，症见脉浮身重、汗出恶风、小便不利等症效果甚佳。

防己配桂枝：防己归膀胱经，有苦寒降泄、除湿利水之能，可有效泻下焦之湿热，又兼能祛风止痛；而桂枝则通阳化气，可以温通经络、利水除湿。两者配伍而用，可让祛湿除痹之力增强，用于湿痹、水肿、脚气等颇为对症。

保健功效

利水消肿

防己归膀胱经，故有一定的逐水利尿、消肿功用，在临床中，也常用来治疗此类的疾病，像风水证、头面、四肢浮肿、恶风、汗出、脉浮者等，都可以使用防己进行治疗，一般来讲，在治疗这些病症的时候，可用防己与黄芪、白术、甘草等配用，可使效果更佳。如果水肿伴有喘咳、小便不利、大便秘结者，则常配葶苈子、椒目、大黄等同用。

祛风止痛

防己味苦辛，长于清热下行，有很强的祛湿除寒功用，临床中常用于治疗风湿痹痛等，尤其适宜于湿热痹、关节红肿疼痛等症，此时常与滑石、苡仁、连翘、山栀、晚蚕砂等配伍合用，以增强药效，达到更好的治疗效果。若用于治疗偏寒、肢冷痛剧者，最好与桂枝、附子、乌头等有温经通络止痛效果的药物配伍应用，这样可相互促进，让药效更好。

其他

防己还有一定的祛湿解毒作用，用防己配银花、连翘、半边莲等药物，可以治湿疹疮毒、毒蛇咬伤等。

防己配茯苓：防己能清热，善下行，有通腠理、利九窍、清热除湿、利水消肿之功用；而茯苓则淡渗利湿，可有效健脾补中、扶正祛邪。两药伍合，相须为用，可相互促进，做到泻中有补，共奏健脾利湿、消肿除饮之功，用于治疗水湿或湿热内盛所致的水肿、小便不利及痰饮肿满等，效果甚佳。

防己配五加皮：防己苦寒而降，其外散风邪，内清湿热；而五加皮则外除风湿以止痹痛，内补肝肾而强筋骨。两药相配，对于治疗肝肾亏虚之人所患的风湿痹证，且湿重者效果甚佳，亦可用于风湿痹证之腰脊冷痛、酸重、关节疼痛等。

防己配木瓜：防己善祛风通路，泄经络湿邪之功效颇为显著；木瓜则以治筋病见长，筋急则能缓之，筋缓则能利之。两药相合，用来治疗风湿侵袭经络之筋骨酸痛、足膝无力、肌肉挛缩疼痛、关节肿胀不利，或兼发热等颇为理想。

【选购与储存】

防己体重，质坚实，断面多平坦，为灰白色，富粉性，有排列较稀疏的放射状纹理。气微，味苦。正品条匀、质坚实、粉性足。

应置于干燥处储存，注意防霉、防蛀。

第二节 丝瓜络——祛风，通络，活血

丝瓜络能通经络，和血脉，善于祛风通络，有很强的祛风、通络、活血功用，药力平和，用治风湿痹痛、筋脉拘挛等颇为对症。临床中，常取其活血和络之功，而用于

跌打肿痛的治疗，药效颇为显著。丝瓜络又能行气通络止痛，故用于肝郁气滞、胸胁疼痛、咳嗽加剧者也颇为适宜。其他如妇人乳汁不通、乳痈肿痛、大便下血等均可使用本品进行治疗。

医书中关于丝瓜的记述很多，其中，李时珍在《本草纲目》中写道："丝瓜，唐宋以前无闻，今南北皆有之，以为常蔬。二月下种，生苗引蔓，延树竹，或作棚架。其叶大于蜀葵而多丫尖，有细毛刺，取汁可染绿。其茎有棱。六七月开黄花，五出，微似胡瓜花，蕊瓣俱黄。其瓜大寸许，长一二尺，甚则三四尺，深绿色，有皱点，瓜头如鳖首。"

【本草档案】

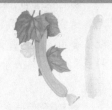

别名：丝瓜网、丝瓜壳、瓜络、絮瓜瓤、天罗线、丝瓜筋、丝瓜瓤、千层楼。

性味归经：味甘，平。归肺、胃、肝经。

适用体质：孕妇慎用。

用法用量：煎服，每次 4.5～9 克。外用适量。

【现代研究】

成分：主含木聚糖、甘露聚糖、半乳聚糖、纤维素等。

药理：丝瓜络有一定的镇痛、镇静作用。还可有效镇咳、祛痰、平喘，对组织胺致敏有预防性。丝瓜络中所含的齐墩果酸对大鼠肝脏由四氯化碳引起的急性损伤有治疗作用，能减轻肝细胞变性、肝细胞坏死及小叶变性反应。

此外，丝瓜络还有一定的抗炎、保肝、强心、抑制肿瘤、抗过敏、抗病毒、免疫调节等作用。

【配伍应用】

丝瓜络配旋覆花：丝瓜络性甘平，滑利，有较强的行气化痰、滑滞通络之功用；旋覆

保健功效

理气和血

丝瓜络有一定的和血理气之功用，可有效活血通络，对于跌打损伤、局部肿痛等有很好的疗效，此时常配伍桃仁、红花、乳香、没药等共用，可使药效更显。另外，本品用于治疗肝气郁滞、胸胁攻窜作痛等时，可配香附、郁金、枳壳、柴胡等理气和血类药物同用，可令血流更加通畅，利于恢复。

祛风湿、通经络

丝瓜络善于祛风通络，且功能较强，可用于治疗痹症、关节酸疼、筋骨拘挛等，尤其适合治疗风湿热痹，此时可用本品与桑枝、威灵仙、牛膝、生地黄等配伍应用，可使药效增强，起到更好的治疗效果。

其他

丝瓜络有一定的清热化痰作用，配麻黄、杏仁、石膏、冬瓜仁等药物时，可有效治痰热咳嗽。而炒炭用则有凉血止血作用。若是配槐花、地榆等则可治肠风下血、痔疮出血等症。配黄柏、阿胶等可治崩漏。

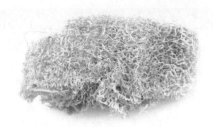

花则可有效消散郁结、降气通络。两药轻灵滑利，入气走血，疏滞滑着，合用后功用更显，可明显增强降气化痰、通络之功，用于治疗气血瘀滞肝经之胁肋胀痛等颇为对症。

丝瓜络配瓜蒌：丝瓜络甘平，可有效行血清热、通经活络、化痰祛湿；瓜蒌则可清热化痰、行气散结。另外，丝瓜络行于血分，而瓜蒌行于气分，故两药相配时，可令气血并调，清肺化痰、通络散结之功效显著。此方治疗胸痹胸闷、胸胁疼痛、肺热痰咳、乳痈肿痛等疗效甚佳。

丝瓜络配双花：丝瓜络归肝经，其甘凉入络，能通经活络、行血清热，可有效祛除络脉邪热；而双花则甘寒清热，既能清气分热邪，又能透营达气。二者皆为轻清宣透之品，相配用时善清解血络郁热，对于热病日久，郁滞于络脉所致的低热不退、口渴不甚、头目不清、昏眩微胀等颇为有效。

丝瓜络配橘络：丝瓜络善于祛风通络、行血脉；橘络则功能疏肝通络化痰，顺气活血之力强。两药以络入络，轻灵疏通，配用后可增强疏通经络、通行血脉之功，是治疗慢性肝炎、肝硬化属肝气郁滞胁痛者，或视网膜中心静脉阻塞等的对症药。

丝瓜络配桑枝：丝瓜络的主要功用是祛风，通经络，行血脉，凉血解毒；桑枝除祛风湿、通经络外，还善治肌肤干燥风痒。两药轻灵入络，伍用后可增强活血祛风、通络利关节之效，用来治疗胸胁疼痛属风湿入络者，或风燥邪气蕴于肌肤、皮肤干燥瘙痒等效果颇佳。

【选购与储存】

丝瓜络以个大、完整、筋络清晰、质韧、色淡黄白、无种子者为佳。在购买需注意与丝瓜布的区别。丝瓜布外形呈长圆筒形，一端具坚韧的果柄，果皮灰黄色，上有 10 条纵向棱线，果皮质脆。其余均与丝瓜络相似。

丝瓜络应置于干燥通风处储存。

第三节

防风——祛风解表，“治风之通用药”

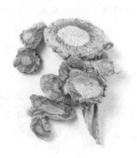

防风的入药史很久。防即防御的意思，古时记录防风草的不同部位也具有不同的功效，用于祛风解表时全草通用。上半身受风邪多用枝干，下半身受风邪多用枝梢部。防风的药用价值很高，不仅可治风，还具有祛湿的功能。

防风被《神农本草经》列为上品。我们在生活中因外感风寒而引起感冒时，服用的玉屏风散，其主要成分就是防风。

【本草档案】

别名：铜芸、茴芸、茴草、屏风、百枝、百蜚。

性味归经：味辛、甘，微温。归膀胱、肝、脾经。

适用体质：血虚体质。妇女月经不调合并便秘的患者尤其适用。

用法用量：煎服，3～10克。

服用禁忌：阴虚火旺，血虚发痉者谨用。

【现代研究】

成分：含挥发油类、色酮类成分、甘露醇、β-谷甾醇、苦味苷、酚类、多糖类，以及有机酸，还含升麻素和升麻素苷等。

药理：经实验证明，防风煎剂、浸剂具有明显的解热降温作用。防风水煎剂和醇浸剂有镇痛、镇静、抗惊厥作用。而防风的新鲜汁、水煎液，能够抗菌、抗皮肤真菌及流感病毒。此外，防风还有一定的抗炎、影响免疫功能、抗凝血、抑制平滑肌收缩、抗缺氧等作用。

【配伍应用】

防风配苍术：防风辛甘微温，既能祛风解表，又能胜湿止痛；而苍术则辛苦温，其祛风湿、发汗解表之功甚强。两药相合，适用于风寒挟湿的表证，以及风寒湿痹等。

防风配防己：防风功善祛风散寒，强于胜湿止痛；防己则辛苦寒，尤善祛风清热，令除湿止痛之功亦伟。两者相须后，相得益彰，可令祛风除湿止痛之力更强，适用于风湿痹证、全身关节疼痛者。

保健功效

祛风解表

防风辛温发散，虽不长于散寒，但又能胜湿、止痛，且甘缓微温不峻烈，主要以辛散祛风解表为主，故外感风寒、风湿、风热表证均可配伍使用。治风寒表证，头痛身痛、恶风寒者，常与荆芥、羌活、独活等药同用。

祛风止痒

防风辛温发散，药性平和，能祛风止痒，并以祛风见长，风寒、风热所致瘾疹瘙痒皆可使用。可以治疗多种皮肤病，其中尤以风邪所致之瘾疹瘙痒较为常用。治疗风寒者，常与麻黄、白芷、苍耳子等配伍；治疗风热者，常配伍薄荷、蝉蜕、僵蚕等药；治疗湿热者，可与土茯苓、白鲜皮、赤小豆等同用。

止痉

防风既能辛散外风，又能息内风以止痉。用治风毒内侵贯于经络，引动内风而致肌肉痉挛、四肢抽搐、项背强急、角弓反张的破伤风证，常与天麻、天南星、白附子等祛风止痉药同用。

胜湿止痛

防风辛温，功能祛风散寒、胜湿止痛，为较常用之祛风湿、止痹痛药。治疗风寒湿痹、肢节疼痛、筋脉挛急者，可配伍羌活、独活、桂枝、姜黄等祛风湿止痹痛药。若风寒湿邪郁而化热，关节红肿热痛，成为热痹者，可与地龙、薏苡仁、乌梢蛇等药同用。

防风配白术：防风升清燥湿，取其除湿之功以祛脾胃之湿，辛温上行之性以升脾阳；白术则以补气健脾、燥湿止泻为特点。两药配伍之后，能有效益气健脾、除湿升清以止泻，适用于脾虚湿盛、清阳不升所致的泄泻。若土虚木乘，肝郁侮脾，肝脾不和，腹泻而痛者，再配白芍、陈皮效果更佳。

防风配石膏、栀子：防风辛散郁火；石膏、栀子则可以清热泻火，兼能除烦止渴。三者伍用后，亦清亦散，上下分消，因势利导，有清泄郁热之功，适用于脾胃积热之口疮口臭、口燥唇干及烦渴易饥者。

【选购与储存】

防风以条粗壮、外皮细而紧、断面皮部色浅棕、木部色浅黄者为佳。正品防风的断面皮部浅棕色而且气味特异，这也是与其他伪品的最大不同。

储存防风时要将其放置在阴凉干燥处，防霉，防蛀。

第四节 牛蒡子——疏风散热，解毒消肿

牛蒡子辛散苦泄，寒能清热，发散之力虽不及薄荷等药，但长于宣肺祛痰、清利咽喉，因此风热感冒而见咽喉红肿疼痛，或咳嗽痰多不利者，常用本品，且效果颇佳。牛蒡子清泄透散，能疏散风热，透泄热毒而促使疹子透发，因此又可用于治疗麻疹不透或透而复隐等。风湿浸淫血脉而致的疮疥瘙痒，亦可使用牛蒡，因其具有散风止痒之功。牛蒡子辛苦性寒，于升浮之中又有清降之性，能外散风热，内解热毒，有清热解毒、消肿利咽之效，故可用治痈肿疮毒、丹毒、痄腮喉痹等。

关于牛蒡的药用作用，很多医书中都有记载，《别录》中说牛蒡能"明目补中，除风伤"。《药性论》则言牛蒡能"除诸风，利腰脚，又散诸结节筋骨烦热毒"。

【本草档案】

别名：恶实、荔实、大力子、蒡翁菜、便牵牛、蝙蝠刺。

性味归经：味辛、苦，寒。归肺、胃经。

适用体质：性寒，滑肠通便，气虚便溏者慎用。

用法用量：煎服，6～12克。炒用可使其苦寒及滑肠之性略减。

服用禁忌：《神农本草经》："痘疮家惟宜于血热便秘之证，若气虚色白大便自利或泄泻者，慎勿服之。痧疹不忌泄泻，故用之无妨。"痈疽已溃，非便秘不宜服。

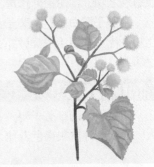

【现代研究】

成分：含牛蒡子苷、脂肪油、拉帕酚、维生素 A、维生素 B_1 及生物碱等。

保健功效

宣肺透疹

牛蒡子归肺经，故其宣肺透疹之功甚强，可用于小儿麻疹、邪热郁肺、疹出不畅、胸闷心烦、口干发热等症，此时可配蝉蜕、竹叶、西河柳、葛根等药物。若是风疹瘙痒、疹红灼热等，则可加浮萍、薄荷、生地、苦参、蝉蜕等同用，以疏风清热、凉血止痒。

发散风热、清利咽喉

牛蒡子具有宣肺利痰、利咽透疹等功用，可用于风温初起、身热微恶风寒、咳嗽咽痛者，常与银花、连翘、薄荷同用。如果是烂喉痧、火毒熏蒸、咽喉肿痛、憎寒发热，则可将其与桔梗、僵蚕、橄榄、生甘草等伍用。若遇小儿伤风发热、烦躁鼻塞、气喘痰嗽惊啼等，则可用牛蒡子与荆芥、薄荷、大黄等同用。

其他

牛蒡子还有一定的润肠通便作用，对于上述诸症而兼有大便干结不通者更为适用。肺痨阴虚、痰火内盛、咯痰不爽、痰中带血等时，则常与马兜铃、杏仁、阿胶等同用。

药理： 给大鼠腹腔注射牛蒡子苷元可对抗氨基核苷引起的肾病变，减少尿蛋白含量，并可改善血清生化指标。口服牛蒡子苷可明显抑制尿中蛋白的排泄量。此外，牛蒡子苷元对静脉注射抗肾血清（NTS）引起的大鼠免疫性肾炎也有对抗作用。

【配伍应用】

牛蒡子配桔梗： 牛蒡子善于疏散风热、宣肺利咽；桔梗善于开宣肺气、利咽开音、祛痰止咳。二者配伍，共奏疏散风热、宣肺利咽、祛痰止咳之功。常用治外感风热、咽喉肿痛、咳嗽、痰出不爽者。

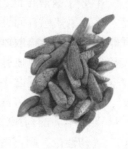

牛蒡子配连翘： 牛蒡子善于疏散风热、解毒消肿；连翘长于清热解毒、消痈散结，并能疏散风热。两药合用，疏散风热、清热解毒、消痈散结之力增强。常用治风热感冒或温病初起，以及咽喉肿痛、口舌生疮、痈肿疮疡。

牛蒡子配柽柳： 牛蒡子能疏散表邪而解毒透疹；柽柳能发表透疹。二药相须，增强解表透疹之功，常用治麻疹透发不畅及瘾疹瘙痒者。

牛蒡子配白芷： 牛蒡子清热解毒消肿；白芷活血消肿排脓。伍用之后，解毒消肿排脓之功更优。常用治疮痈肿痛或脓成不溃，并常与金银花、连翘等同用，以增强其排脓解毒之功。

【选购与储存】

质量较好的牛蒡子要具备外皮较硬，种仁灰白，富有油性这几个基本特征。上品以粒大、饱满、外皮灰褐色者佳。牛蒡子储存时要放置于干燥通风处。

独活——散风除湿，通行气血

独活辛散温通，气味雄烈，有宣通百脉、调和经络、通行气血、散风除湿之功效，善治诸风百节痛，为治疗痹痛之常用药物。主归肝肾经，性善下行，可祛风湿、止痛、解表。故用治在下在里之伏风，腰以下酸重疼痛尤为适宜。一般来讲，凡风寒湿邪闭阻肌肉关节所致痹证疼痛等症均可应用独活。又因独活入肾经，能有效散风除湿止痛，故常与补肝肾祛风湿的药物同用，以标本兼治。

临床中，独活常用于治疗风寒湿邪所致之痹证，见腰膝酸软，肌肉、筋骨疼痛，关节屈伸不利者；外感风寒挟湿所致的头痛头重，一身尽痛；少阴头痛者。以及风湿、类风湿关节炎、肩周炎、腰椎间盘脱出症、坐骨神经痛、颈椎病、肥大性脊柱炎属于风寒湿邪痹阻型等病症。

历代医书对独活多有记载，《本经》说它"主风寒所击，金疮止痛，奔豚，痫痓，女子疝瘕"。《药性论》载其可"治中诸风湿冷，奔喘逆气，皮肌苦痒，手足挛痛，劳损，主风毒齿痛"。其他如《医学启源》《滇南本草》等也对其有所记载。

【本草档案】

别名：香独活、肉独活、川独活、资丘独活。

性味归经：味辛、苦，微温。归肾、膀胱经。

适用体质：气血虚而遍身痛及者禁用。

用法用量：煎服，每次3～9克。外用适量。

服用禁忌：内服时药量不宜过大，阴虚血燥者慎服。

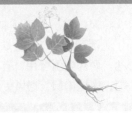

【现代研究】

成分：独活主要成分是二氢山芹醇、乙酸酯、欧芹酚甲醚、异欧前胡内酯、香柑内酯、花椒毒素、二氢山芹醇当归酸酯、二氢山芹醇葡萄糖苷、毛当归醇、当归醇、γ－氨基丁酸及挥发油等。

药理：独活具有镇静、催眠、镇痛等作用。独活能扩血管、降压、抗心律失常、抑制血小板聚集，同时还能抗凝、抗血栓。独活能兴奋呼吸中枢，使呼吸加深加快。独活能使胸腺、脾脏重量增加，可抑制迟发性过敏反应。需要注意的是，内服独活过量时会对胃肠道有刺激作用。中毒症状为舌体发麻、恶心、呕吐以及胃部不适等。轻度中毒者停药后上述症状可消失，重度中毒者应对症治疗。

【配伍应用】

独活配麻黄：独活可祛风胜湿止痛；麻黄能解表发汗。二者相须为用，有祛风解表、除湿止痛之功效，对外感风寒、表实无汗、身痛等效果甚佳。

独活配防风：独活辛香走窜，有除伏风、胜湿气、通经络、止疼痛之功；防风可升发

╔══════════ 保健功效 ══════════╗

祛风寒湿

独活辛散苦燥，气香温通，功善祛风湿，止痹痛，为治风湿痹痛主药，凡风寒湿邪所致之痹证，无论新久，均可应用。具体可用于治疗风寒湿痹、关节肌肉酸痛等，尤善治疗腰腿痛。多与杜仲、桑寄生、川芎等配伍，更能增强药效。治感受风寒湿邪的风寒湿痹，肌肉、腰背、手足疼痛，常与当归、白术、牛膝等同用。

通行气血

独活祛风寒湿之外，尚有通行气血之功用，可用于治疗外感风寒挟湿之表证，多与羌活、荆芥、防风等同用。治外感风寒挟湿所致的头痛头重、一身尽痛，多配羌活、藁本、防风等。

其他

独活亦可用于少阴头痛、皮肤湿痒。另据现代研究表明，独活具有镇痛、镇静、催眠、降压、抑制心肌收缩、抗炎的作用。

╚════════════════════════════╝

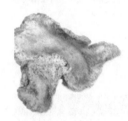

疏散，善开腠理，具有通血脉、祛风湿之效。独活长于胜湿，防风长于祛风。两药相合，功效益著，对风湿外感所致的头痛、腰痛、关节痛等效果佳。

独活配羌活：羌活行上焦而理上，善于祛风寒，有直上巅顶，横行肢臂之功；独活则行下焦而理下，长于祛风湿，具通行气血，疏导腰膝，下行腿足之能。二药配伍，一上一下，直通足太阳膀胱经，疏风散寒、活络止痛之功增强，是治疗风湿痹痛、外感风寒等的有效药。

独活配细辛：独活祛肾经伏风而除湿，可有效通络止痛走气分；细辛散肾经风寒而使之外达。两药配伍合用，有很强的散寒、祛湿邪、通痹止痛功效，是治疗风寒外邪伏于少阴之头痛，痛连齿颊，遇风更甚，顽而不愈；风寒湿痹腰痛、脊强而冷、下肢痹痛等的有效药。

【选购与储存】

独活香气特异，味苦辛，微麻舌，上品的独活以条粗壮、油润、香气浓者为佳。

独活应当放置干燥处储存，注意防霉、防蛀。

第六节 威灵仙——祛风湿，通络止痛，消骨鲠

威灵仙辛散温通性猛，善走不守，为风药之宣导善行者，其主入膀胱经，能通行十二经脉，可祛风湿、通络止痛、消骨鲠。故可驱除在表之风，又能化在里之湿，通达经络，可导可宣，为治疗风寒湿邪留滞经络、关节不利之风湿痹痛的要药。故凡风湿痹证、肢体关节麻木疼痛者，不分上下，均可用本品治疗。又取其温通走窜、通络止痛之性，可治疗跌打损伤、外伤肿痛等。

具体说来，风湿痹证、骨鲠咽喉、头痛、牙痛、胃脘痛、跌打伤痛，及痰饮、噎膈、妇女癥瘕积块、乳房肿块等均可用威灵仙入药治疗。另外，风湿、类风湿性关节炎、坐骨神经痛、肩周炎、腰椎间盘脱出症属风寒湿邪留滞经络，软组织损伤属瘀血阻络者，诸鱼骨鲠、子宫肌瘤、乳腺增生、乳腺癌属痰湿停滞、气滞血瘀者也可以用威灵仙进行治疗。

【本草档案】

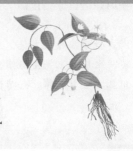

别名：铁脚威灵仙、百条根、老虎须、铁扫帚。

性味归经：味辛、咸，温。归膀胱经。

适用体质：威灵仙辛散走窜，气血虚弱者慎服。

用法用量：煎服，每次6～9克。外用适量。

服用禁忌：用于风湿所致的肢体疼痛及脚气疼痛等症，常与羌活、独活、牛膝、秦艽等配伍同用。用于诸骨鲠喉，可单用威灵仙15克，水煎，或加米醋煎汁，分数次含口中，缓缓吞咽。

【现代研究】

成分：主含原白头翁素、白头翁内酯、甾醇、糖类、皂苷等。

药理：威灵仙可对抗心肌缺血、降低血压。威灵仙可促进胆汁分泌，松弛总胆管末端括约肌，还能松弛回肠平滑肌，从而增强食管平滑肌的蠕动。威灵仙可有效抗利尿，增加尿酸盐排泄。

此外，实验表明，威灵仙的有效药用成分对革兰阳性及阴性菌和真菌都有较强的抑制作用，并能抑制疟原虫。此外，威灵仙还具有一定的镇痛、解热、降血糖、抗肿瘤、引产、对皮肤刺激等作用。

【配伍应用】

威灵仙配羌活：羌活和威灵仙都有祛风除湿止痛之功，不同在于威灵仙性急善走，通达经络之力较强；而羌活则表散风湿力强。两药配伍合用，可有效除风湿、通经络、止痛，对于治疗痹证、关节疼痛等，尤其上半身痹痛者疗效甚佳。

威灵仙配桑寄生：威灵仙能走十二经，被列为祛风药中善走者之一，可有效祛风湿、通经络；桑寄生则有很强的补肝肾、强筋骨、养血润筋作用。二者相须为用，一散一补，养血祛风湿，互相作用，可使威灵仙走中有守，不致过于走窜，对体虚风湿痹痛者效果甚佳。

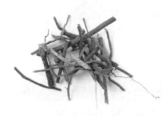

威灵仙配臭梧桐：威灵仙性善走窜。可有效祛风除湿、通络止痛；臭梧桐则可祛风湿、通经络，同时又能活血。二药配伍之后，适用于风湿痹痛、关节不利者。

威灵仙配防己：威灵仙善通经络而又能止痛；防己可清热通痹，尤能祛湿。风寒湿痹者湿不除则痹难通，故两药合用时，祛风湿通经络之力刻增强，对风湿痹痛、关节不利，以及下肢水肿疼痛等效果甚佳。

【选购与储存】

威灵仙以条匀、皮黑、肉白、坚实者为佳。在储存时，威灵仙怕受潮，适宜放置在干燥处。

保健功效

清痰涎、除骨鲠

威灵仙除了可以祛风除湿之外，还可以清痰涎、除骨鲠，可用于治疗胸膈停痰宿饮、喘咳呕逆、不思饮食等，多为与半夏末、皂角水熬膏后为丸服。诸骨鲠咽时则常与米醋、沙糖同煎后分次缓缓咽下，效果甚佳。

祛风除湿、通络止痛

威灵仙味辛咸温，有一定的祛风除湿、通络止痛之功用，可用于治疗风湿痹痛，对游走性痹痛效果尤佳，可单味制蜜丸或研末服用。若是痹久正虚者，则可用威灵仙配黄芪、木瓜等。手足麻痹、时发疼痛、打扑损伤痛不可忍，或瘫痪，则可使用威灵仙配生川乌、五灵脂等。如痹证风邪偏胜者，则可配防风等。

第七节 川乌——开通关腠，驱逐寒湿

川乌辛热之性甚强，被列为治疗风痹半身不遂、引经之要药，有"附子逐寒，乌头祛风"之说。川乌性疏利迅速，有开通关腠、驱逐寒湿之效，且效果甚佳，最善除寒湿、散风邪等。故寒湿痹证日久，关节疼痛不可屈伸、中风手足不仁、痹证筋脉挛痛常用本品治疗。川乌辛热之性甚强，归心、肝、肾、脾经，善除寒湿，直入经络，疏通痼阴沍寒，破诸积冷毒、心下坚痞之力甚强；能温养脏腑、散寒止痛，其中温里止痛之功远胜它药。凡心腹冷痛、寒疝腹痛、胸痹心痛、感寒腹痛等均可用之，且效果不俗。

【本草档案】

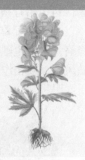

别名：乌头、五毒根。

性味归经：味辛、苦，热；有大毒。归心、肝、肾、脾经。

适用体质：孕妇忌用。

用法用量：煎服，每次 1.5～3 克；宜先煎、久煎。外用时应适量。

服用禁忌：不宜与贝母、半夏、白及、白蔹、天花粉、瓜蒌等药同用；内服时一般应炮制用，生品内服时宜慎；酒浸、酒煎服时易致中毒，应慎用。

【现代研究】

成分：川乌内含多种生物碱，如乌头碱、次乌头碱、中乌头碱、酯中乌头碱、3-去氧乌头碱、多根乌头碱、消旋去甲乌头碱、酯乌头碱、酯次乌头碱、新乌宁碱等。

药理：川乌具有强心作用，剂量加大时可致心律失常，舒张血管，增加冠状动脉血流量等。川乌具有一定的抑制免疫功能，还可抗肿瘤。

此外，川乌还有相当的镇痛、麻醉、抗炎、兴奋垂体、神经肌肉阻断作用，以及降血

保健功效

散寒止痛

川乌有散寒止痛之能，可用于心腹冷痛、阴寒内盛、心阳痹阻、心背彻痛等，常配附子、干姜、赤石脂、蜀椒等药物。当用于阴疽、瘰疬、痰核漫肿不溃等症时，可用生川乌配生半夏、生天南星研末敷贴，效果颇为可观。若是寒疝、绕脐腹痛者，则可用川乌与苍术、蜀椒、青陈皮、木香等同用，另外，寒疝腹痛还可单味煎服，或与桂枝同用。

糖、耐缺氧、抑制呼吸中枢等作用。需要注意的是，川乌服用不当时可引起中毒，因此应少用、慎用。应用本品时应该严格遵守医嘱，切不可私自使用，以免引起不良反应。

【配伍应用】

制川乌配麻黄：乌头善疏通痼阴沍寒，可有效祛风寒湿、止痹痛；麻黄则能发散风寒、通调血脉。两药配伍合用，可有效辛散宣通，彻里彻外，彻外为主，相得益彰，对寒湿痹痛，疼痛剧烈，遇寒更甚，局部不温者效果甚佳。

制川乌配羌活：羌活气味雄烈，有散肌腠风寒湿邪之能，合川乌则能疏痼阴、破沍寒，疏利迅速，开通甚捷，有祛表里寒湿而能蠲痹止痛之功。两药合伍，适用于小儿风湿热、类风湿性关节炎证属热痹，发热壮盛，烦闷口渴，但舌苔白润，未转黄燥，脉浮未去者。

制川乌配当归：川乌药性刚燥而烈；当归药性较柔润。二者合伍，可养血活血与逐风寒湿邪并用，互为补充，相得益彰，温而不燥，养而能通，对风寒湿痹、风寒头痛日久不愈者效果甚佳。

制川乌配白附子：白附子能祛风痰，可温通经络；川乌则可以散寒湿、温经止痛，兼祛风痰。两药配伍合用，有散寒除湿、通络止痛的功效，对于慢性关节肿胀不仁、疼痛、屈伸不利等症效果甚佳。

【选购与储存】

上品川乌以身干、个匀、肥满坚实、无空心者为佳，片货以厚薄均匀、内粉质洁白为佳。选购时要注意和制川乌相区别。制川乌呈不规则的纵切片，长三角形片状；切面黑褐色或暗黄色，角质样，可见灰棕色斜向条纹，中间有空洞；质轻脆；气无，微有麻舌感。

川乌适合放置在通风干燥处储存，注意防蛀。

第八节 寻骨风——祛风湿，通络止痛

寻骨风辛开苦降，芳香善行，外达四肢经络，内行脏腑肠胃。具有祛风湿、通络止痛等作用。故临床中风湿痹痛、肢体麻木、筋脉拘挛、重着顽麻者常选用本品治疗。亦有取

其祛瘀行气、消肿止痛之功者，用于治疗跌打损伤、瘀肿疼痛等。寻骨风善活络止痛，可行滞气、止疼痛，对肝胃不调或脾胃不和所致胃脘疼痛，肝脉瘀阻所致疝气、牙痛等效果甚佳。

关于寻骨风的药用作用，医书中有一定的记载，《饮片新参》中说寻骨风可以"散风痹，通络，治骨节痛"。对寻骨风的祛风湿作用给予了充分的肯定。

【本草档案】

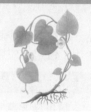

别名：清骨风、猫耳朵、穿地节、毛香、白毛藤、地丁香、黄木香、白面风、兔子耳、毛风草、猴耳草。

性味归经：味辛、苦，平。归肝经。

用法用量：煎服，每次 10 ~ 15 克。外用适量。

服用禁忌：阴虚内热者忌用。

【现代研究】

成分：寻骨风的主要成分为生物碱、挥发油及内酯等。

药理：提取液对大鼠蛋清性关节炎有明显的预防作用，非生物碱部分无效，冷浸剂经乙醇沉淀 1 次所得的制剂对蛋清性及甲醛性关节炎均有效果，但如沉淀 2 次，并经高压灭菌者即失去作用。全草的粉末混于饲料中喂食小鼠，对艾氏腹水癌和腹水总细胞数均有明显的抑制作用，对艾氏癌皮下型瘤亦有明显效果。煎剂内服也有效。经初步分析，有效成分似能溶解于水和乙醇，不溶于氯仿，受热不被破坏。

此外，寻骨风还有一定的抗感染、抗炎、镇痛、解热作用。

【配伍应用】

寻骨风配威灵仙：寻骨风辛开苦降，归肝经，其芳香善行，有一定的祛风湿、利筋骨、止疼痛功用；而威灵仙则性猛善走，可通行十二经脉，既能有效祛风湿，又可以通经止痹痛。二者相须为用，可相互增效，使祛风、通络、止痛之效得以增强，对风湿痹痛、肢体麻木、筋骨拘挛、跌打损伤疼痛等有效。

寻骨风配车前子：寻骨风有一定活血功用，车前草则可有效利水。二者相合而用，可以互相促进，互为补充，用于治疗臃肿等颇为有效。

【选购与储存】

寻骨风全草以叶色绿、根茎多、香气浓者为佳。寻骨风和白英的外形相近，尤其是叶片的形状，但纹理样子不同，仔细观察还是可以区别的。因为寻骨风怕潮，所以最好储存在干燥通风处。

保健功效

通经活血

寻骨风具有较强的通经活血功用，可用于治疗痈肿，常与车前草、苍耳草等同用，可混合后水煎服。治疗多发性疖肿，可用寻骨风全草煎服。

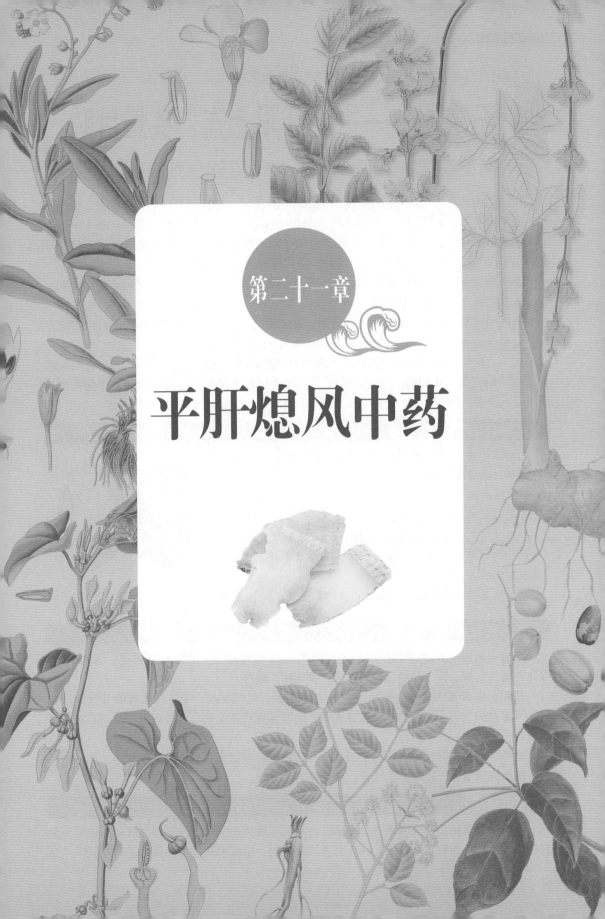

第二十一章

平肝熄风中药

第一节 石决明——主治肝阳上亢、头晕目眩

中医认为，石决明咸寒清热，质重潜阳，主入肝经，能清泄肝热、镇潜肝阳、清利头目，有平肝潜阳、清肝明目、收敛止血、制酸止痛之功，为凉肝镇肝之要药。临床中，生石决明主要用于肝阳上亢、头晕目眩、目赤翳障、视物昏花、惊痫抽搐、骨蒸劳热、淋证；煅石决明用于疮疡久溃不敛、胃酸过多的胃脘疼痛、外伤出血等。

石决明咸寒，入肝经，故既可清肝，又能镇肝、平肝，因此可用于肝阴不足、虚阳上越，或肝阳独亢之惊痫抽搐等症。

石决明咸寒入肝经，咸能软坚除翳障，寒能清热而育肝阴，因此可作为清肝明目之专品。对目赤肿痛、翳膜遮睛、视物昏花等有特效，为眼科要药。

关于石决明的药用价值，我国古代医典中早有记载。《唐本草》中写道："石决明是鳆鱼甲也，附石生，状如蛤，惟一片无对，七孔者良。今俗用者紫贝，全别，非此类也。"意思是石决明的原型是鳆鱼的外壳，外形与蛤相类似，表面有七孔的最佳。

【本草档案】

别名：真珠母、鳆鱼甲、九孔螺、千里光、真海决、海决明、关海决、鲍鱼壳、九孔石决明。

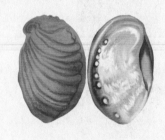

性味归经：味咸，寒。归肝经。

适用体质：体虚寒者忌用。

用法用量：煎服，每次 3 ~ 15 克，打碎先煎。或入丸、散剂。平肝清肝宜生用，收敛止血，制酸止痛宜煅用，外用点眼宜煅用，水飞。

服用禁忌：石决明性咸寒，易伤脾胃。故凡脾胃虚寒，食少便溏者应慎用本品。

【现代研究】

成分：石决明的主要组成成分为碳酸钙，占90％以上，其次是有机质，占3.67％，除此外尚含有镁、铁、硅酸盐、磷酸盐、氯化物、碘等。

药理：实验表明，石决明对金黄色葡萄球菌、大肠杆菌、绿脓杆菌等的抑制作用较强。另据试验表明，通过测定小鼠脾脏细胞的特异玫瑰花结数，可以确定石决明具有免疫抑制的作用。

此外，九孔鲍酸性提取液有抗凝作用，其贝壳提取液则有明显耐缺氧作用，可使离体小鼠肺灌流量增加，能够扩张气管、支气管的平滑肌。

【配伍应用】

石决明配桑枝：石决明质重，有平抑肝阳、凉肝泄热之功，善于治疗肝经风热等；桑枝祛风通络，对四肢麻木效果甚佳。二者相须为用，平肝熄风效果增强，是治疗肝风入络

保健功效

清肝明目

石决明除平肝潜阳功效外，还可以清肝明目，可用于治疗肝火上炎、目赤肿痛等，常与石膏、黄连、菊花、甘草等同用。若是肝虚夜盲可配苍术，共研细末入猪肝内煮食。此外，风热目疾、翳膜遮睛等，则可用石决明配伍桑叶、菊花、荆芥、谷精草、蛇蜕等共同内服。而老年肝虚血少、日久目昏、视物模糊者则常配熟地、山萸肉、菟丝子等养肝明目药物。

平肝潜阳

石决明归肝经，有一定的平肝潜阳功效，可用于治疗眩晕耳鸣、头痛头胀等，又因本品兼有滋养肝阴作用，故阴虚阳亢者尤为适宜。若是惊厥抽搐、肝阳亢盛引起肝风内动，则可用本品可配天麻、钩藤、僵蚕、胆星、全蝎等平肝熄风止痉药物。当治风毒所致眼目昏暗、头晕头痛者时，则可用石决明配羌活、草决明、甘草、菊花、代赭石等清热平肝药，效果甚佳。此外，石决明还常与养阴平肝药如生地、白芍、牛膝、枸杞子等配伍，用于治疗阴虚阳亢等。

之四肢麻木、抽搐及头晕头胀等症的对症药。

石决明配菊花：石决明味咸性寒，介类质重，有平肝潜阳、清肝明目之效；菊花则味苦性寒，质轻清香，能清泄肝热兼养益肝阴。两药配合后，清肝明目效果更强，对于肝火目赤疼痛、双目红肿、羞明流泪、目眵增多、视物昏花等症效果甚佳。

石决明配女贞子：石决明咸寒质重，药效偏于平肝益肝泄热；女贞子味苦甘性凉，药效长于滋补肝肾之阴。两药配伍合用，益肝之力增强，对于治疗肝肾阴虚发热、眩晕、头痛耳鸣、腰膝酸软、目暗不明等效果甚佳。

【选购与储存】

在选购石决明时，要注意区分不同种类的特点。光底海决以个大、壳厚、外表洁净、内表面有彩色光泽者为佳。

毛底海决外面凹凸不平，且极为粗糙，肋状纹理不显著。螺肋末端孔口突出于壳面。石决明适合放置于干燥通风处储存。

第二节 玳瑁——平肝定惊，清热解毒

中医将玳瑁的背甲入药，名称也是玳瑁。药品多呈长方形、菱形、三角形、多角形或近圆形板片状，中间较厚，边缘薄似刀刃且不整齐的锯齿状。外表面平滑而有光泽，半透明状。质坚韧，不易折断，断面角质。气微，味淡。

中医认为，玳瑁质重潜阳，有镇心安神、平肝熄风、定惊止痉、清心解毒之功效，能

够镇心平肝、熄风定惊、清热解毒。可用于治疗中风惊痫、神昏痉厥；肝阳上亢之眩晕、头痛；疗疮肿毒、温毒发斑、痘毒等病证。此外，对原发性高血压病、脑内出血、脑动脉阻塞、脑血栓、前庭系统疾病、脑肿瘤等也有一定的治疗效果。

【本草档案】

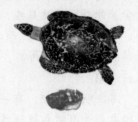

别名：玳瑁、文甲。

性味归经：味甘、咸，寒。归心、肝经。

用法用量：内服：每次3～6克，入丸散，亦可水磨取汁服。

服用禁忌：玳瑁性寒，故阳虚气虚、脾胃虚弱者应慎用本品。

【现代研究】

成分：玳瑁含有角蛋白及胶质等。玳瑁甲的角朊中含有赖氨酸、组氨酸等多种氨基酸；体脂内则含有月桂酸、肉豆蔻酸、花生酸、山嵛酸、棕榈酸、硬脂酸、C14 不饱和酸、C24 不饱和酸等。

药理：玳瑁具有良好的镇静、解热、降血压等作用。临床实验研究表明，玳瑁紫癜宁可显著抑制原发性血小板减少性紫癜（1TP）患者血中的抗血小板抗体。该方既能抑制1TP 血清中抗体的活性，同时又能刺激巨核系祖细胞的增殖、分化与成熟，或增加巨核系集落刺激因子的活性。

【配伍应用】

玳瑁配石决明：石决明性咸寒，入肝经，善清肝火，又能补肝阴；玳瑁则可镇心平肝、清热解毒。两药相遇，有平肝潜阳之效，治疗肝阳上亢、眩晕、头痛、中风等效果甚佳。

玳瑁配水牛角：玳瑁能镇心平肝、清热解毒，熄风定惊效果佳；水牛角则善清心、肝、胃实热而凉血解毒，清心定惊之功伟。二药功效相近，互为增效，配伍合后可治疗高热、神昏谵语、惊痫抽搐、小儿急惊风等症。

保健功效

清热解毒

玳瑁性咸寒，归肝经，有一定的清热解毒之功用，临床中可用于治疗迎风目泪等，使用本品与羚羊角、石燕子等合用，可有效增强清热功用。若是用于治疗痘疮黑陷等症，常用本品与生犀角同用，可有效增强解毒功用。

平肝定惊

玳瑁归肝经，可平抑肝阳，故有一定的平肝定惊功用，临床中可用于治疗中风惊痫、急风及中恶，不识人，面青，四肢逆冷等症。治疗此类病症之时，常用本品与安息香、朱砂、雄黄、琥珀、麝香、龙脑等同用，可有效增强平肝定惊之功用。若是用于治疗中风不语、中恶不语者等，则可使用本品与丹砂、雄黄、白芥、麝香等同用，可有效增强药效。

　　玳瑁配紫草：玳瑁具清热解毒之效；紫草有凉血活血、解毒透疹之功。二者伍合之后，治疗血热毒盛、疹出不畅、紫黑内陷等效果甚佳。

　　玳瑁配黄连：玳瑁可有效熄风定惊、清热解毒；黄连则能很好地清热燥湿。二药配伍，清热解毒效果甚强，既可治疗热病惊狂、神昏抽搐，又能治疗痈疽疮毒、红肿疼痛，是清热解毒良药。

【选购与储存】

　　选用玳瑁药品时，以片厚、花纹明显、半透明者为佳。玳瑁从水中捞出瞬间，水会向四周散开，所以玳瑁能避雾水、风邪。这也是它区别于伪品的重要特征。

　　玳瑁虽不像其他药材那样怕潮，但也需要置于干燥通风处储存。

第三节　珍珠母——益肝阴、平肝潜阳、清肝泄火

　　珍珠母咸寒入肝经，与石决明作用相类似，具有益肝阴、平肝潜阳、清肝泄火的作用，常用于治疗肝阳上亢、头晕目眩，目赤肿痛、视物昏花，惊悸失眠、心神不宁，吐血、衄血，癫痫，惊风抽搐等；外用时则多用于湿疮瘙痒、疮疡久不收口、口疮等症。另外，珍珠母煅后研末吞服，可治疗胃酸过多、胃脘疼痛等。

　　关于珍珠母的药用价值，很多医书中都有记载，《中国医学大辞典》说珍珠母可以"滋肝阴，清肝火。治癫狂惊痫，头眩，耳鸣，心跳，胸腹膜胀，妇女血热，血崩，小儿惊搐发痉"。《饮片新参》里则记载其能"平肝潜阳，安神魂，定惊痫，消热痞、眼翳"。

【本草档案】

　　别名：真珠母、明珠母。

　　性味归经：味咸，寒。归肝、心经。

　　适用体质：孕妇应慎用本品。

　　用法用量：煎服，每次 10～30 克，宜打碎先煎。或入丸、散剂，每次 1～3 克。外用适量，研末外敷或水飞极细粉点眼。

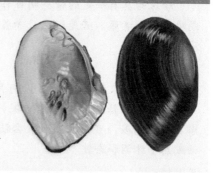

　　服用禁忌：珍珠母咸寒，属于沉降之品，故脾胃虚寒、气虚下陷者应慎用本品。

【现代研究】

　　成分：珍珠母的主要成分为碳酸钙，含量在 90% 以上，含有机质 0.34%，此外尚含有少量的镁、铁、硅酸盐、硫酸盐、磷酸盐和氧化钙等氧化物等。

　　药理：临床表明，用珍珠层粉灌胃，有镇静、抗惊厥作用，但对惊厥死亡率无影响。此外，还能够增加动物常压耐缺氧能力。另据实验表明，珍珠母硫酸水解产物可使蟾蜍离

体心脏跳动幅度有一定增大；冠心病患者口服珍珠母后血清过氧化脂质有降低，但对血清胆固醇、甘油三酯等无影响。

此外，珍珠母还具有一定的抗溃疡、抗过敏、提高免疫力的作用。

【配伍应用】

珍珠母配生地黄：珍珠母益肝阴，有平抑肝阳、清肝泄火之功；生地黄质润，甘寒养阴，苦以泄热，可起到滋阴降火、凉血止血的作用，且效果甚佳。二者相合为用之后，一滋补肝肾之阴，一平潜上亢肝阳，可用于治疗肾阴不足，肝阳上亢之头痛、眩晕、耳鸣等；且二者均能凉血止血，治疗血热妄行、吐衄崩中效果亦佳。

珍珠母配酸枣仁：酸枣仁甘酸性平，善补肝胆兼可宁心，列为安神佳品。珍珠母与酸枣仁配伍应用，一养心安神，一镇心定惊，治疗虚烦不眠、惊悸多梦效果甚佳。

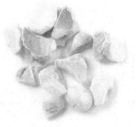

珍珠母配胆南星：胆南星苦凉，可有效清热化痰、熄风定惊。两药相伍，清热化痰、镇心定惊效果更强，适用于癫痫惊狂、惊悸怔忡等症。

珍珠母配菊花：菊花苦甘微寒，甘寒养阴，苦寒泄热，故菊花善于祛风热，可平肝明目。菊花与珍珠母配伍时，治疗肝阳上亢之头痛眩晕、目赤肿痛效果甚佳。

【选购与储存】

珍珠母以片大、色白、酥松不碎者为佳。市面常见的混淆者是天津丽蚌。外观略呈椭圆形，壳顶位于前端，向前突出并稍向内弯曲，背后和腹缘连成完整的圆弧。这一点也是两者最大的性状区分点。此外，珍珠母平时宜放置干燥处储存，注意防尘。

保健功效

清肝明目

珍珠母具有一定的情感明目作用，可用于肝虚目昏、夜盲等，常与苍术、猪肝或鸡肝等同煮服。若是肝热目赤羞明，则可与菊花、夏枯草、决明子、车前子等混同煎服。

收湿止酸

珍珠母有收湿止酸的作用，可用于湿疹瘙痒及乳头湿疮、脓水淋漓、痛痒不休等，可用本品与轻粉、冰片研细和匀，金银花煎汤调搽。肝胃不和、脘痛嘈杂、泛吐酸水及胃酸过多，可用本品研末吞服，效果甚佳。如遇烫伤，可单用本品研末以植物油或凡士林调和涂敷。

平肝镇心

珍珠母归肝心经，有一定的平肝镇心功效，可用于肝肾阴虚、肝阳上亢之眩晕、头痛、耳鸣等证，常配白芍、生地、龙齿等养阴平肝药，以增加疗效。如果是心肝火旺、气血不足、心悸烦躁、惊悸失眠、神不守舍，则可用珍珠母与当归、熟地、人参、柏子仁、酸枣仁等配伍进行治疗。若是热病惊风、神昏谵语，则可与黄连、牛黄、栀子、钩藤、连翘、僵蚕等配伍。

牡蛎——镇惊安神，平肝潜阳

牡蛎质重性寒，入肝、肾经，可敛魂魄，有镇惊安神、平肝潜阳、收敛固涩、软坚散结等功效。可用于治疗心神不安、惊悸失眠；肝阳上亢、头目眩晕；自汗、盗汗、遗精、滑精、遗尿、尿频、崩漏、带下等滑脱诸证；痰核、瘰疬、瘿瘤、癥瘕积聚；胃痛泛酸；百合病；外伤出血；疮痈肿毒、疮疡湿疹等症。

牡蛎的入药史很长，早在古代的各种医学典籍中就对其有相当详细的记载。药典中记录，牡蛎味咸性寒，咸能软坚散结化痰，寒则可清热益阴，可"治瘰疬结核"（《本草纲目》），"善消瘰疬"（《医学衷中参西录》）。亦即凡痰湿留滞、痰火郁结、脏腑失调、痰凝气壅等所致之瘰疬、瘿瘤都可以应用牡蛎来进行治疗。

【本草档案】

别名：左牡蛎、海蛎子壳、左壳。

性味归经：味咸、涩，微寒。归肝、胆、肾经。

适用体质：脾胃虚寒者及孕妇应慎用本品。

用法用量：煎服，每次10～30克，宜打碎先煎。入丸、散剂，每次1～3克。外用时适量，研末干撒或调敷于患处。另外，收敛固涩、制酸止痛宜煅用。

服用禁忌：本品多服久服易致纳呆、腹胀、便秘，个别病人服用牡蛎煎液还可导致吐泻。

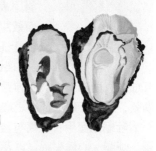

【现代研究】

成分：牡蛎的主要成分为碳酸钙，约占整体的90%。另外也含有少量的磷酸钙、硫酸钙等。除此之外，还含有镁、铁、钾、钠、铝、硅、锶、锌等元素，以及水和有机质。煅后的牡蛎碳酸盐会分解，从而产生氧化钙，有机质被破坏。

药理：实验表明，牡蛎软体部分的水溶性抽提物应用于小鼠身上时，能够明显提高小鼠脾脏 T 淋巴细胞转化功能及 NK 细胞的活性。另外，牡蛎多糖可促进动物机体免疫功能，并具有一定的抗白细胞下降的作用。另据实验表明，鲜活牡蛎肉提取液和鲜活牡蛎肉干粉水溶液，可以明显强化 γ 射线杀灭癌细胞的效应，试验测得放射增敏率达 34.5% ～ 52.6%。

【配伍应用】

牡蛎配龙骨：牡蛎敛阴潜阳，有涩精、止汗、止带、化痰、软坚之功；龙骨则平肝潜阳，具镇静安神、固精敛汗涩肠、止血生肌敛疮之效。二者相须为用，龙骨益阴之中，克潜上越之浮阳，牡蛎益阴之中，能摄纳下陷之沉阳，二者相互促进，互为补充，可增强益阴潜阳，镇静安神，软坚散结，收涩之力。本方对肝阳上亢之头晕头痛，以及遗精滑泄、自汗盗汗等效果佳。

保健功效

收敛固涩

牡蛎煅用收敛固涩,可用于虚汗、遗精、带下、崩漏等。自汗、盗汗等,可与黄芪、小麦、麻黄根同用;若崩漏带下,则与锻龙骨、乌贼骨、山药等同用。肾虚遗精时,则可与沙苑子、芡实、莲须等配伍。

益阴潜阳

牡蛎归肝经,有一定的益阴潜阳之功用,可用之治疗痰火郁结之凉病、痰核等,常与浙贝、玄参配伍。另外,近来临床常用以治疗肝脾肿大,可与丹参、鳖甲、莪术等配伍,以增强药效。

重镇安神

牡蛎有一定的安神作用,可用于肝阳上亢、面赤烘热、心烦易怒,可用本品配菊花、钩藤、石决明、怀牛膝等,效果颇佳。若心悸失眠、烦躁不安、头晕目眩及耳鸣等症,常与龙骨、龟板、白芍等配伍合用,以增强药效。

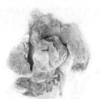

牡蛎配黄芪:牡蛎重镇安神,可平肝潜阳、收敛固涩、制酸止痛,又因其质重咸涩,故尤善益阴潜阳、收敛止汗;黄芪补气升阳,能固表止汗、利水消肿、甘温补中,在升阳补气、实腠理而止汗方面效果佳。两药配伍,则益气敛阴、固表止汗之力增强,用于自汗、盗汗证等效果佳。

牡蛎配天花粉:牡蛎软坚散结,可清虚热,引热下行;天花粉开郁结,能降痰火、润肺胃而生津液。二药相合,则可增强清热生津、降痰火、散坚结之功效,适用于痰火郁结之瘿瘤、瘰疬痰核等。

牡蛎配鳖甲:牡蛎与鳖甲合用,可使滋阴潜阳之力增强,尤适用于阴虚阳亢之头目眩晕、烦躁、心悸失眠,以及热病伤阴、肝风内动之痉挛抽搐等症。

【选购与储存】

牡蛎以个大、整齐、里面光洁者为佳。具体地说,优质牡蛎干应该是体大肥实、颜色淡黄、个体均匀而且干燥。颜色褐红、个体不均匀、有潮湿感的质量较差。

牡蛎最好存放在干燥处。

第五节 刺蒺藜——平肝潜阳,疏肝解郁

中医认为,刺蒺藜有平肝潜阳、疏肝解郁、祛风明目、祛风止痒、散结消瘀之功用。其味苦降泄,主入肝经,可治疗肝阳上亢诸证。对肝阳上亢之头晕目眩、头痛烦躁、失眠多梦等均有一定疗效;对于肝气郁结之胸胁胀痛、乳汁不通,可单用本品研末服或配伍其

他通乳药物。

关于刺蒺藜的药用价值，医药典籍上很早就有记载，对其疗效也有明确的认识。《本草纲目》中说"蒺藜叶如初生皂荚叶，整齐可爱。刺蒺藜状如赤根菜子及细菱，三角四刺，实有仁。其白蒺藜结荚长寸许，内子大如脂麻，状如羊肾而带绿色，今人谓之沙苑蒺藜。以此分别"。同时，《本草纲目》也对刺蒺藜的平肝作用做了描述，对刺蒺藜的平肝、疏肝原理做了相关解释。

【本草档案】

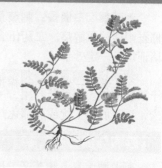

别名：蒺藜、蒺藜子、即藜、白蒺藜、杜蒺藜、休羽、旱草、三角蒺藜、三角刺、八角刺、蒺骨子、硬蒺藜、蒺藜菁蕧。

性味归经：味辛、苦，微温；有小毒；归肝经。

适用体质：阴虚不足，精髓血津枯燥至疾者，禁用。

用法用量：煎服，每次 6 ～ 10 克。或入丸、散剂。外用适量，捣敷或研末撒，也可水煎洗患处。

服用禁忌：辛散，血虚气弱及孕妇慎用。

【现代研究】

成分：刺蒺藜中含有黄酮类化合物山奈酚、山奈酚 –3– 葡萄糖苷、山奈酚 –3– 芦丁糖苷、刺蒺藜苷等。其干果含脂肪油、少量挥发油、鞣质、树脂、甾醇、钾盐、微量生物碱等。种子则含有生物碱哈尔满、哈尔明碱和哈尔醇。

药理：实验表明，刺蒺藜水浸液、乙醇 – 水浸出液和30％乙醇浸出液可降低试验用麻醉动物的血压，而其生物碱部分对试验用犬血压无影响，但可抑制蛙心，水溶性部分则有中度降压作用。另据实验表明，刺蒺藜灰分的水提取物及植物煎剂具有利尿的作用，原理是由于钾盐的存在，但亦有人认为除了钾盐以外，其生物碱部分也有一定的利尿作用，临床中对腹水及水肿病人有效。

保健功效

祛风止痒

刺蒺藜还有一定的祛风止痒功能，对于风疹瘙痒有一定的效果。常与蝉蜕、荆芥、防风等配用，疗效甚好。

平肝潜阳

刺蒺藜归肝经，有平肝潜阳之功用，对治疗肝阳上亢等有一定的功效。常与钩藤、珍珠母、菊花等同用，以增加疗效。

祛风明目

刺蒺藜尚有一定的祛风明目之功用，对于风热目赤多泪等均有一定的效果。可与菊花、蔓荆子、决明子等同用。

疏肝解郁

刺蒺藜在平肝潜阳的同时，也有一定的疏肝解郁之功效，对于肝气郁结引起的胸胁胀痛、乳闭乳痛等有一定的作用。常和柴胡、青皮、香附等配伍，效果甚佳。

【配伍应用】

刺蒺藜配沙苑子：刺蒺藜味辛苦，微温，性升而散，善于平肝以治上；沙苑子则味甘温，柔润而降，长于补肾以治下。二者相须为用，一升一降，相互补充，可有效平抑肝阳而补益肝肾。

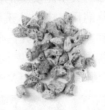

刺蒺藜配制首乌：刺蒺藜可清肝平肝、祛风明目、行血祛瘀；制首乌则能滋养肝肾、补益精血。两药配伍合用，则能行补兼施、散风邪、滋肝肾，尤其适用于头痛头晕、须发早白。

刺蒺藜配白僵蚕：刺蒺藜可平肝疏肝、散肝风，对肝气郁结不疏或疼痛效果甚佳；白僵蚕则能祛风解痉。二药伍合后，可以平肝祛风、镇惊止痛，对于肝风上扰之头痛、头晕诸证均有一定效果。

刺蒺藜配滁菊花：刺蒺藜和滁菊花均能平肝明目，刺蒺藜偏于疏散肝郁，而滁菊花偏于清肝散热。两种药合用，一柔一刚，一清一散，相须为用，互为补充，平肝明目之功最宏，对于肝阳上扰或肝郁化热生风之头痛效果甚佳。

【选购与储存】

刺蒺藜无臭，味苦辛。以颗粒均匀、饱满坚实、色灰白者为佳。另外，如果单从外形上还无法准确地判断，也可以将其碾碎为粉末，粉末是灰黄色或黄绿色。储存上，适宜将其置于阴凉干燥处。

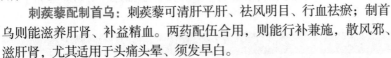

第六节

罗布麻——平抑肝阳，清热利尿，安神

罗布麻具有平抑肝阳、清热利尿、安神等作用。可寒凉泄火，主入肝经，善于清肝泄热、平抑肝阳、熄风止痉等，可用于治疗肝阳上亢及肝火上攻之头晕目眩、烦躁失眠，肝

保健功效

清热利尿

罗布麻能有效清热利尿，可用于肾性、心性及肝病水肿腹胀和小便不利等。常与茯苓、大腹皮、泽泻等同用，几药配伍，效果更佳。

平肝潜阳

罗布麻归肝经，有一定的平肝潜阳功用，对于肝阳上亢引起的高血压头痛、眩晕、烦躁失眠及心脏病等均有效果。可单味服用，以开水泡代茶饮，也可配合夏枯草、钩藤、野菊花等共用。治心脏病时可配丹参、川芎、五加皮等。

安神保健

罗布麻还能安神保健，是保健抗衰的有效药品，单味泡茶常饮即可。此外，罗布麻还有止咳平喘作用，用于慢性支气管炎等。

风内动之惊痫抽搐等症。对水肿、小便不利而有热者，血热吐血、衄血、外伤出血、风热外感等都有一定的效果。

罗布麻清泄肝经郁热，平肝安神，还可用于治疗郁怒伤肝，肝气郁结，郁而化热，内扰神明所致夜难入眠或通宵不眠、多梦易惊、烦躁易怒、惊痫抽搐等。同时对风热表证也有一定的治疗作用。关于罗布麻的药用作用，很多医书中都有所记载，其中《江苏植药志》称其"乳汁可愈合伤口"。而《中国药植图鉴》中对罗布麻的记载则是"嫩叶，蒸炒揉制后代茶，有清凉去火，防止头晕和强心的功用"。

【本草档案】

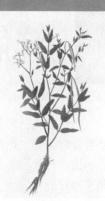

别名：吉吉麻、羊肚拉角、红花草、野茶、泽漆麻、茶叶花、红麻、披针叶茶叶花、小花野麻、野茶叶、草本夹竹桃、小花罗布麻、红柳子、泽漆棵、盐柳、野柳树。

性味归经：味甘、苦，凉；有小毒。归肝经。

适用体质：罗布麻药性寒凉，故脾虚慢惊者应慎用。

用法用量：内服，煎服或开水泡服，每次3～15克。肝阳眩晕等宜用叶片，治疗水肿则多用根。也有用叶适量卷烟燃吸或制成注射剂应用于临床者。

服用禁忌：本药不宜过量或长期服用，以免中毒。

【现代研究】

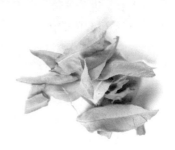

成分：罗布麻叶中含有黄酮苷、酚性物质、多糖苷、鞣质、有机酸、氨基酸、甾醇、甾体皂苷元和三萜类物质；根则含有强心苷、毒毛花苷元和K-毒毛花苷-β等。

药理：罗布麻可调节血压。罗布麻叶有降压作用，但不降低正常血压，且对血压偏低者有升压的调节作用，可以维护血压正常。罗布麻根则有强心作用，可以增强心肌收缩力、减慢心率、增加冠状动脉血流量等。实验表明，罗布麻叶有镇静安神、抗惊厥等作用。

其他：罗布麻对肝脏的药物代谢酶具有选择性的抑制作用，可以提高肝脏的解毒功能；具有一定的抗辐射、抗衰老、抗遗传损伤、利尿等作用。

【配伍应用】

罗布麻配天麻：罗布麻性甘凉，可清热益阴；天麻甘微温，能熄风止痉。两药配伍合用，能清热息风、抑阳助阴，可使凉不伤阳，温而不燥，且能定风止搐，是治疗肝阳化风、头晕抽搐、肢体麻木的对症良药。

罗布麻配羚羊角：罗布麻性甘凉，入肝经，能平抑肝阳、清热止痉；羚羊角则性咸寒，可清肝火、息肝风。二者相须，既可泻火清热，又能定惊止痉，是热急生风的对症用品。

罗布麻配泽兰：罗布麻可利水消肿，通下除胀；泽兰则芳香辛温，能活血祛瘀、醒脾疏肝。两药伍用，能有效疏肝醒脾、利水祛瘀，可用于治疗肝病臌胀。

罗布麻配陈皮：罗布麻可有效利水消肿，引水下行；陈皮辛苦温，能理气健脾化湿。二药相伍，能鼓舞中阳、健运脾气而消水肿。

【选购与储存】

罗布麻叶质脆。气微，味淡。以完整、色绿者为佳。

叶在夏季开花前采摘，晒干或阴干，也有蒸炒揉制后用者。全草在夏季挖取，除去杂质，干燥，切段用。以色淡青灰、干梗、完整叶片、无灰屑者为佳。从储存角度说，适合置于干燥通风处。

第七节 羚羊角——清泄肝热，平肝熄风，镇惊解痉

中医认为，羚羊角主入肝经，咸寒质重，有清泄肝热、平肝熄风、镇惊解痉之功效，具有良好的熄风止痉作用，是为治疗惊痫抽搐的要药，对于多种原因引起的项背强直、四肢抽搐、筋脉拘挛，甚至角弓反张、口噤不开者均有一定的治疗作用。故临床中常用羚羊角来治疗肝风内动、惊痫抽搐；肝阳上亢、头晕目眩；肝火上炎、目赤头痛；温热病壮热神昏、热毒发斑；痈肿疮毒、血热毒盛；以及风湿热痹、肺热咳喘、百日咳等。

此外，羚羊角有清热解毒凉血之功，可以治疗痈肿疮毒、血热毒盛。

《本经》说羚羊角"主明目，益气起阴，去恶血注下，安心气"。就是说羚羊角可有效明目，有益气起阴的作用，另外还能去恶血、安心气。

【本草档案】

别名：泠角。

性味归经：味咸，寒。归肝、心经。

适用体质：过敏体质者慎用。

用法用量：煎服，每次 1～3 克，单煎 2 小时以上，取汁服。磨汁或研粉服，每次 0.3～0.6 克。或入丸、散剂。

服用禁忌：羚羊性寒，脾虚慢惊者忌用。

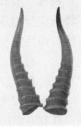

【现代研究】

成分：羚羊角中含有角蛋白，其角蛋白含硫量较低，仅为 1.2%。角蛋白水解后可得到 10 多种氨基酸，并含有多肽物质。

药理：实验表明，羚羊角的水煎剂、醇提取物、水解液和注射液等均有明显的解热作用。具体解热机理尚未完全明确，可能与抑制体内 CAMP 含量有关。另据实验表明，羚羊角的水解液、醇提取液、注射液等均有镇静作用，其中，以水解液的镇静作用较强，可以抑制动物的自主活动，延长睡眠时间。同时，对戊巴比妥钠有协同作用，对于咖啡因、士的宁所致的惊厥亦有不同程度的对抗作用。

【配伍应用】

羚羊角配钩藤：二药皆能凉肝熄风、清热定惊。配伍合用，可有效治疗温热病壮热、

保健功效

清热解毒

羚羊角味咸寒，有清热解毒之功效，可用于温病热毒甚盛，内扰营血，或高热神昏、躁狂发斑，则可与石膏、知母等配用，以增清气凉营之功效。如果是风热感冒、憎寒壮热、咽喉疼痛等症，可与金银花、牛蒡子、连翘、薄荷等同用。

清肝明目

羚羊角归肝经，故有清肝明目之功效，可用于治疗风热毒邪及肝火上攻、暴发目赤肿痛等，常与龙胆草、升麻、黄芩、草决明、车前子等清肝泻火药伍用。若是翳障、肝肾阴亏、虚热上攻致视物昏糊及目生内障等，则可用本品配枸杞子、石斛、生地等滋阴清热药。

平肝熄风

羚羊角归肝经，故有平肝熄风之功用，可用于治疗温病高热、神昏抽搐、颈项强直等，常与生石膏、生石决明、龙胆草、僵蚕、钩藤等配伍同用，或单用本品磨汁，后以甘草、灯芯煎汤和服。若是癫痫、惊悸等，可与钩藤、天竺黄、郁金、朱砂等同用，以增化痰镇惊之功效。如果是肝热所致的小儿夜啼，可配黄芩、麦冬、茯苓等；肝阳上亢所致头痛、眩晕及高血压危象等证，可配钩藤、地黄、桑叶、菊花、白芍等；风热头痛，时轻时剧，可配薄荷、连翘、夏枯草、苦丁茶等。其他如妊娠子痫或妊娠中风，则可以配独活、酸枣仁、五加皮、川芎等祛风活络之品，以增强药效。

神昏、手足抽搐、子痫等。

羚羊角配生石膏：羚羊角咸寒，咸以入血，寒以清热，能够有效清热、凉血、解毒；生石膏辛甘大寒，可以清泄阳明热邪。两药配伍合用，可清气血实热而解毒，对治疗温热病壮热发斑、神昏谵语等有一定的效果。

羚羊角配石决明：羚羊角和石决明皆能平肝熄风，但羚羊角清肝火力稍强，石决明则潜肝阳为盛。二者相遇，有较强的清肝熄风之功效，可有效治疗肝火上炎及肝阳浮越之头痛、头晕等。

羚羊角配菊花：羚羊角和菊花皆能凉肝、泻热、明目。二药配用，对治疗肝火上攻之目赤肿痛、羞明流泪等有显著疗效。

羚羊角配龙胆：龙胆苦寒可降，可泻肝经实火；羚羊角咸寒，亦能泄肝火。两药配伍相合，可增强效果，治疗肝火炽盛所致的眩晕头痛、目赤翳障等。

【选购与储存】

羚羊角全角除骨塞外均为半透明，对光透视时角内无骨塞部分的中心有一条扁三角形的小孔，直通尖端，俗称"通天眼"，为羚羊角的重要鉴别特点。羚羊角以角肉丰满、色润、有光泽、质嫩、无裂纹、显有鲜红血斑者为佳。储存事应将羚羊角放置于阴凉干燥处。

牛黄——熄风止痉，化痰开窍，清热解毒

牛黄苦、凉。归肝、心经，具有熄风止痉、化痰开窍、清热解毒之功效。故可用于治温热病热盛火炽，热极生风及痰热阻闭心窍所致的高热、烦躁、神昏、谵语、痉挛抽搐、口噤不开等。在临床上，牛黄主要用于烦躁、神昏谵语、痉挛抽搐、角弓反张；小儿急惊风之高热、神昏、惊厥抽搐；痰蒙清窍之癫痫；热毒炽盛之口舌生疮、咽喉肿痛、溃烂、痈疽疮毒、乳岩、瘰疬、痰核、流注等；肝经郁热，肝火上炎之眩晕头痛；痰热内蕴之咳喘等。

关于牛黄的药用价值，医书中有很多记载，《纲目》对其的描述是"痘疮紫色，发狂谵语者可用"。言其可以用来治疗痘疮、发狂谵语等症。牛黄是常用药物之一，也是较为贵重的药物，但随着科技的发展，有了人工牛黄之后，价格有了很大的降低，但天然牛黄还是很贵重的。

【本草档案】

别名：丑宝、天然牛黄、犀黄。

性味归经：味苦，凉。归肝、心经。

适用体质：非实热证不宜；孕妇慎用。

用法用量：多入丸、散剂，每次 0.2～0.5 克。外用适量，研末敷患处。

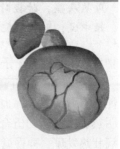

服用禁忌：注意用量，使用过量人工牛黄可致腹泻，甚则血压下降或心律不齐等。部分病人服用含有人工牛黄制剂后会出现过敏反应。

【现代研究】

成分：牛黄中含有水分、胆酸、脱氧胆酸、胆色素、胆甾醇、麦角甾醇、维生素 D，及微量元素钠、钙、镁、锌、铁、铜、磷等；除此外还含有胡萝卜素及氨基酸、甘氨酸、牛磺酸、天冬氨酸、精氨酸、亮氨酸、蛋氨酸等多种氨基酸。

药理：牛黄有镇静、抗惊厥、解热、镇痛的作用。实验表明，牛胆汁磷酸钙对离体蛙心有兴奋作用，同时能增加离体蛙心和豚鼠心搏动。另外牛黄能扩张微血管，并有拮抗肾上腺素升高血压的作用，此两作用综合表现就是牛黄的降压作用。实验显示，牛黄降压的化学成分是胆酸、去氧胆酸等胆酸盐和胆红素。

另外，牛黄中含有的牛磺酸可降低血胆固醇、增加高密度脂蛋白、防止动脉粥样硬化、抗凝、降血糖。

【配伍应用】

牛黄配珍珠：牛黄苦甘，性寒，有很强的清热解毒效果，具有一定的清心定惊、豁痰开窍作用；珍珠甘咸性寒，镇心定惊，能够清热解毒坠痰。两药相遇，能够加强清热解毒、熄风定惊、豁痰开窍的功效。内服时适用于热毒风痰，蒙蔽清窍之高热神昏、惊悸抽

清热解毒

牛黄苦、凉，具一定的解毒功效，对咽喉肿痛、口舌生疮、痈疽疔毒等热毒证均有一定的效果。其中咽喉肿烂、口舌生疮等，可配珍珠为散之后吹患处，效果甚佳。

清热开窍

牛黄苦、凉，故有清热开窍之功效，对温热病壮热、神昏、痉挛抽搐等症皆有一定的疗效。常与朱砂、水牛角、钩藤等配伍，以增强清热开窍之功效。

搐等；外用时可以治疗热毒疮痈、喉痹、牙疳等。

牛黄配朱砂：牛黄味苦性凉，既能解心经之邪热，又可息肝木之动风；朱砂则入心，能清少阴君火，使火不妄炎，从而起到安定神明的作用。两药配伍合用，可增强清心镇惊之功效，尤其适用于温邪内陷，热入心包之神昏谵语、烦躁不安、中风痰热闭窍，或小儿热盛惊风等疾患。

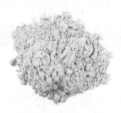

【选购与储存】

由于天然牛黄很珍贵，国际上的价格要高于黄金，现在大部分使用的是人工牛黄。一般来讲，人工牛黄在外形上与天然牛黄差别很多，人工牛黄多为土黄或浅黄疏松粉末状物体，味苦或略腥，无清凉感。

牛黄只适合密封放在干燥处，忌风吹、日晒、火烘，以防破裂或变色。

第九节　珍珠——安神定惊，明目去翳，解毒生肌

《本草纲目》云：珍珠"止遗精、白浊。有收敛之功，尚有止遗收涩之效，治疗遗精，早泄，滑精，白浊等"。中医认为，珍珠有安神定惊、明目去翳、解毒生肌等作用。临床中可用于治疗心神不宁、心悸失眠、多梦健忘等；同时对高热烦躁，神昏抽搐之急慢惊风、癫痫抽搐；目赤翳障、视物不清；诸疮肿毒、溃久不敛；梦遗、滑精、白浊；皮肤色斑；跌打损伤、金疮伤；肾虚耳聋、五心烦热、盗汗；脾虚积热、脘腹胀满、气逆呕恶等亦有一定的效果。

珍珠可清心肝经之火、明目退翳，因此常与其他眼科用药配伍，做内服或外用，治疗多种目疾。珍珠不仅能清热解毒，还能敛疮生肌，故亦可治疗多种热毒疮疡肿痛、溃烂、久不收口等。而且，珍珠还可以用于治疗跌打损伤出血、金疮绽裂之患，多与活血化瘀、止血生肌之品配伍应用。

珍珠的入药史比较久，不过在人工生产珍珠之前，因其价格较高所以应用相对较少，如今已经有了广泛的应用。

【本草档案】

别名：真朱、真珠、蚌珠、珠子、濂珠。

性味归经：味甘、咸，寒。归心、肝经。

适用体质：重坠之品，孕妇不宜。

用法用量：内服，入丸、散剂，每次 0.3 ~ 1 克，每日 2 ~ 3

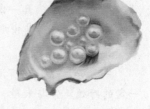

次。外用研末，取适量干撒、点眼或吹喉。

服用禁忌：使用时应注意须研成极细粉末应用，"否则伤人脏腑，外掺肌肉作疼"(《本草求真》)；病不由火热者勿用(《本草经疏》)；疮毒者内毒未净，遽用珍珠"以生肌，转难收口"(《本草新编》)。

【现代研究】

成分：珍珠主要成分为碳酸钙，占 90% 以上；无机元素有钙、锰、锶、钴、铁等。

药理：实验表明，珍珠粉混悬液有抑制脂褐素和清除自由基的作用。另据实验证实，珍珠粉提取物对实验小鼠肉瘤细胞、肺癌细胞均有显著的抑制作用，且可延长淋巴性白血病小鼠的生存时间。

此外，珍珠粉有抗衰老、抗心律失常作用；珍珠提取液对离体兔肠有抑制作用；其含有的碳酸钙有中和胃酸作用，能缓解溃疡之泛酸、胃痛。

【配伍应用】

珍珠配生石膏：珍珠有清心肝之火、镇心安神定惊之功效；生石膏辛甘大寒，可清热泻火、除烦止渴，内能清肺胃之火，外可解肌表之热，兼治气分实热。两药须用，可解热镇惊，对治疗小儿惊风抽搐有一定功效。

珍珠配石决明：珍珠能清心肝经之火，可明目退翳；石决明咸寒，不仅善清肝火，又补肝阴，为明目之良药。二者相合为用，研粉点眼，可治疗目赤翳障。

【选购与储存】

珍珠真品在用火烧之后有爆裂声，伪品没有。在紫外线灯下，珍珠会有浅蓝紫色或浅绿黄色荧光，外周呈半透明状。高品质的珍珠粒大、形圆、珠光闪耀、平滑细腻、断面有层纹佳。在储存时最好放在密闭的空间内。

保健功效

镇心安神

珍珠归心经，除可熄风定惊之外，还有镇心安神之功用，对目赤肿痛、翳膜遮睛等眼病也有一定的疗效。治目疾虽可内服，但多配眼药外用，可与琥珀、冰片等配用。同时，珍珠还可用于心经邪热所致惊悸、怔忡等心神不安诸证，此时可单用研粉吞服，也可和蜂蜜调服，还可与朱砂、琥珀、金箔等安神药伍用，以加强疗效。

熄风定惊

珍珠归心经，有一定的熄风定惊、安神等作用，对惊风、癫痫等均有一定的效果，多与朱砂、琥珀、钩藤等配伍。同时，珍珠还能清心肝之火，可选配生地、黄连、牛黄、胆南星、天竺黄等泻火化痰之品同用，效果甚佳。

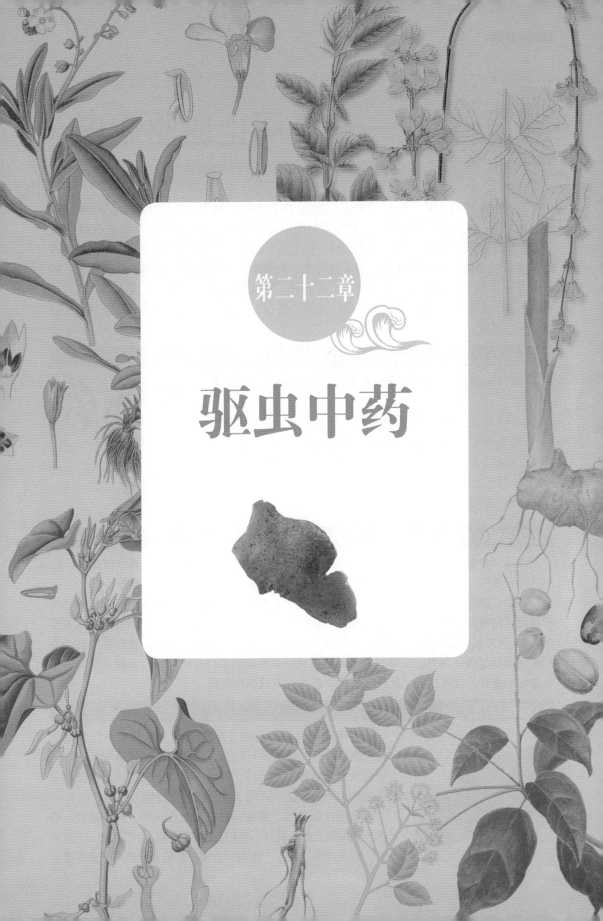

第二十二章

驱虫中药

第一节 石榴皮——止泻止血驱蛔虫

石榴皮有涩肠止泻、止血、驱虫的功效，中医常将石榴皮用来治疗痢疾、肠风下血、崩漏、带下、害虫等。石榴皮是一种应用时间很长的药材，《本草图经》中就曾记载："安石榴，旧不注所出州土，或云本生西域。陆机与弟云书云，张骞为汉使外国十八年，得涂林安石榴是也。今处处有之。木不甚高大，枝柯附干，自地便生作丛，种极易息，折其条盘土中便生。花有黄、赤二色，实亦有甘、酢二种，甘者可食，酢者入药。又有一种山石榴，形颇相类而绝小，不作房，生青、齐间，甚多，不入药，但蜜渍以当果，或寄京下，甚美。"

【本草档案】

别名：石榴壳、安石榴、酸实壳、酸石榴皮、酸榴皮、西榴皮。

性味归经：味酸、涩，温。归大肠经。

适用体质：酸涩收敛，故泻痢初起忌用。

用法用量：煎服，每次 3 ~ 10 克。入汤剂生用，入丸、散剂多炒用，止血多炒炭用。

服用禁忌：切忌过量。

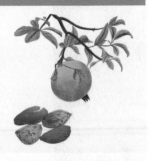

【现代研究】

成分：含鞣质 10.4% ~ 21.3%，另外还含有石榴皮碱、伪石榴皮碱、异石榴皮碱、N-甲基异石榴皮、没食子酸、熊果酸、苹果酸、异槲皮苷、树脂、甘露醇、糖等。

药理：实验表明，石榴皮煎剂对白喉杆菌、金黄色葡萄菌、史氏及福氏痢疾杆菌、变形杆菌等均有抑制作用。石榴皮水浸剂对红色表皮癣菌、奥杜盎氏小孢子菌及星形奴卡氏菌等 10 种皮肤真菌均有一定的抑制作用。另外，石榴皮煎剂还能抑制流感病毒生长，能抑制生殖器疱疹病毒等。石榴皮的有效药用成分具有血浆蛋白凝固作用，可提高凝血因子功能和小血管的收缩功能。此外，石榴皮还有一定的驱虫作用。

【配伍应用】

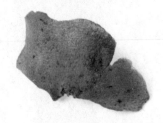

石榴皮配槟榔：石榴皮酸涩而温，有安蛔杀虫止痛之效；槟榔味苦辛而温，可以杀虫消积。两药配伍应用，可使增强杀虫止痛作用，同时，槟榔还有助于虫体排出，更增除虫效果。两药配伍，适用于蛲虫病等肠道寄生虫病。

石榴皮配黄连、黄柏：石榴皮酸涩收敛，入大肠经，有涩肠止泻痢之效；黄连、黄柏苦寒清热燥湿之效甚佳。三药合用，可以清热、燥湿、止泻，适用于久痢而湿热邪气未尽者。

杀虫止痒

　　石榴皮有一定的杀虫作用，是杀虫类的常用药，可用于蛔虫、绦虫所致的虫积腹痛，常与槟榔配伍煎服，也可以研末服。若是牛皮癣、稻田性皮炎、湿疮浸淫痒痛等，可用石榴皮煎汤洗，亦可研末加明矾或五倍子搓。

涩肠止泻

　　石榴皮归大肠经，故有一定的涩肠止泻功效，用于久泻久痢等症，可单味煎汤服，也可以焙干研末服用。治热痢发热、下痢赤白无度等症时，可与黄柏、黄连、升麻、当归等清热解毒药同用，以增强清热止泻之功。若是泄泻日久、气虚困倦、食少懒言等，则可与人参、白术、茯苓等益气健脾药配伍同用，效果甚佳。如果是下痢日久不愈，反复发作，湿热未尽等，则可与黄柏、阿胶、干姜等配伍同用。其他如肠滑脱肛，则可与五倍子、白矾煎水洗，或研末敷。

止血止带

　　除以上外，石榴皮还有止血止带之作用，可用于便血，研末服即可。外伤出血时研末敷。白带频多则可以与海螵蛸、椿根皮等同煎服。

　　石榴皮配使君子、槟榔：石榴皮酸涩而温，善安蛔杀虫止痛；槟榔、使君子可以有效杀虫消积，同时，槟榔还能行气止痛。三药伍合，可起到行气消积、杀虫止痛的效果，适用于虫积腹痛。

　　石榴皮配赤石脂、肉豆蔻：石榴皮入大肠经，可以涩肠止泻痢；赤石脂甘温调中，酸涩质重，涩肠止泻的同时，兼能止血；肉豆蔻则辛香温燥而涩，温能散寒，涩可固肠，芳香亦能醒脾。三药同用，可以温中行气、涩肠止泻，适用于久泻、久痢、脱肛诸证。

【选购与储存】

　　干燥的石榴皮质脆而坚，易折断。表面红棕色、棕黄色或暗棕色，略有光泽，粗糙，有麻点。以皮厚实、色红褐者为佳。外石榴皮适合放置于阴凉干燥处储存。

第二节　榧子——杀虫，消积，润燥

　　榧子为红豆杉科常绿乔木植物榧树的成熟种子。在我国，主要分布在南方，其中以安徽、福建、江苏、浙江、湖南、湖北等地产量较多。多于秋季种子成熟时采收，采收后，除去肉质假种皮，然后洗净，晒干，去外壳取仁生用或炒香用。用时均需捣碎。在古代医学典籍中，关于榧子的记述也不少，其中《本经》中称榧子"主腹中邪气，去三虫，蛇蜇"。强调了其杀虫驱虫的功用。关于这点，《日用本草》中也有过记载，言其可"杀腹间大小虫，小儿黄瘦，腹中有虫积者食之即愈。又带壳细嚼食下，消痰"。

【本草档案】

别名：彼子、榧实、柀子、玉山果、赤果、玉榧、香榧、野杉子。

性味归经：味甘，性平。归肺、胃、大肠经。

适用体质：孕妇慎用。

用法用量：煎服，15～30克，大剂量可用至60克；炒香嚼服，每次用15克。

服用禁忌：食之"过多则滑肠"（《本草衍义》），大便溏薄者不宜。"多食助火，热咳非宜"（《随息居饮食谱》），故肺热痰咳不宜用。

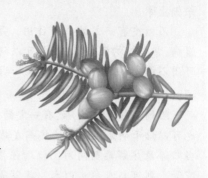

【现代研究】

成分：含脂肪油（主要有棕榈酸、硬脂酸、油酸、亚油酸的甘油酯、甾醇），并含草酸、葡萄糖、多糖、挥发油及鞣质等。另外，榧子的驱虫成分不溶于水、醚、醇，而溶于苯，故以丸、散剂较佳。

药理：研究表明，榧子浸膏在试管内对猪蛔虫、蚯蚓无作用。另外，日本产的榧子含有生物碱，对子宫有收缩作用。

【配伍应用】

榧子配使君子：榧子可杀虫而不伤胃，使君子也是杀虫要药。两种药物混合使用，可以使杀虫效果更好，让药效得以增强，是治疗十二指肠虫、蛔虫、蛲虫等的有效方，也是此类病症的常见方。

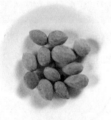

榧子配玄参：榧子是驱虫要药，兼能润肺燥，因此可用于治疗肺燥咳嗽无痰或者少痰等，一般轻度患者单用榧子就可治愈，对于症状较重者，就需要配伍玄参使用。玄参是养阴、润肺、止咳的有效药，将之与榧子配伍合用之后，可增强养阴润肺功效，因此对肺燥之症的稍重度者可起到更好的效果。

榧子配火麻仁：榧子不仅可润肺，兼能润肠，可以用来治疗肠燥便秘。单用本品炒食即可生效，不过要想药效更佳，

保健功效

杀虫消积

榧子的杀虫作用很强，可用于虫积腹痛等症，同时对肠道寄生虫病属虫积证者等也有一定的效果，是常见的杀虫药物之一，对绦虫、钩虫、蛔虫均有驱杀作用，尤以驱钩虫效果最好。

润肺缓泻

榧子性味甘润平和，既能润肺止咳，又能润肠通便。可治肺火，健脾土，补气化痰、止咳嗽、定咳喘、去瘀生新。可用治肺燥咳嗽、肠燥便秘等。

可用本品配伍火麻仁同用，以增强润肠效果。火麻仁乃是润肠之药，两者相合后，互相补充，效果大于单用一味。榧子配阿胶：榧子可驱虫，亦可润肺，阿胶是养阴润肺之物。两者相遇后，可使彼此效用增强，共奏润肺之功，用于肺燥咳嗽无痰或痰少而黏者，颇为有效。

榧子配当归：榧子杀虫消积，兼可润肺缓泻；当归血虚能补，血枯能润。两药相配用之后，可使润肠缓泻作用得到增强，是治疗肠燥便秘的有效方之一。

【选购与储存】

上品榧子个大、壳薄、种仁呈黄白色、不泛油、不破碎。

此品应置于干燥通风处存储，注意防潮。

第三节 使君子——杀虫消积

使君子有杀虫消积之效。常用于治疗虫积腹痛、小儿疳积及乳食停滞等。一般来讲，凡杀虫药多苦辛，唯使君子味甘气香，甘而杀虫，善驱虫消滞。使君子能"助饮食之运化，而疏导肠中积滞；且富有脂液，所以滑利流通"（《本草正义》），具缓慢的滑利通肠之性，故可用于蛔虫、蛲虫等肠道虫证。使君子温而不燥，甘温微补，可健脾胃、消积滞，用于饮食不节、喂养不当、乳食停滞等。

使君子始载于《南方草木状》，之后的很多医书中也有记载，其中，李时珍在《本草纲目》中就有详细的描述："原出海南、交趾。今闽之邵武，蜀之眉州，皆栽种之，亦易生。其藤如葛，绕树而上。叶青如五加叶。五月开花，一簇一二十葩，红色轻盈如海棠。其实长合成，有棱。先时半黄，老则紫黑。其中仁长如榧仁，色味如栗。久则油黑，不可用。"

【本草档案】

别名：留求子、史君子、五棱子、索子果、冬均子、病柑子。

性味归经：味甘，温；有小毒。归脾、胃经。

适用体质：疳积而非虫证所致者，不宜使用。

用法用量：煎服，每次 10 ～ 15 克，捣碎入煎剂；炒香嚼食，每次 6 ～ 9 克。亦可入丸、散剂。

服用禁忌：部分病人服使君子仁可出现过敏性紫癜等过敏反应，因此有过敏史者忌服。服用使君子时忌饮热茶及热食，否则易引起呃逆、腹泻。另外，"脾胃虚寒之子，又不宜多用"（《本草汇言》）。

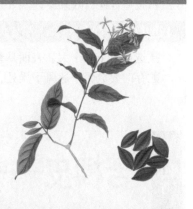

【现代研究】

成分：使君子种仁中含使君子氨酸约 0.5%，其以钾盐形式存在，即使君子酸钾。使

保健功效

消积健脾

使君子归脾胃经，故有一定的消积健脾之功效，且其健脾胃之能甚强，可用于治疗小儿疳积、面黄肌瘦、肚腹膨隆、便溏等症，可与木香、麦芽、黄连等配伍合用，以增强消积作用。若脾胃虚弱，则可与党参、白术、鸡内金等配伍同用，效果甚佳。

驱虫杀虫

使君子味甘、温，是常见的杀虫药物之一，有一定的杀虫驱虫之功效，可用于蛔虫病，使用时可单味炒香嚼服，也可研末服，同时也可以与苦楝皮、槟榔等配用，以增强驱虫效力。蛲虫病、阴道滴虫病等亦可使用本品进行治疗，多炒熟嚼服，也可以研粉调服，或配槟榔、百部等同用以增加驱虫功效。若是用于治疗蛔厥腹痛、唇口青紫等，则可用使君子与大黄、花椒、雷丸等配伍同用。

君子还含脂肪油 20%～27%，油中含油酸 48.2%，棕榈酸 29.2%，硬脂酸 9.1%，肉豆蔻酸 4.5%，另有花生酸、甾醇等。

药理：使君子对猪蛔、蚯蚓、蚂蟥等均有较强的驱除效能，对自然感染的鼠蛲虫病也有一定的驱蛲作用。使君子对某些皮肤真菌亦有一定的抑制作用。

【配伍应用】

使君子配芦荟：使君子甘温，有杀虫消积、健脾疗疳之功效；芦荟苦寒，既可泻热通便，又能消疳杀虫。二者相须为用，使君子得芦荟之助，增强杀虫之力，能取得较好的泄热消积、驱杀肠虫效果。一般来讲，两药配伍适用于虫积于肠、热壅便秘者。

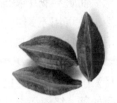

使君子配芒硝：芒硝泻下通便；使君子杀虫。二者相配，有杀虫通便之功，驱杀蛔虫颇为有效。

使君子配石榴皮、槟榔：石榴皮酸涩而温，功善安蛔杀虫止痛；槟榔、使君子以杀虫消积功用为其所长，槟榔并能行气止痛。三药配用，有行气消积、杀虫止痛之功效，适用于虫积腹痛等症，效果颇佳。

【选购与储存】

挑选使君子以个大、表面具紫褐色光泽、仁饱满、色共同白者为佳。

贮存时要放置于通风干燥处，防霉、防蛀。

第四节 苦楝皮——清热燥湿，杀虫止痛

苦楝皮气味苦寒，既能清热燥湿，又具杀虫止痛之功效，且疗效可靠，能够治疗多种肠道寄生虫病。中医长将苦楝皮用作驱虫药，常用来治疗虫积腹痛、疥癣湿疮等症，皆

有很好的疗效。另外，苦楝皮苦寒有毒，能清热燥湿、杀虫止痒，故对湿热蕴结、湿疮疥癣、皮肤瘙痒、阴痒带下等也有一定的治疗效果。

关于苦楝皮的药用价值，中医药典中早就有所记载。苏颂谓："楝实以蜀川者为佳，木高丈余，叶密如槐而长，三四月开花，红紫色，芳香满庭，实如弹丸，生青熟黄，十二月采之，根采无时。"李时珍按罗愿《尔雅翼》云："楝叶可以练物，故谓之楝，其子如小铃，熟则黄色如金铃，象形也。"苦楝果实、根及木皮、花、叶均能入药。

【本草档案】

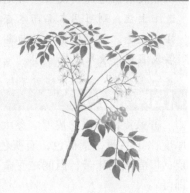

别名：苦楝、楝树果、楝枣子、苦楝树、森树、翠树、紫花树、川楝皮。

性味归经：味苦，寒；有毒。归脾、胃、肝经。

适用体质：脾胃虚寒者，应慎用。

用法用量：内服：煎服，6~9克，鲜品则增至15~30克。或入丸、散剂。外用时适量，煎水洗或研末调涂于患处即可。以鲜品效果较佳。

服用禁忌：苦楝皮有毒，因此不宜过量和持续服用。同时，严重心脏病、活动性肺结核、胃溃疡、贫血，以及体质虚弱、孕妇、肝肾功能不全患者均应忌用或慎用本品。另外，服治疗剂量偶有轻微头晕、头痛、恶心、呕吐、思睡、腹痛等，可以自行缓解。

【现代研究】

成分：苦楝皮中含有多种三萜类化合物，目前已分离出来的大约有20多种，其中有川楝素（苦楝素）、苦内酯、苦洛内酯、苦林酮、苦内酸甲酯等。

药理：川楝素在低浓度时可使蛔虫产生兴奋，高浓度时能致使虫体呈麻痹状态。苦楝皮的组成成分中很多都对多种体表致病真菌有抑制作用，特别是对头癣真菌的抑制作用更强。川楝素口服时易吸收，体内分布以胆、肝、十二指肠为最高，脾、肾次之，脑中浓度最低，消除慢，多次用药有蓄积性。要避免连续长期用药，并根据病人年龄、体质等因素，灵活掌握剂型和用量，婴幼儿尤应谨慎。建议在医生的严格指导下使用本药，切不可乱用。

【配伍应用】

苦楝皮配白芜荑：苦楝皮驱虫功效较强，其与白芜荑配伍合用，可增强驱虫的效果，对于治疗小儿虫痛不可忍者效果颇佳。

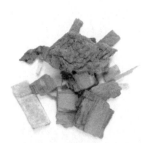

苦楝皮配苦参、蛇床子、皂角：苦楝皮气味苦寒，有一定的驱虫杀虫之功，当其与苦参、蛇床子、皂角配伍合用时，杀虫功效更显，可有效杀蛲虫。

苦楝皮配皂角：二者配伍合用可治疥疮风虫。

苦楝皮配鼠肉、当归、薤白、生地黄：苦楝皮有一定的清热燥湿之功效，当其与鼠肉、当归、薤白、生地黄等配伍时，可令此效增强，能够有效治瘘疮。

保健功效

驱虫杀虫

苦楝皮气味苦寒，有一定的杀虫驱虫之功效，可用于蛔虫病等的治疗。可单味煎服，也可以研末服，或者与黄连、槟榔、芜荑等驱虫消积药配伍合用，以增强疗效。其他如蛲虫病，可配百部、乌梅等煎汤服用，于每晚睡前做保留灌肠。阴道滴虫病则可配蛇床子、苦参等煎汤坐浴，或者用苦楝皮流浸膏制成栓剂纳入阴道中，也可以煎液做阴道冲剂使用。若是蛔虫性肠梗阻，可使用本品煎液保留灌肠。如果是胆道蛔虫症，则可用本品与木香、郁金、青皮等理气药配伍同用。头癣、疥疮、湿疹样皮炎等，则可使用本品与皂角等研末，用猪脂调涂患处，亦可制成苦楝皮煎液洗浴或湿敷，效果亦佳。

【选购与储存】

苦楝皮以干燥、皮厚、条大无槽朽、去栓皮者为佳。伪品苦楝皮外观多呈卷筒状，厚度比正品薄，紫褐色，有灰色的皮孔和斑纹；断面略显纤维状，但不能剥离成很多层；口尝虽也味苦，但闻之有微微的香味。本品储存条件较简单，置通风干燥处，防潮即可。

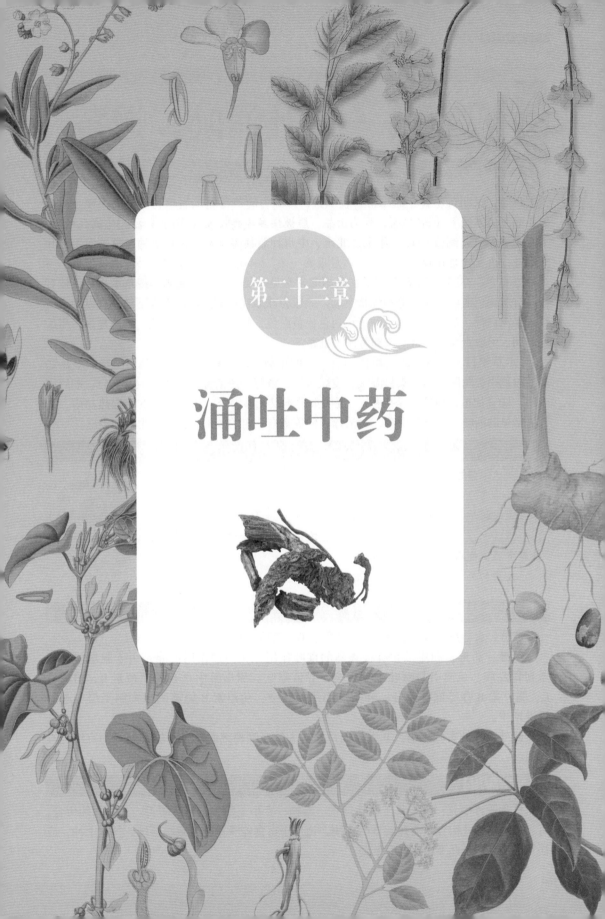

第二十三章

涌吐中药

瓜蒂——催吐涌吐，退黄

瓜蒂，又叫苦丁香、甜瓜蒂、香瓜蒂，来源为葫芦科甜瓜属植物甜瓜的果梗。甜瓜蒂始载于《本经》，原名瓜蒂，列为上品。后被很多药典收录，《别录》云："生嵩高平泽。七月七日采。"《纲目》谓："甜瓜，北土、中州种莳甚多。二、三月下种，延蔓而生，叶大数寸，五、六月花开黄色，六、六月瓜熟……"《本草图经》曰："瓜蒂即甜瓜带也……今处处有之，亦园圃所莳。"甜瓜在我国非常常见，属一年生匍匐或攀援草本。茎、枝有棱，有黄褐色或白色的糙毛和疣状突起。一般为球形或长椭圆形，果皮下滑，有纵沟或斑纹，果肉白色、黄色或绿色。种子污白色或黄白色，卵形或长圆形。花、果期夏季。甜瓜盛产期，剪取青绿色瓜蒂阴干即可制成瓜蒂。

《本草纲目》对瓜蒂的药用作用有一定的记载，李时珍说："瓜蒂乃阳明经除湿热之药，故能引去胸脘痰涎，头目湿气，皮肤水气，黄胆湿热诸证，凡胃弱人及病后、产后用吐药，皆宜加慎，何独瓜蒂为然。"说明瓜蒂不仅能够涌吐，还有一定的祛湿热功用，是较为常见的涌吐、祛湿热中药，对治疗胃弱等都有一定的效果，日常应用较为广泛。

【本草档案】

别名：苦丁香、瓜丁。

性味归经：味苦，寒。有毒。归胃经。

适用体质：体弱及有心脏病者忌用。

用法用量：内服2.5～5克，煎汤饮用。外用小量，研末吹鼻，待鼻中流出黄水即可停药。

服用禁忌：体虚、失血及上焦无实邪者忌服。

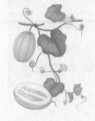

【现代研究】

成分：含葫芦素B、葫芦素E、葫芦素D、葫芦素异B等。

药理：甜瓜素和甜瓜蒂有很强烈的催吐作用，其药理作用可能是由于服用后会刺激到胃黏膜，从而引起呕吐中枢兴奋，导致呕吐。甜瓜蒂中含有的葫芦素B、葫芦素E、葫芦素B苷等都有保肝、降酶的作用。其中，葫芦素B能够明显抑制受损肝脏的纤维增生。

此外，体外实验表明，其中的葫芦素对人的鼻咽癌细胞和子宫癌细胞等均有细胞毒作用。

【配伍应用】

瓜蒂配赤小豆：瓜蒂长于涌吐宿食、毒物；赤小豆则善于清热解毒。二者相须伍合，可有效增强涌吐宿食、清热解毒的作用，适用于宿食停滞胃脘、胸脘痞硬、气逆上冲，或误食毒物等，是此类病症的有效药之一。

退黄

瓜蒂一定的退黄作用，可用于治疗湿热黄疸，可单用本品或与丁香、赤小豆等同研末后纳鼻中，令鼻中黄水出以除湿退黄。

催吐涌吐

瓜蒂是常用的催吐涌吐药之一，可用于治疗痰涎宿食壅塞上脘、胸膈痞闷、烦懊欲呕等，多用瓜蒂、赤小豆等份为末。如果是癫痫、发狂、喉痹喘急欲死，凡风痰、痰热所致者，则可以单用本品研末服用，以取吐。若是有热者，则常用瓜蒂、赤小豆、生山栀等同煎服用。此外，瓜蒂还可以用于鼻息肉，以瓜蒂研末和羊脂敷息肉上即可，效果颇佳。

瓜蒂配栀子：瓜蒂是涌吐药，长于涌吐痰食；栀子则善于泻火除烦。两药配用，可具有涌吐痰食、泻火除烦的作用，适用于瘟疫，痰涎留于上焦，胸膈烦闷，欲吐者等，效果颇佳。

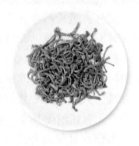

瓜蒂配丁香：瓜蒂有祛湿退黄之功；丁香则具温中降逆之用。二药合伍后，具有行水湿、退黄疸、止呕逆的作用，适用于湿热黄疸、目黄不除、恶心呕吐等，是类似病症的有效药之一。

瓜蒂配川芎：瓜蒂有涌吐痰食、祛湿退黄之功；川芎则具活血化瘀、祛风止痛之用。两药配伍合用，具有祛风、除湿、止痛的作用，适用于头痛、头目昏眩、鼻塞而烦等。

【选购与储存】

在选购瓜蒂时，应以色棕黄、味苦、干燥、稍带果柄者为基准条件。

瓜蒂应置于干燥通风处储藏。

第二节 藜芦——祛痰，催吐，杀虫

藜芦宣壅导滞，善吐风痰，有涌吐风痰、杀虫疗癣之功效，内服时催吐作用较强。可用于中风闭证脉滑实、癫痫痰浊壅塞胸中、误食毒物停于上脘者，以及咽喉肿痛、喉痹不通等，疗效甚佳。另外，藜芦又能杀虫疗癣止痒，故又用于疥癣秃疮、瘙痒难忍。其他如中风癫痫、脑出血、脑梗死、精神分裂症、急性咽炎属于痰浊壅塞者，寻常疣属于湿毒蕴结者等亦可使用藜芦进行治疗。

关于藜芦吐风痰、杀虫毒的功效，很多医书中都有记载。《本草纲目》中说："哕逆用吐药，亦反胃用吐法去痰积之义。吐药不一：常山吐疟痰，瓜丁吐热痰，乌附尖吐湿痰，莱菔子吐气痰，藜芦则吐风痰者也。"

【本草档案】

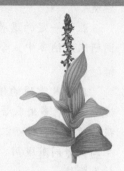

别名：葱苒、葱葵、山葱、丰芦、蕙葵、公苒、梨卢、葱苒、葱白藜芦、鹿葱、旱葱、山棕桐、山白菜、芦莲、药蝇子草、毒药草、七厘丹。

性味归经：味苦辛，寒。归肺、胃、肝经。

适用体质：体弱、失血患者及孕妇忌服。

用法用量：外用适量，研末，油调后涂抹。

内服：0.3～0.9克，入丸散。

服用禁忌：本品毒性强烈，内服时务必慎。

【现代研究】

成分：黑藜芦中含介芬胺、假介芬胺、玉红介芬胺、秋水仙碱等生物碱。天目藜芦根中含有天目藜芦碱、天目藜芦宁碱等多种生物碱。

药理：经过多种麻醉动物实验证明，天目藜芦总碱及天目藜芦宁碱、贵州产的黑藜芦根的初提液、辽宁乌苏里藜芦混合碱、云南产小藜芦的提取成分、毛穗藜芦总碱、毛叶藜芦总碱、兴安藜芦根浸膏的水溶液及精制品的醇溶液等，均具有明显而持久的降压作用，试验中无急速耐受现象，在降压的同时伴有心率减慢、呼吸抑制或暂停。

黑藜芦对家蝇有强大的毒杀效力。天目藜芦毒性甚大，在使用藜芦的时候一定要注意用量，不可过大，应该严格按照医生指导用药，不可随意使用，以免产生中毒反应。

【配伍应用】

藜芦配防风：藜芦长于宣壅导滞，善吐风痰；防风则善于胜湿止痛，可有效祛风止痉。两药配伍合用，可增强涌吐风痰、祛风止痉的作用，适用于中风闭证脉滑实、癫痫痰浊壅塞胸中等。

藜芦配雄黄：藜芦长于宣壅导滞，善吐风痰；雄黄则善于解毒，且有很好的杀虫功

保健功效

杀虫疗疮

藜芦除了可以用于涌吐之外，还有一定的杀虫驱虫、疗疮之功效，可用于治疗小儿热毒疮疡、糜烂燥痛、流水不干等，用藜芦、蛇床子、黄柏、赤石脂等研匀，之后油调涂即可。若是治疗顽癣，则用本品与轻粉为末，之后水调搽。治疗秃疮，可用本品单味研末，之后猪油调搽。其他如风疹瘙痒成疮者，可用本品与川芎、白芷、雷丸、滑石粉、绿豆粉等研细扑粉。

涌吐风痰

藜芦有很好的涌吐风痰作用，可用于中风、癫痫、喉痹等风痰涌盛者，可配瓜蒂、防风研末服用，使涌吐痰涎。如是湿热黄疸者，则可用藜芦炮捣研为末服，令水吐，效果颇佳。若是久疟不愈、欲吐不吐、不能饮食，则可用本品单味研末，温浆水调服令吐。

效。二者相合而用，可增强涌吐痰涎、解毒的作用，适用于咽喉肿痛、喉痹不通等，是相关病症的有效药。

藜芦配黄连：藜芦长于杀虫疗癣；黄连则善于清热燥湿。两药须伍之后，可增强杀虫疗癣止痒作用，适用于疥癣秃疮、瘙痒难忍等，效果颇佳。

藜芦配苦参：藜芦长于杀虫疗癣；苦参则善于燥湿止痒。二药相配，可增强杀虫、疗癣、止痒作用，适用于疥癣秃疮、瘙痒难忍等。

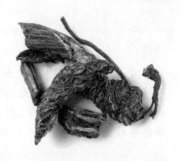

【选购与储存】

藜芦以根粗坚实、断面粉性者为佳。市面上最容易与其混淆的是萱草根，两者有相似的外形，需仔细甄别。

在储存方面，应将其放置于干燥通风处，注意防潮。

第二节 常山——辛开苦泄，宣可去壅，善开痰结

常山是一种常见的中药，入药部分为常山的干燥根。根据中医典籍记载，常山辛开苦泄，宣可去壅，善开痰结，能上行引吐胸中痰饮，主要用其来治疗胸中痰饮等症。

另外，常山还有清热、开痰、截疟之功，为治疟的要药，常用于各种疟疾，尤其治疗间日疟和三日疟效果明显。

目前，野生与栽培常山均有。一般于秋季采挖，除去须根、洗净、晒干、切片，生用或炒用即可成药。

关于常山入药的记载很多，《本草图经》中就曾写道："常山，今京西、淮、浙、湖南州郡亦有之。海州出者，叶似楸叶，八尺，有花红白色，子碧色，似山楝子而小。五月采叶，八月采根，阴干。此二味为治疟之最要。"陶弘景也对常山进行过描述："常山，出宜都、建平，细实黄者，呼为鸡骨常山，用最胜。"

【本草档案】

别名：互草、恒山、风骨木、白常山、摆子药、七叶、土常山、大金刀、大常山、树盘根、一枝蓝、鸡骨风、鸡骨常山、翻胃木、黄常山。

性味归经：味苦、辛，寒；有毒。归肺、肝、心经。

适用体质：体虚者慎用；孕妇忌用。

用法用量：煎服，4.5～9克。入丸、散剂酌减。生用涌吐，炒用截疟。治疟宜在发作前半天或2小时服用。

服用禁忌：因能催吐，用量不宜过大。

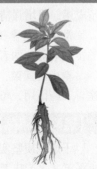

保健功效

祛痰

常山归肺经，能祛痰，且功效甚为可观，可用于胸中痰饮、欲吐不吐、胸膈痞满、头疼等，可单用本品煎服，也可用本品配甘草水煎和蜜温服，以引吐痰涎。如果是癫狂、痫证，或哭笑无常，或抽搐惊痫、痰涎壅盛者，均可使用本品与防风、胆南星、僵蚕等祛风涤痰药配用，以增强药物效果。

截疟

常山有截疟之功用，可用于疟疾等。其清热截疟之功甚伟，如恶寒颤抖，发热轻而时间短，可用常山与肉桂、茯神、甘草等配用，效果甚佳。如热多寒少、大汗出、口干渴者，则可用本品与柴胡、黄芩、草果、知母、贝母、石膏等清热和解之药配用。如果是寒多热少、胸脘痞闷、恶心欲吐等，则可用本品与草果、厚朴、陈皮等燥湿祛痰药配伍合用，可增强药效。

其他

常山还可用于休息痢，亦有杀虫之效。对湿热不清、时发时止等，可与黄连、木香配用，对兼脾气虚弱者，可加配党参、白术等。

【现代研究】

成分：常山中含黄常山碱，简称常山碱，主要为黄常山碱甲、黄常山碱乙及黄常山碱丙，三者为互变异构体，是抗疟的有效成分。此外，常山中还含有常山次碱、4-喹唑酮、伞形花内酯、常山素B、黄常山定等。

药理：实验表明，常山对实验性疟疾感染有显著疗效，其起效成分为常山碱。常山根水浸膏对鸡疟有显著疗效。另据实验证明，常山碱乙体外抗阿米巴原虫的作用较依米丁为强，对幼大鼠感染阿米巴原虫后的疗效较高于依米丁，同时，治疗指数也比依米丁大1倍。

此外，常山尚有一定的抗钩端螺旋体、催吐、抗补体等作用。

【配伍应用】

常山配甘草：常山长于涌吐痰涎；甘草则善于止咳化痰。两者配伍应用，具有涌吐痰涎、止咳化痰的作用。本方适用于痰饮停聚、胸膈壅塞、不欲饮食、欲吐而不能吐者。

常山配鳖甲：常山长于清热、开痰、截疟；鳖甲则善于滋阴潜阳、软坚散结。两者配伍应用，可增强清热开痰、滋阴潜阳、软坚散结、截疟的作用，适用于疟久不愈而成疟母。

常山配青蒿：常山性寒，长于清热、开痰、截疟；青蒿则善于清虚热、除骨蒸、解暑、截疟等。两者相配，可增强截疟和解除疟疾寒热的作用，适用于各种疟疾。

常山配黄芪：常山性寒，有清热、开痰、截疟之功用；黄芪有补气、升阳、固表之用途。二药伍用，可增强清热开痰、补气升阳、截疟固表的作用，适用于虚人久疟不止。

【选购与储存】

干燥以质坚实而重、形如鸡骨，表面及断面淡黄色、光滑者为佳，根粗长顺直、质松、色深黄、无苦味者不可入药。为了保持干燥性质，储存时最好将其放置于通风干燥处。

第四节 胆矾——涌吐痰涎，解毒收湿，祛腐蚀疮

胆矾有涌吐痰涎、解毒收湿、祛腐蚀疮等作用，主要用于治疗喉痹癫痫、误食毒物、风眼赤烂、口疮牙疳、肿毒不溃、胬肉疼痛等。用胆矾治病的方法很早就有了，我国的各种医书上也有很多的记载，《本草纲目》中就曾写道："石胆，其性收敛上行，能涌风热痰涎，发散风木相火，又能杀虫，故治咽喉口齿疮毒有奇功也。"这里说的石胆，指的就是胆矾。胆矾有一定的毒性，不能随意使用。

【本草档案】

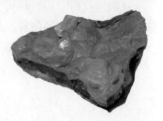

别名：石胆、毕石、君石、黑石、铜勒、基石、立制石、石液、制石浓、鸭嘴胆矾、翠胆矾、蓝矾。

性味归经：味酸、涩、辛，寒；有毒。归肝、胆经。

用法用量：内服：温水化服，0.3～0.6克。外用：适量，研末撒或调敷，或以水溶化后外洗。

服用禁忌：体虚者忌服。

【现代研究】

成分：含水硫酸铜。

药理：胆矾内服后能刺激胃壁末梢神经，之后反射至延髓呕吐中枢，从而引起反射性呕吐。胆矾的浓溶液能引起局部黏膜充血、水肿、糜烂、溃疡等，可退翳。实验表明，胆矾对常见的化脓性球菌、肠道伤寒、副伤寒、痢疾杆菌和沙门氏菌等均有一定程度的抑制作用。胆矾外用时，其可溶性铜能与蛋白质相结合，生成不溶性蛋白质化合物而沉淀，其稀溶液有收敛制泌作用。此外，胆矾可由黏膜吸收，补充体内铜含量的不足。

保健功效

涌吐

胆矾味酸涩，归胆经，有一定的涌吐功用，可用于风痰壅盛的急喉痹、缠喉风，以及癫痫、中风流涎等症。治疗此类病症之时，可用本品与僵蚕研末吹喉，也可单用本品为末用温醋汤调下，使吐出痰涎。如果是用于痈疽初起未溃等，可使用本品与血竭、朱砂、京墨等制成锭剂磨涂，效果甚佳。若是治误食毒物，停留在胃，尚未吸收者，则可单用本品以温开水化服，使催吐排出毒物，从而解毒疗疮，效果佳。

治疗风眼赤烂、口疮、牙疳

均可取本品泡汤洗或含漱。治牙疳、口疮，可常配儿茶、胡黄连等研末敷。疮痛溃后形成窦道或溃后腐肉不去，则可用本品与轻粉、白丁香、冰片、莩茹等打糊为锭用。

【配伍应用】

胆矾配白僵蚕：胆矾归胆经，长于涌吐痰涎，解毒收湿，同时又可祛腐蚀疮；白僵蚕则善于熄风止痉，其祛风止痛、化痰散结功用甚强。二者相须，可有效增强涌吐痰涎、化痰散结的作用，适用于风热痰涎壅盛、喉痹肿痛等，是此类病症的常用药方之一，效果甚佳。

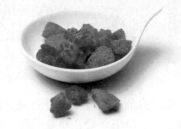

胆矾配胡黄连：胆矾长于涌吐痰涎，可有效解毒收湿、祛腐蚀疮；胡黄连则善于退虚热，能有效除疳热、退骨蒸。两药配合，具有清热解毒、收湿敛疮的作用，适用于口疮牙疳等，是此类病症的有效药方之一。

【选购与储存】

选购胆矾时，应以块大、深蓝色、透明、无杂质者为基本挑选标准。胆矾是不规则的结晶状体，并不容易仿冒，但也要提高警惕。

胆矾应该放置干燥处储存。